国家卫生和计划生育委员会"十三五"规划教材

江西省卫生类中高职对接规划教材

供助产专业用

高级助产学

主　编　程瑞峰

副主编　陈　敏　陈霞云

编　者　（按姓氏笔画排列）

朱四红（江西卫生职业学院）（兼秘书）

苏小明（九江市卫生学校）

吴　芳（南昌市卫生学校）

陈　敏（江西卫生职业学院）

陈霞云（江西中医药高等专科学校）

洪　瑛（江西省妇幼保健院）

徐芳蓉（江西卫生职业学院）

程瑞峰（江西卫生职业学院）

人民卫生出版社

图书在版编目（CIP）数据

高级助产学/程瑞峰主编. —北京：人民卫生出版社，2016
ISBN 978-7-117-23596-9

Ⅰ.①高…　Ⅱ.①程…　Ⅲ.①助产学-职业教育-教材
Ⅳ.①R717

中国版本图书馆 CIP 数据核字（2016）第 296873 号

| 人卫智网 | www.ipmph.com | 医学教育、学术、考试、健康，购书智慧智能综合服务平台 |
| 人卫官网 | www.pmph.com | 人卫官方资讯发布平台 |

高级助产学

主　　编：程瑞峰
出版发行：人民卫生出版社（中继线 010-59780011）
地　　址：北京市朝阳区潘家园南里 19 号
邮　　编：100021
E - mail：pmph @ pmph.com
购书热线：010-59787592　010-59787584　010-65264830
印　　刷：三河市博文印刷有限公司
经　　销：新华书店
开　　本：787×1092　1/16　　印张：25　　　插页：1
字　　数：624 千字
版　　次：2017 年 1 月第 1 版　2017 年 1 月第 1 版第 1 次印刷
标准书号：ISBN 978-7-117-23596-9/R·23597
定　　价：58.00 元

打击盗版举报电话：010-59787491　E - mail：WQ @ pmph.com
（凡属印装质量问题请与本社市场营销中心联系退换）

出版说明

　　卫生职业教育教材是卫生职业教育院校培养学生职业道德、职业技能、就业创业和继续学习能力的重要载体，也是反映当前国家卫生职业教育工作方针和职业教育教学改革的物化成果。高质量的教材对提高卫生职业教育人才培养质量具有十分重要的作用。出版一批具有鲜明区域和时代特征，反映区域产业升级和结构调整对技能型人才新要求，体现区域职业教育课程改革新理念，符合职业教育规律和技能型人才成长规律的高质量现代职业教育教材是时代的要求。

　　为全面贯彻《国务院关于加快发展现代职业教育的决定》、《教育部关于深化职业教育教学改革全面提高人才培养质量的若干意见》和《江西省教育厅关于推进中高职教育对接培养模式改革的意见》等文件精神，切实做好江西省卫生类专业中高职对接"3+2"培养模式落实工作，建立和完善卫生类中高职衔接贯通、协调发展的培养体系，促进中高职对接和产教研深度融合，进一步提高教育教学质量，在江西省卫生和计划生育委员会的推动下，江西省卫生职业教育教学指导委员会经过广泛的调研论证，分别制订了护理、助产、检验、药学四个专业中高职对接人才培养方案，并在此基础上针对高职阶段的专业教学内容和特点，确定了各专业核心课程。2016年1月，江西省卫生类中高职对接教材编审委员会成立，启动教材编写工作。教材编写以"创新、协调、绿色、开放、共享"的发展理念为指引，各教材编写组吸纳了江西省内有影响力的临床一线专家和部分中职学校有丰富教学经验老师，以便更好地对接中职课程内容和岗位要求及职业标准。全套教材立足当前江西省卫生职业教育教学实际，编审委员会和各编写组专家凝心聚力、上下联动、分工合作，统一编写思想，努力构建符合职业教育规律、体现卫生类专业特色、课程内容递进、课程教学连贯，课程考核一致，中高职对接紧密的高职阶段课程和教材体系。各专业教材编写明确教学目标，突出专业核心，夯实能力基础，激发创新思维，适应发展需要；各教材渗透人文素质教育理念，彰显立德树人，敬畏生命，团队协作的良好职业素养。

　　本套教材共15种，均配套网络增值服务，于2016年12月前出版供各院校使用。

江西省卫生类中高职对接教材
编审委员会

江西省卫生类中高职对接教材
目　录

序号	教材名称	主编
1	基础医学概要	周　洁　方义湖
2	母婴及儿童护理	熊杰平　周俊杰
3	成人护理	高健群
4	社区健康服务	赵国琴
5	临床护理技术	汪爱琴
6	手术室护理	黄一凡
7	妇科护理学	项豪华
8	高级助产学	程瑞峰
9	临床医学概要	朱祖余
10	临床血液与体液检验	章　英
11	临床化学检验	吴　剑
12	医用化学概要	何丽针
13	药品生产综合实训	王小平
14	药学综合知识与技能	周铁文
15	医院药学	胡志方

前　言

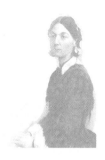

　　《高级助产学》是根据江西省教育厅印发的《关于推进中高职教育对接培养模式改革的意见》精神，按照教育部制定的高职专业教学标准的总体要求进行编写。

　　作为助产专业的核心课程之一，《高级助产学》是助产专业学生进入临床实践必须掌握的基础知识和基本技能。由于授课对象已经在中专层次的学习中掌握了产科学的基础知识，进入高职后需要进一步加深产科的专业知识，达到高职学历教育要求，全面提高助产专业学生的职业能力，成为我省医疗卫生事业中技术技能型助产人才。因此，在教材编写中按照"巩固、提高、拓展"的原则，根据学生已有的认知能力和产科基础，来确定课程内容，强化病理产科部分和新知识、新技术。教材编写中本着突出"以人为中心"的宗旨，严格参照助产专业的培养目标、教学大纲，参考助产专业临床规范。

　　坚持教材编写的"三基"（基本理论、基本知识、基本技能）、"五性"（思想性、科学性、启发性、先进性、适用性）、"三特定"（特定对象为二年制中高职对接的助产专业学生、特定要求为贯彻预防为主的卫生工作方针及加强预防战略；特定限制为教材总字数应与教学时数相适应）的原则，为培养学习者的评判性思维、增强整体护理能力等方面起到促进作用。

　　全书共20章。前19章都设有学习目标、情景导入、知识链接等模块，课后附有学与思。按照产前、产时、产后三个时段顺序排列，在各个时段内又按先生理后病理连接排列。以临床案例为引导，密切结合临床，提高学生综合分析问题和解决问题的能力。按护理程序系统组织内容，充分体现以"人的健康为中心"的整体护理理念，使学生学会在临床实践中正确运用护理程序的科学方法管理孕产妇，促进整体化护理工作的开展。系统地列出了具体护理措施和结果评价，供学生在临床实践中为护理对象制订护理计划时参考使用，突出体现人文关怀、护理技术操作人性化。突出技能，寓实践于课堂理论教学之中，全面提高学生实践能力。第20章为助产相关法律法规，让学生学习后能依法执业，遵守职业道德，严格执行规范操作，正确处理护患关系，积极防范护理纠纷，尽心尽责为孕产妇服务。

　　本书编写过程中得到各参编人员及其所在单位的大力支持，在此表示诚挚谢意。由于时间仓促，更限于编写水平，不足之处在所难免，恳请广大师生与同道不吝指教，以便我们及时改进完善。

程瑞峰

2016 年 9 月

目　录

目　录

第一章 女性生殖系统解剖和生理

学习目标

1. 掌握骨盆分界和骨性标志;各平面及其径线;骨盆轴、骨盆倾斜度;女性内生殖器的功能与组成。
2. 熟悉女性骨盆的组成;会阴的结构与特点。
3. 了解常见骨盆类型;骨盆底的组成及月经周期的调节。
4. 培养学生关爱、尊重女性,具有团结协作的精神和科学严谨的学习态度。

情景导入

　　小红是助产士门诊的值班助产士,早上接诊了一名27岁第一次怀孕的李女士,第一次怀孕的她对怀孕既高兴又害怕,很希望自己能分娩一个健康的宝宝,但又担心自己不能顺利分娩,心情起伏变化很大。

工作任务:

1. 小红可以向李女士介绍哪些必要知识的宣教?
2. 影响正常分娩的哪些因素可以在临产前确定其是否正常?

第一节　骨盆的径线与产科学意义

　　女性骨盆(pelvis)是躯干和下肢之间的骨性连接,又是胎儿娩出时必经的骨性产道,其大小、形状对分娩有直接影响。女性骨盆较男性骨盆宽而浅,有利于胎儿娩出。

一、女性骨盆的组成

　　1. **骨盆的骨骼**　骨盆由左右两块髋骨和骶骨、尾骨组成。每块髋骨又由髂骨、坐骨和耻骨融合而成,骶骨由5~6块骶椎融合而成,尾骨由4~5块尾椎融合而成(图1-1)。

　　2. **骨盆的关节**　有耻骨联合、骶髂关节和骶尾关节。在骨盆的前方,两耻骨之间由纤维软骨连接,称为耻骨联合。在骨盆后方,两髂骨与骶骨相接,形成骶髂关节。骶尾关节为骶骨和尾骨之间形成,具有一定活动度,分娩时尾骨后移可延长出口前后径。

　　3. **骨盆的韧带**　连接骨盆各部之间的韧带中有两对重要的韧带(图1-2),一对为骶、尾骨与坐骨结节之间的骶结节韧带,另一对是骶、尾骨与坐骨棘之间的骶棘韧带,其宽度即坐

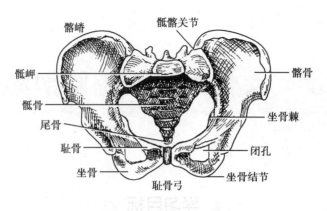

图 1-1　正常女性骨盆

骨切迹宽度,是判断中骨盆是否狭窄的重要指标。妊娠期受激素影响,韧带变松弛,各关节的活动性也稍有增加,有利于胎儿通过骨产道。

二、骨盆的分界和骨性标志

以耻骨联合上缘、髂耻缘及骶岬上缘的连线为界将骨盆分为上、下两个部分,骨盆分界线之上为假骨盆,又称大骨盆,为腹腔的一部分。假骨盆与产道无直接关系,但测量假骨盆一些径线的长短可作为了解真骨盆大小的参考。骨盆分界线之下叫真骨盆,又称为小骨盆,是胎儿娩出的骨产道。真骨盆有上、下两口,上为骨盆入口,下为骨盆出口,两口之间为骨盆腔。骨盆腔呈前浅后深的形态,前壁为耻骨联合和耻骨支,后壁是骶骨和尾骨,两侧为坐骨、坐骨棘和骶棘韧带。

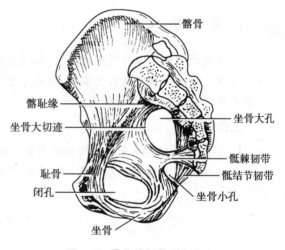

图 1-2　骨盆的韧带(侧面观)

骨盆的骨性标志包括:①骶岬(promontory):骶骨的第 1 骶椎向前突出称为骶岬,是妇科腹腔镜手术的重要标志之一,也是产科骨盆内测量对角径的重要据点,与骨盆入口平面前后径大小密切相关。②坐骨棘(ischial spine):位于真骨盆中部,为坐骨后缘的突出部分,可经肛诊或阴道诊触到。两坐骨棘连线的长度是衡量中骨盆大小的重要径线,又是分娩过程中判断胎先露部下降程度的重要标志。③耻骨弓(pubic arch):耻骨两降支的前部相连构成耻骨弓,正常耻骨弓角度 >90°,其角度大小可反映骨盆出口横径的宽度。④坐骨结节(ossa sedentarium):位于真骨盆的下部,为坐骨体与坐骨支后部的粗糙隆起,是骨盆的最低点,可以在体表扪及。两坐骨结节前端内侧缘的距离是骨盆出口的横径,其长短决定着骨盆出口的大小。⑤髂嵴(crista iliaca):髂骨翼上缘肥厚形成弓形的髂嵴,其前端为髂前上棘。髂嵴与髂前上棘是骨盆外测量的重要标记。

三、骨盆各平面及其径线

为了便于理解分娩时胎儿通过产道的全过程,将骨盆分为3个假想平面。

1. **骨盆入口平面**（pelvic inlet plane）　即真假骨盆的交界面,呈横椭圆形,其前方为耻骨联合上缘,两侧为髂耻缘,后方为骶岬前缘。有4条径线(图1-3)。

（1）入口前后径:也称真结合径,指耻骨联合上缘中点至骶骨岬前缘中点的距离,平均11cm。

（2）入口横径:左右髂耻缘间最长的距离,平均值13cm。

（3）入口斜径:左右各一,左骶髂关节上缘至右髂耻隆突间的距离为左斜径;右骶髂关节上缘至左髂耻隆突间的距离为右斜径,平均值12.75cm。

2. **中骨盆平面**（mid plane of pelvis）　是骨盆的最小平面,呈前后径长的椭圆形,此平面具有产科临床重要性。前方为耻骨联合下缘,两侧为坐骨棘,后方在骶骨下端。有2条径线(图1-4)。

（1）前后径:耻骨联合下缘中点通过两侧坐骨棘连线中点至骶骨下端间的距离,平均值11.5cm。

（2）横径:也称坐骨棘间径,为两坐骨棘之间的距离,平均值10cm,是胎先露部通过中骨盆的重要径线。

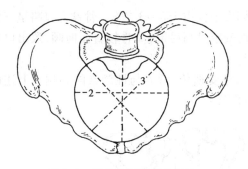

图1-3　骨盆入口平面各径线
1. 前后径11cm;2. 横径13cm;3. 斜径12.75cm

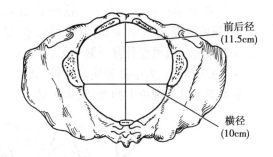

图1-4　中骨盆平面各径线

3. **骨盆出口平面**（pelvis outlet plane）　由两个不同平面的三角形组成。前三角顶端为耻骨联合下缘,两侧为耻骨降支;后三角顶端为骶尾关节,两侧为骶结节韧带,共同的底边为坐骨结节间径,有4条径线(图1-5)。

（1）出口前后径:耻骨联合下缘至骶尾关节间的距离,平均值11.5cm。

（2）出口横径:又称坐骨结节间径,为两坐骨结节前端内缘间的距离,平均值9cm。

（3）出口前矢状径:耻骨联合下缘至坐骨结节间径中点间的距离,平均值6cm。

（4）出口后矢状径:骶尾关节至坐骨结节间径中点间的距离,平均值为8.5cm。

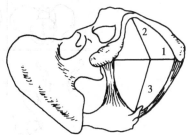

图1-5　骨盆出口平面各径线
1. 横径约9cm;2. 前矢状径6cm;
3. 后矢状径8.5cm

四、骨盆轴与骨盆倾斜度

1. **骨盆轴**（pelvic axis）　连接骨盆各假想平面中心点的曲线称为骨盆轴。此轴上段向下向后,中段向下,下段向下向前,分娩时胎儿沿此轴娩出,助产时也应按骨盆轴方向协助胎儿娩出。

2. 骨盆倾斜度（inclination of pelvis）　妇女直立时,骨盆入口平面与地平面形成的角度称为骨盆倾斜度,一般为60°。若角度过大可影响胎头衔接。

五、常见骨盆类型

根据骨盆形状分为4种类型(图1-6)。

1. 女型（gynecoid type）　最常见,为女性正常骨盆。在我国妇女骨盆类型中占52%～58.9%。骨盆入口呈横椭圆形,横径较前后径长。髂骨翼宽而浅,坐骨棘不突出,坐骨棘间径≥10cm,耻骨弓较宽。

2. 扁平型（platypelloid type）　较常见,在我国妇女中占23.2%～29%。骨盆入口前后径短而横径长,呈扁椭圆形。耻骨弓宽,骶骨失去正常弯度,变直向后翘或深弧型,故骶骨短而骨盆浅。

3. 类人猿型（anthropoid type）　在我国妇女中占14.2%～18%。骨盆入口呈长椭圆形,骨盆入口前后径大于横径。坐骨切迹较宽,两侧壁稍内聚,坐骨棘较突出,耻骨弓较窄,骶骨向后倾斜,骨盆前部较窄而后部较宽。

4. 男型（android type）　较少见,在我国妇女中仅占1%～3.7%。骨盆入口略呈三角形,两侧壁内聚,坐骨棘突出,耻骨弓较窄,骶坐切迹窄呈高弓形,骶骨较直而前倾,致出口后矢状径较短。因男型骨盆呈漏斗形,易造成难产。

骨盆的形态、大小除种族差异外,其生长发育还受遗传、营养与性激素的影响。上述四种基本类型只是理论上归类,临床多见为混合型骨盆。

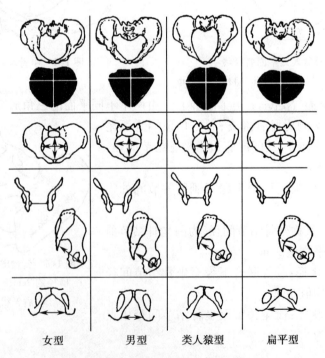

图1-6　骨盆的4种基本类型及各部比较

第二节 盆底解剖结构

骨盆底(pelvic floor)由多层肌肉和筋膜所组成,封闭骨盆出口;承托并保护盆腔脏器在正常位置。若骨盆底结构和功能发生异常,可导致盆腔脏器膨出、脱垂或引起功能障碍;而分娩处理不当,亦可损伤骨盆底组织,并影响其功能。

骨盆底的前方为耻骨联合和耻骨弓,后方为尾骨尖,两侧为耻骨降支、坐骨升支及坐骨结节。两侧坐骨结节前缘的连线将骨盆底分为前、后两个三角区:前三角区为尿生殖三角,向后下倾斜,有尿道和阴道通过。后三角区为肛门三角,向前下倾斜,有肛管通过。

一、外　层

外层即浅层筋膜与肌肉。在外生殖器、会阴皮肤及皮下组织的下面,有一层会阴浅筋膜,其深面由 3 对肌肉及一括约肌组成浅肌肉层。浅层肌肉的肌腱会合于阴道外口与肛门之间,形成会阴中心腱(图 1-7)。

1. 球海绵体肌　位于阴道两侧,覆盖前庭球及前庭大腺,向前经阴道两侧附于阴蒂海绵体根部,向后与肛门外括约肌互相交叉而混合。此肌收缩时能紧缩阴道,又称阴道括约肌。

2. 坐骨海绵体肌　从坐骨结节内侧沿坐骨升支内侧与耻骨降支向上,最终止于阴蒂海绵体(阴蒂脚处)。

3. 会阴浅横肌　自两侧坐骨结节内侧面中线会合于中心腱。

4. 肛门外括约肌　为围绕肛门的环形肌束,前端会合于中心腱。

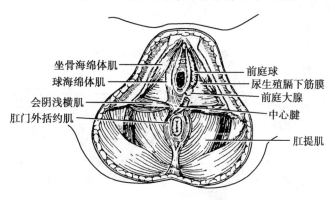

图 1-7　骨盆底外层肌肉

二、中　层

中层即泌尿生殖膈。由上、下两层坚韧的筋膜及其中的一对会阴深横肌及尿道括约肌组成,覆盖于由耻骨弓与两坐骨结节所形成的骨盆出口前部三角形平面上的尿生殖膈上,又称三角韧带,有尿道与阴道穿过。

1. 会阴深横肌　自坐骨结节的内侧面伸展至中心腱处。

2. 尿道括约肌　环绕尿道,控制排尿。

三、内　层

内层为盆膈(pelvic diaphragm),是骨盆底最里面最坚韧层,由肛提肌及其内、外面各覆一层筋膜所组成,自前向后依次为尿道、阴道及直肠贯通。

　　肛提肌(levator ani muscle)是位于骨盆底的成对扁阔肌,向下向内合成漏斗形,构成了骨盆底的大部分。每侧肛提肌由前内向后外由3部分组成:①耻尾肌:为肛提肌主要部分,位于最内侧,肌纤维从耻骨降支内面绕过阴道、直肠向后,终止于尾骨,其中有小部分肌纤维终止于阴道和直肠周围,经产妇的此层组织易受损伤而导致膀胱、直肠脱垂;②髂尾肌:为居中部分,从腱弓(即闭孔内肌表面筋膜的增厚部分)后部开始,向中间及向后走行,与耻尾肌汇合,绕肛门两侧止于尾骨;③坐尾肌:为靠外后方的肌束,起自两侧坐骨棘,止于尾骨与骶骨。

　　在骨盆底的肌肉中,肛提肌起最重要的承托和支持作用,又因部分肌纤维在阴道及直肠周围密切交织,还有加强肛门与阴道括约肌的作用。

　　会阴(perineum)有广义和狭义之分。广义的会阴是指封闭骨盆出口的所有软组织,前为耻骨联合下缘,后为尾骨尖,两侧为耻骨降支、坐骨升支、坐骨结节和骶结节韧带。狭义的会阴是指阴道口与肛门之间的软组织,厚3～4cm,由表及里为皮肤、皮下脂肪、筋膜、部分肛提肌和会阴中心腱,又称会阴体(perineal body),伸展性大。妊娠期会阴组织变软有利于分娩。分娩时要保护会阴,以免造成会阴裂伤。

第三节　内生殖器

　　女性内生殖器(internal genitalia)包括阴道、子宫、输卵管及卵巢,后二者称子宫附件(uterine adnexa)(图1-8)。

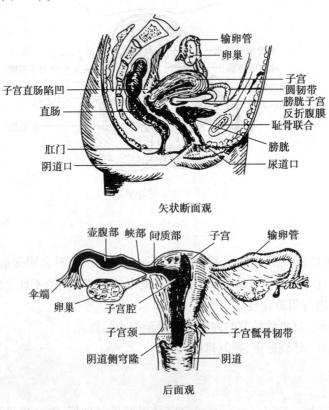

矢状断面观

后面观

图1-8　女性内生殖器

<h2>一、阴　　道</h2>

阴道(vagina)为性交器官、月经血排出及胎儿娩出的通道。

1. **位置和形态**　位于真骨盆下部中央,呈上宽下窄的管道。前壁长7~9cm,与膀胱和尿道相邻,后壁长10~12cm,与直肠贴近。上端包围宫颈阴道部,下端开口于阴道前庭后部。环绕宫颈周围的部分称阴道穹隆(vaginal fornix)。按其位置分为前、后、左、右4部分,其中后穹隆最深,与直肠子宫陷凹紧密相邻,临床上可经此处穿刺或引流。

2. **组织结构**　阴道壁自外向内由黏膜、肌层和纤维组织膜构成,有很多横纹皱襞,故有较大伸展性。阴道黏膜呈淡红色,由复层鳞状上皮细胞覆盖,无腺体,受性激素影响有周期性变化。幼女及绝经后妇女的阴道黏膜上皮甚薄,皱襞少,伸展性小,容易创伤而感染。阴道肌层由外纵、内环两层平滑肌纤维构成,在肌层的外面有一层纤维组织膜,含多量弹力纤维及少量平滑肌纤维。阴道壁富有静脉丛,故局部受损伤易出血或形成血肿。

<h2>二、子　　宫</h2>

子宫(uterus)为孕育胚胎、胎儿和产生月经的器官。

1. **位置**　子宫位于盆腔中央,前邻膀胱后邻直肠,下端接阴道,两侧有输卵管和卵巢。子宫底位于骨盆入口平面以下,子宫颈外口位于坐骨棘水平稍上方。当膀胱空虚时,成人子宫的正常位置呈轻度前倾前屈位,主要靠子宫韧带及骨盆底肌和筋膜的支托作用。如各种原因损伤了盆底组织结构或功能障碍,均可导致子宫脱垂。

2. **形态**　子宫为有腔壁厚的肌性器官,呈前后略扁的倒置梨形,重约50~70g,长6~7cm,宽4~5cm,厚2~3cm,宫腔容量约5ml。子宫上部较宽称宫体(corpus uteri),其上端隆突部分称宫底(fundus uteri),宫底两侧为宫角(cornua uteri),与输卵管相通。子宫下部较窄呈圆柱状称宫颈(cervix uteri)。宫体与宫颈的比例因年龄和卵巢功能而异,婴儿期为1:2,成年妇女为2:1,绝经后为1:1(图1-9)。

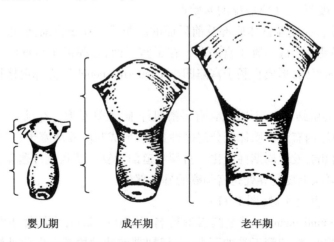

婴儿期　　　成年期　　　老年期

图1-9　不同年龄子宫体与子宫颈发育比例

宫腔(uterine cavity)为上宽下窄的三角形。在宫体与宫颈之间形成最狭窄的部分称子宫峡部(isthmus uteri),在非孕期长约1cm,其上端因解剖上较狭窄,又称解剖学内口;其下端因黏膜组织在此处由宫腔内膜转变为宫颈黏膜,又称组织学内口。子宫峡部妊娠后逐渐伸展变长,妊娠末可达 7~10cm,形成子宫下段,成为软产道的一部分。宫颈内腔呈梭形称宫颈管(cervical canal),成年妇女长约 2.5~3.0cm,其下端称宫颈外口通向阴道。宫颈以阴道为界,分为上下两部,上部占宫颈的 2/3,两侧与子宫主韧带相连,成为子宫颈阴道上部,下部占子宫颈的 1/3,伸入阴道内,成为子宫颈阴道部。未产妇的宫颈外口呈圆形;已产妇的宫颈外口受分娩影响形成大小不等的横裂,而分为前唇和后唇(图 1-10)。

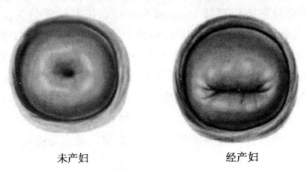

未产妇 　　　　　　　　　　　经产妇

图 1-10　宫颈外口分娩前后对比

3. 组织结构

(1)子宫体:宫体壁由 3 层组织构成,由内向外分为子宫内膜层、肌层和浆膜层。

1)子宫内膜层:衬于宫腔表面,无内膜下层组织。子宫内膜分为 3 层:致密层、海绵层和基底层。内膜表面 2/3 为致密层和海绵层,统称为功能层,受卵巢性激素影响,发生周期变化而脱落。基底层为靠近子宫肌层的 1/3 内膜,不受卵巢性激素影响,也不会发生周期变化。

2)子宫肌层:较厚,非孕时厚约 0.8cm,由平滑肌束、少量弹力纤维和胶原纤维组成。肌束纵横交错如网状,分 3 层:内层环行排列,痉挛性收缩可形成子宫收缩环;中层肌纤维交叉排列,在血管周围形成"8"字形围绕血管,收缩时可压迫血管,有效地制止子宫出血;外层肌纤维呈纵行排列,极薄,是子宫收缩的起始点。

3)子宫浆膜层:为覆盖宫体底部及前后面的脏腹膜。在子宫前面,近子宫峡部处,腹膜向前反折以覆盖膀胱,形成膀胱子宫陷凹。在子宫后面,腹膜沿子宫壁向下,至宫颈后方及阴道后穹隆再折向直肠,形成直肠子宫陷凹(rectouterine pouch),亦称道格拉斯陷凹(Douglas pouch)。

(2)宫颈:主要由结缔组织构成,含有平滑肌纤维、血管及弹力纤维。宫颈管黏膜为单层高柱状上皮,黏膜层内有许多腺体能分泌碱性黏液,形成黏液栓堵塞子宫颈管。黏液栓成分及性状受性激素影响,发生周期性变化。宫颈阴道部为复层鳞状上皮覆盖,表面光滑。宫颈外口柱状上皮与鳞状上皮交界处是宫颈癌的好发部位。

4. 子宫韧带　共有 4 对(图 1-11)。

(1)圆韧带(round ligament):呈圆索形得名,长 10~12cm,由结缔组织与平滑肌组成。起于子宫双角的前面、输卵管近端的下方,在阔韧带前叶的覆盖下向前外侧走行,达两侧骨盆侧壁后,经腹股沟管终于大阴唇前端。其功能为维持子宫前倾位置的作用。

(2)阔韧带(broad ligament):位于子宫两侧呈翼状的双层腹膜皱襞,覆盖在于宫前后壁的腹膜自子宫侧缘向两侧延伸达到骨盆壁,其能限制子宫向两侧倾斜。阔韧带分为前后两叶,其上缘游离,内 2/3 部包围输卵管(伞部无腹膜遮盖),外 1/3 包绕卵巢动静脉,移行为

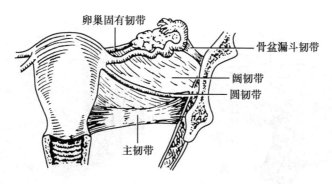

图 1-11　子宫各韧带

骨盆漏斗韧带（infundibulopelvic ligament）或称卵巢悬韧带（suspensory ligament of ovary），卵巢动静脉由此穿过。卵巢内侧与宫角之间的阔韧带稍增厚，称卵巢固有韧带或卵巢韧带。卵巢与阔韧带后叶相接处称为卵巢系膜。输卵管以下，卵巢附着处以上的阔韧带成为输卵管系膜，内含中肾管遗迹。在宫体两侧的阔韧带中有丰富的血管、神经、淋巴管及大量疏松结缔组织，成为宫旁组织。子宫动静脉和输尿管均从阔韧带基底部穿过。

（3）主韧带（cardinal ligament）：也称子宫颈横韧带。在阔韧带的下部，横行于宫颈两侧和骨盆侧壁之间，为一对坚韧的平滑肌与结缔组织纤维束，是固定宫颈位置、防止子宫脱垂的主要结构。

（4）宫骶韧带（uterosacral ligament）：从子宫体和子宫颈交界处后面的上侧方，向两侧绕过直肠到达第 2、3 骶椎前面的筋膜。韧带外覆腹膜，含平滑肌和结缔组织和支配膀胱的神经。宫骶韧带短厚有力，将宫颈向后向上牵引，维持子宫处于前倾位置。

三、输　卵　管

输卵管（oviduct fallopian tube）为一对细长而弯曲的肌性管道，是卵子和精子结合场所和运送受精卵的通道。位于子宫阔韧带的上缘内，内侧与宫角相连通，外端游离呈伞状，与卵巢接近。全长约 8～14cm。根据输卵管的形态由内向外可分为 4 部分（图 1-12）：①间质部（interstitial portion）：潜行于子宫壁内的部分，长约 1cm，管腔最窄；②峡部（isthmic portion）：在间质部外侧，细且较直，管腔较窄，长 2～3cm；③壶腹部（ampulla portion）：在峡部外侧，壁薄，管腔较宽大且弯曲，长 5～8cm，富含丰富皱襞，是受精的部位；④伞部（fimbrial portion）：为输卵管的末端，多为 1～1.5cm，开口于腹腔，游离端呈漏斗状，有许多指状凸起，有"抬卵"作用。

输卵管壁由 3 层构成：外层为浆膜层，为腹膜的一部分；中层为平滑肌层，由内环行、外纵行的两层平滑肌组成，常有节奏地收缩，能引起输卵管由远端向近端的蠕动，具有协助拾卵、运送受精卵及一定程度上阻止经血逆流和宫腔内感染向腹腔内扩散的作用；内层为黏膜层，由单层高柱状上皮覆盖。上皮细胞分为纤毛细胞、无纤毛细胞、楔状细胞及未分化细胞 4 种。纤毛细胞的纤毛摆动有助于运送受精卵；无纤毛细胞有分泌作用（又称分泌细胞）；楔形细胞可能为无纤毛细胞的前身；未分化细胞亦称游走细胞，为上皮的储备细胞，其他上皮细胞可能由它产生或补充。输卵管肌肉的收缩和黏膜上皮细胞的形态、分泌及纤毛摆动均受性激素影响有周期性变化。

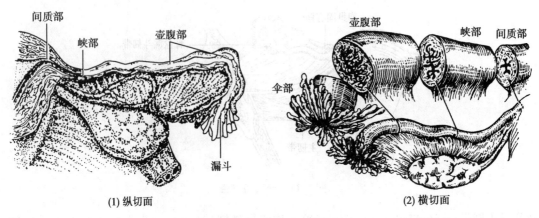

间质部　峡部　壶腹部

壶腹部　峡部　间质部

伞部

漏斗

(1) 纵切面

(2) 横切面

图 1-12　输卵管各部

四、卵　巢

卵巢(ovary)为一对扁椭圆形的性腺,具有产生和排出卵子,并分泌甾体激素的性器官。卵巢位于输卵管的后下方,借卵巢系膜与阔韧带相连。卵巢前缘中部有卵巢门,神经血管通过骨盆漏斗韧带经卵巢系膜由卵巢门出入卵巢。卵巢后缘游离。

卵巢的大小、形状随年龄大小有差异。青春期前卵巢表面光滑;青春期开始排卵后,表面逐渐凹凸不平。成年妇女的卵巢约 $4cm \times 3cm \times 1cm$,重约 $5 \sim 6g$,呈灰白色;绝经后卵巢萎缩变小变硬。

卵巢表面无腹膜,由单层立方上皮覆盖称表面上皮;其内有一层致密纤维组织称卵巢白膜。再往内为卵巢实质,分皮质与髓质。皮质在外层,由大小不等的各级发育卵泡、黄体和黄体退化后形成的残余结构及间质组织组成。髓质与卵巢门相连,含疏松结缔组织及丰富血管、神经、淋巴管及少量与卵巢韧带相延续的平滑肌纤维构成(图1-13)。

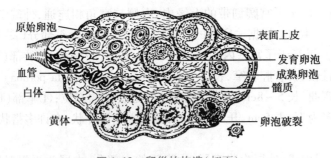

原始卵泡　　　　　　　　　　表面上皮

　　　　　　　　　　　　　　发育卵泡

血管　　　　　　　　　　　　成熟卵泡

白体　　　　　　　　　　　　髓质

黄体　　　　　　　　　　　　卵泡破裂

图 1-13　卵巢的构造(切面)

第四节　性周期调节

女性生殖系统的周期性变化称性周期,其最突出的外在表现是月经,也称月经周期。月经周期是在中枢神经系统的控制下,通过下丘脑-垂体-卵巢轴(hypothalamic pituitary ovarian axis,HPO)三者间相互作用,调控女性发育、维持正常月经和性功能,参与机体内环境和物质代谢的调节等(图1-14)。

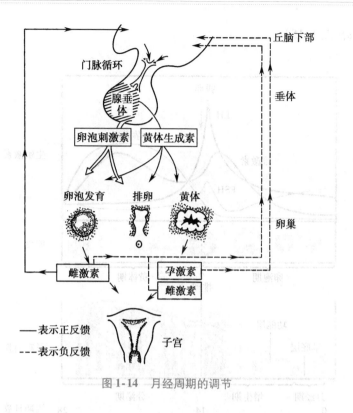

图 1-14 月经周期的调节

一、下丘脑对腺垂体的调节

青春期开始,下丘脑神经细胞分泌促性腺素释放激素(gonadotropin releasing hormone,GnRH),通过垂体门脉系统运送至腺垂体,促进腺垂体合成和释放促卵泡激素(follicle stimu-lating hormone,FSH)和黄体生成素(luteinizing hormone,LH)。

二、腺垂体对卵巢的调节

腺垂体释放促卵泡激素(FSH)和黄体生成素(LH),FSH 可促进卵泡发育,在少量 LH 共同作用下促使卵泡成熟及排卵;LH 协同 FSH 促进卵泡成熟、排卵并形成黄体,并分泌雌、孕激素。

三、卵巢激素对子宫的作用及对中枢的反馈

月经周期初期,下丘脑分泌 GnRH 作用于腺垂体,腺垂体释放 FSH,促使卵泡发育并分泌雌激素,使子宫内膜发生增殖期变化。由于雌激素不断增加,负反馈于下丘脑,抑制丘脑的 GnRH 释放和腺垂体 FSH 分泌减少。随着卵泡发育成熟,分泌的雌激素达高峰,对下丘脑产生正反馈,促使腺垂体释放大量 LH。在大量的 LH 和一定量的 FSH 协同作用下,促使成熟卵泡排卵。

排卵后,LH 和 FSH 进一步促进残存卵泡形成黄体,分泌雌激素和孕激素,使子宫内膜发生分泌期改变。排卵后 7~8 日黄体发育成熟,分泌大量的雌、孕激素,对下丘脑和腺垂体产生负反馈,抑制了下丘脑和腺垂体分泌,FSH 和 LH 迅速减少,黄体逐渐萎缩形成白体,雌激素、孕激素分泌明显减少,子宫内膜失去激素支持,坏死及脱落出血,月经来潮。同时由于卵巢分泌雌激素、孕激素的降低解除了对下丘脑、腺垂体的抑制,GnRH 再次分泌,下一个新

的月经周期开始(图1-15)。

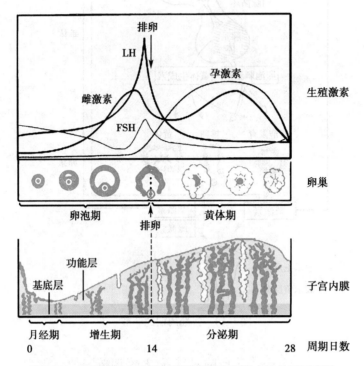

图1-15　卵巢及子宫内膜周期性变化和激素水平关系示意图

(陈　敏)

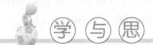

1. 李女士,24岁,于今晨顺产一男婴,新生儿体重3800g,会阴轻度裂伤,试从会阴的解剖特点说明与分娩之间的关系。

2. 章女士,65岁,孕4产4,因"子宫脱垂"行子宫全切除术,试从子宫韧带和骨盆底组织结构说明子宫脱垂的发生的原因。

第二章 妊娠生理

学习目标

1. 掌握妊娠期母体生理变化和心理调适;足月胎头的生理特点;妊娠诊断。
2. 熟悉胎儿发育特征。
3. 能对不同孕龄的孕妇进行妊娠诊断。
4. 具有良好的职业素养和医德修养,能对妊娠妇女进行健康评估。

妊娠(pregnancy)是胚胎和胎儿在母体内发育成长的过程,这是一个既复杂而又极为协调的生理性过程。成熟卵子受精是妊娠的开始,胎儿及其附属物自母体排出是妊娠的终止。由于受精日期不易确定,临床上一般以末次月经第一天作为妊娠的开始,全过程平均约为40周(280天)。

第一节 妊娠期母体生理变化和心理调适

情景导入

李女士,27岁,已婚,怀孕8周,到妇产科门诊做产前检查。李女士向接诊护士小丽咨询:怀孕后出现了嗜睡、恶心、呕吐等现象,很担心以上现象会影响自己的健康,询问有什么方法可以缓解?还会持续多长时间?

工作任务:

解答李女士的疑问,对李女士进行早孕保健指导。

为了适应胚胎和胎儿生长发育的需要,并为产后哺乳作好准备,母体在胎盘产生激素的参与和神经内分泌的影响下,身体各系统将发生一系列适应性的变化。同时妊娠作为母亲和家庭的重大事件,母亲的情绪、心理活动也将进行适应性调适,方有助于减轻孕妇由于知识缺乏等而引起的焦虑,并有助于帮助孕妇做好孕期的各项保健工作。

一、妊娠期母体生理变化

(一)生殖系统

1. 子宫

(1)子宫体:逐渐增大变软,由非孕时的(6～7)cm×(4～5)cm×(2～3)cm增至妊娠足月时的35cm×22cm×25cm。妊娠早期子宫呈球形,受精卵着床部位的子宫明显突出;妊娠

12周后增大子宫逐渐超出盆腔,于耻骨联合上方可触及;妊娠晚期因乙状结肠占据盆腔左侧,子宫多呈不同程度的右旋。

非孕时宫腔容量约5ml,至妊娠足月时约5000ml;子宫重量约70g,至妊娠足月时约1100g。子宫肌细胞肥大、细胞质内充满具有收缩活性的肌动蛋白和肌球蛋白,为临产后子宫阵缩提供物质基础。非孕时子宫肌壁厚约1cm,至妊娠中期逐渐增厚达2.0~2.5cm,至妊娠末期又逐渐变薄为1.0~1.5cm或更薄。

随着子宫增大和胎儿、胎盘的发育,子宫的循环血量逐渐增加,妊娠足月时子宫血流量约500~700ml/min,较非孕时增加4~6倍,其中80%~85%供应胎盘。

(2)子宫峡部:非孕时长约1cm,随着妊娠的进展峡部逐渐变软、伸展、拉长变薄,临产后伸展至7~10cm成为软产道的一部分,此时称为子宫下段。

(3)子宫颈:妊娠早期宫颈黏膜充血、水肿使宫颈肥大变软呈紫蓝色,宫颈管内腺体增生肥大,宫颈黏液分泌增多形成黏稠的黏液栓可保护宫腔免受外来感染侵袭。宫颈鳞-柱上皮交接部外移,宫颈表面出现假性糜烂。

2. 卵巢 略增大,排卵和新卵泡发育均停止,一般仅一侧卵巢可见妊娠黄体,于妊娠6~7周前分泌雌激素及孕激素以维持妊娠继续。妊娠10周后黄体功能由胎盘完全取代,黄体开始萎缩。

3. 输卵管 伸长,但肌层不增厚,黏膜有时呈蜕膜样改变。

4. 阴道 黏膜增厚、变软,水肿、充血呈紫蓝色,皱襞增多、伸展性增加。阴道脱落细胞及分泌物增多呈白色糊状。阴道上皮细胞糖原及乳酸含量增多,使阴道pH降低不利于致病菌的生长。

5. 外阴 局部充血、结缔组织松软、伸展性增加、大小阴唇色素沉着。

(二)乳房

妊娠早期乳房开始增大,充血明显,孕妇自觉乳房发胀或偶有触痛及麻刺感。乳头增大变黑、乳晕颜色加深,其外围的皮脂腺肥大形成散在的结节状小隆起称蒙氏结节。雌激素、孕激素、垂体催乳激素、人胎盘生乳素等促进乳腺发育,为泌乳作准备;但妊娠期并无乳汁分泌,与大量雌、孕激素抑制乳汁生成有关。在妊娠晚期尤其是接近分娩期,挤压乳房时可有少量淡黄色稀薄液体溢出称为初乳。分娩后新生儿吸吮乳头时乳汁正式分泌。

(三)循环系统

1. 心脏 妊娠后期膈肌升高,心脏向左、上、前方移位更贴近胸壁,心尖搏动左移、心浊音界稍扩大,至妊娠末期心脏容量约增加10%,休息时心率每分钟增加10~15次。因血流量增加和血流加速及心脏移位使大血管轻度扭曲,多数孕妇心尖区可闻及Ⅰ~Ⅱ级柔和吹风样收缩期杂音,产后逐渐消失。

2. 血容量 循环血量于妊娠6~8周起开始增加,至妊娠32~34周时达高峰,增加40%~45%,平均约增加1450ml,此后维持该水平直至分娩。

3. 静脉压 妊娠后由于盆腔血液回流至下腔静脉的血量增加,右旋增大的子宫压迫下腔静脉使血液回流受阻,使孕妇自妊娠20周起股静脉压在仰卧位、坐位或站立时均升高。由于静脉压的升高加之妊娠期静脉壁扩张,孕妇易发生下肢、外阴静脉曲张及痔。如果孕妇长时间取仰卧位可引起回心血量减少、心排血量降低、血压下降,称仰卧位低血压综合征。

(四)血液成分

1. 红细胞 妊娠期由于血浆的增加多于红细胞的增加,致血液稀释,红细胞计数约为

$3.6 \times 10^9/L$,血红蛋白值约为 $110g/L$,出现生理性贫血。

2. 白细胞 于妊娠 7~8 周开始增加,至 30 周达高峰,约为 $(5~12) \times 10^9/L$。

3. 凝血因子 除凝血因子Ⅺ、ⅩⅢ降低外,凝血因子Ⅱ、Ⅴ、Ⅶ、Ⅷ、Ⅸ、Ⅹ均增加,使血液处于高凝状态,为产后止血奠定基础。

4. 血浆蛋白 由于血液稀释血浆蛋白自妊娠早期开始降低,至妊娠中期为 60~65g/L,以后维持该水平直至分娩。

（五）泌尿系统

肾血浆流量（RPF）及肾小球滤过率（GFR）从妊娠早期开始增加,整个妊娠期维持在高水平。由于 RPF 和 GFR 均受体位影响,孕妇仰卧位时尿量增加,故夜尿量多于日尿量。由于 GFR 增加而肾小管对葡萄糖重吸收能力不能相应增加,约有 15% 孕妇饭后出现妊娠生理性糖尿。由于受孕激素影响泌尿系统平滑肌张力降低,肾盂及输尿管自妊娠中期蠕动减弱,且右侧输尿管受右旋增大的子宫压迫使尿流缓慢甚至逆流,可致肾盂积水。以上原因致孕妇易患急性肾盂肾炎,尤以右侧多见。

（六）呼吸系统

妊娠中期始孕妇耗氧量约增加 10%~20%,为满足孕妇及胎儿所需的氧,肺通气量约增加 40%,因而可出现过度通气现象。妊娠晚期因子宫增大、横膈上升、膈肌活动幅度减小、胸廓活动加大,孕妇以胸式呼吸为主。因上呼吸道（鼻、咽、气管）黏膜增厚、轻度充血、水肿易发生上呼吸道感染。

（七）消化系统

受雌激素的影响牙龈充血、水肿、增厚,刷牙时易出血。受孕激素的影响胃肠平滑肌张力下降使蠕动减少、减弱,胃排空时间延长,易出现上腹饱胀感。妊娠中晚期由于胃部受压及贲门括约肌松弛,胃内酸性内容物反流至食管下部产生胃烧灼感。因肠蠕动减弱粪便在大肠内停留的时间延长,加之增大子宫及胎先露对肠道压迫,易出现便秘。因胆囊排空时间延长、胆道平滑肌松弛、胆汁稍黏稠使胆汁淤积,易诱发胆囊炎及胆石症。

（八）内分泌系统

由于妊娠黄体和胎盘分泌的大量雌、孕激素对下丘脑及腺垂体具有负反馈作用,使促性腺激素分泌减少,故孕期无卵泡发育成熟,也无排卵。垂体催乳素随妊娠进展而增加,至足月分娩前达高峰,为非妊娠期的 10 倍。产时、产后如有出血性休克者可使增生、肥大的垂体缺血、坏死,导致希恩综合征。

（九）其他

1. 体重 在妊娠 12 周前无明显变化,以后平均每周增加不超过 350g,至妊娠足月时体重平均增加约 12.5kg。

2. 皮肤 由于腺垂体分泌促黑素细胞激素增加使黑色素增加,孕妇面颊、乳头、乳晕、腹白线、外阴等处色素沉着。颧颊部呈蝶形分布的褐色斑又称妊娠斑,于产后逐渐消退。随着妊娠子宫的逐渐增大腹壁皮肤弹力纤维蛋白被分解,弹力纤维变性、过度伸展而断裂,呈现紫色或淡红色不规律的条纹称为妊娠纹,产后呈银色光亮持久不退。

3. 骨骼、关节及韧带 正常妊娠骨质一般无改变,仅在妊娠次数过多、过密又不注意补充维生素 D 及钙时出现骨质疏松。部分孕妇可自觉腰骶部及肢体疼痛不适,可能与松弛素使关节、韧带松弛有关。

二、妊娠期母体心理调适

妊娠期是家庭发展的一个重要阶段,是妇女一生中极其重要的生活事件,妊娠虽然是自然的生理现象,但妊娠期孕妇体内激素的急剧变化会使孕妇情绪产生很大的改变、甚至变得脆弱。新生命的到来造成家庭结构的改变、经济负担的加重和角色的冲突,都会给家庭生活带来极大的影响,所以孕妇及家庭成员的心理-社会状况会随着妊娠的进展而发生相应变化,需要重新适应和调整。孕妇的心理状态受其文化程度、社会背景、家庭支持系统、经济条件、是否计划内妊娠、对抚养孩子的准备和认知程度等因素影响,如果能很好地适应并调整好心态则可顺利度过孕期,反之则可能影响妊娠期的母子健康和产后的生活。所以医务人员应对孕妇及其家庭成员进行心理评估,指导和协助他们以良好的心理状态度过分娩期,并适应产后亲子关系的建立、家庭关系的重构。

1. **妊娠期母体心理-社会反应**　孕早期孕妇往往会出现惊讶或震惊的反应,尤其是在尚未做好受孕心理准备时更甚。孕妇最初获知妊娠时或因与工作或学习冲突,或因初为人母缺乏抚养孩子的知识与技能等而出现矛盾心理。随着妊娠进展,尤其是胎动出现后,孕妇真正感受到"孩子"的存在,才开始接受这一事实,并出现"筑巢反应",计划为孩子购买衣物、睡床,幻想孩子的模样,关心孩子的喂养和生活护理等方面的知识,给未出生的孩子起名字,猜测孩子性别,甚至计划着孩子未来的职业。妊娠晚期因子宫明显增大,孕妇体力负担加重行动不便,甚至出现腰背痛等不适症状,多数孕妇迫切盼望分娩日期的到来。但随着预产期的临近孕妇又常常会因孩子将要出生而感到愉快或紧张,又因可能产生的分娩疼痛而焦虑,担心能否顺利分娩、胎儿是否健康,也有些孕妇担心孩子的性别能否为家人接受等。受体内雌激素与孕激素持续上升及妊娠所带来各方面压力的影响,孕妇的心理反应大多不稳定,对周围的事情比较敏感,甚至可能因为一些小事莫名的产生情绪波动或无法控制自己情绪。

2. **妊娠期母体心理调适**　美国妇产科护理专家鲁宾(Rubin,1984 年)认为妊娠期孕妇为接受新生命的诞生、维持其自身及家庭功能的完整,必须完成 4 项孕期心理发展任务:①确保自己及胎儿能安全顺利地渡过整个孕产期;②促使家庭重要成员接受新生儿;③情绪上与胎儿连成一体;④学习为孩子而奉献。孕妇良好的心理适应有助于建立产后亲子关系及完善母亲角色。

第二节　胎儿发育特征和足月胎头

一、胎儿发育特征

受精后 8 周内的人胚称为胚胎(embryo),是主要器官结构完成分化的时期。受精后第 9 周起称为胎儿(fetus),是各器官进一步发育趋向成熟的时期。整个妊娠期以 4 周为一个孕龄单位(妊娠月)描述胚胎、胎儿的发育特征如下:

4 周末:可以辨认出胚盘与体蒂。

8 周末:胚胎初具人形,头约占整个胎体近一半,可分辨出眼、耳、鼻、口、手指及足趾。超声显像可见早期心脏已形成且有搏动。

12 周末:胎儿身长约 9cm,体重约 14g。外生殖器已发育,四肢可活动。

16周末:胎儿身长约16cm,体重约110g。胎儿已开始出现呼吸运动。从外生殖器可确认胎儿性别。部分经产妇已能自觉胎动。

20周末:胎儿身长约25cm,体重约320g。全身覆盖毳毛,开始出现吞咽、排尿功能。检查孕妇时能听到胎心音。自20周至满28周前娩出的胎儿,称为有生机儿。

24周末:胎儿身长约30cm,体重约630g。皮下脂肪开始沉积,但因量不多皮肤仍呈皱缩状。

28周末:胎儿身长约35cm,体重约1000g。皮下脂肪沉积不多,皮肤粉红色,可有呼吸运动,但肺泡Ⅱ型细胞中表面活性物质含量低,此期出生者易患特发性呼吸窘迫综合征,若加强护理可以存活。

32周末:胎儿身长约40cm,体重约1700g。皮肤深红,面部毳毛已脱,生活力尚可。

36周末:胎儿身长约45cm,体重约2500g。皮下脂肪发育良好,毳毛明显减少,指(趾)甲已达指(趾)尖。出生后能啼哭及吸吮,生活力良好,基本能存活。

40周末:胎儿身长约50cm,体重约3400g。已发育成熟,胎头双顶径值>9.0cm。皮肤粉红色,皮下脂肪多。男性睾丸已降至阴囊内,女性大小阴唇发育良好。出生后哭声响亮,吸吮能力强,能很好存活。

临床常用新生儿身长作为判断胎儿妊娠月数的依据。妊娠前5个月的胎儿身长(cm) =妊娠月数的平方,如:妊娠3个月 $=3^2=9cm$。妊娠后5个月的胎儿身长(cm) =妊娠月数×5,如:妊娠8个月 $=8×5=40cm$。

二、足月胎头

足月胎头是胎儿身体最大部分,也是通过产道最困难的部分,其大小、形状、硬度、姿势均可影响分娩的顺利进行。胎头由2块顶骨、2块颞骨及1块枕骨构成,颅骨之间的缝隙称颅缝,颅缝间的空隙称囟门(图2-1)。颅缝和囟门之间均有软组织覆盖,使颅骨在分娩时可以略变形重叠,缩小胎头体积,有利于胎头娩出。

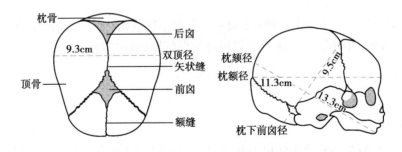

图2-1 胎儿颅骨、颅缝、囟门及径线

1. 颅缝 共有5条。

(1)矢状缝:两顶骨之间的缝隙。

(2)冠状缝:两顶骨与两额骨之间的缝隙。

(3)人字缝:枕骨与两顶骨之间的缝隙。

(4)额缝:位于两额骨之间。

(5)颞缝:位于颞骨和顶骨之间。

2. 囟门

（1）前囟门：矢状缝与冠状缝及额缝汇合处的菱形空隙，又称大囟门。通常在出生后12～18个月闭合。

（2）后囟门：矢状缝与人字缝汇合处的三角形空隙，又称小囟门。通常在2～4个月内闭合。

3. 胎头径线 临床可以通过胎头各径线的长短了解胎头的大小。

（1）枕下前囟径：从前囟中央至枕骨隆突下方的距离，又称小斜径，胎头俯屈后此径通过产道，妊娠足月时平均9.5cm。

（2）枕额径：从鼻根至枕骨隆突的距离，胎头以此径衔接，妊娠足月时平均11.3cm。

（3）枕颏径：从颏骨下方中央至后囟顶部的距离，又称大斜径，妊娠足月时平均13.3cm。

（4）双顶径（biparietal diameter，BPD）：是胎头的最大横径，两顶骨隆突之间的距离，临床用B超检测此径线值以判断胎头大小，妊娠足月时平均9.3cm。

第三节 妊娠诊断

情景导入

肖女士，25岁，无孕产经历，近2周以来常出现嗜睡、恶心、晨起呕吐等症状，为确诊怀孕，来医院妇产科门诊检查。护士小梅接诊后了解到肖女士平素月经规律，28～30天1次，每次持续4～5天，至今已停经8周余。

工作任务：

1. 为帮助肖女士确诊妊娠，小梅应指导她选择哪些辅助检查？
2. 小梅还应对肖女士哪些方面的情况作进一步评估呢？

临床通常将妊娠分为三个时期：13周末之前称早期妊娠（又称"早孕"），第14～27周末称中期妊娠（又称"中孕"），第28周及以后称晚期妊娠（又称"晚孕"）。

一、早 期 妊 娠

（一）临床表现

1. 症状

（1）停经：生育年龄有性生活史的健康妇女，平时月经周期规则，一旦月经过期10日或以上，应首先考虑早期妊娠可能。如停经8周以上则妊娠的可能性更大。停经是妊娠最早的症状，但不是特有症状；精神、环境因素也可引起停经，哺乳期妇女的月经虽未恢复，但也可能再次妊娠，应予以鉴别。

（2）早孕反应：约有半数妇女在停经6周左右出现头晕、乏力、嗜睡、食欲缺乏、喜食酸物或偏食、厌油腻、恶心、晨起呕吐等症状，称早孕反应。一般于停经12周左右自然消失。

（3）尿频：妊娠早期因前倾增大的子宫在盆腔内压迫膀胱可致尿频，至12周左右子宫增大超出盆腔后，尿频症状自然消失。

2. 体征

(1)乳房变化:自觉乳房胀痛、乳头刺痛,乳房增大,乳头及乳晕着色加深,乳晕周围皮脂腺增生出现"蒙氏结节"。哺乳妇女妊娠后乳汁明显减少。

(2)妇科检查:阴道黏膜及子宫颈阴道部充血呈紫蓝色。停经 6~8 周时双合诊检查子宫峡部极软,子宫体与子宫颈似不相连称黑加征(Hegar sign)。子宫增大变软,呈球形。停经 8 周时子宫约为非妊娠子宫的 2 倍,停经 12 周时为非妊娠子宫的 3 倍,在耻骨联合上方可触及。

(二)辅助检查

1. 妊娠试验 受精卵着床后不久,滋养细胞分泌 hCG 进入母血并经孕妇尿液排出,即可用放射免疫法测出受检者血或尿中 hCG 增高。临床上常用试纸法检测受检者尿液,若呈现两条红色线为阳性,结合临床表现可以协助诊断早期妊娠;如果呈现一条红色线为阴性,可在 1 周后复查。

2. 超声检查

(1)B 型超声检查:是诊断早期妊娠快速、准确的方法。阴道超声较腹部超声诊断早孕可提前 1 周,最早在停经 4~5 周时宫腔内见到圆形或椭圆形妊娠囊,囊内见到胚芽和原始心管搏动,可以诊断为宫内妊娠、活胎。

(2)超声多普勒检查:用超声多普勒仪在子宫区域听到节律、单一高调的胎心音,正常胎心率为 110~160 次/分,可以诊断为早期妊娠、活胎。

3. 宫颈黏液检查 宫颈黏液量少且黏稠、拉丝度差,涂片干燥后光镜下见排列成行的椭圆体,未见羊齿植物叶状结晶,则早期妊娠的可能性较大。

4. 基础体温(BBT)测定 具有双相型体温的妇女,停经后高温相持续 18 日未见下降者,早孕可能性大;如高温相持续超过 3 周则早孕的可能性更大。

二、中、晚期妊娠

(一)健康史

有早期妊娠的经过,自觉腹部随孕龄增加逐渐增大,并伴有胎动。

(二)临床表现

1. 子宫增大 腹部检查可见增大的子宫,手测子宫底高度或尺测耻上子宫长度可以估计胎儿大小与孕周是否相符(表 2-1、图 2-2)。子宫底高度因孕妇的脐耻间距离、胎儿发育情况、羊水量、单胎或多胎等存在差异。

表 2-1 不同妊娠周的子宫底高度及子宫长度

妊娠周数	手测子宫底高度	尺测子宫长度(cm)
12 周末	耻骨联合上 2~3 横指	
16 周末	脐耻之间	
20 周末	脐下 1 横指	18(15.3~21.4)
24 周末	脐上 1 横指	24(22.0~25.1)
28 周末	脐上 3 横指	26(22.4~29.0)
32 周末	脐与剑突之间	29(25.3~32.0)
36 周末	剑突下 2 横指	32(29.8~34.5)
40 周末	脐与剑突之间或略高	33(30.0~35.3)

2. 胎动 胎儿在子宫内的躯体活动因冲击子宫壁使孕妇能感觉到,有时在腹部检查时可看到或触到。孕妇于妊娠 18~20 周开始自觉有胎动,正常每小时 3~5 次。胎动随妊娠进展而逐渐增强,至妊娠 32~34 周达高峰,妊娠 38 周后逐渐减少。

3. 胎心音 妊娠 18~20 周用一般听诊器经孕妇腹壁可听到胎心音,听到胎心音可确诊为妊娠且为活胎。胎心音呈双音,如钟表的"滴答"声,但速度较快,110~160 次/分。妊娠 24 周前多在脐下正中或稍偏左、偏右听胎心音,妊娠 24 周后胎心音多在胎背侧听得最清楚。因胎位不同胎心听诊部位也不相同,头先露时胎心在脐下,臀先露时在脐上,肩先露时在脐周听得最清楚。听诊时注意与子宫杂音、腹主动脉音及脐带杂音相鉴别。

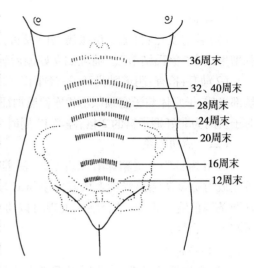

图 2-2 妊娠周数与宫底高度

4. 胎体 妊娠 20 周后经腹壁可触及子宫内的胎体,妊娠 24 周后运用四步触诊法可区分胎头、胎臀、胎背和胎儿肢体。

三、胎产式、胎先露、胎方位

妊娠 28 周以前,胎儿较小、羊水相对较多,胎儿在子宫内的活动范围较大、在宫内的姿势和位置不固定。32 周以后胎儿生长迅速、羊水相对减少,胎儿与子宫壁贴近、在宫内的姿势和位置相对恒定。胎儿在子宫内的姿势称为胎姿势(fetal attitude),正常为胎头俯屈,颏部贴近胸部,脊柱略前弯,四肢屈曲交叉于胸腹部前方。整个胎体呈头端小、臀端大的椭圆形,适应妊娠晚期椭圆形子宫腔的形状。

由于胎儿在子宫内的位置和姿势不同,可有不同的胎产式、胎先露和胎方位。妊娠晚期尽早确定胎儿在子宫内的位置可及时发现和纠正异常胎位。

1. 胎产式 (fetal lie) 指胎儿身体纵轴与母体纵轴的关系。两纵轴平行者称纵产式,占足月妊娠分娩总数的 99.75%;两纵轴垂直者称横产式;两纵轴交叉者称斜产式,属暂时性的,在分娩过程中多转为纵产式,偶尔转为横产式(图 2-3)。

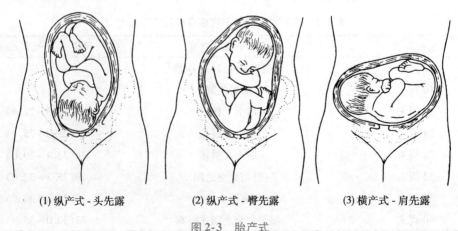

(1) 纵产式 - 头先露   (2) 纵产式 - 臀先露   (3) 横产式 - 肩先露

图 2-3 胎产式

2. 胎先露（fetal presentation）　指最先进入骨盆入口的胎儿部分。纵产式有头先露和臀先露，头先露依据胎头屈伸程度分为枕先露、前囟先露、额先露及面先露（图2-4）；臀先露依据入盆部分分为混合臀先露、单臀先露、单足先露及双足先露（图2-5）。横产式时最先进入骨盆入口的是胎儿肩部，为肩先露。偶见胎儿头先露或臀先露与胎手或胎足同时入盆，称复合先露（图2-6）。

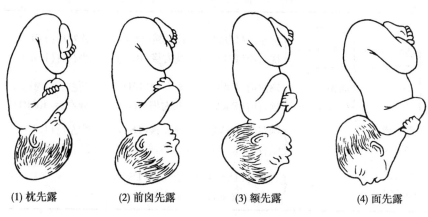

(1) 枕先露　　　　(2) 前囟先露　　　　(3) 额先露　　　　(4) 面先露

图2-4　头先露的种类

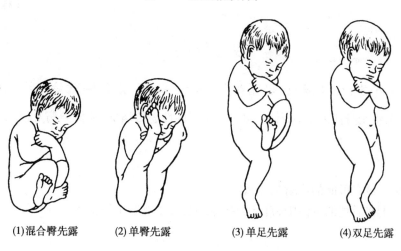

(1)混合臀先露　　　(2) 单臀先露　　　(3) 单足先露　　　(4)双足先露

图2-5　臀先露的种类

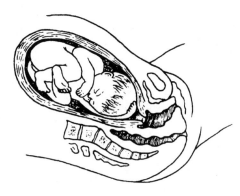

图2-6　复合先露

3. 胎方位（fetal position） 指胎儿先露部的指示点与母体骨盆的关系，简称胎位。枕先露以枕骨、面先露以颏骨、臀先露以骶骨、肩先露以肩胛骨为指示点。每个指示点与母体骨盆入口前、后、左、右、横的关系不同而有不同的胎位（表2-2）。如枕先露时，若胎头枕骨位于母体骨盆的左前方，则为枕左前位，余类推。

表2-2 胎产式、胎先露及胎方位的种类及关系

纵产式（99.75%）	头先露（95.75%~97.75%）	枕先露（95.55%~97.55%）	枕左前（LOA）	枕左横（LOT）	枕左后（LOP）
			枕右前（ROA）	枕右横（ROT）	枕右后（ROP）
		面先露（0.2%）	颏左前（LMA）	颏左横（LMT）	颏左后（LMP）
			颏右前（RMA）	颏右横（RMT）	颏右后（RMP）
	臀先露（2%~4%）		骶左前（LSA）	骶左横（LST）	骶左后（LSP）
			骶右前（RSA）	骶右横（RST）	骶右后（RSP）
横产式（0.25%）	肩先露（0.25%）		肩左前（LScA）		肩左后（LScP）
			肩右前（RScA）		肩右后（RScP）

（程瑞峰）

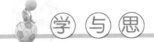

学 与 思

王女士，26岁，公司职员，已婚半年，停经42天，来我院就诊。既往月经规律，$13\dfrac{4\sim5}{28\sim30}$。王女士身高154cm，体重58kg。无家族性遗传病史，无传染病及接触史。丈夫身体健康。

请问：

（1）王女士最有可能的诊断是什么？

（2）王女士在后续的生活中，自己的身体还会发生哪些生理变化？

第三章 异常妊娠

1. 掌握早产和过期妊娠的临床表现、处理原则及护理要点。
2. 熟悉妊娠早期出血性疾病的临床表现及护理措施。
3. 能对异常妊娠患者进行全面的评估,识别妊娠时限异常。

第一节 妊娠早期出血性疾病

情景导入

王女士,已婚,26 岁,平素月经规律。停经 40 天时自测尿妊娠试验阳性,停经 58 天时出现阴道少量流血,至今已 3 天,伴有下腹轻微疼痛,在家卧床休息 2 天后症状未见好转,且阴道流血量逐渐增多、下腹痛也随之加剧,来院就诊。护士小华接待了她。

工作任务:

1. 为帮助王女士进一步明确诊断,小华应配合医生完善哪些检查?

2. 经查:宫颈口已扩张,尿妊娠试验阴性,B 超未显示胎心搏动,医生建议立即行清宫术。此时小华该如何告知李女士呢?

一、自然流产

【概述】

妊娠不足 28 周、胎儿体重不足 1000g 终止者,称为流产(abortion)。流产发生于 12 周以前者称早期流产,发生于 12 周至不足 28 周者称晚期流产,流产分自然流产和人工流产。

1. 病因

(1)胚胎因素:染色体异常是发生早期流产最常见的原因。

(2)母体因素:孕妇患全身性疾病(如妊娠期高热疾病、全身感染、严重贫血或心力衰竭);生殖器官异常(如子宫畸形、子宫发育不良、子宫黏膜下肌瘤、宫颈内口松弛);内分泌异常(如甲状腺功能减退、黄体功能不足、严重糖尿病);创伤应激(如腹部手术、直接撞击、心理不良刺激)等因素均可导致流产发生。

（3）胎盘因素：滋养细胞发育和功能不全是导致胚胎早期死亡的重要原因。前置胎盘、胎盘早期剥离等可影响胎盘血液循环，致胎儿死亡而发生流产。

（4）免疫因素：孕妇对胎儿免疫耐受降低（如母儿血型不合、抗精子抗体存在），导致母体排斥胎儿而发生流产。

（5）环境因素：过多接触有害的化学物质（如砷、铅、甲醛、苯）和物理因素（如放射线、噪音、高温）可直接或间接损害胚胎或胎儿，引起流产。

2. 临床类型及治疗原则 一般自然流产的发展过程可简示如下：

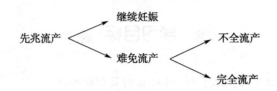

（1）先兆流产（threatened abortion）：停经后出现少量阴道流血，少于月经量，暗红色，无妊娠物排出。可伴有轻微下腹痛或腰背痛。妇科检查：宫颈口未开，胎膜未破，子宫大小与停经周数相符。

（2）难免流产（inevitable abortion）：一般由先兆流产发展而来，阴道流血量增多伴阵发性下腹痛加剧，流产已属不可避免。妇科检查：宫颈口已开大，有时可见有胚胎组织或胎囊堵塞于宫颈口，子宫大小与停经周数相符或略小。

（3）不全流产（incomplete abortion）：部分妊娠物已排出体外，部分残留于宫腔内或嵌顿于宫颈口处影响子宫收缩，导致阴道大量流血甚至发生失血性休克。妇科检查：宫颈口已扩张，可见妊娠物或持续性血液流出，子宫小于停经周数。

（4）完全流产（complete abortion）：妊娠物已全部排出，阴道流血逐渐停止，腹痛随之消失。妇科检查：宫颈口已关闭，子宫接近正常大小。

（5）稽留流产（missed abortion）：又称过期流产。指胚胎或胎儿已死亡滞留在宫腔内未能及时自然排出者。表现为早孕反应消失，腹部不再增大反而缩小，无胎动。妇科检查：宫颈口未开，子宫小于停经周数，无胎心音。如死胎稽留时间过长，坏死组织释放凝血活酶进入母体血液循环可致弥散性血管内凝血（DIC）。

（6）复发性流产（recurrent abortion）：指同一性伴侣连续发生 3 次及 3 次以上自然流产。复发性流产大多为早期流产，少数为晚期流产。

（7）流产合并感染（septic abortion）：流产过程中组织残留于宫腔内使阴道流血时间过长，可引起宫腔感染，严重时并发盆腔炎、腹膜炎、败血症及感染性休克等。临床以不全流产最易合并感染。

【护理评估】

1. 健康史 详细询问患者停经史及早孕反应情况。注意有无阴道流血及色、量、气味、持续时间；有无妊娠物排出；是否伴有腹痛，其部位、性质及程度；了解有无导致流产发生的原因。

2. 身体状况 停经、阴道流血和腹痛为流产的主要症状。全面评估患者的各项临床表现，判断流产类型，尤其注意与贫血及感染相关的征象。

3. 心理-社会支持状况 阴道流血常使患者焦虑和恐惧，因担心胎儿健康而表现为无助、伤心、郁闷及烦躁不安等。

4. 辅助检查

（1）妇科检查：了解宫颈口是否扩张，有无妊娠物堵塞于宫颈口内，子宫大小与停经时间是否相符。

（2）实验室检查：连续测定血 β-hCG 水平以帮助判断流产类型及妊娠预后，血常规检查了解有无贫血及感染，稽留流产时应行凝血功能检查了解有无凝血功能障碍。

（3）B 型超声检查：显示妊娠囊形态、胎动、胎心等，协助诊断并鉴别流产及其类型。

5. 处理原则和主要措施　根据自然流产的不同类型进行相应处理，忌盲目保胎。

（1）先兆流产及复发性流产：查明原因，针对病因进行保胎治疗，绝对卧床休息，减少刺激，遵医嘱用药：①镇静剂适用于精神紧张者；②黄体酮用于黄体功能不足者；③其他，如维生素 E、叶酸。宫颈功能不全者于妊娠 14~18 周行宫颈环扎术，定期随诊至分娩发动前拆线。复发性流产应积极保胎至超过以往流产月份。

（2）难免流产、不全流产及稽留流产：一经确诊尽早行清宫术，以清除宫腔内胚胎、胎盘组织或残留组织。但稽留流产处理前必须先检查凝血功能，并做好输血、输液准备。

（3）完全流产：无感染征象者一般不需特殊处理。

（4）流产合并感染：积极控制感染，尽快清除宫内残留物。

【常见护理诊断/问题】

1. 有感染的危险　与阴道流血时间过长、宫腔内组织残留及机体抵抗力下降等有关。

2. 焦虑　与担心胎儿安危及自身健康有关。

【护理目标】

1. 患者出院时无感染征象。

2. 先兆流产孕妇积极配合保胎措施后能继续妊娠。

【护理措施】

1. 保胎患者的护理

（1）一般护理：绝对卧床休息，提供日常生活照顾。加强营养，增强机体抵抗力，减少一切不良刺激，保持大便通畅，避免不必要的妇科检查，禁止灌肠及性生活。

（2）病情观察：严密观察阴道流血、腹痛情况，监测体温、脉搏、血压等，并做好记录。

（3）配合治疗：遵医嘱用药，向孕妇说明用药的必要性及注意事项，注意观察药物疗效及不良反应。

2. 清宫患者的护理

（1）严密观察：监测生命体征，观察面色、阴道出血量、腹痛及休克有关征象。

（2）配合治疗：发生大出血者积极协助医生进行抢救。需终止妊娠者及时做好清宫的术前准备；术中密切观察患者生命体征，开放静脉通道以备输液或输血；术后注意观察子宫收缩及阴道流血情况，遵医嘱给予宫缩剂；刮出物及时送病理检查。

3. 预防感染

（1）各项检查严格执行无菌操作规程。

（2）加强会阴部护理，指导使用消毒会阴垫，保持外阴清洁，每日擦洗外阴 2 次。

（3）监测患者体温、血象及阴道流血、分泌物的颜色、气味等，发现感染征象后及时报告医生。

（4）对合并感染者进行床边隔离，嘱患者半卧位，遵医嘱进行抗感染处理。

4. 心理护理　孕妇的情绪状态直接影响保胎效果，因此医务人员应注意观察孕妇的情绪反应,告知孕妇及家属大多数自然流产,特别是早期流产,是一种减少先天畸形的自然选择,以解除孕妇和家属的疑问和悲观情绪。与孕妇及家属共同讨论此次流产的可能原因,说明保胎措施的必要性,取得理解和配合,增强保胎信心。

5. 健康指导

(1)嘱行清宫术后患者休息2周,进食高蛋白、高维生素、富含铁的食物,纠正贫血,增强机体抵抗力。保持外阴清洁,禁止盆浴及性生活1个月。告知清宫术后会有小量阴道流血,但如果阴道流血持续10日以上,出血量超过月经量,浑浊、有异味,或伴有发热、腹痛等要及时就诊。

(2)向患者及家属讲解流产相关知识,指导避免流产的诱因,为下一次妊娠做准备。

【护理评价】

1. 患者出院时血红蛋白及白细胞数是否正常,有无感染征象。

2. 先兆流产孕妇能否继续妊娠。

二、异位妊娠

【概述】

受精卵在子宫体腔以外着床称为异位妊娠(ectopic pregnancy),旧称宫外孕。妇产科常见急腹症之一,如诊断、处理不及时可危及生命。

异位妊娠依受精卵种植部位不同而分为:输卵管妊娠、卵巢妊娠、腹腔妊娠、阔韧带妊娠、宫颈妊娠等(图3-1),其中以输卵管妊娠最为常见。输卵管妊娠中壶腹部妊娠最多见,其次是峡部、伞部,间质部妊娠少见。

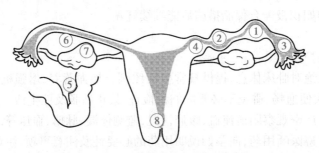

①输卵管壶腹部妊娠;②输卵管峡部妊娠;③输卵管伞部妊娠;
④输卵管间质部妊娠;⑤腹腔妊娠;⑥阔韧带妊娠;
⑦卵巢妊娠;⑧宫颈妊娠

图3-1 异位妊娠的发生部位

1. 病因

(1)输卵管炎症:是异位妊娠的最主要病因。慢性炎症使输卵管管腔黏膜粘连、管腔变窄,或因纤毛功能受损从而导致受精卵在输卵管内运行受阻。

(2)输卵管发育不良或功能异常:输卵管过长过细、肌层发育差、黏膜纤毛缺乏等均可影响受精卵的运送。

(3)输卵管手术史:输卵管绝育或手术史者,输卵管妊娠发生率为10%~20%。

(4)其他:内分泌失调、神经精神功能紊乱、子宫内膜异位症、辅助生殖技术、受精卵游走等均增加输卵管妊娠的可能性。

2. 病理

(1)输卵管妊娠的结局:①输卵管妊娠流产:多见于输卵管壶腹部妊娠,发病多在妊娠8~12周;②输卵管妊娠破裂:多见于输卵管狭部妊娠,发病多在妊娠6周左右;③继发性腹腔妊娠:输卵管妊娠流产或破裂后,胚胎被排入腹腔,偶有存活者重新种植获得营养后继续生长发育;④陈旧性异位妊娠:输卵管妊娠流产或破裂如长期反复内出血形成的盆腔血肿机化变硬并与周围组织粘连。

(2)子宫内膜的变化:胚胎受损或死亡后,滋养细胞活力消失,蜕膜自子宫壁剥离而发生阴道流血,但排出的组织中无绒毛及滋养细胞。

【护理评估】

1. 健康史 仔细询问月经史及末次月经时间,以准确推算停经时间。了解患者有无盆腔炎、放置宫内节育器、绝育术、输卵管复通术、不孕等与发病相关的高危因素。

2. 身体状况 与受精卵着床部位、有无流产或破裂、出血量多少及时间长短有关。

(1)症状:

1)停经:多数患者有6~8周停经史,但部分患者因月经仅过期几天而不认为是停经,或误将异位妊娠时出现的不规则阴道流血误认为月经,可能无停经史主诉。

2)腹痛:是输卵管妊娠患者就诊的主要症状。输卵管妊娠发生流产或破裂之前,常表现为一侧下腹隐痛或酸胀感。发生流产或破裂时,突感一侧下腹部撕裂样疼痛,常伴有恶心、呕吐。若血液局限于病变区则主要表现为下腹部疼痛;若血液积聚于直肠子宫陷凹处可出现肛门坠胀感;若出血过多血液流向全腹,出现全腹痛及肩胛部放射性疼痛。

3)阴道流血:胚胎死亡后,常有不规则阴道流血,一般不超过月经量,色暗红或深褐,量少呈点滴状。

4)晕厥与休克:由于腹腔内出血及剧烈腹痛,轻者出现晕厥,重者出现失血性休克。休克程度与内出血的速度及出血量成正比,与阴道流血量不成比例。

5)腹部包块:输卵管妊娠流产或破裂所形成血肿时间过久者,因血液凝固并与周围组织或器官发生粘连而形成包块,若包块较大或位置较高者,腹部可扪及。

(2)体征

1)一般情况:腹腔内出血不多时无特殊表现,出血量多者可出现面色苍白、脉搏细数、心率加快、血压下降等表现。

2)腹部检查:下腹有明显压痛及反跳痛,尤以患侧为甚,但腹肌紧张轻微。出血较多时叩诊有移动性浊音。部分患者下腹可触及包块。

3)妇科检查:输卵管妊娠流产或破裂发生后阴道后穹隆饱满、有触痛,宫颈举痛或摇摆痛明显。内出血多时检查子宫可有漂浮感。

3. 心理-社会支持状况 因剧烈腹痛、腹腔内急性大量出血,患者往往表现出无助、惊慌、恐惧等。

4. 辅助检查

(1)血β-hCG测定:是早期诊断异位妊娠的重要方法,且对药物治疗的效果评价也具有重要意义。

(2)B型超声检查:有助于明确异位妊娠的部位和大小。如宫腔内空虚,宫旁出现低回声区,其内探及胚芽及原始心管搏动,即可确诊异位妊娠。

（3）阴道后穹隆穿刺：为一种简单可靠的诊断方法，适用于疑有腹腔内出血的患者。若穿刺抽出暗红色不凝血液，说明有腹腔内出血存在。

（4）腹腔镜检查：目前腹腔镜检查不仅被视为异位妊娠诊断的金标准，而且可以在确诊同时行镜下手术治疗。

5. 处理原则和主要措施

（1）药物治疗：主要适用于早期输卵管妊娠或要求保存生育能力的年轻妇女。

（2）手术治疗：发病急者积极纠正休克的同时进行手术治疗。

【常见护理诊断/问题】

1. 有体液不足的危险　与异位妊娠破裂或流产导致大量内出血有关。

2. 恐惧　与担心生命安危及手术失败有关。

【护理评估】

1. 患者体液得到及时补充，休克症状及时缓解。

2. 患者能以正常心态接受此次妊娠失败的现实。

【护理措施】

1. 手术治疗患者的护理

（1）严密观察：生命体征、精神状态、面色、四肢温度变化及腹痛等。

（2）抢救休克：患者取中凹卧位，保暖、吸氧，迅速建立静脉通道，交叉配血，遵医嘱及时输液、输血。

（3）积极做好术前准备。

（4）心理护理：耐心说明病情及手术的必要性，减少和消除患者的紧张、恐惧心理，稳定患者及家属的情绪，并协助患者选择手术方案。

2. 非手术治疗患者的护理

（1）一般护理：指导患者卧床休息，避免增大腹压和引起子宫收缩的活动，如用力咳嗽、触摸乳头、性生活等。摄取足够的营养，尤其是富含铁、蛋白质的食物以增强机体抵抗力，保持大便通畅。

（2）严密观察病情：密切监测生命体征，如出现腹痛加剧、肛门坠胀感明显等应及时报告医生。

（3）遵医嘱用药，注意观察药物的毒副反应：甲氨蝶呤可引起消化道反应，骨髓抑制以白细胞下降为主，有时可出现轻微肝功能异常、药物性皮疹、脱发等。

（4）监测治疗效果：指导并协助患者正确留取血、尿标本，及时送检。

（5）心理护理：安慰鼓励患者，消除不良情绪，使患者积极配合治疗。

3. 健康指导

（1）指导患者保持良好的卫生习惯，勤洗浴、勤换衣，预防盆腔感染，发生盆腔炎后须立即彻底治疗。

（2）告知患者输卵管妊娠者中约有10%的再发生率和50%～60%的不孕率，告诫患者下次妊娠时要及时就医。

【护理评价】

1. 患者的休克症状是否得到及时纠正。

2. 患者恐惧心理是否消除，愿意接受并配合医生的治疗。

第二节　妊娠时限异常

一、早　　产

妊娠满28周至不足37周之间分娩者称为早产(preterm birth)。此时娩出的新生儿称早产儿,体重多小于2500g,各器官发育尚不够健全,抵抗力差,生活能力差,是围生儿死亡的主要原因之一。发生早产的常见原因有:

1. 孕妇因素　孕妇患有急慢性疾病、子宫畸形、子宫肌瘤、妊娠并发症、合并感染性疾病等。孕妇有吸烟、酗酒等不良行为,过度劳累、外伤、巨大精神压力时也可发生早产。

2. 胎儿、胎盘因素　胎膜早破、绒毛膜羊膜炎最常见。此外,胎儿畸形、多胎妊娠、羊水过多、前置胎盘、胎盘早期剥离、胎盘功能不全等均可导致早产。

【护理评估】

1. 健康史　核实预产期并详细评估有无可致早产的高危因素,如孕妇既往有流产、早产史或本次妊娠有阴道流血则发生早产可能性大,详细询问并记录既往出现的症状及接受治疗的情况。

2. 身体状况　孕妇最初出现的为不规则宫缩,常伴有少量阴道流血或血性分泌物;后发展为规律宫缩,持续30秒以上,20分钟≥4次,逐渐加强并伴有宫颈展平≥80%,宫颈扩张1cm以上者可诊断为早产临产。

3. 心理-社会支持状况　因提前分娩,孕妇及家属没有思想及物质准备,孕妇常产生自责感,同时担心早产儿的安全和健康。常见焦虑、恐惧等情绪反应。

4. 辅助检查　B超检查胎儿大小、胎方位、了解胎盘成熟度及羊水量等;胎心监护仪监测宫缩、胎心、胎盘功能等。

5. 处理原则和主要措施　若胎膜完整,在母体情况允许时尽量保胎至34周。若胎膜已破,早产已不可避免时,则应尽可能地预防新生儿合并症以提高早产儿存活率。

【常见护理诊断/问题】

1. 有新生儿受伤的危险　与早产儿发育不成熟有关。

2. 焦虑　与担心早产儿预后有关。

【护理措施】

1. 指导休息　宫缩较频繁但宫颈无改变者,需适当减轻活动强度和避免长时间站立,宫颈已有改变的先兆早产者需要住院并相对卧床休息,早产临产者应绝对卧床休息。

2. 严密观察　观察宫缩、胎心及早产先兆症状,教会孕妇自数胎动。

3. 遵医嘱用药,注意观察药物的疗效及不良反应。

(1)抑制宫缩:可使用:①β-肾上腺素能受体兴奋剂,如利托君、沙丁胺醇;②硫酸镁;③前列腺素合成酶抑制剂,如吲哚美辛。先兆早产通过适当控制宫缩能明显延长孕周;早产临产者宫缩抑制剂可延长孕龄3~7日,为促胎肺成熟治疗赢得时机。

(2)促进胎肺成熟:糖皮质激素如地塞米松、倍他米松等。

4. 做好分娩准备　如早产已不可避免,应尽早决定合适的分娩方式,充分做好早产儿保暖和复苏的准备。

5. 心理护理　向孕妇解释早产的有关知识,消除产妇思想顾虑,以良好的心态承担母亲的角色。

6. 健康指导 指导孕妇定期进行产前检查,积极治疗各种妊娠合并症和并发症,明确有宫颈功能不全者应于孕 14~18 周行宫颈环扎术;积极治疗泌尿道、生殖道感染;孕晚期节制性生活,以免胎膜早破。指导孕妇及家属识别早产征象,出现临产先兆及时就诊。

二、过 期 妊 娠

平时月经周期规则,妊娠达到或超过 42 周尚未分娩者,称为过期妊娠(postterm pregnancy)。过期妊娠易发生胎儿窘迫、胎粪吸入综合征、新生儿窒息、巨大儿以及难产等,使围生儿病率和死亡率增高,并随妊娠期延长而增加。

【概述】

1. 病因 与雌、孕激素比例失调、头盆不称、胎儿畸形及遗传因素等有关。

2. 病理

(1)胎盘功能正常:维持胎儿继续生长,约 25% 形成巨大儿。

(2)胎盘功能减退:胎儿对缺氧耐受性下降,皮下脂肪减少,皮肤松弛多皱,身体瘦长,出生时貌似"小老人",严重者胎儿窘迫甚至死亡。

【护理评估】

1. 健康史 核实末次月经的时间、早孕反应出现的时间、胎动时间,询问患者月经是否规律,是否有月经周期过长,准确推算预产期。

2. 身体状况

(1)若胎盘功能正常,胎儿将继续发育,可形成巨大胎儿,胎头颅骨钙化明显,分娩时可因胎头不易变形导致难产。

(2)若胎盘功能减退者,常伴发羊水过少,羊水污染率增高。分娩时常出现胎儿窘迫。新生儿娩出后也可以出现皮肤黄染、松弛、多皱,头发长,皮下脂肪少,身体瘦,指(趾)甲长、貌似"小老人"

3. 心理-社会支持状况 由于民间说法不同,有部分孕妇对过期妊娠的危害认识不足,常忽视治疗。有的孕妇因分娩迟迟不发动,担心胎儿健康和安危,过度焦虑,出现烦躁不安、易怒、失眠等。

4. 辅助检查

(1)B 超检查:测胎头双顶径、股骨长度、胎盘成熟度及羊水量等协助判断。

(2)胎盘功能检查

1)胎动计数:胎动明显减少提示胎儿宫内缺氧。

2)胎儿电子监护:NST 试验无反应型,行 OCT 试验多次反复出现胎心晚期减速,提示胎盘功能减退,胎儿有明显缺氧。

3)羊膜镜检查:观察羊水颜色,若已破膜,可直接观察到流出的羊水有无粪染。

5. 处理原则和主要措施 核准孕周和判断胎盘功能是处理的关键,妊娠 40 周以后胎盘功能逐渐下降,42 周后明显下降,因此,妊娠 41 周后就应考虑终止妊娠,尽量避免过期妊娠。根据胎盘功能、胎儿大小、宫颈成熟度等综合分析选择恰当的分娩方式。

【常见护理诊断/问题】

1. 知识缺乏 缺乏过期妊娠危害性的相关知识。

2. 有受伤的危险 与过期妊娠胎儿颅骨骨化不易变形有关。

3. 潜在并发症:胎儿窘迫、新生儿产伤。

【护理目标】

1. 孕妇能正确叙述过期妊娠的相关知识和危害性。

2. 孕妇能顺利终止妊娠,无产道损伤。

3. 胎儿顺利娩出,健康平安。

【护理措施】

1. **心理护理** 耐心向孕妇和家属解释过期妊娠对母儿的危害,告知目前胎儿宫内状况及可能发生的预后,强调适时终止妊娠的必要性,使其以良好的心态接受分娩。

2. **一般护理** 嘱孕妇侧卧休息,遵医嘱吸氧。

3. **病情监测** 指导自数胎动,勤听胎心音,必要时进行胎儿电子监护,注意破膜时间并观察羊水性状,如出现异常及时报告医生。

4. **健康指导** 嘱孕妇每日胎动计数,定期进行产前检查。帮助准确核实预产期,如超过预产期1周未临产者,必须到医院检查并做好住院准备。过期儿按高危儿加强护理。

【护理评价】

1. 孕妇能否正确叙述过期妊娠的危害性。

2. 孕妇能否顺利终止妊娠,母儿是否平安。

（程瑞峰）

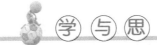

1. 李女士,24岁,大专文化,公司职员,结婚3年,平素月经规律,停经50天时确诊怀孕。因阴道少量流血10天,休息1周仍无好转,近2天出血增多,同时伴有下腹隐痛,要求住院保胎。入院时查T、P、BP均正常,妇科检查子宫孕50天大小,见阴道内有陈旧性血液,无组织物,宫口未开。

请问:

(1)该患者的医疗诊断是什么?

(2)请根据患者的病情提出2~3个主要护理问题。

(3)主要护理措施有哪些?

2. 赵女士,30岁,G_2P_1,未避孕,停经50天,少量阴道流血2天,突然右下腹撕裂样剧痛。检查:血压86/46mmHg,右下腹压痛、反跳痛明显,但肌紧张不明显。妇科检查:后穹隆饱满,宫颈抬举痛,宫口闭,子宫正常大小,有漂浮感,双附件触诊不满意,经后穹隆穿刺抽出不凝固血液2ml。

请问:

(1)该患者最可能的医疗诊断是什么?

(2)目前首先应考虑的治疗方法是什么?

(3)当前护士应积极采取哪些措施进行护理?

第四章 妊娠期特有疾病

学习目标

1. 掌握妊娠期高血压疾病的临床分类、表现及护理措施;妊娠期糖尿病的诊断标准及护理措施。
2. 熟悉妊娠期高血压疾病、妊娠期糖尿病的处理原则。
3. 了解HEPPL综合、妊娠期糖尿病、妊娠期肝内胆汁淤积症临床表现、处理原则及护理要点。
4. 耐心细致、一丝不苟,养成优良的职业素养。

情景导入

31岁王女士,孕1产0,孕38周,感轻微头痛,双下肢水肿入院,护士小萱接待了她,测其血压为150/100mmHg,尿蛋白(++),呼吸、脉搏正常。

工作任务:

1. 考虑该孕妇发生什么情况?
2. 若使用硫酸镁,小萱需注意什么?
3. 孕妇出院后一周血压突然上升为170/100mmHg,尿蛋白(+++),抽搐昏迷而再次入院,应注意什么护理要点?

第一节 妊娠期高血压疾病

妊娠期高血压疾病(hypertensive disorder complicating pregnancy,PIH)是妊娠期特有的疾病,为妊娠与高血压并存的一组疾病,严重威胁母婴健康。一般发生于妊娠20周后,主要临床表现为高血压,较重时出现蛋白尿,严重时发生抽搐。发生率约5%~12%,是孕产妇及围生儿死亡的重要原因之一,在我国孕产妇死亡原因中占第二位。

【概述】

1. 病因 至今病因不明,因该病在胎盘娩出后常很快缓解或可自愈,有学者称之为"胎盘病"。可能与免疫反应、子宫-胎盘缺血缺氧、血管内皮功能障碍、营养缺乏及胰岛素抵抗、遗传等因素有关。依据流行病学调查发现,妊娠期高血压疾病可能的高危因素有:初产妇、孕妇年龄小于18岁或大于40岁,子宫张力过高(如多胎妊娠、羊水过多、糖尿病巨大胎儿及葡萄胎等)者,妊娠高血压病史或家族史,慢性高血压、慢性肾炎、糖尿病病史,严重营养不良和精神因素等。

2. 病理生理变化 全身小动脉痉挛为本病的基本病理变化。由于小动脉痉挛,造成管腔狭窄,致外周阻力增加,引起高血压;肾血管内皮细胞受损,通透性增加,体液和蛋白质渗出,产生蛋白尿;肾小球滤过功能下降,肾小管重吸收功能增加,水钠潴留,表现为水肿。

全身各个组织器官因缺血、缺氧而受到不同的损害,严重时脑、心、肝、肾及胎盘的病理变化可导致抽搐、昏迷、脑水肿、脑出血、心肾功能衰竭、肺水肿、肝细胞坏死及被膜下出血、胎盘绒毛退行性变、出血和梗死,胎盘早期剥离以及凝血功能障碍而导致 DIC 等。全身小动脉痉挛所致主要病理变化简示如下:

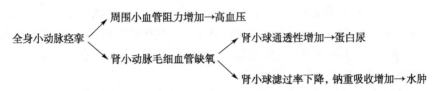

3. 分类及临床表现 见表4-1。

表4-1 妊娠期高血压疾病分类及临床表现

分类	临床表现
妊娠期高血压	妊娠期首次出现血压≥140/90mmHg,并于产后12周恢复正常;尿蛋白(-);少数可伴有上腹部不适或血小板减少。产后方可确诊
子痫前期	
轻度	妊娠20周后出现血压≥140/90mmHg;尿蛋白≥0.3g/24h 或随机尿蛋白(+);可伴有上腹部不适、头痛等症状
重度	血压≥160/110mmHg;尿蛋白≥2.0g/24h 或随机尿蛋白(++);血清肌酐>106μmol/L,血小板<100×10⁹/L;血 LDH 升高;血清 ALT 或 AST 升高。持续性头痛或其他脑神经或视觉障碍;持续性上腹部不适
子痫	子痫前期孕妇抽搐不能用其他原因解释
慢性高血压并发子痫前期	高血压孕妇妊娠20周以前无尿蛋白,若出现尿蛋白≥0.3g/24h;高血压孕妇妊娠20周后突然尿蛋白增加或血压进一步升高或血小板<100×10⁹/L
妊娠合并慢性高血压	妊娠前或妊娠20周前舒张压≥90mmHg(除外滋养细胞疾病),妊娠期无明显加重;或妊娠20周后首次诊断高血压并持续到产后12周

注:血压超过原基础血压30/15mmHg,而低于140/90mmHg,不作为诊断依据,但需严密观察。

子痫前可有不断加重的重度子痫前期。子痫发生在妊娠晚期或临产前称产前子痫,较多见;发生在分娩过程中称产时子痫;发生在产后24小时内称产后子痫。

子痫发作时意识丧失,表现为眼球固定,瞳孔放大,瞬间头扭向一侧,牙关紧闭,继而口角及面部肌肉颤动,数秒后全身及四肢肌肉强直(背侧强于腹侧),双手紧握,双臂屈曲,发生强烈的抽动。抽搐时呼吸暂停,面色青紫。持续1min 左右抽搐强度减弱,全身肌肉放松,随即深长吸气后发出鼾声而恢复呼吸。

【护理评估】

1. 健康史　询问孕前及妊娠 20 周前有无高血压、蛋白尿和水肿及抽搐等征象。既往有无原发性高血压。是否存在易患因素病史，如年轻或高龄的初产妇、子宫张力过高、糖尿病、严重贫血、精神刺激或过度紧张、寒冷季节或气候变化过大、营养不良、有妊娠期高血压疾病家族史等。此次妊娠的经过，出现异常现象的时间及治疗经过。

2. 身心状况

症状、体征：评估患者一般健康状况；重点评估患者的血压、蛋白尿、体重、水肿、自觉症状以及有无抽搐、昏迷等症状，以帮助判断病情的严重程度。在评估过程中应注意：

（1）测血压：同一手臂至少 2 次测量，收缩压≥140mmHg 和（或）舒张压≥90mmHg 定义为高血压。若血压较基础血压升高 30/15mmHg，但低于 140/90mmHg 时，不作为诊断依据，但须严密观察。对首次发现血压升高者，应间隔 4 小时或以上复测血压。对严重高血压患者［收缩压≥160mmHg 和（或）舒张压≥110mmHg］，为观察病情指导治疗，应密切观察血压。为确保测量准确性，应选择型号合适的袖带（袖带长度应该是上臂围的 1.5 倍）。

（2）高度重视尿蛋白的出现及量的多少。

（3）水肿的轻重并不一定反应病情的严重程度。妊娠后期除妊娠期高血压疾病引起水肿外，还可由于下腔静脉受压使血液回流受阻、营养不良性低蛋白血症以及贫血引起，因此，水肿不明显者，也有可能迅速发展为子痫，应引起重视。此外，还应注意体重于 1 周内增加超过 0.5kg 的隐性水肿。

（4）出现头痛、眼花、胸闷、恶心、呕吐等自觉症状时提示病情进一步发展，护士应高度重视。

（5）抽搐与昏迷是最严重的表现，应特别注意抽搐发作状态、持续时间、间隔时间，有无唇舌咬伤、摔伤，甚至骨折、窒息或吸入性肺炎。

3. 心理-社会支持状况　妊娠期高血压疾病患者的心理状态与病情的严重程度密切相关。患者早期身体上未感明显不适，心理上易忽略，不予重视。随着病情的发展，当血压明显升高，出现自觉症状时，孕妇紧张、焦虑、恐惧的心理也会随之加重。此外，孕妇的心理状态还与孕妇对疾病的认识以及其支持系统的认知与帮助有关。

4. 辅助检查

（1）血液检查：血红蛋白含量、血细胞比容、全血黏度可帮助了解有无血液浓缩；血电解质、二氧化碳结合力的测定，可帮助及时了解有无电解质紊乱及酸中毒。

（2）尿液检查：根据蛋白定量判断病情严重程度；根据镜检出现管型判断肾功能受损情况。

（3）眼底检查：妊娠期高血压疾病子痫前期患者视网膜小动脉痉挛、动脉与静脉的比例可由正常的 2:3 变为 1:2，甚至 1:4，或出现视网膜水肿、渗出、出血，甚至视网膜脱离，一时性失明。检查眼底改变和视力情况，对评估病情和决定处理方法有重要意义。

（4）肝、肾功能测定：如谷-丙转氨酶、血尿素氮、肌酐及尿酸等测定。

（5）其他检查：心电图、超声心动图、胎盘功能和胎儿成熟度检查等。

5. 处理原则和主要措施　妊娠期高血压疾病治疗的目的是控制病情、延长孕周、确保母儿安全。妊娠期高血压患者可在家或住院治疗，轻度子痫前期应住院评估决定是否院内治疗，重度子痫前期及子痫患者应住院治疗。

（1）妊娠期高血压：保证充足的睡眠，左侧卧位，间断吸氧。加强营养，保证充足的蛋白质、维生素、铁、钙的摄入，非全身水肿不限制盐的摄入。可适当使用镇静药物。

（2）子痫前期：解痉、镇静、降压，合理扩容和必要时利尿，适时终止妊娠。不建议绝对卧床休息。保证充足的蛋白质和热量。不建议限制食盐摄入。

1）常用的治疗药物有：①解痉药：首选药物硫酸镁。硫酸镁能解除血管痉挛，松弛骨骼肌，改善氧代谢，有预防和控制子痫发作的作用，适用于子痫前期和子痫期的患者。②镇静药：主要有地西泮和冬眠合剂，具有镇静、催眠和松弛肌肉的作用。但临近分娩时应慎用，以免药物通过胎盘抑制胎儿的呼吸。③降压药：适用于：血压≥160/110mmHg 或舒张压≥110mmHg 或平均动脉压≥140mmHg 者；原发性高血压、妊娠前高血压已用降压药者。选用药物的原则为：对胎儿无毒、副作用，不影响心搏出量、肾血流量及子宫胎盘灌注量，不引起血压急剧下降或下降过低。常用药物有肼屈嗪、拉贝洛尔、硝苯地平、尼莫地平、甲基多巴、硝普钠等。④扩容：仅用于严重的低蛋白血症、贫血患者。常用扩容剂有人血白蛋白、血浆、全血等。⑤利尿：仅用于全身水肿、急性心力衰竭、肺水肿、脑水肿的孕妇。常用的药物有呋塞米、甘露醇等。

2）适时终止妊娠：子痫前期孕妇经积极治疗 24~48 小时无明显好转；子痫前期孕妇孕周已超过 34 周，或胎龄未满 34 周，但胎盘功能减退而胎儿成熟度检查提示胎儿成熟者；子痫控制后 2 小时均应终止妊娠。可采用引产或剖宫产结束分娩。

（3）子痫的紧急处理：处理原则为控制抽搐，纠正缺氧和酸中毒，控制血压，密切观察病情变化，控制抽搐后终止妊娠。

【常见护理诊断/问题】

1. 组织灌注量改变　与全身小动脉痉挛有关。

2. 有窒息的危险（母亲）　与发生子痫抽搐、昏迷时舌根后坠，异物或痰液阻塞呼吸道有关。

3. 有窒息的危险（胎儿）　与全身小动脉痉挛使胎盘血流量减少致胎儿宫内缺氧有关。

4. 有受伤的危险（母亲）　与子痫抽搐、昏迷时发生摔伤、舌头咬伤有关。

5. 焦虑　与担心妊娠高血压疾病对母儿影响有关。

6. 潜在并发症：心、肝、肾衰竭，脑出血，视网膜脱离，胎盘早剥。

【护理目标】

1. 妊娠期高血压疾病孕妇的病情得以控制，未发生子痫及并发症。

2. 妊娠期高血压疾病孕妇认识到孕期保健的重要性，能积极配合各项检查及治疗。

【护理措施】

1. 一般护理

（1）注意休息，适当减轻工作，每天保证 8~10 小时的睡眠，取左侧卧位，避免长时间平卧。必要时可给予镇静剂。

（2）调整饮食，需摄入足够的蛋白质（100g/d 以上），多吃蔬菜，补充维生素、铁、钙及含锌等微量元素的食品。全身水肿者应限制食盐摄入量。

（3）加强产前保健，增加门诊产前检查次数，加强孕妇监测措施，密切注意病情变化，防止病情发展为重症。

2. 病情观察

（1）观察血压变化尤其是舒张压的变化，以判断病情的变化。

（2）定时送检尿常规及 24 小时尿蛋白定量检查。查肝肾功能、二氧化碳结合力等。了解各器官受损程度。

（3）每日或隔日测体重。每天记液体的出入量。

（4）定时检查眼底，直接评估小动脉的痉挛程度。

（5）观察胎心音、子宫收缩及产程进展，以了解胎儿宫内安危情况，决定分娩方式。

（6）重视自觉症状，随时观察孕妇有无头痛、眼花、胸闷、恶心及呕吐等症状。

（7）注意并发症的发生，重症孕妇须注意有无胎盘早剥、DIC、脑出血、肺水肿、急性肾衰竭等并发症的发生。

3. 对症护理及特殊专科护理

（1）妊娠期高血压妇女：除一般护理外，必要时遵医嘱用药，防止病情发展。

（2）子痫前期孕妇

1）住院后保持病室安静，避免刺激。

2）护士应准备好下列物品：呼叫器、床栏、急救车、吸引器、氧气、开口器、产包，以及急救药物如硫酸镁、葡萄糖酸钙等。

3）严格执行医嘱，各种检查单及时送检。

4）分娩期防止疲劳，选择最佳分娩方式，如经阴道分娩时，在第一产程中，应密切监测患者的血压、脉搏、尿量、胎心及子宫收缩情况以及自觉症状；在第二产程中避免产妇用力，尽量缩短第二产程，宫口开全后行阴道手术助产；第三产程应预防产后出血和产后感染，胎儿娩出前肩后立即静脉推注缩宫素（禁用麦角新碱），及时娩出胎盘并按摩子宫底，观察血压，重视患者的主诉，病情较重者于分娩开始就建立静脉通道。

5）分娩后 24 ~ 48 小时仍应注意防止发生产后子痫，尽可能安排安静的休息环境，每 4 小时测量血压，取得产妇、家属的理解和合作，限制探视和陪护人员。注意观察宫缩和阴道流血情况，加强会阴护理，防止感染发生。

（3）子痫患者的护理

1）子痫孕妇应安排单间，保持病室内空气新鲜，避免声、光刺激，所有治疗应相对集中，以减少对孕妇的刺激。

2）床边备好开口器、舌钳、压舌板、氧气、电动吸痰器等抢救物品。

3）加用床栏，以防坠床。取出义齿，防止脱落、吞入。

4）专人守护，密切观察病情，每 2 小时测量血压、脉搏和呼吸并记录。

5）留置导尿管，记录 24 小时出入量。

6）遵医嘱配合各项检查，及时、正确地送检血、尿常规及各项特殊检查，及早发现与处理胎盘早剥、凝血功能障碍、脑出血、肺水肿、急性肾衰竭等并发症。

7）抽搐发生时，首选硫酸镁静脉注射或滴注，必要时加用镇静剂。

8）注意临产的先兆，作好终止妊娠准备。子痫患者往往在发作后自然临产。经治疗后病情控制仍未临产者，应在孕妇清醒后 24 ~ 48 小时内引产。

4. 用药护理

（1）硫酸镁

1）用药方法：硫酸镁可采用肌内注射或静脉给药。通常静脉给药，首次负荷剂量为

25％硫酸镁 20ml 加于 10％ 葡萄糖液 20ml 内静脉缓慢推注(5 ~ 10 分钟),继而 25％ 硫酸镁 60ml 加于 5％ 葡萄糖液 1000ml 内静脉滴注,注意控制滴速,以每小时 1 ~ 2g 为宜,最快不得超过 2g。肌内注射,25％ 硫酸镁 20ml 加 2％ 利多卡因 2ml,臀肌深部注射,每日 1 ~ 2 次;每日硫酸镁用药总量为 25 ~ 30g。

2)毒性反应:硫酸镁过量会使呼吸及心肌收缩力受到抑制,危及生命。中毒现象首先表现为膝反射减弱或消失,还可出现全身肌张力减退及呼吸抑制,严重者心跳可突然停止。

3)注意事项:在使用硫酸镁治疗前应确定:膝反射存在;呼吸每分钟不少于 16 次;尿量每 24 小时不少于 600ml 或每小时不少于 25ml。由于钙离子能与镁离子竞争神经细胞上的同一受体,因此应准备好 10％ 葡萄糖酸钙注射液,以便出现毒性作用时予以解毒。

(2)镇静剂:应用冬眠药物时,嘱孕妇绝对卧床休息,以防体位性低血压而突然跌倒致意外发生。

(3)降压药:应用降压药时须严密监测血压,以免引起脑出血或胎盘早剥。

(4)利尿药:大量利尿可导致电解质丢失和血液更加浓缩,因此,必要时作血电解质检查和心电图检查。

5. 心理护理　帮助孕妇合理安排工作和生活。孕妇精神放松、心情愉快也有助于抑制妊娠期高血压疾病的发展。向孕妇及家属讲解妊娠期高血压疾病的相关知识,提高孕妇的自我保健意识,避免孕妇及家属紧张、焦虑,便于病情发展时孕妇能及时发现、报告。

6. 健康指导　加强孕期监护,定期产前检查,早期发现异常,及时治疗妊娠期高血压疾病。妊娠期间应保持心情愉快,保证充分的休息和足够的睡眠;指导孕妇合理饮食,增加高蛋白、多维生素及富含铁、钙、锌的食物,减少过量脂肪及钠盐的摄入。产后注意个人卫生,防止感染;对血压高者,定期随访,坚持用药,防止病情发展。

【护理评价】

1. 妊娠期高血压疾病孕妇是否发生子痫及并发症。

2. 妊娠期高血压疾病孕妇治疗中是否出现硫酸镁中毒反应。

3. 妊娠期高血压疾病孕妇分娩经过是否顺利。

第二节　HELLP 综合征

HELLP 综合征(hemolysis, elevated liver enzymes and low platelets syndrome, HELLP syndrome)以溶血、肝酶升高及血小板减少为特点,常危及母儿生命。本病可发生于妊娠中期至产后数日的任何时间,70％ 以上发生于产前,产后发生 HELIP 综合征伴肾衰竭和肺水肿者,危险性更大。

【概述】

1. 病因、病理　HELLP 综合征的发生可能与自身免疫机制有关,研究表明该病患者血中补体被激活,过敏毒素、C3a、C5a 及终末 C5b-9 补体复合物水平升高,可刺激巨噬细胞、白细胞及血小板合成血管活性物质,使血管痉挛性收缩,内皮细胞损伤引起血小板聚集、消耗,导致血小板减少、溶血及肝酶升高。

本病的主要病理改变与妊娠期高血压疾病相同,如血管痉挛、血管内皮损伤、血小板聚集与消耗、纤维蛋白沉积和终末器官缺血等,但发展为 HELLP 综合征的启动机制尚不清楚。

2. 对母儿的影响

（1）对孕产妇的影响：可并发肺水肿、胎盘早剥、体腔积液、产后出血、弥散性血管内凝血（DIC）、肾衰竭、肝破裂等，剖宫产率高，死亡率明显增高。多器官功能衰竭（MODS）及 DIC 是 HELLP 综合征最主要的死亡原因。

（2）对胎儿的影响：可出现胎儿生长受限、死胎、死产、早产。

【护理评估】

1. 健康史　询问本次妊娠经过，有否出现上腹部疼痛、恶心呕吐等不适。

2. 身体状况　主要为右上腹或上腹部疼痛、恶心、呕吐、全身不适等非特异性症状，少数可有轻度黄疸，如凝血功能障碍严重可出现血尿、消化道出血。查体可发现右上腹或上腹肌紧张，体重骤增、水肿。多数患者有重度子痫前期的基本特征。

3. 心理-社会支持状况　由于 HEPPL 综合的特殊性，孕妇对疾病的认识不足，易出现焦虑、恐惧心理，担心母儿健康产生恐惧心理。

4. 辅助检查　本病表现多为非特异性症状，确诊主要依靠实验室检查。

（1）血管内溶血外周血涂片中见破碎红细胞、球形红细胞。血清总胆红素 ≥20.5μmol/L，血清结合珠蛋白 <250mg/L。

（2）肝酶升高 ALT≥40U/L 或 AST≥70U/L，LDH 水平升高。

（3）血小板减少，血小板计数 <100×10⁹/L。

LDH 升高和血清结合珠蛋白降低是诊断 HELLP 综合征的敏感指标，常在血清未结合胆红素升高和血红蛋白降低前出现。

5. 处理原则和主要措施

（1）HELLP 综合征应住院治疗，按重度子痫前期治疗，同时予以肾上腺皮质激素及输注血小板。但预防性输注血小板并不能预防产后出血的发生。

（2）产科处理　选择终止妊娠的时机，分娩方式依产科因素而定。

【常见护理诊断/问题】

1. 有胎儿受伤的危险　与胎盘供血不足引起胎儿生长受限、死胎、死产有关。

2. 焦虑　与担心母儿健康与生命安危有关。

3. 潜在并发症：胎盘早期剥离、DIC、肝破裂、MODS 等。

【护理目标】

1. HELLP 综合征孕妇的病情得以控制，未发生并发症。

2. 孕妇配合治疗。

【护理措施】

1. 心理护理　进行心理疏导，缓解孕妇心理抑郁，详细讲解本病相关知识，使之对疾病有所了解，克服孕妇恐惧心理。对胎儿死亡的产妇给予特殊照顾。

2. 用药护理　HELLP 综合征应住院治疗，按重度子痫前期治疗，在此基础上的其他治疗包括：

（1）肾上腺皮质激素：血小板 <50×10⁹/L 考虑肾上腺皮质激素治疗，可使血小板计数、乳酸脱氢酶、肝功能等各项参数改善，尿量增加，平均动脉压下降，并可促使胎儿肺成熟。妊娠期每 12 小时静脉滴注地塞米松 10mg，产后应继续应用 3 次，以免出现血小板再次降低、肝功能恶化、少尿等危险。

（2）输注血小板：血小板 <50×10⁹/L 且血小板数量迅速下降或存在凝血功能障碍时应

考虑备血及血小板;血小板 $< 20 \times 10^9/L$ 或剖宫产时或有出血时,应输注浓缩血小板、新鲜冻干血浆。但预防性输注血小板并不能预防产后出血的发生。

（3）产科护理

1）终止妊娠的时机:孕龄 ≥ 32 周或胎肺已成熟、胎儿窘迫、先兆肝破裂及病情恶化者,应立即终止妊娠;病情稳定、妊娠 < 32 周、胎肺不成熟及胎儿情况良好者,应考虑对症处理、延长孕周,通常在期待治疗 4 日内终止妊娠。

2）终止妊娠的方式:HELLP 综合征不是剖宫产指征,分娩方式依产科因素而定。

3）麻醉方式的选择:因血小板减少,故禁忌阴部阻滞和硬膜外麻醉,阴道分娩宜采用局部浸润麻醉,剖宫产采用局部浸润麻醉或全身麻醉。

【护理评价】

1. 孕妇是否配合治疗,心理疏导是否成功。

2. 孕妇是否出现并发症。胎儿、新生儿是否出现危险。

第三节 妊娠期肝内胆汁淤积症

妊娠期肝内胆汁淤积症（intrahepatic cholestasis of pregnancy,ICP）是妊娠期特有的并发症,发病率 0.1% ~ 15.6% 不等,有明显的地域和种族差异,智利、瑞典及我国长江流域等地发病率较高。

【概述】

1. 病因 目前尚不清楚,可能与女性激素、遗传及环境等因素有关。

（1）女性激素:临床研究表明,ICP 多发生在高雌激素水平状态,比如妊娠晚期、双胎妊娠、卵巢过度刺激及既往使用口服复方避孕药者,导致胆汁酸代谢障碍;雌激素可使胆汁流出受阻;雌激素导致胆汁回流增加。有学者认为高雌激素水平不是 ICP 致病的唯一因素,可能与雌激素代谢异常及肝脏对妊娠期生理性增加的雌激素高敏感性有关。

（2）遗传因素:世界各地 ICP 发病率明显不同,且在母亲或姐妹中有 ICP 病史之妇女中发生率明显增高。ICP 的种族差异、地区分布性、家族聚集性和再次妊娠的高复发率均支持遗传因素在 ICP 发病中的作用。

（3）环境因素:ICP 发病率与季节有关,冬季高于夏季。

2. 对母儿的影响

（1）对孕妇的影响:ICP 患者伴发明显的脂肪痢时,脂溶性维生素 K 的吸收减少,致使凝血功能异常,导致产后出血。

（2）对胎儿的影响:围生儿发病率和死亡率明显升高。可发生胎儿窘迫、早产、羊水胎盘胎粪污染。此外,尚有不能预测的胎儿突然死亡、新生儿颅内出血等。

【护理评估】

1. 健康史 询问孕妇本次妊娠经过,有否服用卵巢过度刺激史,既往口服复方避孕药史,家族类似疾病发生史。询问有否皮肤瘙痒、黄疸史。

2. 身体状况 孕晚期出现皮肤瘙痒、黄疸等不适。

（1）瘙痒:无皮肤损伤的瘙痒是 ICP 的首发症状,瘙痒程度不一,常呈持续性,白昼轻,夜间加剧。瘙痒一般始于手掌和脚掌,后渐向肢体近端延伸甚至可发展到面部,这种瘙痒症状常出现在实验室检查异常结果之前平均约 3 周,亦有达数月者,多于分娩后 24 ~ 48 小时缓解,少数在 1 周或 1 周以上缓解。

(2)黄疸:10% ~15% 患者出现轻度黄疸,一般不随孕周的增加而加重。有黄疸者羊水粪染、新生儿窒息及围生儿死亡率均显著增加。

(3)皮肤抓痕:四肢皮肤出现因瘙痒所致条状抓痕。

(4)一般无明显消化道症状,少数孕妇出现上腹不适,轻度脂肪痢。

3. 心理-社会支持状况 了解孕妇及其家庭成员对此次妊娠的态度、相关知识的认知情况。孕妇可因瘙痒产生不适,担心胎儿的安全而焦虑不安。

4. 辅助检查

(1)血清胆汁酸测定:血清总胆汁酸(total bile acid,TBA)测定是诊断 ICP 的最主要实验证据,也是监测病情及治疗效果的重要指标。无诱因的皮肤瘙痒及血清 TBA >10μmol/L 可作 ICP 诊断,血清 TBA≥40μmol/L 提示病情较重。

(2)肝功能测定:大多数 ICP 患者的门冬氨酸转氨酶(AST)、丙氨酸转氨酶(ALT)轻至中度升高,一般不超过 1000U/L,ALT 较 AST 更敏感;部分患者血清胆红素轻-中度升高,很少超过 85.5μmol/L,其中直接胆红素占 50% 以上。分娩后瘙痒症状消失,肝功能恢复正常。

(3)病理检查:在诊断不明而病情严重时可行肝组织活检。ICP 患者肝组织活检见肝细胞无明显炎症或变性表现,仅肝小叶中央区胆红素轻度淤积,毛细胆管胆汁淤积及胆栓形成。电镜切片发现毛细胆管扩张合并微绒毛水肿或消失。

5. 处理原则和主要措施 缓解瘙痒症状,改善肝功能,降低血胆汁酸水平,加强胎儿状况监护,延长孕周,改善妊娠结局。

【常见护理诊断/问题】

1. 有胎儿受伤的危险 与胆汁酸毒性作用引起胎儿窘迫、早产有关。

2. 焦虑 与担心母儿健康与生命安危有关。

3. 潜在并发症:凝血功能障碍、产后出血等。

【护理目标】

1. 孕妇病情得以控制,减少并发症的发生。

2. 孕妇配合治疗。

【护理措施】

1. 一般护理 适当卧床休息,取侧卧位以增加胎盘血流量,给予吸氧、高渗葡萄糖、维生素类及能量,既保肝又可提高胎儿对缺氧的耐受性。定期复检肝功能、血胆汁酸了解病情。

2. 用药护理 减轻症状,改善预后。

(1)熊去氧胆酸(ursodeoxycholic acid,UDCA):为 ICP 治疗的一线用药。常用剂量为每日 1g 或 15mg/(kg·d)。瘙痒症状和生化指标均可明显改善。治疗期间每 1~2 周检查一次肝功能,监测生化指标的改变。

(2)S-腺苷蛋氨酸(S-adenosyl methionine,SAMe):为 ICP 临床二线用药或联合治疗药物。每日 1g,静脉滴注,或 500mg 每日 2 次口服。

(3)地塞米松:不能作为治疗 ICP 的常用药物。长期使用可降低新生儿头围、降低出生体重,增加母儿感染率的风险。仅用于妊娠 34 周前,估计 7 日内分娩者,预防早产儿呼吸窘迫症的发生。每日 12mg,连用 2 日。

(4)辅助治疗:护肝治疗、改善瘙痒症状、预防产后出血及时补充维生素 K,也可使用茵陈、川芎等降黄中药药物治疗。

3. 产科处理　加强胎儿监护,把握终止妊娠时机,对降低围生儿死亡率有重要意义。

(1)产前监护:从妊娠34周开始每周行NST试验,必要时行胎儿生物物理评分,及早发现隐性胎儿缺氧。病情严重者,提前入院待产。

(2)适时终止妊娠:ICP不是剖宫产指征。但ICP易发生胎儿急性缺氧及死胎,而又无有效的预测胎儿缺氧的监测手段,建议ICP妊娠37~38周引产,积极终止妊娠,产时加强胎儿监护。对重度ICP治疗无效,合并多胎、重度子痫前期等,可行剖宫产终止妊娠。

【护理评价】

1. 孕妇是否配合治疗。

2. 孕妇是否出现并发症。胎儿、新生儿是否出现危险。

第四节　妊娠期糖尿病

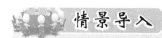

　　某孕妇妊娠32周,近期常感口渴,饥饿感。孕期无其他合并症。两次空腹血糖为7.0mmol/L及7.2mmol/L。

工作任务:

1. 孕妇可能出现什么情况?

2. 如何对孕妇的血糖进行监护?

3. 孕妇于妊娠39周剖宫产一健康男婴,对于该新生儿应重点监测的内容是什么?

【概述】

糖尿病(diabetes mellitus)是一组以慢性血糖水平增高为特征的代谢疾病群。是由于胰岛素分泌缺陷和(或)胰岛素作用缺陷而引起的糖、蛋白质、脂肪代谢异常。

妊娠合并糖尿病包括两种情况,即妊娠前已有糖尿病和妊娠后才发生或首次发现的糖尿病两种,后者又称妊娠期糖尿病(gestational diabetes mellitus,GDM),约占糖尿病孕妇的80%。妊娠合并糖尿病对母儿危害大,属高危妊娠,应予重视。

妊娠期糖尿病对母儿的影响及影响程度取决于糖尿病病情及血糖控制水平。病情较重且血糖控制不良者,对母、儿的影响极大,母儿的近、远期并发症较高。

1. 对孕妇的影响

(1)高血糖可使胚胎发育异常甚至死亡,流产发生率达15%~30%。

(2)发生妊娠期高血压疾病的可能性较非糖尿病孕妇高2~4倍。

(3)感染是糖尿病主要的并发症。

(4)羊水过多发生率较非糖尿病孕妇多10倍。孕期越晚发现糖尿病,孕妇血糖水平越高,羊水过多越常见。血糖得到控制,羊水量也能逐渐转为正常。

(5)巨大胎儿发生率明显增高,难产、产道损伤、手术产概率增高,产程延长易发生产后出血。

(6)易发生糖尿病酮症酸中毒。

(7)CDM孕妇再次妊娠时,复发率高,远期患糖尿病概率增加,将发展为2型糖尿病。同时,远期心血管系统疾病的发生率也高。

2. 对胎儿的影响

(1)巨大胎儿:发生率高,孕妇过胖或体重指数过大是发生巨大儿的重要危险因素。

(2)胎儿生长受限(FGR):糖尿病合并微血管病变者,胎盘血管常出现异常,影响胎儿发育。

(3)流产和早产:妊娠早期血糖高可使胚胎发育异常而致流产;合并羊水过多易发生早产;并发妊娠期高血压疾病、胎儿窘迫等并发症时,常需提前终止妊娠。

(4)胎儿畸形:发生率高于非糖尿病孕妇。孕前患糖尿病者应在妊娠期加强对胎儿畸形的筛查。

3. 对新生儿的影响

(1)新生儿呼吸窘迫综合征:发生率增高,胎儿肺成熟延迟。

(2)新生儿低血糖:新生儿脱离母体高血糖环境后,若不及时补充糖,易发生低血糖,甚至危及新生儿生命。

【护理评估】

1. 健康史　评估糖尿病家族史及糖尿病病史;有无复杂性外阴阴道假丝酵母菌病病史;评估有无多年不孕史、不明原因反复流产、死胎、巨大儿或分娩患呼吸窘迫综合征的足月新生儿、胎儿畸形、新生儿死亡等不良孕产史;了解本次妊娠经过、病情控制及目前用药情况;有无胎儿偏大或羊水过多等潜在高危因素。

2. 身体状况　评估孕妇有无糖代谢紊乱症候群,即"三多一少"症状(多饮,多食,多尿,体重下降);孕妇有无外阴瘙痒,阴道外阴反复的念珠菌感染,反复难治性肾盂肾炎或皮肤疖肿、毛囊炎等。有无产科并发症,如妊娠期高血压疾病、羊水过多、胎膜早破等。分娩期,由于子宫收缩消耗了大量糖原,孕妇易出现头晕、心慌、盗汗等低血糖症状。或出现恶心、呕吐、视力模糊、呼吸快且有烂苹果味等酮症酸中毒症状。产褥期主要评估有无低血糖或高血糖症状,有无产后出血及感染征兆。评估胎儿有无巨大儿或胎儿生长受限。注意新生儿状况。胎盘娩出后,内分泌激素恢复至非妊娠时水平,若不及时调整胰岛素用量,易发生低血糖。

3. 心理-社会支持状况　由于糖尿病的特殊性,孕妇和家属担心糖尿病对母儿的影响而焦虑,少数孕妇和家属对糖尿病知识缺乏了解,对定期产前检查和糖尿病治疗不够重视,可能导致不良后果。

4. 辅助检查

(1)血糖测定:两次或两次以上空腹血糖 $>5.8mmol/L$ 者,可诊断为糖尿病。

(2)糖筛查试验:用于妊娠期糖尿病(GDM)筛查。一般在妊娠 24~28 周进行,对糖筛查异常的孕妇需进一步查空腹血糖,如空腹血糖异常即可确诊,如正常则需进行葡萄糖耐量试验(OGTT)。

(3)OGTT(75g 糖耐量试验):有 2 项或 2 项以上达到或超过正常值者,即可诊断为GDM;如 1 项高于正常值,则诊断为糖耐量异常。

(4)肝肾功能检查、24 小时尿蛋白定量、尿糖、尿酮体及眼底检查等。

(5)B 超、胎儿电子监护仪等了解胎儿宫内情况.

5. 处理原则和主要措施

(1)糖尿病妇女于妊娠前应判断糖尿病的程度,确定妊娠的可能性。

(2)允许妊娠者,需在内科、产科密切监护下,尽可能将孕妇血糖控制在正常或接近正常范围内,注意监测胎儿宫内情况,并选择正确的分娩方式,以防止并发症的发生。

【常见护理诊断/问题】

1. 知识缺乏:缺乏饮食控制的相关知识。

2. 营养失调:低于或高于机体需要量 与血糖代谢异常有关。

3. 有感染的危险 与糖尿病患者抵抗力下降有关。

4. 有胎儿受伤的危险 与糖尿病可能引起巨大儿、畸形儿、胎儿宫内窘迫等有关。

【护理目标】

1. 孕妇及家人能列举监测及控制血糖方法。

2. 孕妇能够很好地自我照顾,确保母儿健康。

3. 孕产妇未发生感染。

【护理措施】

1. 孕前期 为保护母亲健康与安全,减少胎儿畸形发生,糖尿病妇女应由内分泌及产科医师共同确定糖尿病病情程度,决定是否妊娠。

2. 妊娠期

(1)孕期母儿监护:孕早期应每周产前检查1次至第10周。妊娠中期每2周检查1次,一般妊娠20周时需及时增加胰岛素的用量,32周后每周检查1次。

1)孕妇监护:①妊娠期血糖控制满意标准:孕妇无明显饥饿感,空腹血糖控制在3.3~5.3mmol/L;餐前30分钟:3.3~5.3mmol/L;餐后2小时:4.4~6.7mmol/L;夜间:4.4~6.7mmol/L。孕妇血糖孕前需每周检查一次直至妊娠第10周。妊娠中期应每两周检查一次,一般妊娠20周时胰岛素需要量开始增加,需及时进行调整。②每1~2个月测定肾功能及糖化血红蛋白含量,同时进行眼底检查。妊娠32周以后应每周产前检查一次。

2)胎儿监测:定期常规B超检查,确定有无胎儿畸形,监测胎头双顶径、羊水量、胎盘成熟度等。胎儿超声心动图是产前诊断胎儿心脏结构异常的重要方法。妊娠28周以后,指导孕妇自我监护胎动,若12小时胎动数<10次,或胎动次数减少超过原胎动计数50%而不能恢复,则表示胎儿宫内缺氧。自妊娠32周开始,每周1次无激惹试验(NST)检查,36周后每周2次,了解胎儿宫内储备能力。连续动态地测定孕妇尿雌三醇及血中胎盘催乳素值,可及时判定胎盘功能。

(2)饮食:饮食控制很重要。多数GDM患者经合理饮食控制和适当运动治疗,均能控制血糖在满意范围。理想的饮食控制目标:既能保证和提供妊娠期间热量和营养需要,又能避免餐后高血糖或饥饿性酮症出现,保证胎儿正常生长发育。妊娠早期糖尿病孕妇需要热量与孕前相同。妊娠中期以后,每日热量增加200kcal。其中糖类占50%~60%,蛋白质占20%~25%,脂肪占25%~30%。但要注意避免过分控制饮食,否则会导致孕妇饥饿性酮症及胎儿生长受限。

(3)运动与休息:孕妇适度的运动可提高胰岛素的敏感性,改善血糖及脂代谢紊乱,避免体重增长过快,利于糖尿病病情的控制和正常分娩。运动方式以有氧运动最好,如散步、中速步行,每日至少1次,于餐后1小时进行,持续20~40分钟。通过饮食和适度运动,使孕期体重增加控制在10~12kg内较为理想。孕妇多以左侧卧位休息。

(4)合理用药:孕妇不宜口服降糖药,因磺脲类及双胍类降糖药均能通过胎盘,易对胎儿产生毒性反应。糖尿病患者经饮食治疗不能控制者应选用胰岛素,一般从小剂量开始,并根据病情、孕期进展及血糖值加以调整,力求控制血糖在正常水平。妊娠早期因早孕反应进食量减少,必要时减少胰岛素用量;妊娠32~36周胰岛素用量达最高峰,妊娠36周后胰岛素用量稍下降,特别在夜间。显性糖尿病患者在孕前期就应用胰岛素治疗。

(5)健康教育:让患者及家属懂得糖尿病的一般知识,明白妊娠合并糖尿病的特点及危害,为糖尿病患者提供有效的家庭及社会支持。患者能主动参与和配合治疗,正确控制血糖。

(6)心理护理:护理人员应提供各种交流的机会,鼓励其讨论面临的问题及心理感受。以积极的心态面对压力,并协助澄清错误的观念和行为,促进身心健康。讲解缓解心理压力的方法、发生高血糖及低血糖的症状及紧急处理步骤,鼓励孕妇外出携带糖尿病识别卡及糖果,避免发生不良后果。

(7)妊娠期糖尿病酮症酸中毒的处理:在监测血气、血糖、电解质并给予相应治疗的同时,主张应用小剂量胰岛素静滴。每1~2小时监测血糖1次。血糖>13.9mmol/L,应将胰岛素加入0.9%氯化钠注射液静滴,血糖≤13.9mmol/L,开始将胰岛素加入5%葡萄糖氯化钠注射液中静滴,酮体转阴后可改为皮下注射。

3. 分娩期

(1)终止妊娠时间:原则是在控制血糖,确保母儿安全的情况下,尽量推迟终止妊娠的时间,尽量接近预产期(38~39周)。若血糖控制不良,伴有严重的合并症或并发症,如子痫、心血管病变、酮症酸中毒、胎儿窘迫等,则在告知患者并促进胎儿肺成熟后协助医生立即终止妊娠。

(2)分娩方式选择:让患者知情选择分娩方式。妊娠合并糖尿病有胎位异常、巨大儿等使病情严重需终止妊娠时,常选择剖宫产。若胎儿发育正常,宫颈条件较好,则适宜经阴道分娩。

(3)分娩时的护理:糖尿病不是剖宫产的指征,决定阴道分娩者,应制订产程中分娩计划,产程中密切监测孕妇血糖、宫缩、胎心变化,避免产程过长。妊娠期血糖控制不好,胎儿偏大或者既往有死胎、死产史者,应适当放宽剖宫产手术指征,分娩时应严密监测血糖、尿糖和尿酮体情况,按医嘱给予胰岛素,提供热量,预防低血糖。阴道分娩者,鼓励产妇左侧卧位,改善胎盘血液供应,密切监护胎儿状况。产程时间不超过12小时,如产程大于16小时易发生酮症酸中毒。糖尿病孕妇在分娩过程中,仍需维持身心舒适,给予支持以减缓分娩压力。

(4)新生儿护理:无论出生时状况如何,均应视为高危新生儿,重点防止新生儿低血糖。新生儿出生时取脐血检测血糖,并在30分钟后定时滴服25%葡萄糖液防止低血糖,同时注意预防低血钙、高胆红素血症及RDS发生。多数新生儿在出生后6小时内血糖值可恢复正常。糖尿病产妇,可接受胰岛素治疗,哺乳不会对新生儿产生不良影响。

4. 产褥期　产后由于胎盘的娩出,抗胰岛素激素迅速下降。因此,分娩后24小时内胰岛素用量应减至原用量的1/2,48小时应减少到原用量的1/3,产后需重新评估胰岛素的需要量。预防产褥感染,鼓励母乳喂养,建立理想的亲子关系。

5. 健康指导

(1)指导产妇出院后坚持饮食控制及运动治疗。定期接受产科和内科复查,尤其GDM患者应重新确诊,产后空腹血糖正常者也需每3年复查血糖1次。

(2)糖尿病患者产后应长期避孕,最好使用安全套或结扎术,不宜使用避孕药及宫内节育器。

（3）观察新生儿有无并发症,多鼓励母乳喂养。

【护理评价】

1. 孕妇是否能列举有效的血糖控制方法,保持良好的自我照顾能力。

2. 孕妇是否能够很好地进行饮食控制,配合糖尿病治疗。

3. 妊娠、分娩经过是否顺利,有无并发症发生,母儿健康。

4. 出院时,产妇是否存在感染的征象。

（陈霞云）

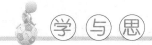

1. 章女士,孕 38 周,因轻微头痛,血压为 140/90mmHg 就诊,检查发现尿蛋白(＋)。一周后孕妇头痛加剧,胃部不适,血压 160/110mmHg,遂收入院,此时尿蛋白(＋＋)。呼吸、脉搏正常。胎心好,未及明显宫缩。

请问:

（1）写出诊断并进行分类。

（2）住院过程中使用硫酸镁,在应用硫酸镁治疗过程中,护士应报告医师停药的情况有哪些?

2. 王女士,妊娠 34 周,饭量增大,常感口渴。查体:血压 100/70mmHg,胎位胎心正常。宫高 34cm,腹围 95cm。测空腹血糖 8.3mmol/L。

请问:

（1）孕妇出现什么情况?

（2）做出饮食指导。

（3）若足月后阴道分娩,新生儿如何护理?

第五章　妊娠合并症

学习目标

1. 掌握妊娠合并心脏病、病毒性肝炎、贫血妇女的护理评估和护理措施，乙型肝炎病毒的母婴传播途径及阻断母婴传播的方法。
2. 熟悉妊娠合并心脏病、病毒性肝炎、贫血与母儿之间的相互影响。
3. 学会正确执行各种妊娠合并症孕妇产时、产后的监护工作；能运用基本的护理程序对以上患者进行整体护理。

第一节　心　脏　病

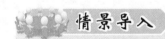

　　黄女士,25岁,初产妇,现妊娠 32^{+3} 周,因咳嗽、气促4天来诊。咳白色泡沫痰,夜间为甚。近4天轻微活动后感心悸、气急,休息时无以上症状,无发热。孕妇及家属担心来院就诊。

工作任务:

1. 黄女士最可能的护理诊断是什么? 为确诊应行哪些检查?
2. 确诊后应给予什么护理措施?

　　妊娠合并心脏病是产科严重的合并症,由于妊娠、分娩及产褥期内的心脏及血流动力学的改变,均可加重心脏负担而诱发心力衰竭,在我国孕产妇死因中高居第二位,其主要死亡原因是心力衰竭和感染。常见的是先天性心脏病,其次是风湿性心脏病。

　　【妊娠、分娩对心脏病的影响】

　　1. **妊娠期**　首先,妊娠期孕妇血容量增加,心排血量增加,心率加快,心肌耗氧量加大,从而加重了心脏负担。由于妊娠血容量增多一般自妊娠第6周开始,32～34周达高峰,血容量增加30%～45%,表现为心排血量增加,心率增快。至分娩前1～2个月,心率平均每分钟增加10～15次,使心脏负担加重。其次,由于子宫增大,膈肌上升,心脏向左向上移位,心排血量增加和心率加快,心脏工作量大,导致心肌轻度肥大。以上各种因素都使心脏负担加重,故妊娠32周前后,容易导致心脏代偿功能不足而发生心力衰竭。

　　2. **分娩期**　心脏负担最重的时期为分娩期。子宫收缩使孕妇动脉压与子宫内压之间压力差减小,且每次宫缩有 250~500ml 血液进入血液循环,使心率加快 15 次/分,心排血量增加约 24%。第二产程除子宫收缩外,腹肌与膈肌都参加活动,使外周阻力增加更明显,又因屏气用力,动静脉压同时增加,尤其是肺循环压力极度增高,加之腹压加大,使内脏血液大量回流入心脏。因此,在第二产程时心脏的负担特别重。第三产程在胎儿娩出后,子宫迅速缩小,腹腔内压力骤减,血液回心量急剧减少。产后胎盘娩出,子宫收缩,大量血液又从子宫突然进入血液循环,这种血流动力学的骤然改变,使心脏负担增加。若心功能不全时,易引起心力衰竭。

3. **产褥期**　产后 3 日,尤其 24 小时内,由于子宫缩复,大量血液进入体循环,同时妊娠期组织间滞留的大量液体回吸收到体循环,此时血容量暂时性增加,使心脏负担再度加重,仍有可能发生心力衰竭。

综上所述,妊娠 32~34 周、分娩期及产后 3 日内是全身血液循环变化最大,心脏负担最重的时期,有器质性心脏病的孕妇在这些时期容易发生心力衰竭,临床上应给予高度重视、密切监护。

【心脏病对妊娠的影响】

心脏病患者受孕不受影响。如孕妇心功能良好者,胎儿相对安全,大部分孕妇能顺利地度过妊娠期,但是剖宫产的概率增加。如孕妇心功能不良,胎儿可因慢性缺氧而引起胎儿生长受限和胎儿窘迫,当孕妇心力衰竭时,由于缺氧可引起子宫收缩,发生流产、早产,甚至胎死宫内。某些治疗心脏病的药物对胎儿也存在潜在的毒性反应,如地高辛可自由通过胎盘达到胎儿体内。多数先天性心脏病为多基因遗传,双亲中任何一方患有先天性心脏病,其后代先天性心脏病及其他畸形的发生机会较对照组增加 5 倍,如室间隔缺损、肥厚型心肌病、马方综合征等均有较高的遗传性。

【护理评估】

1. **健康史**　评估一般产科病史,评估与心脏病诊治有关的既往史,包括:心脏病的类型,既往治疗经过与心功能状态,是否出现过心衰等。评估是否存在增加心脏负荷的因素,如感染、贫血、便秘,评估日常工作状况、心理感受,是否缺乏支持系统等。

2. **身体评估**

(1)症状与体征:患者有心脏病史和心悸、气促、水肿等临床表现,并有下列体征:①心脏有舒张期杂音或有Ⅱ级以上的收缩期杂音,性质粗糙,时间长;②严重心律失常和心肌损害严重;③叩诊或 X 线显示有明显的心界扩大或个别心室或心房扩大。

(2)心脏功能分级:美国纽约心脏病协会(NYHA)依据患者对一般体力活动的耐受程度,将心脏功能分为Ⅰ~Ⅳ级:

Ⅰ级:一般体力活动不受限(无症状)。

Ⅱ级:一般体力活动轻度受限(心悸、轻度气短),休息时无症状。

Ⅲ级:一般体力活动显著受限,休息后无不适,轻微日常活动即感不适、心悸,呼吸困难或既往有心力衰竭病史者。

Ⅳ级:不能进行任何活动,休息状态下即出现心悸、呼吸困难等心力衰竭的症状。

(3)早期心力衰竭的临床表现:妊娠合并心脏病的孕妇,若出现以下情况,应考虑为早期心力衰竭:①轻微活动后即出现胸闷、心悸、气短;②休息时心率超过 110 次/分,呼吸超过 20 次/分;③夜间常要端坐呼吸来缓解胸闷,或到窗口呼吸新鲜空气;④肺底部出现少量持续性湿啰音,咳嗽后湿啰音不消失。

3. 心理-社会支持状况　重点评估孕妇对自己的心功能状况是否了解,对妊娠、分娩所能承受的心理反应,社会支持系统是否得力,对妊娠合并心脏病自我护理知识的掌握情况。评估孕产妇及家属的相关知识掌握情况、母亲角色的获得及心理状况。

4. 辅助检查

(1)B超检查:通过心脏超声或产科超声检查可了解心脏代偿情况、胎儿大体情况等。

(2)心电图检查:可提示心律失常或心肌损害等情况。

(3)X线检查:可显示心脏扩大情况。

(4)胎儿电子监护仪:无应激试验(NST)可观察胎动时胎心的变化,无反应者需做缩宫激惹试验(OCT)了解宫缩时胎心的变化。

(5)实验室检查:血尿常规分析;胎盘功能检查等。

5. 处理原则和主要措施　根据心脏病的类型、病变的程度、心功能分级等因素来初步诊断患者可否承受妊娠、分娩。

(1)妊娠期:把握终止妊娠的时期;加强产前检查;加强营养与休息;防治诱发心衰的因素;药物治疗。

(2)分娩期:心功能Ⅰ~Ⅱ级,胎儿不大,胎位正常,宫颈条件良好者,可在严密监护下经阴道分娩;心功能Ⅲ~Ⅳ级,宫颈条件不佳或有产科手术指征者应择期剖宫产。

(3)产褥期:产后3日,尤其是24小时内,容易发生心衰,应继续卧床休息并密切观察病情变化。应用广谱抗生素预防感染,直至产后1周左右,无感染征象时停药。心功能Ⅲ级或以上者不宜哺乳。不宜妊娠者,应于剖宫产同时或产后1周左右行绝育术。

【常见护理诊断/问题】

1. 心排血量减少　与产后腹压下降回心血量减少有关。

2. 活动无耐力　与心力衰竭有关。

3. 焦虑　与担心自己无法承担分娩、哺乳有关。

4. 知识缺乏:缺乏妊娠合并心脏病的自我护理知识。

5. 潜在并发症:心力衰竭、感染。

【护理目标】

1. 孕产妇能够叙述心脏病的自我护理知识。

2. 孕产妇能够调整日常生活以适应妊娠。

3. 孕产妇焦虑程度能减轻,舒适感增加。

4. 孕产妇心衰、感染等并发症能被及时发现与处理。

【孕前咨询】

心脏病患者进行孕前咨询十分必要。根据心脏病种类、病变程度、是否需手术矫治、心功能级别及医疗条件等,综合判断耐受妊娠的能力。

1. 可以妊娠　心脏病变较轻,心功能Ⅰ~Ⅱ级,既往无心力衰竭史,亦无其他并发症者可以妊娠。

2. 不宜妊娠　心脏病变较重,心功能Ⅲ~Ⅳ级、既往有心力衰竭史、有肺动脉高压、右向左分流型先天性心脏病、严重心律失常、风湿热活动期、心脏病并发细菌性心内膜炎、急性心肌炎等,妊娠期极易发生心力衰竭,不宜妊娠。年龄在35岁以上,心脏病病程较长者,发生心力衰竭的可能性极大,不宜妊娠。

【护理措施】

1. 妊娠期

（1）定期产前检查：加强孕期保健和产前检查，了解心脏代偿功能的情况，有无心力衰竭的早期表现，发现异常应立即入院治疗。孕期经过顺利者也应于预产期前1~2周入院待产。

（2）减轻心脏负荷：①充分休息：根据心功能状况限制体力活动，保持情绪稳定，避免过度劳累，睡眠应充足，夜间有9小时睡眠，中午至少休息1小时，早、晚餐后各休息半小时。宜采取左侧卧位或半卧位。②饮食：指导孕妇进食高蛋白、高维生素、低盐、低脂食物，多吃水果及蔬菜，预防便秘。从妊娠4个月起，限制食盐摄入，每日不超过4~5g。注意控制体重，整个孕期体重增加不超过12kg。③积极防治诱发心衰的因素，如感染（尤其是上呼吸道感染）、贫血、发热、妊娠期高血压疾病等。感染是诱发心力衰竭和产生心内膜炎及栓子形成的重要因素。心脏病孕妇应避免到公共场所及与传染病患者接触。预防口腔炎症；每天清洗会阴，预防泌尿系统感染。定期监测血压，观察有无下肢水肿，及早发现并治疗妊娠期高血压疾病。一旦出现感染征兆，立即卧床休息并积极治疗，应用有效的抗生素。

（3）加强心理护理，防止情绪激动及精神紧张。

（4）指导孕妇及家庭成员掌握自我监护技巧，如每天测心率、呼吸、称体重、记出入量以及胎动计数。若出现咳粉红色泡沫痰等症状，应立即住院治疗。

（5）积极治疗心力衰竭，遵医嘱给予强心药物。

2. 分娩期

（1）经阴道分娩护理

1）第一产程：①专人护理，鼓励产妇多休息，避免精神紧张。在两次宫缩间隙尽量完全放松，运用呼吸及放松技巧缓解宫缩时的不适。对宫缩疼痛较重者，在宫口开大3cm后，可遵医嘱应用镇静剂以使产妇充分休息。②严密观察产妇的心功能变化，产程开始即应持续吸氧，或根据医嘱给予强心药物治疗，同时观察用药后的反应。③确定正式临产即应用抗生素预防感染性心内膜炎。④凡产程进展不顺利（宫缩无力、产程停滞等）或心功能不全加重，应及时做好剖宫产准备。

2）第二产程：①尽量缩短第二产程，避免过早屏气用力，待宫口开全行会阴侧切，用低位产钳或胎头吸引器助产，但胎儿娩出不宜过快。②分娩时采取半坐位，下肢尽量低于心脏水平，以免回心血量过多加重心脏负担，同时做好新生儿的抢救准备。③继续观察心功能变化，按医嘱用药。

3）第三产程：①胎儿娩出后防止腹压骤降诱发心衰，应将沙袋放在产妇腹部，并持续24小时。②宫缩乏力者可给予缩宫素10~20U静脉注射或肌内注射，但禁用麦角新碱，以防静脉压升高诱发心衰。③按医嘱产后立即给产妇肌内注射吗啡5~10mg或哌替啶100mg，使产妇保持安静。若产后出血，应输液或输血，但需注意输液或输血速度。

（2）剖宫产术护理：做好术前准备，术中、术后护理。严格限量输液，注意输液速度，不宜过快。不宜再次妊娠者同时行输卵管结扎术。

3. 产褥期 产后3日内，应继续卧床休息并密切观察心率、呼吸、血压的变化。保证产妇充足的睡眠和休息，必要时遵医嘱给予小剂量口服镇静剂（苯巴比妥、地西泮等）。预防感染，保持外阴清洁，及时更换消毒的会阴垫，应用广谱抗生素1周以预防感染。心功能Ⅰ~Ⅱ级的产妇可以哺乳，但应避免劳累。指导其正确执行母乳喂养过程。心功能Ⅲ级或以上者不宜哺乳,及时给予回奶,应选用中药及时给予回奶,不宜用雌激素回奶,以防水钠潴留。同时指导家属人工喂养。不宜妊娠者行绝育术,未行绝育术者应严格避孕。

4. 心理护理 促进亲子互动,避免产后抑郁。心脏病产妇常因担心婴儿是否有心脏缺陷,不能亲自照顾新生儿等原因产生愧疚、抑郁的心理。护理人员应详细评估其心理状况及家庭功能,并与家人一起共同制订康复计划,对心功能状态尚可的,应鼓励产妇适度地参与照顾婴儿,以增加母子情感。如果新生儿有缺陷或死亡,应允许产妇表述其情感,并给予理解和安慰,减少产后抑郁症的发生。

5. 健康指导 详细制订出院计划,确保产妇和新生儿得到良好的照顾,根据病情及时复诊。指导孕妇及家属掌握妊娠合并心脏病的相关知识,包括如何自我照顾,限制活动程度,诱发心力衰竭的因素及预防,识别早期心衰的临床表现,尤其是遵医嘱服药的重要性,告知其抢救和应对措施。完善家庭支持系统;出生婴儿出现意外的产妇应先避孕 1 年后视情况考虑再生育;指导产妇选择有效的避孕措施,对不宜再妊娠者建议行绝育手术。

【护理评价】

1. 孕产妇是否能叙述心脏病的自我护理知识。

2. 孕产妇是否能够调整日常生活,妊娠过程能否适应。

3. 孕产妇舒适感是否有所增加。

4. 孕产妇是否发生感染等并发症或是否被及时发现与处理。

第二节 病毒性肝炎

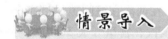
情景导入

　　林女士,28 岁,孕 2 产 1,宫内妊娠 32^{+3} 周,因乏力、食欲缺乏 4 周入院。患者近 4 周来自觉乏力,食欲缺乏,厌油腻等症状,并在 2 周前出现皮肤黄染,尿呈黄褐色,来我院就诊。7 年前体检时发现"大三阳"后多次检查肝功能均正常。

工作任务:

　　1. 林女士最主要的护理诊断是什么?应重点监测哪些内容?

　　2. 护士应给予林女士哪些护理措施?

　　妊娠合并病毒性肝炎严重威胁孕产妇生命安全,合并重型肝炎是孕产妇死亡的主要死因之一。病毒性肝炎是多种病毒引起的以肝脏病变为主的传染性疾病,目前已确定病原主要包括甲型(HAV)、乙型(HBV)、丙型(HCV)、丁型(HDV)、戊型(HEV)等;其中以乙型肝炎最为常见。我国约 8% 的人群是慢性乙型肝炎病毒携带者。

【妊娠对病毒性肝炎的影响】

　　1. 妊娠本身并不增加肝炎病毒的易感性,但由于孕妇的新陈代谢率比非孕期增加 20% ~30%,营养物质消耗增多,糖原储备降低,肝负担加重,会使肝脏抗病能力降低,孕妇易感染病毒性肝炎,也容易使原有病毒性肝炎者的病情加重,重症肝炎的发生率较非妊娠时明显增加。

　　2. 孕妇体内产生大量雌激素,在肝内代谢灭活,胎儿的代谢产物也需在母体肝内解毒,加重了肝脏负担,也影响病毒性肝炎的恢复与治愈。

3. 分娩时孕妇体力消耗、缺氧、酸性代谢物质产生增加,手术和麻醉等均可加重肝脏的负担与损害,容易发生急性重型肝炎。

【病毒性肝炎对母儿的影响】

1. **对母体的影响** 妊娠早期合并病毒性肝炎,可使早孕反应加重;发生于妊娠晚期则妊娠期高血压疾病发生率增高,这与患者肝脏对醛固酮的灭活能力下降有关。分娩时,产妇因肝功能受损、凝血因子合成功能减退,容易发生产后出血。若为重症肝炎患者,常并发 DIC,出现全身出血倾向,直接威胁母婴生命。

2. **对胎儿、新生儿的影响** 妊娠早期患肝炎,胎儿畸形发生率增高 2 倍。由于肝炎病毒可经胎盘感染胎儿,易造成流产、早产、死胎、死产,新生儿患病率和死亡率、围生儿死亡率明显增高。妊娠期患病毒性肝炎,胎儿可通过垂直传播而感染,尤其以乙型肝炎母婴传播率较高。围生期感染的婴儿,有相当一部分将转为慢性病毒携带状态,以后容易发展成为肝硬化或原发性肝癌。

【护理评估】

1. **健康史** 评估是否与病毒性肝炎患者有密切接触史,是否有接受输血、注射血制品等病史。同时询问孕妇接受治疗经过和治疗效果以及掌握相关知识的程度、评估家属对肝炎相关知识的了解程度。

2. **身体评估** 妊娠合并病毒性肝炎孕妇同普通肝炎患者一样有厌油、恶心、腹胀、肝区疼痛及乏力,有的患者起病急,病情较重,还有畏寒、发热、频繁呕吐、一过性皮肤瘙痒等症状。部分孕妇皮肤巩膜黄染、尿色深黄。妊娠晚期感染,病情发展快,可出现黄染加深,嗜睡,烦躁,神志不清,甚至昏迷。

妊娠早期、中期可在肋下触及肝脏,并有肝区叩击痛。妊娠晚期受到增大的子宫影响,肝脏不易被触及,一旦触及应考虑异常。

出现下述情况应考虑妊娠合并重症肝炎:①黄疸迅速加深,血清胆红素 >171μmol/L,酶胆分离(ALT 低、胆红素高),白/球蛋白倒置严重;②中毒性鼓肠,频繁呕吐、出现腹水等严重的消化道症状;③肝进行性缩小,有肝臭味;④急性肾衰竭,肝肾综合征;⑤迅速出现精神、神经症状,即肝性脑病;⑥肝功能严重损害,凝血酶原时间延长,全身有出血倾向。

3. **心理-社会支持状况** 评估孕妇及家人对疾病的认知程度,以及家庭社会支持系统是否完善。由于担心感染胎儿,孕妇会产出焦虑、矛盾及自卑心理,应给予重点评估。

4. **辅助检查**

(1)肝功能检查:转氨酶(ALT、AST)升高,如能排除其他原因,尤其数值很高,持续时间较长时,对肝炎的诊断价值很大。酶胆分离、白/球蛋白倒置。

(2)血清病原学检查:是病毒性肝炎诊断的必需方法。甲肝血清学抗原、抗体及其临床意义:抗 HAV-IgM 阳性,提示 HAV 急性感染;抗 HAV-IgG 阳性,提示 HAV 感染后长期存在。乙肝血清学抗原、抗体及其临床意义详见表5-1。

也可用 PCR 检测 HBV-DNA 和 DNA 多聚酶,阳性为病毒存在的直接标志,表示病毒复制。

(3)其他检查:血常规、尿液分析;纤维蛋白原和凝血酶原时间等;B 超检查、胎儿成熟度检查、胎盘功能检查;胎儿电子监护仪。

表 5-1　乙型肝炎病毒血清学抗原、抗体及其临床意义

项目	临床意义
HBsAg	HBV 感染的特异性标志,见于乙肝患者或病毒携带者
HBsAb	机体曾感染 HBV,或接种乙肝疫苗后,已产生自动免疫
HBeAg	肝细胞内有 HBV 活动性复制,传染性较强
HBeAb	恢复期,传染性较弱
HBcAb-IgM	HBcAb-IgM 阳性可确诊为急性乙肝
HBcAb-IgG	慢性持续性肝炎或既往感染

5. 处理原则和主要措施

(1)肝炎处理:妊娠合并病毒性肝炎与非妊娠期病毒性肝炎处理原则相同,注意休息,加强营养,应用药物,积极进行保肝治疗。出现黄疸按照重症肝炎处理。避免使用可能损害肝脏的药物,注意预防感染。处理重症肝炎主要包括:保护肝脏,预防和治疗肝性脑病,防治凝血功能障碍,积极处理晚期重症肝炎。

(2)产科处理:

1)妊娠早期应积极治疗。妊娠中晚期以保肝治疗为主,注意防治妊娠期高血压疾病。重症肝炎在积极治疗 24 小时后,及时行剖宫产术终止妊娠。手术中尽可能减少出血和缩短手术时间。

2)分娩期应备好新鲜血,严密观察产程进展,防止产程延长,宫口开全后行阴道助产,以缩短第二产程,待胎肩娩出后立即静滴缩宫素以防止产后出血。

3)产褥期需使用对肝脏损害小的广谱抗生素防治感染。临产或剖宫产术前 4 小时至产后 12 小时应即停用肝素治疗,以预防产后出血。产妇不宜哺乳时回奶不能使用对肝脏有害的雌激素,可用生麦芽或乳房外敷芒硝。新生儿应隔离 4 周,并接种乙肝疫苗。

【常见护理诊断/问题】

1. 活动无耐力　与感染病毒后机体的基础代谢率增高有关。

2. 营养失调:低于机体需要量　与肝炎所致的厌食、恶心、呕吐、营养摄入不足有关。

3. 有受伤的危险　母体与重症肝炎、死亡有关;胎儿与早产、死胎、死产有关。

4. 知识缺乏:缺乏有关病毒性肝炎感染的途径、传播方式、自我保健和消毒隔离方面的知识。

【护理目标】

1. 孕产妇摄入的营养能满足机体和胎儿发育需要。

2. 孕产妇病情稳定,能顺利度过妊娠、分娩期。

3. 孕产妇及家属能够获得有关自我保健的知识和技能。

4. 促胎儿成熟健康。

【护理措施】

1. 妊娠前咨询　育龄女性应常规检测 HBV 标志物,若无抗体者应进行常规乙型肝炎疫苗接种,以预防妊娠期感染 HBV。

感染 HBV 的育龄女性在妊娠前应行肝功能、血清 HBV DNA 检测以及肝脏 B 型超声检查。最佳受孕时机是肝功能正常、血清 HBV DNA 低水平、肝脏 B 型超声无特殊改变。

孕前若有抗病毒指征,药物首选干扰素。因为干扰素的治疗疗程相对较短,一般在48周内,停药半年后可以考虑妊娠。口服抗病毒药物需要长期治疗,最好采用替比夫定、替诺福韦,该类药物可延续至妊娠期使用,且具有较强的抗耐药性。

2. 妊娠期 妊娠早期如病情允许继续妊娠,嘱孕妇卧床休息,加强营养,给予高蛋白、高维生素、低脂肪饮食、足量碳水化合物。加强保肝治疗,以促进肝功能的恢复。妊娠中、晚期,遵医嘱给予药物治疗。若病情继续发展,配合医生终止妊娠。防止交叉感染,对肝炎孕妇应有专门诊室,所用器械隔离,定期消毒。孕妇所用物品也应与家人隔离,消毒处理。

3. 分娩期 严格执行消毒隔离制度,产妇临产后应安排其住隔离待产室,保持环境安静、清洁、舒适。做交叉配血试验,备好新鲜血。经阴道分娩者,观察子宫收缩情况、胎心音变化、产妇的生命体征及产程进展,注意产妇有无出血倾向;宫口开全后行阴道助娩术,缩短第二产程,防止产道损伤;分娩过程中避免新生儿损伤、羊水吸入等,减少垂直传播。为预防产后出血,胎肩娩出后立即静注缩宫素,按医嘱给予维生素 K_1。

4. 产褥期

(1)预防产后出血及感染:观察子宫收缩及恶露情况,及时发现凝血功能障碍,预防产后出血加强伤口和会阴部护理,遵医嘱给先锋霉素或氨苄西林等对肝损害较小的广谱抗生素控制感染。

(2)指导喂养:单纯 HBsAg 阳性产妇产后可以哺乳,对合并 HBeAg 阳性一般不建议哺乳应予回奶,不宜用雌激素,以免损害肝脏,可服生麦芽或芒硝外敷乳房退奶。建议人工喂养,并传授人工喂养知识及方法。

(3)产后避孕:产妇 HBeAg 呈阳性者应制订避孕计划,采取避孕措施,以免再度受孕,影响身体健康。

(4)消毒:凡产妇接触过的器械、布类、衣物、排泄物、呕吐物、乳汁等均应特殊消毒,胎盘宜做特殊处理。

(5)出院指导:指导产妇应继续保肝治疗,保证足够的休息及营养,避免疲劳。

(6)免疫:HBsAg 或 HBeAg 阳性孕妇所分娩的新生儿,采取被动免疫和主动免疫相结合的方法,以阻断乙型肝炎病毒的母婴传播。

1)被动免疫法:乙型肝炎免疫球蛋白可使新生儿即刻获得被动免疫,暂时不受 HBV 感染。方法:新生儿出生后 12 小时内尽早注射乙肝免疫球蛋白 200U;HBeAg 阳性孕妇所生的新生儿于生后 1 个月、6 个月再各注射 20U。

2)主动免疫法:新生儿对疫苗的免疫应答良好,近年基因工程乙肝疫苗已大量使用,具有不含血液成分、安全性好的特点。用法为:HBsAg 阳性孕妇的新生儿出生后 24 小时内、1 个月后、6 个月后分别肌注基因工程乙肝疫苗 $10\mu g$。

3)联合免疫:乙型肝炎疫苗按上述方法进行,HBIG 改为出生后 6 小时内和 1 个月时各肌注一次,每次 1ml,可使有效保护率达 94%。

5. 心理护理 向孕产妇及家属传授妊娠合并肝炎相关知识,使其对病情充分了解,积极配合检查和治疗。对孕产妇的焦虑及恐惧情绪,多加疏导。向孕妇及其家属讲解肝炎对母婴的影响,以及消毒隔离的重要性,争取患者及家属的理解与配合,多与患者沟通,给予心理支持,使患者不感到孤独,积极配合治疗。对失去子女的孕产妇多加安慰,接受现实,继续治疗自身疾病,对未来充满希望。

6. 健康指导

（1）乙肝 HBsAg 携带者约 40% 为母婴传播，因此预防乙肝在围生期的传播意义重大。已患肝炎的育龄妇女应避孕，待肝炎痊愈后至少半年、最好 2 年再妊娠。

（2）妊娠早期进行 HBV 血清检查和肝功能检查，对筛查结果阳性的孕妇进行追踪和动态观察直至分娩，并测新生儿脐血 HBsAg，以确定是否有宫内感染。肝炎流行地区的妇女尤其应注意加强营养，避免因营养不良增加对肝炎病毒易感性。

（3）加强围生期保健，重视孕期监护。妊娠早、中、晚期反复检查肝炎病毒抗原抗体系统，提高肝炎病毒的检出率。加强乙肝传染期管理。严格消毒隔离。

【护理评价】

1. 孕产妇的生活需要是否得到满足。

2. 孕妇摄入的营养能否满足机体和胎儿发育需要。

3. 孕产妇病情是否稳定，能否顺利度过妊娠、分娩期。

4. 孕产妇及家属是否获得有关自我保健的知识和技能。

第三节 贫 血

贫血是妊娠期较常见的合并症，属高危妊娠范畴。由于妊娠期血容量增加，且血浆的增加多于红细胞的增加，导致血液稀释出现妊娠期生理性贫血。贫血常以血红蛋白浓度作为诊断标准。世界卫生组织最近资料表明，50% 以上孕妇合并贫血，以缺铁性贫血为最常见，巨幼红细胞性贫血较少见，再生障碍性贫血更少见。

世界卫生组织妊娠期贫血的标准为，孕妇外周血血红蛋白 <110g/L 及血细胞比容 <0.33 为妊娠期贫血。妊娠期贫血分为轻度贫血和重度贫血。血红蛋白 >60g 为轻度贫血，血红蛋白 ≤60g/L 为重度贫血。

【妊娠期贫血对母儿的危害】

1. 对孕妇的影响 轻度贫血影响不大，重度贫血时，由于心肌缺氧导致贫血性心脏病，可因心肌供氧不足导致心力衰竭，如合并感染，产时过度劳累，则导致心力衰竭机会更多；胎盘缺氧容易导致妊娠期高血压疾病或妊娠期高血压疾病性心脏病；贫血对出血的耐受性差，易发生休克甚至导致死亡；贫血降低产妇抵抗力，容易并发产褥感染。

2. 贫血对胎儿的影响 因孕妇骨髓和胎儿在竞争摄取孕妇血清铁的过程中，胎儿组织占优势。而铁通过胎盘转运是单向的，因此胎儿缺铁程度不会太严重。若孕妇缺铁严重时，经胎盘供氧和营养物质不足，容易导致胎儿生长受限、胎儿窘迫、早产、死胎或死产等不良后果。叶酸缺乏还可导致胎儿神经管缺陷等多种畸形。

【护理评估】

1. 健康史 评估孕妇既往是否存在月经过多等慢性失血性疾病史，或长期偏食、早期孕吐、胃肠功能紊乱所导致的营养不良等病史。

2. 身体状况

（1）缺铁性贫血：轻者无明显症状，重者有乏力、头晕、心悸、气短、食欲缺乏、腹胀以及腹泻，皮肤黏膜苍白、皮肤毛发干燥、指甲脆薄以及口腔炎、舌炎等。

（2）巨幼细胞贫血：可发生于妊娠的各个阶段，于妊娠中、晚期，产前 4 周及产褥早期最多见。叶酸或维生素 B_{12} 缺乏的临床症状（血液系统症状和消化系统症状）、骨髓象与血象改变均相似。血液系统症状包括:贫血起病较急,多为中重度,表现为乏力、头晕、心悸、气短伴感染或出血倾向。消化系统症状包括:食欲缺乏、恶心、呕吐、腹胀、腹泻、舌炎及舌乳头萎缩。维生素 B_{12} 缺乏常有神经系统症状,末梢神经炎最常见,精神症状有健忘、易怒、表情淡漠甚至精神失常等。而叶酸缺乏则没有这些症状。

3. 心理-社会支持状况　评估孕妇及家人对贫血病症的认知情况,以及家庭、社会支持系统是否完善等。

4. 辅助检查

(1)缺铁性贫血:为小红细胞低血红蛋白性贫血,Hb $<110g/L$,红细胞平均容积(MCV) $<80fl$,红细胞平均血红蛋白含量(MCH) $<28pg$,红细胞平均血红蛋白浓度(MCHC) $<32\%$,血清铁 $<6.5\mu mol/L$,骨髓象为红细胞系统造血呈轻度或中度活跃,中晚幼红细胞增多。骨髓铁染色可见细胞内外铁均减少,尤以细胞外铁减少明显。

(2)巨幼细胞贫血:为大细胞性贫血,血细胞比容降低,红细胞平均体积(MCV) $>100fl$,平均血红蛋白含量(MCH) $>32pg$ 。骨髓象为红细胞系统呈巨幼细胞增多,巨幼细胞系列占骨髓细胞总数的 $30\%\sim50\%$,血清叶酸 $<6.8nmol/L$ (3ng/ml)或红细胞叶酸值 $<227nmol/L$ (100ng/ml)时提示叶酸缺乏。若叶酸值正常时,应测维生素 B_{12} ,若 $<74pmol/L$ 提示维生素 B_{12} 缺乏。

5. 处理原则和主要措施　补充铁剂、去除病因,治疗并发症。如血红蛋白 $<60g/L$,接近预产期或短期内需行剖宫产术者,应少量多次输血,以浓缩红细胞为最好,每次不应超过200ml 为宜,避免因加重心脏负担诱发急性左心衰竭。同时积极预防产后出血和产褥感染。再障一般以阴道分娩为宜,注意防止用力过度造成重要脏器出血,助产时要防止产道血肿形成。

【常见护理诊断/问题】

1. 活动无耐力　与红细胞减少导致携氧能力受损有关。

2. 有感染的危险　与组织低氧血症、白细胞数异常导致机体抵抗力下降有关。

3. 有受伤的危险　与贫血引起的头晕、眼花有关。

4. 潜在并发症:出血、心力衰竭。

【护理目标】

1. 孕妇能够根据自身情况适当活动,无明显不适。

2. 孕妇能够认识到抵抗力下降带来的危害,主动避免各种有害因素侵袭。

3. 孕妇能够认识到机体凝血机制的异常,减少或避免出血或各种损伤。

【护理措施】

1. 孕前指导　孕妇应积极预防贫血,治疗易引起贫血的疾病,如月经过多、消化不良、寄生虫病等,增加铁的贮备。适当增加营养,多吃含铁和维生素丰富的食物,必要时给予铁剂补充。

2. 妊娠期指导

(1)饮食:鼓励孕妇进食高蛋白及含铁丰富食物。如:黑木耳、海带、紫菜、猪(牛)动物肝脏、蛋类、绿叶蔬菜、紫菜、红枣、豆制品、芝麻酱等。

(2)休息:贫血孕妇应适当减轻工作量,血红蛋白在 $70g/L$ 以下者应完全休息,以减轻机体对氧的消耗,同时应注意安全,避免患者在体位突然改变时(起床、转体、站立)因头晕、乏力晕倒以致发生意外。

（3）药物：一般认为妊娠 16 周以后，对孕妇常规补铁，即使饮食和营养摄取正常的孕妇也不例外。孕期如硫酸亚铁 0.3g，一日 3 次口服，同时服维生素 C 300mg 及 10% 稀盐酸 0.5~2ml 或给右旋糖酐铁 50~100mg 深部肌内注射。应告知孕妇宜饭后服用铁剂，减少对胃黏膜的刺激；向孕妇解释服药后大便呈黑色是正常现象。如口服疗效差、不能口服或病情较重者，需用注射法补充铁剂时，为减少铁的刺激，注射时应行深部肌内注射。孕期血红蛋白 <60g/L 者，遵医嘱输新鲜血或输红细胞。再生障碍性贫血给予激素治疗，注意观察感染征象。

3. 分娩期指导

（1）防止产后出血：临产前遵医嘱给维生素 K_1、卡巴克洛及维生素 C 等药物，并配新鲜血备用。胎肩娩出后立即静脉注射缩宫素。产后仔细检查并缝合会阴阴道伤口。

（2）临产后密切观察产程进展，鼓励产妇进食，保证足够入量，避免产程过长或急产，加强胎心监护，低流量持续吸氧。缩短第二产程，必要时给予阴道助产，减少孕妇体力消耗。并做好新生儿抢救准备。

（3）严格执行无菌操作规程，产程中遵医嘱使用抗生素预防感染。

4. 产褥期指导

（1）产后遵医嘱应用抗生素，密切观察体温（每天测体温 3 次），如有发热，及时通知医生。

（2）观察子宫收缩及恶露情况，预防产后出血，按医嘱补充铁剂，纠正贫血。产妇应保证足够的休息及营养，避免疲劳。

（3）严重贫血者不宜母乳喂养。向产妇及其家属讲解不宜母乳喂养的原因，使其理解和配合，并指导其人工喂养常识及方法。产妇回乳可口服生麦芽或用芒硝外敷乳房。产妇应注意避孕，以免再度受孕，影响身体健康。

5. 健康指导

（1）提供知识：加强宣教，使孕产妇能够积极地应对贫血对身心的影响，掌握自我保健措施。注意保持会阴部清洁，预防感染。

（2）合理饮食、加强营养：建议孕妇摄取高铁、高蛋白质及高维生素 C 食物，以改善体内缺铁状况，但应注意饮食均衡。

（3）指导母乳喂养：通常鼓励母乳喂养。重度贫血不宜哺乳者，详细分析病情后指导产妇及家人掌握人工喂养的方法，采取正确的回奶方法。

【护理评价】

1. 孕妇基本生活需求是否得到满足，有无明显不适。

2. 孕妇是否能够认识到抵抗力下降带来的危害。

3. 孕妇是否注意减少或避免出血或各种损伤。

（苏小明）

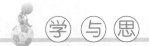

初产妇，28 岁，妊娠 9 周。8 年前确诊"风湿性心脏病"，治疗后病情稳定，休息时无症状，一般体力活动不受限制。

请问：

(1)该孕妇是否适合继续妊娠,其判断依据是什么?

(2)该孕产妇最容易出现心衰的时期是?

(3)如何指导该孕妇进行产前检查?

第六章　妊娠合并感染性疾病

学习目标

1. 掌握妊娠感染性疾病的传播途径；对妊娠、分娩的影响。
2. 熟悉妊娠感染性疾病的临床表现、处理原则及护理要点。
3. 了解妊娠感染性疾病的预防。
4. 能对妊娠感染性疾病做出科学的健康教育。

妊娠期感染性疾病是孕产妇和胎儿发病与死亡的主要原因之一。包括细菌、病毒、螺旋体、衣原体、支原体、真菌、原虫及寄生虫8类。近年我国妊娠期感染性疾病,特别是性传播疾病(sexually transmitted diseases,STDs),发病率明显上升,如淋病、梅毒、尖锐湿疣、软下疳、性病性淋巴肉芽肿、生殖器疱疹、非淋菌性尿道炎和艾滋病等。孕妇感染后,绝大部分病原体可通过胎盘、产道、产后哺乳或密切接触感染胚胎、胎儿或新生儿,导致流产、早产、胎儿生长受限、死胎、出生缺陷或新生儿感染等。母体免疫状况、感染发生时间及被感染方式均影响妊娠结局。

第一节　淋　病

情景导入

初孕妇,孕27周,阴道流较多脓性分泌物,外阴灼热瘙痒。检查:宫底脐上三指,胎心130次/分。阴道黏膜、宫颈充血,阴道内较多脓性分泌物。丈夫三天前诊断为淋病。

工作任务:

1. 为帮助其进一步明确诊断,应完善哪些检查?
2. 如果诊断为淋病,需如何护理?

【概述】

淋病(gonorrhea)是由淋病奈瑟菌(简称淋菌)引起的以泌尿生殖系统化脓性感染为主要表现的STD。其淋菌为革兰阴性双球菌,对柱状上皮及移行上皮黏膜有亲和力,常隐匿于泌尿生殖道引起感染。发病率居我国STD首位。

1. 传播途径 主要通过性接触传播,间接传播比例很小。妊娠期感染主要局限于下生殖道,包括宫颈、尿道、尿道旁腺和前庭大腺,急性淋病性输卵管炎极其少见。妊娠期盆腔供血增多及免疫功能改变可使播散性淋病增加。

孕妇感染后可累及羊膜腔导致胎儿感染,新生儿也可在分娩时因通过感染的产道而传染。

2. 对母儿影响 妊娠各期感染淋菌对妊娠结局均有不良影响。妊娠早期淋菌性子宫颈管炎可致感染性流产和人工流产后感染。妊娠晚期子宫颈管炎使胎膜脆性增加,易发生绒毛膜羊膜炎、胎膜早破等。胎儿可发生宫内感染和早产,早产发病率约为17%。宫内感染易导致胎儿生长受限、胎儿窘迫和死胎等。分娩后产妇抵抗力低,易发生淋病播散,引起子宫内膜炎、输卵管炎等产褥感染,严重者可致播散性淋病。

约1/3胎儿通过未治疗产妇软产道时感染淋菌,发生新生儿淋菌性结膜炎、肺炎,甚至出现淋菌败血症,使围生儿死亡率增加。若未及时治疗,结膜炎可发展累及角膜形成角膜溃疡、云翳,甚至发生角膜穿孔或虹膜睫状体炎、全眼球炎,可致失明。

【护理评估】

1. 健康史 询问患者及性伴侣是否存在不洁性生活史,是否出现阴道脓性分泌物等。

2. 身体状况 主要有阴道脓性分泌物增多,外阴瘙痒或灼热,偶有下腹痛,妇科检查可见宫颈水肿、充血等宫颈炎表现,上行感染可引起输卵管炎症、子宫内膜炎、宫外孕和不孕症等。也可有尿道炎和前庭大腺炎等症状。

3. 心理-社会支持状况 评估孕妇对淋病的认知、传播途径等,确诊后孕妇和家属易出现紧张、焦虑,担心宫内胎儿安危,加重心理负担。

4. 辅助检查 实验室检查包括:

(1)分泌物涂片检查见中性粒细胞内有革兰阴性双球菌,可初步诊断。

(2)淋菌培养是诊断淋病的金标准。

(3)核酸扩增试验。

5. 处理原则和主要措施 及时、足量、规范化用药为原则。

(1)第三代头孢菌素为首选药物。合并衣原体感染的孕妇应同时使用阿奇霉素或阿莫西林。

(2)对头孢菌素类药物过敏者,可选用阿奇霉素2g单次肌内注射。

(3)新生儿选用0.5%红霉素眼膏预防淋菌性眼炎,并预防用头孢曲松。同时注意新生儿播散性淋病的发生,若治疗不及时可引起新生儿死亡。

【常见护理诊断/问题】

1. 知识缺乏:缺乏对疾病传染途径的认识和对阴道炎治疗知识的了解。

2. 有泌尿系统感染的危险 与外阴不洁,局部抵抗力下降有关。

3. 焦虑 与治疗效果不佳,反复发作,担心影响胎儿有关。

4. 舒适的改变 与疼痛、分泌物的异味有关。

【护理目标】

1. 孕妇能够说出淋病的主要传播途径,清楚不洁性生活对身体的危害。

2. 孕妇能够配合治疗,坚持规范正确用药。

3. 孕妇能够注意个人卫生。

【护理措施】

1. 一般护理 嘱患者卧床休息,保持外阴清洁,作好严密的床边隔离。将患者接触过的生活用品进行严格的消毒灭菌,污染的手需经消毒液浸泡消毒等,防止交叉感染。

2. 病情观察 观察有无尿急、尿痛、尿频等泌尿道的刺激症状;有无脓性白带、外阴灼痛等急性阴道炎的症状。

3. 对症护理及特殊专科护理

(1)孕妇护理:在淋病高发地区,孕妇应于产前常规筛查淋菌,最好在妊娠早、中、晚期各作1次宫颈分泌物涂片镜检淋菌,进行淋菌培养,以便及早确诊并得到彻底治疗。

(2)急性淋病患者护理:嘱患者卧床休息,作好严密的床边隔离。将患者接触过的生活用品进行严格的消毒灭菌,污染的手需经消毒液浸泡消毒等,防止交叉感染。

4. 用药护理 孕期禁用喹诺酮类药物。淋病孕妇娩出的新生儿,应用1%硝酸银滴眼,预防淋菌性眼炎,并预防性使用抗生素。

5. 心理护理 给予关心、安慰,解除患者的思想顾虑,帮助患者树立治愈的信心。

6. 健康指导 治疗期间严禁性交,指导治愈后随访。一般治疗后7日复查分泌物,以后每月查一次,连续3次阴性,方可确定治愈。教会患者自行消毒隔离的方法,患者的内裤、毛巾、浴盆应煮沸消毒5~10分钟,患者所接触的物品及器具宜用1%苯酚(石炭酸)溶液浸泡。配偶或性伴侣同时治疗。

【护理评价】

1. 孕妇是否能够说出淋病的主要传播途径,了解对胎儿的影响。

2. 孕妇是否能够配合治疗,坚持规范正确用药。

第二节 梅 毒

梅毒(syphilis)是由苍白密螺旋体感染引起的慢性全身性STD。根据其病程分为早期梅毒与晚期梅毒。早期梅毒指病程在两年以内,包括:①一期梅毒(硬下疳);②二期梅毒(全身皮疹);③早期潜伏梅毒(感染1年内)。晚期梅毒指病程在两年以上,包括:①皮肤、黏膜、骨、眼等梅毒;②心血管梅毒;③神经梅毒;④内脏梅毒;⑤晚期潜伏梅毒。分期有助于指导治疗和追踪。

根据其传播途径不同分为后天梅毒与先天梅毒。

【概述】

1. 传播途径 性接触为最主要传播途径,占95%。未经治疗者在感染后1年内最具传染性,随病期延长,传染性逐渐减弱,病期超过4年者基本无传染性,偶可经接触污染衣物等间接感染。少数患者通过输入传染性梅毒患者的血液而感染。

孕妇可通过胎盘将梅毒螺旋体传给胎儿引起先天梅毒。梅毒孕妇即使病期超过4年,螺旋体仍可通过胎盘感染胎儿。胎儿也可在分娩时通过软产道被传染。

2. 对母儿影响 梅毒螺旋体经胎盘传给胎儿可引起流产、死胎、早产或先天梅毒。先天梅毒儿(即胎传梅毒儿)占死胎30%左右,即使幸存,病情也较重。早期表现为皮肤大疱、皮疹、鼻炎及鼻塞、肝脾肿大、淋巴结肿大;晚期先天梅毒多出现在2岁以后,表现为楔状齿、鞍鼻、间质性角膜炎、骨膜炎、神经性耳聋等,其病死率及致残率均明显增高。

【护理评估】

1. 健康史　询问患者及性伴侣是否存在不洁性生活史或输血史。

2. 身体状况　早期主要表现为硬下疳、硬化性淋巴结炎、全身皮肤黏膜损害(如梅毒疹、扁平湿疣、脱发及口、舌、咽喉或生殖器黏膜红斑、水肿和糜烂等),晚期表现为永久性皮肤黏膜损害,并可侵犯心血管、神经系统等多种组织器官而危及生命。

3. 心理-社会支持状况　梅毒进行性发展最终会累及全身,导致劳动力丧失甚至死亡,因此孕妇易出现焦虑、恐惧等心理反应,更担心胎儿会宫内感染,得不到家庭和社会的理解和帮助时可有绝望等。

4. 辅助检查

(1)病原体检查:取早期病损处分泌物涂片,用暗视野显微镜检查或直接荧光抗体检查梅毒螺旋体确诊。

(2)血清学检查:①非梅毒螺旋体试验:包括性病研究实验室试验(VDRL)和快速血浆反应素试验(RPR)等,可行定性和定量检测。同一实验室同一方法两次检测相差2个倍比稀释度(4倍)有意义。用于筛查和疗效判断,但缺乏特异性,确诊需进一步作螺旋体试验。②梅毒螺旋体试验:包括荧光螺旋体抗体吸附试验(FTA-ABS)和梅毒螺旋体被动颗粒凝集试验(TP-PA)等,测定血清特异性抗体IgG抗体,该抗体终身阳性,不能用于观察疗效、鉴别复发或再感染。

(3)脑脊液检查:用于诊断神经梅毒。

(4)先天梅毒:产前诊断先天梅毒很困难。B超提示胎儿水肿、腹腔积液、胎盘增厚和羊水过多等均支持感染,但有时受感染的胎儿B超检查可无异常发现。PCR检测羊水中梅毒螺旋体DNA可诊断。

5. 处理原则和主要措施　早期明确诊断,及时治疗,用药足量,疗程规则。男女双方同时接受检查和治疗。

【常见护理诊断/问题】

1. 有个人尊严受损的危险　与社会对性传播疾病的不认同有关。

2. 恐惧　与担心疾病发展与预后有关。

【护理措施】

1. 一般护理　嘱患者卧床休息,保持外阴清洁,作好严密的床边隔离。将患者接触过的生活用品进行严格的消毒灭菌,污染的手需经消毒液浸泡消毒等,防止交叉感染。

2. 病情观察　观察外阴、阴唇、阴蒂、子宫颈等部位出现的无痛性红色炎性结节;皮肤黏膜的梅毒疹等。

3. 对症护理及特殊专科护理　治疗期间禁止性生活,治疗后随访。第1年每3个月复查1次,以后每6个月复查1次,连续2~3年。

4. 用药护理　孕妇早期和晚期梅毒,首选青霉素疗法,若青霉素过敏,则推荐脱敏后治疗,孕期不推荐红霉素、四环素类药物。

(1)早期梅毒(包括一、二期梅毒及早期潜伏梅毒):苄星青霉素240万U分两侧臀部肌注,每周1次,共2~3次。

(2)晚期梅毒(包括三期皮肤、黏膜、骨骼梅毒,晚期潜伏梅毒)及二期复发梅毒:苄星青霉素240万U分两侧臀部肌注,每周1次,共3次。

5. 心理护理　正确对待患者,尊重患者,帮助其建立治愈的信心和生活的勇气。

6. 健康指导　治疗期间禁止性生活,性伴侣同时进行检查及治疗。治疗后进行随访。第 1 年每 3 个月复查 1 次,以后每半年复查 1 次,连续 2~3 年。

第三节　尖锐湿疣

尖锐湿疣(condyloma acuminata)是由人乳头瘤病毒(human papilloma virus,HPV)感染引起鳞状上皮疣状增生病变。其发病率仅次于淋病,居第二位,常与多种 STD 同时存在。HPV 为环状双链 DNA 病毒,生殖道尖锐湿疣主要与低危型 HPV6 型和 11 型感染有关。高危因素有过早性生活、多个性伴侣、免疫力低下、吸烟及高性激素水平等。

【概述】

1. 传播途径　HPV 主要经性接触传播,部分可能为间接传播。孕妇感染 HPV 可传染给新生儿,但传播途径尚无定论,可经胎盘感染、分娩过程中感染或出生后感染,多认为分娩时胎儿通过软产道时因吞咽含 HPV 羊水、血或分泌物而感染。

2. 对母儿影响　妊娠期局部血循环丰富,容易患尖锐湿疣,且病灶生长迅速,数目多,体积大,多区域,多形态。巨大尖锐湿疣可阻塞产道。此外,妊娠期尖锐湿疣组织脆弱,阴道分娩时容易导致大出血。

孕妇患尖锐湿疣,有垂直传播危险。宫内感染极罕见。少数情况下可引起婴幼儿呼吸道乳头状瘤。

【护理评估】

1. 健康史　询问孕妇及配偶有无不洁性生活史。询问外阴赘生物的生长情况。

2. 身体状况　病变多发生在性交易受损部位,如阴唇后联合、小阴唇内侧、阴道前庭、尿道口等部位。表现为外阴瘙痒,灼痛或性交后疼痛不适。病灶初为散在或呈簇状增生的粉色或白色小乳头状疣,细而柔软的指样突起。病灶增大后互相融合,呈鸡冠状、菜花状或桑葚状。

3. 心理-社会支持状况　评估孕妇对尖锐湿疣的认知、传播途径等,确诊后孕妇和家属易出现紧张、焦虑,担心宫内胎儿安危,加重心理负担。

4. 辅助检查

(1)病理学检查:疣体的病理检查表现为鳞状上皮增生,呈乳头状生长,可见挖空细胞,角化不良细胞或角化不全细胞及湿疣外基底层细胞。

(2)醋酸试验:在病变区域涂以 3%~5% 醋酸液,3~5 分钟后局部组织变白为阳性。

(3)核酸检查:可采用 PCR 及核酸 DNA 探针杂交检测 HPV。

5. 处理原则和主要措施

(1)孕 36 周前外阴较小病灶,局部药物治疗为主。选用 80%~90% 三氯醋酸涂擦病灶局部,每周 1 次。若病灶大且有蒂,可行物理及手术治疗,如激光、微波、冷冻、电灼等。巨大尖锐湿疣可直接行手术切除疣体,待愈合后再行局部药物治疗。妊娠期禁用足叶草碱、咪喹莫特乳膏和干扰素。

(2)近足月或足月时,若病灶局限于外阴者,仍可行物理及手术治疗,并可经阴道分娩。若外阴、阴道、宫颈病灶广泛时,则经阴道分娩极易发生软产道裂伤引起大出血;或巨大病灶堵塞软产道,均应行剖宫产术。因剖宫产能否预防婴幼儿呼吸道乳头状瘤的发生还不清楚,故妊娠合并尖锐湿疣尚不是剖宫产的指征。另一部分患者产后尖锐湿疣迅速缩小,甚至可自然消退。

【常见护理诊断/问题】

1. 舒适度减弱 与外阴、阴道瘙痒有关。

2. 焦虑 与担心疾病发展与预后有关。

【护理措施】

1. 一般护理 加强营养、注意劳逸结合,增强机体抵抗力。注意外阴清洁卫生。

2. 病情观察 观察有无外阴瘙痒、烧灼痛等,疾病部位的乳头状疣的颜色、质地,是否角化或溃烂等。

3. 对症护理及特殊专科护理

(1)配合医生药物或手术治疗。

(2)孕妇患病,妊娠期应作好外阴护理,足月或近足月孕妇病灶大,影响阴道分娩者选择剖宫产术时应为其提供相应的手术护理。

4. 用药护理 使用药物外涂时,保护好正常部位的皮肤不受损伤。

5. 心理护理 以耐心、热情、诚恳的态度对待患者,了解并解除其思想顾虑,为患者介绍疾病相关知识,解除其焦虑心理,鼓励患者及早到医院接受正规诊断和治疗。

6. 健康指导 保持外阴清洁卫生,避免混乱的性关系,预防为主,强调配偶或性伴侣同时治疗。被污染的衣裤、生活用品要及时消毒。

第四节 生殖器疱疹

生殖器疱疹(genital herpes)是单纯疱疹病毒(herpes simplex virus,HSV)感染引起的STD,主要表现为生殖器及肛门皮肤溃疡,易复发。HSV 属双链 DNA 病毒,分为 HSV-1 和 HSV-2 两个血清型。原发性生殖器疱疹主要由 HSV-2 引起,约占 70% ~90%。复发性生殖器疱疹主要由 HSV-2 引起。近年来口、生殖器性行为方式导致 HSV-1 引起的生殖器疱疹的比例逐渐增加,约占 10% ~30%。

【概述】

1. 传播途径 HSV-2 存在于皮损渗液、宫颈和阴道分泌物、精液和前列腺液中,主要通过性接触传播。妊娠期生殖器疱疹致新生儿受累者,85%通过感染的产道引起胎儿感染,10%为产后感染,只有 5%为宫内感染,后者主要经胎盘或生殖道上行性感染所致。胎儿感染的风险与生殖道 HSV 感染状况、HSV 型别、损伤性产科操作和孕妇感染时的孕周有关。孕妇近分娩时患生殖器疱疹,母儿传播率为 30% ~50%,而有复发性疱疹病史或在妊娠早期患生殖器疱疹的孕妇,母儿传播率不到 1%。

2. 对胎儿和新生儿影响 多数原发性生殖器疱疹在妊娠早期并不会引起自然流产或死胎发生率升高,但在妊娠晚期可导致早产。严重宫内感染病例罕见。新生儿可引起眼部或口腔感染、脑炎等中枢神经系统疾病、多个重要脏器损害的播散性疾病,幸存者中 20% ~50%出现严重发育障碍和中枢神经系统后遗症。

【护理评估】

1. 健康史 询问孕妇及配偶有无不洁性生活史。询问外阴水疱的生长情况、全身情况等。

2. 身体状况 为生殖器及肛门皮肤散在或簇集小水疱,破溃后形成糜烂或溃疡,自觉疼痛;多伴发热、头痛、乏力等全身症状;腹股沟淋巴结肿痛。

3. 心理-社会支持状况　评估孕妇对疾病的认知、传播途径等,确诊后孕妇和家属易出现紧张、焦虑,担心宫内胎儿安危,加重心理负担。

4. 辅助检查　生殖器疱疹的临床表现无明显特异性,需依据以下实验室检查:

(1)皮损标本中 HSV 抗原检测:用直接免疫荧先试验或酶联免疫试验检测,是临床常用的快速诊断方法。

(2)皮损处标本病毒培养:行病毒培养、分型和药物敏感试验。

(3)皮损标本核酸扩增试验:检测 HSV DNA,可提高诊断的敏感性并可进行分型,但尚未得到美国食品和药物管理局认可。

(4)血清学检测:脐血中 HSV IgM 阳性,提示宫内感染。

5. 处理原则和主要措施　妊娠期以减轻症状,缩短病程,减少 HSV 排放,控制其传染性为原则。选择正确的分娩方式,减少新生儿暴露于 HSV 中的机会。

【常见护理诊断/问题】

1. 舒适度减弱　与外阴、阴道瘙痒有关。

2. 焦虑　与担心疾病发展与预后有关。

【护理措施】

1. 一般护理　加强营养、注意劳逸结合,增强机体抵抗力。注意外阴清洁卫生。

2. 病情观察　观察外阴的水疱破裂情况,有无糜烂及溃疡的形成。

3. 用药护理　规范用药。妊娠期选用阿昔洛韦。原发性生殖器疱疹,阿昔洛韦 400mg 口服,每日 3 次,连用 7~10 日,或 200mg 口服,每日 5 次,连用 7~10 日;复发性生殖器疱疹,阿昔洛韦 400mg 口服,每日 3 次,可连用 5 日,或 800mg 口服,每日 2 次,连用 5 日。该药也可制成软膏或霜剂局部涂布,但局部用药较口服用药疗效差,且可诱导耐药,因此不推荐使用。妊娠早期应用阿昔洛韦,尚未发现对胎儿或新生儿的其他副作用,仅出现短暂的中性粒细胞减少症。

4. 产科处理

(1)选择正确的分娩方式:对软产道有活动性疱疹病变者(排除胎儿畸形后,应在未破膜或破膜 4 小时以内行剖宫产术);病变已治愈,初次感染发病不足 1 个月者选用剖宫产术;复发型疱疹是否需行剖宫产尚有争议,但病程超过 1 周的复发型疱疹可经阴道分娩。分娩时避免有创干预措施,以减少新生儿暴露于 HSV 的机会。

(2)母乳喂养:HSV 活动性感染产妇,乳房若没有活动性 HSV 损伤可以哺乳,但应严格洗手。阿昔洛韦和伐昔洛韦在乳汁中的药物浓度很低,故哺乳期可用。

5. 心理护理　以耐心、热情、诚恳的态度对待患者,了解并解除其思想顾虑,为患者介绍疾病相关知识,解除其焦虑心理,鼓励患者及早到医院接受正规诊断和治疗。

6. 健康指导　保持外阴清洁卫生,避免混乱的性关系,预防为主,强调配偶或性伴侣同时治疗。被污染的衣裤、生活用品要及时消毒。

第五节　TORCH 综合征

TORCH 是由一组病原微生物英文名称第一个字母组合而成,其中 T 指弓形虫,O 指其他,主要为梅毒螺旋体等。R 指风疹病毒,C 指巨细胞病毒,H 主要指生殖器疱疹。

TORCH 综合征即 TORCH 感染。主要特点是孕妇感染后无症状或症状轻微,但可垂直传播给胎儿,引起宫内感染,导致流产、死胎、早产和先天畸形等,或可遗留中枢神经系统等损害。

【概述】

1. 传播途径

(1)孕妇感染:弓形虫多为食用含有包囊肉类、蛋类和未洗涤的蔬菜水果等或接触带有虫卵的猫等动物排泄物而感染。风疹病毒主要是直接传播或经呼吸道飞沫传播。巨细胞病毒主要通过飞沫、唾液、尿液和性接触感染。

(2)母儿传播:孕妇感染 TORCH 中任何一种病原体后均可导致胎儿感染,具体的传播途径有宫内感染、产道感染或出生后感染。

2. 对母儿影响

(1)对孕妇的影响:孕妇感染后大部分无明显症状或症状轻微,部分孕妇可表现为不典型的感冒症状,如低热、乏力、关节肌肉酸痛、局部淋巴结肿大、阴道分泌物增多等。部分 RV 感染孕妇可在颜面部、躯干和四肢出现特征性麻疹样红色斑丘疹,持续约 3 日后消失。

(2)对胎儿和新生儿的影响:孕妇通过胎盘或生殖道感染胎儿,感染时胎龄越小,胎儿畸形发生率愈高,畸形越严重。

1)弓形虫病:妊娠早期感染对胎儿影响更严重,可引起流产、死胎或出生缺陷等,幸存者智力低下;妊娠中期感染胎儿可引起死胎、早产、脑内钙化、脑积水和小眼球等严重损害;妊娠晚期感染可致胎儿肝脾肿大、黄疸、心肌炎,或生后数年甚至数十年出现智力发育不全、听力障碍、白内障及视网膜脉络膜炎。

2)风疹感染:主要表现为:①眼:先天性白内障、青光眼、小眼、色素性视网膜病等;②心血管系统:动脉导管未闭、肺动脉狭窄、室间隔缺损、房间隔缺损、法洛四联症等;③中枢神经系统:感觉神经性耳聋、小脑畸形、脑膜脑炎、发育迟缓、智力低下。远期后遗症有糖尿病、性早熟和进行性全脑炎等。

3)巨细胞病毒感染:引起胎儿生长受限、小头畸形、颅内钙化、肝脾肿大、皮肤瘀点、黄疸、脉络膜视网膜炎、血小板减少性紫癜以及溶血性贫血等;有些出生时无症状,远期会发生感觉神经性耳聋、视力障碍、精神运动发育迟缓和学习障碍等后遗症。

【护理评估】

1. 健康史　有反复流产和不明原因的出生缺陷或死胎史等。有哺乳类动物喂养史或接触史,有摄食生肉或未熟肉类等的生活习惯。有上述感染症状,也可无任何临床症状。

2. 身体状况　评估孕妇是出现流产、早产、死胎等症状。评估新生儿是否有脑积水、小眼球、心血管系统疾病、小脑畸形、小头畸形等症。

3. 心理-社会支持状况　由于社会对 TORCH 病原介绍少,孕妇及家庭了解相关知识少;有部分孕妇在孕前或产前没有做相关的优生检测;一旦告知孕妇和家属可能出现的问题,孕妇和家属可表现为惊讶、焦虑,担心胎儿的发育和远期可能出现的问题。

4. 辅助检查

(1)病原学检查:采集母血、尿、乳汁、羊水、脐血、胎盘和胎儿的血、尿等进行病原学检查。

(2)血清学检查:检测血清中特异性抗体 IgM、IgG,结合 IgG 亲和力指数确定孕妇感染状况。

5. 治疗原则

（1）弓形虫病：首选乙酰螺旋霉素 0.5g，每日 4 次，连用 2 周，间歇 2 周可再重复 1 疗程。妊娠中、晚期的孕妇还可选用乙胺嘧啶，用药同时注意补充叶酸。对弓形虫感染孕妇分娩的新生儿，也应给予乙酰螺旋霉素治疗，30mg 每日 4 次，连用 1 周，但是并不能治疗已感染的胎儿。

（2）风疹和巨细胞病毒感染：目前尚无特效的治疗方法。妊娠早期一经确诊为原发感染，应向孕妇及家属交代感染对胎儿和新生儿的可能影响，以决定胎儿的取舍。若继续妊娠，应检查羊水中或脐血特异性 IgM 抗体，以明确有无风疹或巨细胞病毒宫内感染。产妇乳汁中检测出巨细胞病毒，应停止哺乳，改用人工喂养。

【常见护理诊断/问题】

1. 知识的缺乏　与缺乏 TORCH 疾病相关知识有关。

2. 恐惧　与担心疾病发展与预后有关。

【护理措施】

1. 对易感人群应早期检查，早期诊断，及时治疗。

2. 妊娠期应吃熟食、削皮或洗净蔬菜和水果、避免与宠物接触。

3. 对风疹抗体阴性育龄妇女应接种风疹疫苗，妊娠前 1 个月和妊娠期禁止接种。

4. 妊娠早期确诊为原发感染或发现有宫内感染时，应向孕妇及家属交代感染对胎儿和新生儿的可能影响，以决定胎儿的取舍。若在妊娠中晚期发生感染或再感染者，应在严密监测下继续妊娠。

5. 以耐心、热情、诚恳的态度对待孕妇和家属，了解并解除其思想顾虑，为孕妇和家属介绍疾病相关知识，解除其焦虑心理。

第六节　获得性免疫缺陷综合征

获得性免疫缺陷综合征（acquired immunodeficiency syndrome，AIDS），又称艾滋病，是由人免疫缺陷病毒（human immunodeficiency virus，HIV）引起的一种 STD。HIV 引起 T 淋巴细胞损害，导致持续性免疫缺陷，多个器官出现机会性感染及罕见恶性肿瘤，最终导致死亡。HIV 属反转录 RNA 病毒，分为 HIV-1 型和 HIV-2 型，HIV-1 引起世界流行，HIV-2 主要在非洲西部局部流行。

【概述】

1. 传播途径　主要经性接触传播，其次为血液传播。HIV 存在于感染者血液、精液、阴道分泌物、泪液、尿液、乳汁、脑脊液中，故艾滋病患者及 HIV 携带者均有传染性。

宫内感染为 HIV 垂直传播的主要方式，可经胎盘感染胎儿，儿童感染 HIV 有 85% 为垂直传播。

2. 对母儿影响　HIV 感染是否增加妊娠不良预后一直存在争议。孕妇感染 HIV 后约 70% 通过胎盘传染给胎儿，约 30% 分娩时经软产道感染，少数通过母乳喂养感染新生儿。

因妊娠期免疫功能受抑制，加速 HIV 感染者从无症状期发展为艾滋病，并可加重 AIDS 及其相关综合征的病情。45% ~75% 无症状孕妇在产后 28 ~30 个月后出现症状。

无论剖宫产或经阴道分娩的新生儿，25% ~33% 受 HIV 感染，母乳传播风险尚不完全清楚,故产后不应哺乳。鉴于 HIV 感染对胎儿、新生儿高度危害性,对 HIV 感染合并妊娠者可建议终止妊娠。

【护理评估】

1. 健康史 询问孕妇及性伴侣是否有不洁性生活史,或是存在多个性伴侣;有否吸毒、输血史等。有否发热、体重下降、全身浅表淋巴结肿大等。

2. 身体状况 约82% HIV 感染孕妇无临床症状,12% 有 HIV 相关症状,仅6% 为艾滋病。发热、体重下降,全身浅表淋巴结肿大,常合并各种条件性感染(如口腔念珠菌感染、卡氏肺囊虫肺炎、巨细胞病毒感染、疱疹病毒感染、弓形虫感染、隐球菌脑膜炎及活动性肺结核等)和肿瘤(如卡波西肉瘤、淋巴瘤等)。有些 HIV 感染无症状。

3. 心理-社会支持状况 HIV 感染目前尚无有效的治疗方法,孕妇易出现恐惧、悲观,甚至绝望的心理。确诊后孕妇会担心胎儿受到宫内感染而自责,担心遭到社会和家人的歧视,心理负担加重。

4. 辅助检查 抗 HIV 抗体阳性,CD_4 淋巴细胞总数 $<200/mm^3$,或 $200 \sim 500/mm^3$;CD_4/CD_8 比值 <1;血清 p24 抗原阳性;外周血白细胞计数及血红蛋白含量下降;β2 微球蛋白水平增高,合并机会性感染病原学或肿瘤病理依据均可协助诊断。无症状 HIV 感染:无任何临床表现,HIV 抗体阳性,CD_4 淋巴细胞总数正常,CD_4/CD_8 比值 >1,血清 p24 抗原阴性应诊断为无症状 HIV 感染。

5. 治疗原则 目前尚无治愈方法,主要采取抗病毒药物治疗和一般支持对症处理。对 HIV 感染的孕产妇正确应用抗病毒药物治疗,减少其新生儿 HIV 感染率。

(1)抗病毒药物:妊娠期应用核苷类反转录酶抑制剂齐多夫定(zidovudine,ZDV)可降低 HIV 的母婴传播率。用法:500mg/d 口服,从妊娠 14 ~ 34 周直至分娩。临产后:首次 2mg/kg 静脉注射后 1mg/(kg·h)持续静脉滴注直至分娩。产后 8 ~ 12 小时开始,齐多夫定 2mg/kg,每 6 小时1 次,至产后 6 周。

(2)其他免疫调节药:α 干扰素、IL-2 等。

(3)支持对症治疗:加强营养,治疗机会性感染及恶性肿瘤。

6. 处理原则和主要措施 尽可能缩短破膜距分娩的时间;尽量避免使胎儿暴露于血液和体液危险增加的操作;建议在妊娠 38 周时选择性剖宫产以降低 HIV 母婴传播。不推荐 HIV 感染者母乳喂养。用催产素和前列腺素类药物预防产后出血,不主张用麦角新碱。

【常见护理诊断/问题】

1. 知识缺乏:缺乏对疾病传染途径的认识和对 AIDS 知识的了解。

2. 焦虑 与担心疾病发展和影响胎儿有关。

【护理措施】

1. 一般护理 正确对待艾滋病患者。在护理过程中,与患者及其家人、朋友一起学习艾滋病的相关知识,帮助人们正确认识和对待艾滋病,为艾滋病患者创造非歧视的社会环境。

2. 病情观察 观察有无发热、乏力、消瘦、咳嗽、胸痛、头痛等症状。

3. 对症护理及特殊专科护理 谨慎使用血液制品。尽量使用国产血液制品,进口血液制品需经 HIV 检测合格后方可使用。高危人群不能献血,对供血者需检测 HIV 抗体,阳性者禁止献血。

4. 用药护理 用1:10 ~ 1:100 的次氯酸钠擦拭物品表面。

5. 心理护理 对 HIV 感染和艾滋病患者给予积极的心理护理和心理治疗。

6. 健康指导　健康行为的宣传教育被称为是当今艾滋病最有效的防治方法。利用各种形式积极、科学地宣传艾滋病的防治知识,针对高危人群开展大量的宣传教育和行为干预工作,帮助人们建立健康的生活方式,杜绝艾滋病的传播。

(1)对高危人群应进行 HIV 抗体检测:高危人群包括:①静脉毒瘾者;②性伴侣已证实感染 HIV;③有多个性伴侣;④来自 HIV 高发区;⑤患有多种 STD,尤其有溃疡型病灶;⑥使用过不规范的血制品;⑦HIV 抗体阳性者所生的子女。

(2)AIDS 无治愈方法,重在预防:①利用各种形式进行宣传教育,了解 HIV/AIDS 危害性及传播途径;②取缔吸毒;③对 HIV 感染的高危人群进行 HIV 抗体检测,对 HIV 阳性者进行教育及随访,防止继续播散,有条件应对其性伴侣检测抗 HIV 抗体;④献血人员献血前检测抗 HIV 抗体;⑤防止医源性感染;⑥广泛宣传阴茎套的预防 AIDS 传播作用;⑦及时治疗 HIV 感染的孕产妇。

第七节　生殖道沙眼衣原体感染

沙眼衣原体(chlamydia trachomatis,CT)感染是常见的 STD 之一。在发达国家,CT 感染占 STD 第一位,我国 CT 感染率也在上升。CT 主要感染柱状上皮及移行上皮而不向深层侵犯。

【概述】

1. 传播途径　主要经性接触传播,间接传播少见。孕妇感染后可发生宫内感染,通过产道感染或出生后感染新生儿,其中经产道感染是最主要的传播途径。

2. 对胎儿、新生儿的影响　经污染产道感染 CT,主要引起新生儿肺炎和眼炎。新生儿血清 CT IgM 阳性,表明有宫内感染。

【护理评估】

1. 健康史　询问患者及性伴侣是否存在不洁性生活史。

2. 身体状况　感染 CT 后多无症状或症状轻微,以子宫颈管炎、尿路炎和巴氏腺感染多见。子宫内膜炎、输卵管炎、腹膜炎较少见。

3. 心理-社会支持状况　评估孕妇和家属对本疾病的认知情况。孕妇在得知自己感染的疾病对胎儿、新生儿可造成一定影响,产生焦虑和紧张。担心遭到家人的歧视,心理负担加重。

4. 辅助检查　生殖道 CT 感染的临床表现无明显特异性,需依据以下实验室检查:

(1)CT 培养:是诊断 CT 感染的金标准。

(2)抗原检测:包括直接免疫荧光法和酶联免疫吸附试验。

(3)核酸扩增试验:敏感性和特异性高,应防止污染的假阳性。

(4)血清学检测:用补体结合试验、ELISA 或免疫荧光法检测血清特异抗体。

5. 处理原则和主要措施

(1)妊娠期 CT 感染首选阿奇霉素 1.0g 顿服,或阿莫西林 500mg 口服,每日 3 次,连用 7 日,不推荐使用红霉素。孕妇禁用多西环素、喹诺酮类和四环素。性伴侣应同时治疗。治疗 3~4 周后复查 CT。

(2)对可能感染的新生儿应及时治疗,红霉素 50mg/(kg·d),分 4 次口服,连用 10~14 日,可预防 CT 肺炎的发生。0.5% 红霉素眼膏或 1% 四环素眼膏出生后立即滴眼对 CT 感染有一定的预防作用。若有 CT 结膜炎可用 1% 硝酸银液滴眼。

【常见护理诊断/问题】

1. 知识缺乏：缺乏对疾病传染途径的认识。

2. 焦虑 与治疗效果不佳,反复发作,担心影响胎儿有关。

【护理措施】

1. 建议高危孕妇在妊娠前进行筛查,早期诊断,及时治疗。

2. 注意个人卫生,不使用他人的内衣、泳衣,外出期间不洗盆浴。

3. 治疗期间禁止性交直至痊愈,性伴侣应同时检查和治疗。

4. 严格按医嘱服用药物,做好新生儿的各项预防措施。

5. 以耐心、热情、诚恳的态度对待孕妇和家属,了解并解除其思想顾虑,为孕妇和家属介绍疾病相关知识,解除其焦虑心理。

第八节 支原体感染

感染人类的支原体(mycoplasma)有十余种,以女性生殖道分离出人型支原体(mycoplasma hommis,MH)及解脲支原体(ureaplasma urealyticum,UU)最常见。近年发现肺炎支原体(myco- plasma pneumonia,MP)、生殖道支原体(mycoplasma genitalium,MG)等也可引起母儿感染。

【概述】

1. 传播途径 主要通过性接触传播。支原体存在于阴道、尿道口周围、宫颈外口及尿液中,孕妇感染后,可经胎盘垂直传播,或经生殖道上行扩散引起宫内感染。在分娩过程中,也可经污染的产道感染胎儿。

2. 对胎儿、新生儿的影响 孕妇感染 UU 及 MH 后,在妊娠 16~20 周侵袭羊膜损伤胎盘造成绒毛膜炎,导致晚期流产、胎膜早破、早产或死胎,存活儿可致低体重儿和先天畸形等。新生儿特别是早产儿受 UU 感染后,可发生支原体肺炎。MH 可导致产妇产后盆腔炎及产后支原体血症及新生儿支原体血症。

产后哺乳等接触或空气传播感染 MH 可引起新生儿肺炎。

【护理评估】

1. 健康史 询问患者及性伴侣是否存在不洁性生活史。

2. 身体状况 MH 感染多引起阴道炎、宫颈炎和输卵管炎,UU 多引起非淋菌性尿道炎(non- gonococcal urethritis,NCU)。支原体多与宿主共存,不表现感染症状,仅在某些条件下引起机会性感染,常合并其他致病原共同致病。

3. 心理-社会支持状况 评估孕妇和家属对本疾病的认知情况。孕妇在得知自己感染的疾病对胎儿、新生儿可造成一定影响,产生焦虑和紧张。担心遭到社会和家人的歧视,心理负担加重。

4. 辅助检查

(1)支原体培养:取阴道和尿道分泌物联合培养,可获较高阳性率;

(2)血清学检查:无症状妇女血清 MH 及 UU 特异抗体水平低,再次感染后血清抗体可显著升高;

(3)PCR 技术较培养法更敏感、特异、快速,对临床诊断有价值。

5. 处理原则和主要措施　MH 或 UU 对多种抗生素均敏感。孕妇首选阿奇霉素 1g 顿服,替代疗法为红霉素 0.5g 口服,每日 2 次,连用 14 日。新生儿感染选用红霉素 25～40mg/(kg·d),分 4 次静脉滴注,或口服红霉素,连用 7～14 日。

【常见护理诊断/问题】

1. 知识缺乏:缺乏对疾病传染途径的认识。

2. 焦虑　与治疗效果不佳,反复发作,担心影响胎儿有关。

【护理措施】

1. 加强孕妇围生期护理

(1)孕期护理:加强围生期孕妇产前检查,做到早发现、早治疗。对于查出围生殖道 UU 感染者,进行专案建档。加强对妊娠合并 UU 感染患者用药期间的观察和护理。注重心理护理,建立良好的互信关系,纠正患者的错误想法,了解患者心理需求,实施个性化心理护理,恢复其自信,积极主动配合治疗和护理工作。

(2)分娩期护理:产妇入院后应充分休息,左侧卧位,提高胎盘血流量,并给予间断吸氧。对胎膜早破者做好会阴护理,预防感染。临产后加强对母婴的监护,严格无菌操作,杜绝医源性感染,全程导乐陪伴,减少并发症发生。

(3)产褥期:常规产房观察 2 小时,遵医嘱给予抗生素预防感染,产后取半卧位,促使宫腔和阴道内液体流出,保持会阴清洁,防止发生感染。

2. 新生儿护理　严格做好新生儿预防、治疗各项措施。

3. 心理护理　以耐心、热情、诚恳的态度对待孕妇和家属,了解并解除其思想顾虑,为孕妇和家属介绍疾病相关知识,解除其焦虑心理。

(陈霞云)

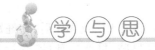

学 与 思

孕妇,孕 1 产 0,孕 28 周,白带黄、外阴异物生长 1 周,尿频尿痛 1 天。查体:小阴唇、尿道口多个米粒大小赘生物,阴道充血,大量脓性分泌物。其丈夫有尿频尿痛,外阴亦有赘生物生长。

请问:

(1)该孕妇可能出现了什么情况?

(2)为明确诊断需做什么检查?

(3)如何护理?

第七章 胎儿异常与多胎妊娠

学习目标

1. 掌握胎儿生长受限、巨大胎儿、胎儿窘迫、多胎妊娠的概念、临床表现、护理评估及和护理措施。
2. 熟悉死胎的概念、处理原则和护理措施。
3. 了解胎儿先天畸形常见的类型及处理原则；母儿血型不合的概念、护理评估及护理措施。
4. 学会识别各种胎儿异常。
5. 具有良好的职业道德及责任心、关爱母儿健康，为孕妇做好身心护理。

第一节 胎儿先天畸形

情景导入

汪女士，已婚，36岁，现孕14周，G_2P_0，5年前行人工流产一次。停经40天时B超提示宫内早孕，孕期无特殊不适。今日入院产检，行B超提示：胎儿未见颅骨光环，头端有不规则"瘤结"，考虑无脑儿。汪女士为此感到震惊。

工作任务：

1. 为汪女士解答该不该继续妊娠？
2. 向汪女士解释导致这种情况可能的原因？

【概述】

胎儿先天畸形是指胎儿在宫内发生的结构异常，是出生缺陷的一种。其发生的原因主要有遗传、环境、食品、药物、病毒感染等。人类具有较高的出生缺陷率，国外出生缺陷率约为15‰，国内约为13.07‰，其中男胎13.1‰，女胎12.5‰。通常缺陷发生的顺序为无脑儿、脑积水、开放性脊柱裂、脑脊膜膨出、腭裂、先天性心脏病、21-三体综合征、腹裂、脑膨出。在围生儿死亡中胎儿先天畸形占首位，因此及时筛查出严重胎儿畸形并进行引产是提高出生人口质量的重要手段之一。妊娠18~24周进行B型超声大结构筛查能查出一些常见的胎儿畸形。另外还有其他诊断方法如羊膜腔穿刺术、脐带穿刺术及绒毛吸取术、胎儿镜、胚胎镜、TORCH 等病原微生物的血清学检测、基因诊断也可以发现胎儿畸形。

胎儿发育分胚细胞阶段、胚胎阶段及胎儿阶段。由于各阶段对致畸因素作用的敏感性不同,其结局亦不同。胚细胞阶段相对不敏感,致畸因素作用后可导致胚细胞死亡、流产;胚胎阶段最敏感,致畸因素作用后可致胎儿结构异常;胎儿阶段致畸因素作用后一般表现为细胞生长异常或死亡,极少发生胎儿结构异常(图7-1)。

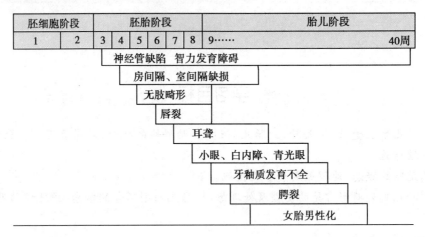

图 7-1 胎儿畸形发生敏感期

一、无 脑 儿

无脑儿(anencephalus)是先天畸形胎儿中最常见的一种,系前神经孔闭合失败所致,为神经管缺陷中最严重的一种类型。由于胎头缺少颅盖骨,眼球突出呈"蛙样"面容,颈项短,无大脑,仅见颅底或颅底部分脑组织,常伴肾上腺发育不良及羊水过多,不可能存活。女胎比男胎多4倍。特殊外观为无颅盖骨,双眼突出(图7-2),若伴羊水过多常早产,不伴羊水过多常为过期产。无脑儿分两种类型,一种类型是脑组织变性坏死突出颅外,另一种是脑组织未发育。

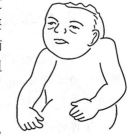

图 7-2 无脑儿

【诊断】

腹部检查时胎儿多为臀位或颜面位,胎头偏小。若为头先露时,阴道检查时可扪及凹凸不平的颅底部,切勿误为正常胎儿的臀部。无脑儿应与面先露、小头畸形、脑脊膜膨出相鉴别。由于 B 型超声诊断准确率提高,基本能早期诊断。妊娠 14 周后 B 型超声探查见不到圆形颅骨光环,头端有不规则"瘤结"。也可行 X 线摄片,无颅盖骨即可确诊。

无脑儿的垂体及肾上腺发育不良,故孕妇尿雌三醇(E_3)值常呈低值。无脑儿脑膜直接暴露在羊水中,使羊水甲胎蛋白(AFP)常呈高值。

【处理】

无脑儿无存活可能,一经确诊应尽早引产,阴道分娩多无困难。偶尔因头小不能扩张软产道而致胎肩娩出困难,需耐心等待。如出现分娩困难者可行毁胎术或穿刺脑膨出部位放其内容物再娩出。

二、脊 柱 裂

脊柱裂（spinabifida）属脊椎管部分未完全闭合的状态（图7-3），也是神经管缺陷中最常见的一种，发生率有明显的地域和种族差别。

胎儿脊柱在孕8～9周开始骨化。骨化过程若两半椎体不融合则形成脊椎裂，多发生在胸腰段。脊柱裂有3种：①脊椎管缺损，多位于腰骶部，外面有皮肤覆盖，称隐性脊柱裂，脊髓和脊神经多正常，无神经系统症状；②两个脊椎骨缺损，脊膜从椎间孔突出，表面可见皮肤包着的囊，囊大时，可含脊膜、脊髓及神经，称为脊髓脊膜膨出，多有神经系统症状；③形成脊髓部分的神经管缺失，停留在神经褶和神经沟阶段，称脊髓裂，同时合并脊柱裂。

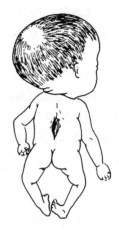

图7-3 脊柱裂

【诊断】

较大的脊柱裂产前B型超声较易发现，妊娠18～20周是发现的最佳时机。产前B型超声检查常难以发现隐性脊柱裂。B型超声探及某段脊柱两行强回声的间距变宽，或形成角度呈V形或W形，脊柱短小、不规则弯曲、不规则完整，或伴有不规则的囊性膨出物，可考虑脊柱裂。开放性脊柱裂胎儿的母血及羊水的甲胎蛋白均有所升高。

【处理】

脊柱裂患儿的死亡率及病残率均较高，在有生机儿之前诊断为脊柱裂者，应建议引产。如曾发生过一次脊柱裂畸形的妇女再次妊娠其发病率为2%～5%，发生两次再发的危险性可达10%。研究证明补充叶酸后可明显降低其发病率，建议于孕前3个月即开始补充叶酸以预防畸形。

三、脑积水和水脑

脑积水（hydrocephalus）是脑脊液过多（500～3000ml）地蓄积于脑室系统内，致脑室系扩张和压力升高、颅腔体积增大、颅缝变宽、囟门增大，常压迫正常脑组织。脑积水常伴其他畸形，如脊柱裂、足内翻等。

水脑（hydranencephaly）指双侧大脑半球缺失，颅内充满了脑脊液。严重的脑积水及水脑可导致梗阻性难产、子宫破裂、生殖道瘘等，对产妇危害严重。

【诊断】

1. 腹部检查　若为头先露，在耻骨联合上方触到宽大、骨质薄软、有弹性的胎头。胎头大于胎体，胎头高浮，跨耻征阳性。

2. 阴道检查　盆腔空虚，胎先露高，颅缝宽，囟门大且紧张，颅骨软而薄，触之有如乒乓球的感觉。

3. B型超声检查　严重的脑积水和水脑在妊娠期间行B型超声检查易于发现：妊娠20周后，颅内大部分被液性暗区占据，中线漂动，脑组织受压变薄，胎头周径明显大于腹周径，应考虑为脑积水。水脑的典型B型超声表现为头颅呈一巨大的无回声区，内无大脑组织及脑中线回声。

【处理】

在有生机儿之前诊断为严重脑积水及水脑，应建议引产。处理时应以母体免受伤害为原则。脑积水引产过程中如出现胎头下降或娩出困难,可行颅内穿刺放液缩小胎头以利于胎儿娩出。

四、单心房单心室

单心房单心室是一种严重的先天性心脏发育异常,常预后不良。B型超声声像图仅见一个心房、一个房室瓣及一个心室。在有生机儿之前诊断单心房单心室,应建议终止妊娠。

五、腹 裂

腹裂(gastroschisis)也称内脏外翻,是一侧前腹壁全层缺损所致。产前B型超声检查中可见胎儿腹腔空虚,胃、肠等内脏器官漂浮在羊水中,表面无膜覆盖。随着小儿外科手术技术的提高,腹裂的总体预后较好,但如腹裂伴肝脏突出死亡率较高。对于要求继续妊娠者,孕期应严密随访羊水量、胎儿有无肠梗阻表现及胎儿生长发育情况。

六、致死性侏儒

致死性侏儒(thanatophoric)是一种致死性的骨骼畸形,表现为长骨极短且弯曲、窄胸、头颅相对较大,常伴有羊水过多。B型超声检查可见胎儿长骨呈"电话听筒"样表现,尤以股骨和肱骨更为明显。本病的死因多为胸腔极度狭窄致肺发育不良、心肺衰竭所致,一旦诊断为致死性侏儒,应尽早终止妊娠。

七、联 体 儿

联体儿(conjoined twins)极少见,系单卵双胎在孕早期发育过程中未能分离或分离不完全所致,故多数性别相同。分为:①相等联体儿:头部、胸部、腹部等联体。②不等联体儿,以寄生胎多见。腹部检查难与双胎妊娠相区别。B型超声诊断不困难。联体双胎所涉及的脏器越多越重要,预后就越差。在有生机儿之前诊断联体儿,可考虑终止妊娠,以不损伤母体为原则,若为足月妊娠应行剖宫产术。

八、21-三体综合征

21-三体综合征(trisomy 21 syndrome)也称唐氏综合征(Down syndrome)、先天愚型,是染色体异常中最常见的一种,系21号染色体多一条所致。唐氏综合征常合并胎儿心脏畸形、唇腭裂等畸形,该病随着母亲的年龄上升发病率增加。唐氏综合征是产前筛查的重点,目前有早期胎儿颈项透明层(NT)测定联合血清学筛查,妊娠中期血清学筛查及外周血无创性产前筛查方法。其确诊主要依靠羊水穿刺细胞遗传学方法。在有生机儿之前诊断为21-三体综合征,应建议终止妊娠。

九、唇裂和唇腭裂

唇裂(cleft lip)和唇腭裂(cleft palate)发病率为1‰,再次妊娠发病率为4%。如其父亲为患者,后代的发病率3%;如母亲为患者,后代的发病率14%。唇裂是腭板完整,唇腭裂时有鼻翼、牙齿生长不全。严重腭裂可通过咽部,严重影响哺乳。B型超声只能发现明显的唇腭裂,轻微的唇腭裂产前难以发现,胎儿镜虽能直视诊断,但损伤较大,较少应用。唇腭裂在新生儿期行整形矫治,效果较好。

【预防】

胎儿先天畸形应实施三级预防原则：去除病因、早期诊断、延长畸形儿寿命。建立、健全围生期保健网，向社会广泛宣传优生知识，严禁近亲婚配或严重的遗传病婚配，同时提倡适龄生育，加强遗传咨询和产前诊断，保护环境、减少各种环境致畸因素的危害，有效降低各种先天畸形儿的出生率。

第二节　胎儿生长受限

小于孕龄儿（small for gestation age，SGA）是指出生体重低于同胎龄应有的第 10 百分位数以下或低于其平均体重 2 个标准差的新生儿。新生儿死亡率为 1%。并非所有出生体重小于同胎龄体重第 10 百分位数均为病理性的生长受限，其中约有 25%～60% 的 SGA 是因为种族、产次或父母身高体重等造成的"健康小样儿"。SGA 可分为 3 种类型：①正常的 SGA：即胎儿结构及多普勒血流评估各器官均未发现异常，无宫内缺氧表现。②异常的 SGA：存在结构异常或者遗传性疾病的胎儿。③胎儿生长受限（fetal growth restriction，FGR）是指无法达到其应有的生长潜力的 SGA。既往称胎儿宫内发育迟缓（intrauterine growth restriction，IUGR）。我国发病率平均为 6.39%，FGR 围生儿死亡率为正常儿的 4～6 倍，同时对远期的体格与智能发育有一定的影响。胎儿出生时的体重 <2500g 称为低出生体重儿。

【概述】

1. 病因　母亲营养供应、胎盘转运和胎儿遗传潜能均能影响胎儿生长的因素。其病因复杂，约 40% 患者病因尚不明确，主要高危因素有：

（1）孕妇因素：最常见，占 50%～60%。

1）营养因素：孕妇偏食、妊娠剧吐、摄入蛋白质及维生素不足，出生体重与母体血糖水平呈正相关。

2）妊娠并发症与合并症：妊娠并发症如妊娠期高血压疾病、前置胎盘、胎盘早剥、过期妊娠、多胎妊娠、妊娠期肝内胆汁淤积症等；妊娠合并症如心脏病、贫血、肾炎、抗磷脂抗体综合征等，均可使胎盘血流灌注量减少。子宫病变如子宫肌瘤、双角子宫等均可影响胎儿生长。

3）其他：孕妇年龄、身高、体重、吸烟、吸毒、酗酒、宫内感染或有毒有害物质等。

（2）胎儿因素：胎儿基因或染色体异常、先天发育异常时，也常伴有胎儿生长受限。

（3）胎盘因素：胎盘各种病变导致子宫胎盘血流量减少，胎儿血供不足。

（4）脐带因素：脐带过长、脐带扭转、脐带打结、脐带过细（尤其近脐带根部过细）等。

2. 分类及临床表现　胎儿发育分三阶段。第一阶段（妊娠 17 周之前）：此阶段主要是细胞增殖，所有器官的细胞数目均增加；第二阶段（妊娠 17～32 周）：细胞继续增殖并增大；第三阶段（妊娠 32 周之后）：细胞增生肥大为主要特征，胎儿突出表现为糖原和脂肪沉积。胎儿生长受限根据其发生时间、胎儿体重以及病因分 3 类：

（1）内因性均称型 FGR：为原发性胎儿生长受限，一般发生在胎儿发育的第一阶段，其病因主要包括基因或染色体异常、病毒感染、接触放射线物质等。特点为体重、头围和身长相称，但均小于该孕龄正常值。外表无营养不良表现，器官分化或成熟度与孕龄相符，但各器官的细胞数均减少，脑重量轻；神经元功能和髓鞘形成迟缓；胎盘体积小，但组织无异常。胎儿无缺氧表现。胎儿出生缺陷发生率高，围生儿死亡率高，预后不良。产后新生儿脑神经发育障碍，伴小儿智力障碍。

（2）外因性不均称型 FGR：为继发性胎儿生长受限。孕早期胚胎发育正常，孕晚期才受到有害因素的影响，其发生原因常为妊娠期高血压疾病、糖尿病、过期妊娠等所致的慢性胎盘功能不全。特点为新生儿外表呈营养不良或过熟儿状态，发育不匀称，身长、头径与孕龄相符而体重偏低。胎儿常有宫内慢性缺氧及代谢障碍，各器官细胞数正常，但细胞体积缩小，以肝脏最为明显。胎盘体积正常，但功能低下，常有梗死、钙化、胎膜黄染等表现，加重胎儿宫内缺氧，使胎儿在分娩期对缺氧的耐受力下降，易致新生儿脑神经受损。出生后躯体发育正常，易发生低血糖。

（3）外因性均称型 FGR：为上述两型的混合型，多由母儿双方的影响和缺乏叶酸、氨基酸、微量元素或有害药物的影响。致病因素虽是外因，但在整个妊娠期间均发生影响。特点为身长、体重、头径相称，但小于该孕龄正常值。外表有营养不良表现。各器官细胞数目减少，导致器官体积均缩小，肝脏严重受累，脑细胞数目也明显减少。胎盘体积小，外表正常。宫内缺氧少见，但存在代谢不良。新生儿的生长与智力发育亦常常受到影响。

【护理评估】

1. 健康史　询问末次月经，推算预产期，明确孕龄，询问孕产史及本次妊娠经过，了解既往妊娠有无出现此类情况；评估有无妊娠合并症及妊娠并发症等引起 FGR 的高危因素。

2. 身体状况

（1）症状：孕妇自诉体重、腹围增长缓慢。

（2）体征：测量宫高、腹围，评估宫底高度是否与孕周相符。计算胎儿发育指数，胎儿发育指数 = 宫高（cm）- 3 ×（月份 + 1），指数在 - 3 和 + 3 之间为正常，小于 - 3 提示有 FGR 的可能；孕晚期孕妇每周体重约增加 0.5kg，若体重增长停滞或增长缓慢时，提示可能为 FGR。

3. 心理-社会支持状况　孕妇及家属担心胎儿安危而焦虑不安。部分患者被告知 FGR 原因不明，孕妇倍感沮丧和无助。

4. 辅助检查

（1）B 型超声检查：①测胎儿头围与腹围比值（HC/AC），如比值小于正常同孕周平均值的第 10 百分位数，应考虑可能为 FGR，有助于估算不均称型 FGR。②测量胎儿双顶径（BPD）：每周连续测量双顶径，动态观察其变化，如每周增长 < 2.0mm（正常孕妇妊娠早期每周平均增长 3.6 ~ 4.0mm，妊娠中期 2.4 ~ 2.8mm，妊娠晚期 2.0mm），或 3 周增长 < 4.0mm，或每 4 周增长 < 6.0mm，于妊娠晚期双顶径每周增长 < 1.7mm，均应考虑可能为 FGR。③羊水量与胎盘成熟度：部分 FGR 可出现羊水过少、胎盘老化的 B 型超声图像。④胎儿生物物理评分：即应用 B 超监测胎儿呼吸运动、肌张力、胎动、羊水量及胎心监护结果进行综合评分，满分为 10 分，可协助评估胎儿宫内情况，部分 FGR 可出现异常。

（2）彩色多普勒超声检查：脐动脉舒张期血流缺失或倒置，对诊断 FGR 有重要意义。如孕晚期脐动脉 S/D 值≤3 为正常值，脐血 S/D 值升高时，也应考虑 FGR 的可能。

（3）尿 E_3 和 E/C 比值、胎盘生乳素等测定：了解胎盘功能，也有助于 FGR 的诊断。

（4）抗心磷脂抗体（ACA）的测定：近年来，有研究表明 ACA 与 FGR 的发生有关。

5. 处理原则和主要措施　排除胎儿畸形后，尽早治疗，越早效果越好，孕 32 周前开始疗效佳，妊娠 36 周后疗效差。FGR 的处理原则为积极寻找病因、补充营养、改善胎盘循环、加强胎儿监测、适时终止妊娠。

（1）妊娠期的治疗

1）一般治疗：卧床休息，均衡营养，吸氧，左侧卧位。

2)母体静脉营养:临床上常通过静脉营养给予母体补充氨基酸、能量合剂及葡萄糖,但实际上治疗效果并不理想,可能的原因是胎盘功能减退,子宫-胎盘供血不足,导致物质转换能力下降。

3)药物治疗:β-肾上腺素激动剂能舒张血管,松弛子宫,改善子宫胎盘血流,促进胎儿生长发育;硫酸镁能恢复胎盘正常的血流灌注;丹参能促进细胞代谢、改善微循环、降低毛细血管通透性,有利于维持胎盘功能;低分子肝素、阿司匹林用于抗磷脂抗体综合征对FGR有效。

(2)胎儿健康状况检测:无应激试验(NST),胎儿生物物理评分(BPP),胎儿血流监测如脐动脉彩色多普勒,大脑中动脉、静脉导管血流等,均可监测胎儿安危。

(3)产科处理:

1)继续妊娠指征:如胎儿状况良好、胎盘功能正常、无宫内缺氧、妊娠未足月、孕妇无妊娠合并症及并发症者,可以在密切监护下继续妊娠至足月,但原则上不应超过预产期。

2)终止妊娠指征:①治疗后FGR无改善,胎儿停止生长3周以上;②胎盘老化、伴有羊水过少等胎盘功能减退表现;③NST、胎儿生物物理评分及胎儿血流测定等提示胎儿宫内缺氧;④妊娠合并症及并发症加重,危害母儿健康甚至生命者。一般在妊娠34周左右可以考虑终止妊娠,若孕周未达34周,应给予地塞米松促胎肺成熟后再终止妊娠。

3)分娩方式选择:FGR胎儿对缺氧耐受力差,胎盘贮备不足,难以耐受分娩过程宫缩的缺氧状态,应适当放宽剖宫产指征。①阴道试产:胎儿情况良好,胎盘正常,胎儿成熟,宫颈Bishop成熟度评分≥7分,羊水量及胎位正常,无其他禁忌者。第二产程中为减少产道对胎儿的挤压,造成新生儿窒息、颅内出血及头皮下血肿,可适当行会阴后-侧切开术。若胎儿难以存活,无剖宫产指征,予以引产。②剖宫产:胎儿病情重,宫颈不成熟,产道条件欠佳,阴道分娩对胎儿不利者。

【常见护理诊断/问题】

1. 有胎儿受伤的危险 与羊水过少导致胎儿畸形或生长受限有关。

2. 焦虑 与担心胎儿畸形有关。

【护理目标】

1. 孕妇情绪稳定,能积极配合治疗和护理。

2. 母儿平安,未发生并发症。

【护理措施】

1. 一般护理 指导孕妇充分休息,左侧卧位,改善胎盘血供;加强营养、保证孕妇及胎儿发育需要,避免各种不良刺激,积极预防胎膜早破。

2. 严密观察病情,促进母儿平安

(1)补充营养:嘱孕妇增加营养,均衡膳食,如补充氨基酸片、脂肪乳注射剂、能量合剂、叶酸、维生素E、维生素B、钙、铁、锌等。

(2)改善胎盘循环:嘱孕妇多休息,左侧卧位,以改善子宫胎盘循环,间歇吸氧,一日3次,15~30分钟/次;遵医嘱给予药物治疗,用药过程中加强巡视,发现异常及时停药。

(3)去除诱因:积极配合医生去除引起FGR的高危因素。

(4)协助医生终止妊娠:积极做好终止妊娠及抢救新生儿的准备,加强分娩过程中的护理配合,新生儿按高危儿护理。如有胎儿窘迫、短时间内不能结束分娩者,应积极协助医生行剖宫产术终止妊娠。

4. 心理护理　向孕妇及家属解释病情,帮助孕妇树立信心,积极配合治疗和护理。对失去胎儿的产妇提供心理支持,帮助其度过悲伤期。

5. 健康指导　加强产前检查,做好孕期保健,积极治疗妊娠合并症及并发症。注意营养,避免不良生活、饮食习惯。宣传优生优育知识,告知 FGR 的近期及远期并发症均较高,如新生儿窒息、低体温、低血糖、脑瘫、智力障碍、行为异常等,再次妊娠之前应进行遗传咨询。

【护理评价】

1. 孕产妇是否情绪稳定,是否能积极配合治疗护理。

2. 母儿有无发生并发症。

第三节　巨大胎儿及肩难产

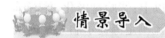

情景导入

　　刘女士,已婚,34 岁,目前诊断:孕 39 周,G_2P_1,LOA。5 年前自然分娩一女,3.5kg,产时顺利。现孕期顺利,无特殊不适。孕 28 周时行 50g 糖筛查示:9.3mmol/L,建议进一步检查排外妊娠期糖尿病,孕妇拒绝。今日入院产检,查体:生命体征平稳,心肺体检无异常,身高 165cm,体重 80kg,腹部检查宫高 37cm,腹围 106cm,胎方位 LOA,胎心音 142 次/分,医生考虑巨大胎儿。

工作任务:

1. 为进一步确诊,还需要做什么检查?

2. 向刘女士解释导致巨大胎儿可能的原因是什么?

　　巨大胎儿(macrosomia)是指胎儿出生体重达到或超过 4000g。近年来因营养过剩,巨大胎儿的孕妇逐年增多。巨大胎儿国外发生率约为 15.1%,国内发生率约为 7%,男胎多于女胎。胎儿出生体重超过 4500g 的胎儿称为特大胎儿。巨大胎儿肩难产、手术产率及死亡率均较正常胎儿明显增高。胎头娩出后,前肩被嵌顿在耻骨联合上方,用常规助产方法不能娩出胎儿双肩,称肩难产(shoulder dystocia)。肩难产发生率与胎儿体重密切相关:胎儿体重 2500 ~4000g 时肩难产发生率为 0.3% ~1%,4000 ~4500g 时发生率为 3% ~12%,超过 4500g 发生率为 8.2% ~22.6%。肩难产常发生突然,情况紧急,若处理不当,将导致严重的母婴并发症。

【概述】

1. 病因　母亲糖尿病(尤其是 2 型糖尿病)、孕妇肥胖是已知巨大胎儿形成的主要危险因素,其他相关因素还有:①遗传因素:父母身材高大,尤其母亲高大易发生巨大胎儿;②过期妊娠:胎盘功能正常时胎儿在宫腔内继续生长发育,体重随孕期延长而增加;③孕妇孕产次:胎儿体重随胎次而增加;④羊水过多者巨大胎儿发生率高;⑤高龄产妇、有巨大胎儿分娩史;⑥孕妇骨盆解剖结构异常、胎儿畸形如颈部肿瘤、胎儿水肿亦可致肩难产。

2. 对母儿的影响

(1)对产妇的影响:巨大胎儿易发生头盆不称和子宫收缩乏力,造成产程延长和停滞,阴道助产、剖宫产、产后出血和产褥感染发生率升高。巨大胎儿双肩径大于双顶径,经阴道分娩最大的危险是肩难产,其发生率与胎儿体重成正比。肩难产处理不当可发生严重的软产道损伤甚至子宫破裂;产后因分娩时骨盆底组织过度伸长或裂伤,易发生子宫脱垂、阴道前后壁膨出;由于滞产胎头长时间压迫软产道导致局部组织缺血坏死,可发生生殖道瘘。

(2)对胎儿及新生儿的影响:巨大儿体积大、胎头大,颅骨不易变形导致分娩困难,有时需手术助产,易引起颅内出血、锁骨骨折、臂丛神经损伤及麻痹、胎儿窘迫、新生儿窒息甚至死亡。

【护理评估】

1. 健康史　详细了解孕妇有无巨大儿分娩史、糖尿病史或过期妊娠史,本次妊娠经过,有无营养过剩;准确推算预产期,着重评估胎儿大小、孕妇骨盆、有无头盆不称。

2. 身体状况

(1)症状:孕妇肥胖或身材高大,或孕期体重增长过快。妊娠晚期可出现呼吸困难、腹部沉重及两肋胀痛等症状。

(2)体征:腹部检查见腹部明显膨隆,宫高>35cm,触诊胎体大,若为头先露,胎头跨耻征阳性。听诊胎心正常,清晰有力,但位置稍高。若宫高加腹围≥140cm巨大胎儿的可能性较大。需与双胎妊娠、羊水过多、胎儿畸形、妊娠合并腹部肿物相鉴别。

3. 心理-社会支持状况　孕妇及家属得知胎儿过大时,常反复询问医护人员能否从阴道分娩。如产程进展顺利,则产妇对分娩有信心;当产程进展缓慢,产妇可能失去信心,拒绝阴道试产,要求尽快剖宫产结束分娩。

4. 辅助检查　主要依靠B超检查:胎头双顶径(BPD)常>10cm,股骨长(FL)≥8.0cm,胎儿腹围(AC)>33cm,应考虑巨大胎儿,需进一步测量胸径和双肩径。胸径和双肩径大于双顶径时,发生肩难产的概率增高。利用B超预测较小的胎儿及早产儿的体重有一定的准确性,但对于巨大胎儿的预测有一定的难度。也有学者提出测量股骨皮下组织厚度(FSTT)预测胎儿体重。B超检查可同时排除双胎、羊水过多等情况。

5. 处理原则和主要措施　根据宫高、腹围、B型超声检查,尽可能准确推算出胎儿体重,并结合骨盆测量、头盆关系综合决定分娩方式。

(1)阴道试产:如非糖尿病孕妇胎儿体重≥4000g,无头盆不称、产力良好,可予以短期试产,密切观察产程进展,加强产时监护,产时警惕肩难产,必要时行会阴切开术、胎头吸引术、产钳助产术或剖宫产术。

(2)剖宫产:估计非糖尿病孕妇胎儿体重≥4500g或糖尿病孕妇胎儿体重≥4000g,即使骨盆正常,为防止母儿产时损伤建议行剖宫产结束分娩。

(3)新生儿处理:预防低血糖,尽早开奶,补充钙剂。

【常见护理诊断/问题】

1. 有新生儿窒息的危险　与胎儿巨大、产程延长有关。

2. 有新生儿产伤的危险　与胎体过大、颅骨不易变形,需手术助产有关。

3. 潜在并发症:产后出血、产褥感染等。

【护理目标】

1. 未发生新生儿窒息。

2. 未发生新生儿产伤。

3. 产妇无产后出血、产褥感染等。

【护理措施】

1. **妊娠期**　详细询问病史,定期做产前检查及营养指导,控制体重。既往有巨大胎儿分娩史或孕期发现胎儿过大者,需检查有无糖尿病及糖耐量异常。如确诊糖尿病,应积极治疗控制血糖,并于足月后根据胎盘功能、胎儿成熟度及血糖控制情况决定终止妊娠的时机和方式;若胎肺不成熟应予地塞米松促胎肺成熟后终止妊娠。不建议预防性引产,因为预防性引产并不能改善围生儿结局,不能降低肩难产率,反而可能增加剖宫产率。

2. **分娩期**　严密观察产程,进行产时监护。阴道试产时由于胎头过大过硬、不易变形,不宜试产过久。若胎头双顶径已达坐骨棘水平以下可做较大的会阴切开行产钳助产,同时做好处理肩难产的准备。肩难产发生后不要急于娩肩,首先应快速清理胎儿口鼻内的黏液及羊水。请有经验的产科医生、新生儿科医生、麻醉科医生到场抢救的同时,双侧阴部神经阻滞麻醉并行足够大的会阴后-斜侧切开,使产道松弛,同时采取以下方法助产:

(1)屈大腿法(McRobert 法):协助产妇双腿极度屈曲,尽可能紧贴腹部,双手抱膝,使腰骶段前凹变直,脊柱弯曲度缩小,减小骨盆倾斜度,使嵌顿在耻骨联合上方前肩自然松解,同时应用适当力量向下牵引胎头而娩出(图 7-4)。此法是一种基础助产法,与其他方法一起使用,效果更佳。

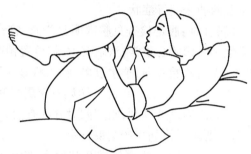

图 7-4　屈大腿助产法

(2)压前肩法(Suprapubic pressure 法):也称耻骨上加压法。助手在产妇耻骨联合上方适度压胎儿,使双肩经缩小,同时助产者向下牵引胎头,两者相互配合持续加压与牵引,有助于前肩的娩出(图 7-5)。注意不能使用暴力。

经过以上操作方法后,50%的肩难产得以成功解决。

(3)旋肩法(Woods 法):助产者以示、中指伸入阴道紧贴胎儿后肩的背部,将后肩向侧上旋转,助手协助将胎头同方向旋转,当后肩旋转至前肩位置时娩出(图 7-6)。操作时,胎背在母体右侧用左手,胎背在母体左侧用右手。

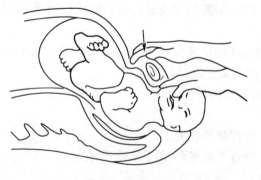

图 7-5　压前肩法

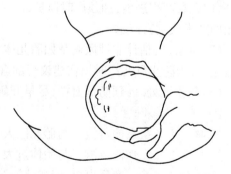

图 7-6　旋肩法

(4)牵后臂法:助产者的手顺骶骨进入阴道,握住胎儿后上肢,使其肘关节屈曲,沿胎儿胸前滑出阴道而娩出胎儿后肩及后上肢,再将胎肩旋转至骨盆斜径上,牵引胎头使前肩入盆后即可娩出(图 7-7)。

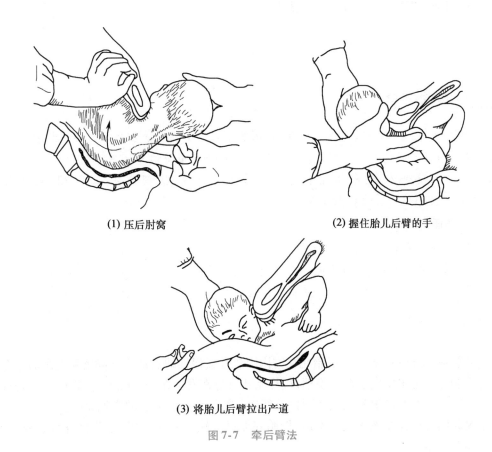

(1) 压后肘窝　　　　　　　　(2) 握住胎儿后臂的手

(3) 将胎儿后臂拉出产道

图 7-7　牵后臂法

（5）四肢着地法：产妇翻转至双手和双膝着地，重力作用或这种方法产生的骨盆径线改变可能解除胎肩嵌塞状态。

（6）Zavaneli 回纳法：将胎头退回阴道内，改行剖宫产。

（7）断锁骨法：以上方法无效，可剪断胎儿锁骨，娩出后缝合软组织、锁骨能自愈。

3. 产褥期　分娩后立即在腹部放置沙袋防止产后腹压骤降、回心血量减少造成循环衰竭。常规检查软产道，有裂伤者及时缝合。及时给予缩宫素和抗生素，预防产后出血和产褥感染。

4. 新生儿处理　预防新生儿低血糖，在出生后 30 分钟监测血糖。出生后 1～2 小时开始喂糖水，及早开奶。轻度低血糖口服葡萄糖，严重者静脉输注。新生儿易发生低钙血症，应补充钙剂，可用 10% 葡萄糖酸钙 1ml/kg 加入葡萄糖液中静脉滴注。

5. 心理护理　当胎头娩出后出现肩难产时，医护人员需果断采取助产手术，产妇多有紧张、恐惧，担心胎儿安危和自身健康，此时助产人员应告知采取措施，并鼓励、指导产妇积极配合结束分娩。

6. 健康指导　阴道助产的会阴切口较大，应指导产妇注意会阴清洁卫生，勤换会阴垫，避免发生会阴切口感染。

【护理评价】

1. 新生儿是否发生窒息。

2. 新生儿是否发生产伤。

3. 产妇是否发生产后出血、产褥感染等。

第四节 胎儿窘迫

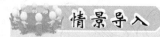

龚女士,已婚,28岁,G_1P_0,孕36周,因胎动减少1天入院。自诉自昨日起胎动减少,12小时胎动数为8次,无下腹胀痛、阴道出血及阴道流液等不适。孕期定期产检,无异常。入院查体:生命体征平稳,心肺体检无异常,腹部检查:宫高32cm,腹围96cm,胎方位LOA,胎心音108次/分。

工作任务:

1. 龚女士发生了什么情况?
2. 为进一步确诊,还需要做什么检查?
3. 如诊断胎儿窘迫,下一步要如何处理?

【概述】

胎儿窘迫(fetal distress)是指胎儿在宫内因急性或慢性缺氧危及其健康和生命的综合症状。急性胎儿窘迫主要发生在分娩期;慢性胎儿窘迫常发生在妊娠晚期,但临产后可表现为急性胎儿窘迫。胎儿窘迫是围生儿死亡及新生儿神经系统后遗症的常见原因。

常见原因为母体血液含氧量不足、母胎间血氧运输及交换障碍、胎儿自身因素异常,均可导致胎儿窘迫。

1. 胎儿急性缺氧 多因母胎间血氧运输及交换障碍或脐带血循环障碍所致。常见因素有:①前置胎盘、胎盘早剥;②脐带异常,如脐带绕颈、脐带过长或过短、脐带扭转、脐带脱垂、脐带真结、脐带血肿、脐带附着于胎膜等;③母体严重血循环障碍致胎盘灌注急剧减少,如各种原因导致的休克等;④缩宫素使用不当造成宫缩过强或不协调宫缩,宫内压长时间超过母血进入绒毛间隙的平均动脉压;⑤孕妇应用麻醉药或镇静剂过量,导致呼吸抑制。

2. 胎儿慢性缺氧 ①母体血液含氧量不足,如妊娠合并先天性心脏病或伴心功能不全、慢性肺功能不全、肺部感染、哮喘反复发作及重度贫血;②子宫胎盘血管硬化、狭窄、梗死,使绒毛间隙血液灌注不足,如妊娠期高血压疾病、慢性肾炎、糖尿病、过期妊娠等;③胎儿严重的先天性心血管疾病、呼吸系统疾病、母儿血型不合、颅内出血及颅脑损伤、胎儿畸形、胎儿宫内感染等,致胎儿运输及利用氧能力下降等。

【护理评估】

1. 健康史 了解孕妇年龄,询问孕产史及本次妊娠经过,有无内外科疾病史;孕早期有无患病史、用药史;有无妊娠合并症、并发症;产程进展、缩宫素使用情况;胎儿生长发育情况有无异常;胎盘功能是否正常等。

2. 身体状况

(1)急性胎儿窘迫:主要发生于分娩期。多因脐带因素、胎盘早剥、宫缩过强或不协调、产程延长、产妇休克、中毒等引起。

1)产时胎心率异常:胎心率的改变是急性胎儿窘迫最明显的临床征象。正常胎心率基线为 110～160 次/分。缺氧早期胎心监护可出现胎心基线代偿性加快、晚期减速或重度变异减速;随着产程进展,尤其是较强宫缩刺激下胎心基线可下降到 <110 次/分。当胎心率基线 <100 次/分,基线变异≤5 次/分,伴频繁晚期减速或重度变异减速时提示胎儿缺氧严重,胎儿常结局不良,可随时胎死宫内。

2)羊水胎粪污染:胎儿可在宫内排出胎粪,影响胎粪排出最主要的因素是孕周,孕周越大,羊水胎粪污染的概率越高,某些疾病也会增加胎粪排出的概率,如妊娠期肝内胆汁淤积症。10%～20% 的分娩中会出现羊水胎粪污染,羊水中胎粪污染不是胎儿窘迫的征象。出现羊水胎粪污染时,如胎心监护正常,不需要进行特殊处理;如胎心监护异常,存在胎儿缺氧情况,会引起胎粪吸入综合征(MAS),造成不良胎儿结局。

3)胎动:急性胎儿窘迫初期表现为胎动频繁,继而转弱及次数减少,进而消失。

(2)慢性胎儿窘迫:多发生在妊娠晚期,往往延续至临产并加重。其多为妊娠期高血压疾病、慢性肾炎、糖尿病等所致。慢性胎儿窘迫的主要临床表现为胎动减少或消失。计算胎动方法为孕妇早、中、晚自行监测各 1 小时的胎动次数,3 次的胎动次数相加乘以 4,即 12 小时的胎动次数。胎动计数 >30 次/12 小时为正常;若 <20 次/12 小时为偏少;<10 次/12 小时,为胎儿缺氧的重要表现,应予以警惕。临床常见胎动消失 24 小时后胎心消失。

3. 心理-社会支持状况 当发生胎儿窘迫时,孕妇及家属常因担心胎儿安危而焦虑不安。对阴道手术助产或剖宫产感到恐惧、犹豫;对胎儿不幸夭折,倍感无助,难以接受。

4. 辅助检查

(1)产前电子胎心监护:胎心率异常提示有胎儿缺氧可能。无应激试验(NST)无反应型,缩宫素激惹实验(OCT)、CST 出现频发晚期减速或重度变异减速均提示有胎儿窘迫的可能。

(2)胎儿生物物理评分:≤4 分提示胎儿窘迫,6 分为胎儿可疑缺氧。

(3)脐动脉多普勒超声血流异常:胎儿可出现进行性舒张期血流降低、脐血流指数升高提示胎盘灌注不足。严重病例可出现舒张末期血流缺失或倒置,提示随时有胎死宫内的危险。

(4)血气分析:采取胎儿头皮血进行血气分析。若 pH <7.2(正常值 7.25～7.35),PO_2 <10mmHg(正常值 15～30mmHg),PCO_2 >60mmHg(正常值 35～55mmHg),可诊断胎儿酸中毒。但该法新生儿缺血缺氧性脑病的阳性预测值仅为 3%,应用较少。

5. 处理原则和主要措施

(1)急性胎儿窘迫:应采取果断措施,改善胎儿缺氧状态。

1)一般处理:左侧卧位、吸氧、停用缩宫素、阴道检查除外脐带脱垂,评估产程进展。纠正脱水、酸中毒、低血压及电解质紊乱。对于可能胎儿窘迫者行连续胎心监护或胎头皮血 pH 测定。

2)病因治疗:若不协调性子宫收缩过强,或因缩宫素使用不当引起宫缩过频过强,应遵医嘱给予单次静脉或皮下注射特布他林或硫酸镁。若为羊水过少、脐带受压,可经羊膜腔输液。

3)尽快终止妊娠:①剖宫产。宫口未开全或预计短期内无法阴道分娩,应立即剖宫产。剖宫产指征包括:胎心基线变异消失伴胎心基线 <110 次/分,或伴频发晚期减速、重度变异减速;正弦波;胎儿头皮血 pH <7.2;②阴道分娩。胎头双顶径已达坐骨棘平面以下,应尽快阴道助娩。

（2）慢性胎儿窘迫：应针对病因，根据孕周、胎儿成熟度和胎儿缺氧程度决定处理。

1）一般处理：主诉胎动减少者，全面检查以评估母儿状况，包括 NST 和胎儿生物物理评分。嘱孕妇取左侧卧位，定时吸氧，每日 2～3 次，每次 30 分钟。积极治疗妊娠并发症及合并症。加强胎儿监护，注意胎动变化。

2）期待疗法：孕周小、估计胎儿娩出后存活可能性小，应将情况向孕妇及家属说明，尽量保守治疗以期延长孕周，同时促胎肺成熟。

3）终止妊娠：胎儿近足月或胎儿已成熟，胎动减少，胎盘功能进行性减退、NST 无反应型、OCT 出现频发晚期减速或重度变异减速，胎儿生物物理评分＜4 分，均应行剖宫产终止妊娠。

【常见护理诊断/问题】

1. 胎儿气体交换受损　与子宫胎盘血流改变、脐带血流减慢、中断有关。

2. 焦虑　与担心胎儿安危有关。

3. 预感性悲哀　与胎儿可能死亡有关。

【护理目标】

1. 胎儿宫内缺氧情况改善，胎心率恢复正常。

2. 孕妇焦虑情绪减轻。

3. 产妇及家属能够接受胎儿死亡现实。

【护理措施】

1. 病情监测

（1）急性胎儿窘迫：观察胎动变化及羊水性状，每 10～15 分钟听 1 次胎心，并记录。遵医嘱进行胎心监护。

（2）慢性胎儿窘迫：加强孕期监护，协助检查，教会孕妇胎动计数和判断胎动异常的方法。

2. 治疗配合　改善胎儿缺氧情况

（1）急性胎儿窘迫：左侧卧位、吸氧；停用缩宫素，予 25% 硫酸镁 8ml 加入 0.9% 氯化钠 20ml 中缓慢静脉推注缓解宫缩。

（2）慢性胎儿窘迫：遵医嘱应用宫缩抑制剂和促胎肺成熟的药物，尽量延长孕周。

3. 一般护理　孕妇取左侧卧位休息，孕期加强营养，进高蛋白、高热量、高维生素、富含铁的食物，促进胎儿生长发育。

4. 心理护理　向孕妇及家属提供相关信息，如病因、病情、治疗方案及孕妇需做的配合，减轻孕妇焦虑。若胎儿夭折，同情安慰产妇，帮助其度过悲伤期。

5. 健康指导

（1）向孕妇及家属介绍围生期保健知识，指导妊娠期高血压疾病、心脏病、糖尿病的高危孕妇增加产检次数，酌情提前住院待产。

（2）指导孕妇学会胎动计数，如胎动＜10 次/12 小时，或逐日下降 50% 而不能恢复者，及时到医院检查，早期发现胎儿窘迫，及时处理。

【护理评价】

1. 胎儿宫内缺氧情况是否改善，胎心率是否恢复正常。

2. 孕妇焦虑情绪是否减轻。

3. 产妇及家属是否能够接受胎儿死亡现实。

第五节　死　　胎

妊娠 20 周后的胎儿于子宫内死亡,称死胎(fetal death)。胎儿在分娩过程中死亡,称死产(stillbirth),亦是死胎的一种。如死胎滞留过久可引起母体凝血功能障碍、DIC 等。

【概述】

1. 病因　死胎常见的原因大致分为两类,一是外界不利因素使胎儿在宫内缺氧,二是胎儿染色体结构异常和遗传基因畸变。

(1)胎儿缺氧:

1)胎盘因素:如前置胎盘、胎盘早剥、脐带帆状附着血管前置、急性绒毛膜羊膜炎等。

2)脐带因素:脐带过短、脐带扭转、脐带脱垂、脐带打结、脐带绕颈缠体等影响血液供应,导致胎儿缺氧。

3)胎儿因素:如胎儿严重畸形,胎儿宫内发育迟缓、胎儿宫内感染、遗传性疾病、母儿血型不合等影响胎儿生长发育,严重者可导致胎儿死亡。

4)孕妇因素:母亲患有严重的妊娠并发症或合并症,如妊娠高血压疾病、过期妊娠、糖尿病、慢性肾炎、心血管疾病、全身和腹腔感染等;各种原因引起的休克;子宫局部因素如子宫张力过大或收缩力过强、子宫肌瘤、子宫畸形、子宫破裂等导致胎儿氧供不足,缺氧严重而死亡。另外,孕妇吸烟、酗酒、过多接触化学工业毒物、放射线及剧毒农药等均有致畸作用或导致死胎。

(2)胎儿染色体结构异常和遗传基因畸变:如双亲患有遗传病可引起胚胎的基因及染色体畸变,导致胎儿畸形、流产或死亡。在孕早期宫内感染者可使胎儿死亡;妊娠期应用对胎儿有致畸作用的药物可使遗传基因发生突变,致染色体畸变,最终导致胎儿死亡。

2. 对母儿的影响　胎儿死亡后约 80% 在 2～3 周内自然娩出。若死亡后 3 周仍未排出,退行性变的胎盘组织释放凝血活酶进入母血循环,激活血管内凝血因子引起弥散性血管内凝血(DIC),消耗血中纤维蛋白原及血小板等凝血因子,导致凝血功能障碍,分娩时发生难以控制的大出血。胎死宫内 4 周以上未排出者 DIC 发生机会明显增多。

【护理评估】

1. 健康史　询问病史,是否有家族死胎、死产史及其他与胎死宫内相关的病史。了解末次月经、早孕反应时间、出现胎动时间,有无妊娠并发症或合并症,有无不良嗜好,是否有影响胎儿缺氧的因素存在。

2. 身体状况

(1)症状:当胎儿死亡后孕妇自觉胎动停止,子宫不再继续增大,体重下降,乳房胀痛感消失。

(2)体征:宫高、腹围小于孕周,孕妇自觉无胎动,听不到胎心。

3. 心理-社会支持状况　孕妇及家属得知胎儿死亡,精神打击大,甚至会因悲哀过度而产生过激行为。部分孕妇因自身疾病而导致胎死宫内可出现内疚心理。

4. 辅助检查

(1)B 超检查:B 超检查是诊断死胎最常用、最方便、最准确的方法。B 超提示无胎心音、胎动。胎儿死亡过久可见颅板塌陷、颅骨重叠、胎儿轮廓不清、皮肤水肿、胎盘肿胀等。

(2)凝血功能检查:了解是否有凝血功能障碍。

（3）多普勒胎心仪听不到胎心可协助确诊死胎。

（4）妊娠晚期,孕妇 24 小时尿雌三醇含量显著下降也提示胎儿可能死亡。

（5）死胎孕妇检测羊水甲胎蛋白值显著增高。

（6）明确死因的检查:孕妇肝肾功能、甲状腺功能检查、夫妻血型及 Rh 因子、产妇末梢血查胎儿红细胞,胎盘、胎儿、脐带病理检查。

（7）引产的阴道术前准备检查:阴道拭子细菌培养及药敏检查。

5. 处理原则和主要措施　死胎一经确诊,首先应详尽完善病史,尽早引产,建议行尸体解剖及胎盘、脐带、胎膜病理检查及染色体检查,尽可能寻找死胎原因,以便做好产后咨询。但即使经过全面、系统评估,仍约有 1/4 的病例无法明确原因。对于不明原因的低危孕妇,37 周之前死胎的复发率为 7.8‰ ~ 10.5‰;37 周之后的复发率仅为 1.8‰。而对于有合并症或并发症的高危孕妇,死胎的复发率明显增加。

引产的方法有多种,若孕周 < 28 周,可采取米索前列醇,经羊膜腔内注入依沙吖啶引产;若孕周 ≥ 28 周,可给予缩宫素静脉滴注引产,如有禁忌证可应用阴道放置前列腺素 E_2 引产等。根据孕周及子宫有无瘢痕,结合孕妇意愿,知情同意下选择。原则以保护孕妇为主,尽量阴道分娩,剖宫产仅限于特殊情况下使用。胎儿死亡 4 周尚未排出者,应行凝血功能检查。

【常见护理诊断/问题】

1. 预感性悲哀　与胎儿死亡和害怕引产手术有关。

2. 潜在并发症:DIC、产后出血。

【护理目标】

1. 孕妇情绪稳定,能配合治疗和护理。

2. 孕产妇平安,未发生并发症。

【护理措施】

1. 一般护理　指导孕妇充分休息,均衡营养、保证足够的体力。

2. 防治凝血功能障碍,预防产后出血

（1）产程中严密观察产程进展,监测生命体征,有异常及时报告医生;观察有无出血倾向,如牙龈出血、皮肤瘀点、注射部位出血等;胎儿娩出后应仔细检查胎儿及胎盘,必要时做相关检查,查明胎儿死亡原因。

（2）胎儿娩出后即给宫缩剂及抗生素,预防产后出血与感染。

3. 做好引产术的护理配合　对胎儿死亡 4 周仍未排出者,应检查凝血功能,若纤维蛋白原 < 1.5g/L,血小板 < $100 × 10^9$/L,可用肝素治疗,剂量为每次 0.5mg/kg,每 6 小时给药 1 次,一般用药 24 ~ 48 小时后,可使纤维蛋白原和血小板恢复至止血水平,然后再引产,并备新鲜血。

4. 产后退奶　口服生麦芽或乳房外敷芒硝。不主张应用雌激素退奶。

5. 心理护理　关心体贴产妇,避免精神刺激,耐心倾听产妇的诉说,及时给予心理疏导和干预,使其在心理上接受现实,配合治疗和护理。

6. 健康指导　加强产前检查,做好孕期保健,积极防治妊娠合并症及并发症。指导孕妇自数胎动,发现异常应及时就诊,积极查明病因,针对病因防治。注意休息,加强营养,宣传优生优育知识,指导其再次妊娠前进行遗传咨询,妊娠后加强监护。

【护理评价】

1. 孕产妇是否情绪稳定,是否能配合治疗护理。

2. 孕产妇是否平安,是否发生了并发症。

第六节　多胎妊娠

一次妊娠宫腔内同时有两个或两个以上的胎儿时称多胎妊娠(multiple pregnancy)。近年来辅助生殖技术广泛开展,多胎妊娠的发生率明显增高。多胎妊娠属于高危妊娠范畴,易引起多种母儿并发症,如妊娠期高血压疾病、妊娠期肝内胆汁淤积症、贫血、胎膜早破和早产、胎儿发育异常。单绒毛膜双胎还可能合并双胎输血综合征、选择性生长受限等特殊并发症。多胎妊娠以双胎妊娠多见,故本节主要讨论双胎妊娠。

【概述】

1. 双胎类型及特点

(1)双卵双胎:由两个卵子分别受精形成的双胎妊娠,称双卵双胎(dizygotic twin)。约占双胎妊娠的70%,其发生与应用促排卵药、多胚胎宫腔移植及遗传因素有关。两个卵子分别受精形成两个受精卵,各自的遗传基因不完全相同,故胎儿性别、血型可以相同也可以不同,但指纹、样貌、精神类型等多种表型不同。胎盘多为2个,也可能融合为1个,但血液循环各自独立。胎盘胎儿面有两个羊膜腔,中间隔着两层羊膜、两层绒毛膜(图7-8)。

同期复孕(superfecundation)是两个卵子在短时间内受精而形成的双胎妊娠,极少见。检测人类白细胞抗原(HLA)型可识别精子的来源。

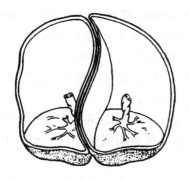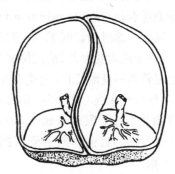

图7-8　双卵双胎的胎盘及胎膜示意图

(2)单卵双胎:由一个受精卵分裂而成的双胎妊娠,称单卵双胎(monozygotic twin)。约占双胎妊娠的30%。单卵双胎的发生原因不明,不受种族、遗传、年龄、胎次、地源的影响。一个受精卵分裂形成两个胎儿,故两个胎儿的遗传基因、性别、血型及样貌等均相同。根据受精卵早期发育阶段发生分裂的时间不同,可分为以下4种类型(图7-9):

1)双羊膜囊双绒毛膜单卵双胎:分裂发生在桑葚期(早期胚泡),相当于在受精后3日内,形成两个独立的受精卵,两个羊膜囊。两个羊膜囊之间隔有两层绒毛膜,两层羊膜,胎盘为两个或一个。此种类型约占30%。

2)双羊膜囊单绒毛膜单卵双胎:分裂发生在胚泡期,相当于受精后4~8日,此时已分化滋养细胞,羊膜囊尚未形成。胎盘为一个,羊膜囊仅隔有两层羊膜,此种类型约占30%。

3)单羊膜囊单绒毛膜单卵双胎:受精卵在受精后第9~13日分裂,此时羊膜囊已形成,

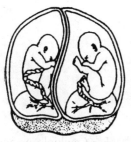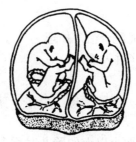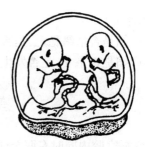

(1) 发生在桑葚期前　　　　(2) 发生在囊胚期　　　　(3) 发生在羊膜囊已形成

图 7-9　受精卵在不同阶段形成单卵双胎的胎盘及胎膜类型

两个胎儿共存于一个羊膜腔内,共用一个胎盘。此种类型约占 1～2%。

　　4)联体双胎:受精卵在受精后第 13 日后分裂,此时原始胎盘已形成,机体不能完全分裂成两个,故形成不同形式的联体儿,如两胎儿共用一个胸腔或一个头部,罕见。寄生胎(fetus in fetus)也是联体双胎的一种,发育差的内细胞团被包入正常发育的胚胎体内。联体双胎的发生率约占单卵双胎的 1/1500。

　　2. 对母儿的影响

　　(1)孕妇的并发症:双胎妊娠孕妇易发生妊娠期高血压疾病、妊娠期肝内胆汁淤积症、流产、贫血、羊水过多、胎膜早破、宫缩乏力、产后出血等。

　　(2)围生儿并发症:早产、脐带异常、胎头交锁及胎头碰撞、胎儿畸形等。

　　(3)单绒毛膜双胎特有并发症:单绒毛膜双胎由于两胎儿共有一个胎盘,胎盘之间存在血管吻合,故可以出现较多且较严重的并发症,围生儿发病率和死亡率增加。

　　1)双胎输血综合征(twin to twin transfusion syndrome,TTTS):是双羊膜囊单绒毛膜单卵双胎的严重并发症。通过胎盘间的动-静脉吻合,血液从动脉向静脉单向分流,使一个胎儿成为供血儿,另一个成为受血儿,造成供血儿贫血、血容量减少,致使生长受限、肾灌注不足、羊水过少甚至因营养不良而死亡;而受血儿血容量增多,心动脉压增高,各器官体积增大、胎儿体重增加,可导致充血性心力衰竭、胎儿水肿、羊水过多。

　　2)选择性胎儿生长受限(selective intrauterine growth retardation,SIUGR):也是单绒毛膜性双胎特有的并发症。目前诊断主要根据 FGR 胎儿体重估测位于该孕周第 10 百分位以下,两胎儿体重相差 25% 以上。

　　3)一胎无心畸形:亦称动脉反向灌注序列(twin reversed arterial sequence,TRAPS),少见畸形。最显著的特征是结构正常的泵血胎通过一根胎盘表面动脉-动脉吻合向寄生的无心胎供血,如不治疗,正常胎儿可发生心力衰竭而死亡。

　　4)单绒毛膜单羊膜囊双胎:由于两胎儿共用一个羊膜囊,之间无胎膜分隔,易发生脐带缠绕和打结,而造成宫内意外。

　　【护理评估】

　　1. 健康史　评估孕妇年龄、孕产史、孕前是否曾用促排卵药,是否采取辅助生殖技术,有无家族史。

　　2. 身体状况

　　(1)症状:双胎妊娠时早孕反应较重,中期后体重增加迅速,腹部增大明显,下肢水肿,静脉曲张等压迫症状出现早且明显,妊娠晚期常有呼吸困难、活动不便。

　　(2)体征:子宫大于停经周数,妊娠中晚期腹部可触及多个小肢体或 3 个以上胎极;胎头较小,与子宫大小不成比例;不同部位可听到两个胎心,其间隔有无音区;听诊 1 分钟,两个胎心率相差大于 10 次以上。胎位多为纵产式,以两个头位或一头一臀多见(图 7-10)。

3. 心理-社会支持状况 孕妇及家属常因双胎妊娠而兴奋,同时又担心母儿的健康。两个孩子出生后的抚养、教育、经济负担也可能让某些孕妇感到焦虑。

4. 辅助检查

(1)B 超检查:妊娠 5 周后,宫腔内可见两个妊娠囊;妊娠 6 周后,可见两个原始心管搏动。并可筛查胎儿畸形,还可以帮助确定两个胎儿的绒毛膜性的类型和胎位。

(2)多普勒胎心仪:妊娠 12 周后可听见两个频率不同的胎心音。

(3)双胎输血综合征的检查:胎儿血型、血红蛋白检查。

5. 处理原则和主要措施

(1)妊娠期

1)加强产检:双胎妊娠应增加产检次数,及时防治妊娠并发症和合并症。定期行 B 超检查,监测胎儿生长发育情况及胎位变化。

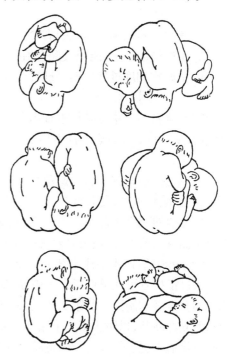

图 7-10 双胎胎位

2)防治早产:注意休息,左侧卧位,避免过度劳累,尤其是孕晚期后多卧床休息。如在 34 周之前发生临产先兆,应给予宫缩抑制剂。一旦出现宫缩或阴道流液,应住院治疗。

3)及时防治妊娠期并发症:妊娠期发现妊娠期高血压疾病、妊娠期肝内胆汁淤积症等应尽早治疗。

4)B 型超声监护胎儿生长发育情况及胎位变化:如发现胎儿畸形,尤其是联体双胎应尽早终止妊娠。B 型超声发现胎位异常,一般不予纠正,但妊娠晚期确定胎位,有助于分娩方式的选择。

(2)终止妊娠指征:①合并急性羊水过多,压迫症状明显,孕妇腹部过度膨胀,呼吸困难,严重不适;②胎儿畸形;③母亲有严重的并发症,不允许继续妊娠时如重度子痫前期或子痫;④已到预产期尚未临产,胎盘功能减退者;⑤单绒毛膜性双胎孕周超过 37 周。

(3)分娩期:无论是阴道分娩还是剖宫产,均需积极防治产后出血,如产前备血、建立静脉通道、应用宫缩剂,并使其作用维持到产后 2 小时以上。

1)阴道分娩:多数双胎能经阴道分娩,注意宫缩和产程进展;必要时行会阴后-侧切开,内倒转胎位术、臀牵引术、甚至转剖宫产。

2)剖宫产:双胎妊娠有下列情况者应考虑剖宫产:①第一胎儿为肩先露、臀先露;②宫缩乏力致产程延长,经保守治疗效果不佳;③胎儿窘迫,短时间内不能经阴道结束分娩;④联体双胎孕周 >26 周;⑤严重妊娠并发症,如重度子痫前期、胎盘早剥等。

【常见护理诊断/问题】

1. 营养失调:低于机体需要量 与双胎妊娠对营养的需要量增加有关。

2. 焦虑　与担心母儿的安危、新生儿的护理有关。

3. 潜在并发症：早产、胎膜早破、产后出血等。

【护理目标】

1. 孕期营养能满足母儿的需要。

2. 孕妇情绪稳定,能积极配合治疗和护理。

3. 孕妇顺利度过妊娠期、分娩期,无并发症发生。

【护理措施】

1. 加强营养　指导孕妇进食高蛋白质、高维生素及必需脂肪酸的食物,注意补铁、叶酸及钙剂,预防贫血及妊娠期高血压疾病。定期产检,了解营养状况及胎儿发育情况。

2. 防治并发症

(1)妊娠期:加强产检。避免长时间站立,多卧床休息,左侧卧位为宜,并抬高下肢,促进血液回流,减轻水肿,尤其妊娠最后 3 个月避免外伤。如有阴道流液与流血情况应及时就诊。指导孕妇减轻腰背部疼痛的方法,采取舒适卧位,垫松软物品于腰背部,局部热敷等。教会孕妇自数胎动,以便及时发现胎儿窘迫征象。

(2)分娩期:产程中注意孕妇应保持良好的体力,严密观察产程进展、胎心、胎位变化。①胎头已衔接者可在早期行人工破膜,加速产程进展;如宫缩乏力,可在严密监护下,给予低浓度缩宫素静脉滴注。②第二产程必要时行会阴后-侧切开术,减轻胎头受压。③第一胎儿娩出后立即断脐,以防止第二个胎儿失血,并在腹部固定第二胎儿为纵产式,注意胎心、腹痛及阴道流血情况。④及时行阴道检查了解胎方位及排除脐带脱垂,及早发现胎盘早剥。如无异常等待自然分娩,通常在 20 分钟后第二个胎儿娩出,若等待 15 分钟仍无宫缩,可行人工破膜并给予低浓度缩宫素静脉滴注,促进子宫收缩。若发现脐带脱垂、胎盘早剥,立即用产钳助产或臀牵引术迅速娩出胎儿。⑤若胎头高浮,应行内转胎位术及臀牵引术。若第二胎为肩先露,先行外旋转胎位术,不成功改用联合转胎位术娩出胎儿。必要时第二胎采用剖宫产终止妊娠。⑥第二个胎儿娩出后立即遵医嘱肌注或静脉滴注缩宫素促进子宫收缩,预防产后出血;腹部放置沙袋,避免腹压骤降。⑦需行剖宫产终止妊娠者做好术前准备、术中、术后护理及新生儿抢救准备。⑧产后检查胎盘胎膜,注意几个胎盘、胎盘中间隔几层,血管吻合情况,是否存在双胎输血综合征。

(3)产褥期:观察面色、神志、生命体征、宫缩和阴道流血情况,有异常及时报告医生。指导产妇母乳喂养,促进子宫收缩,教会产妇及家属按摩子宫的方法。指导产妇加强营养,多进食富含铁、蛋白质的食物。

3. 心理护理　关心体贴孕产妇,帮助其完成角色转变,对于因孕育双胎而兴奋的产妇,聆听其倾诉,分享其快乐,提醒注意好好休息;对于担心母儿安危的孕妇,应耐心解释病情,介绍目前的医护技术,增加其信心,减轻焦虑,使孕产妇保持愉快的情绪,积极配合治疗和护理。教会产妇及家属照护新生儿的方法,使其充满信心。

4. 健康指导　指导孕妇增强营养,注意休息,加强产检,及时防治妊娠并发症和合并症。孕期避免劳累、剧烈运动,孕晚期禁止性生活,提前住院待产。指导母乳喂养及新生儿护理。

【护理评价】

1. 孕期营养能否满足母儿的需要。

2. 孕妇情绪是否稳定,是否能积极配合治疗和护理。

3. 孕妇是否顺利度过妊娠期、分娩期,有无发生并发症。

第七节　母儿血型不合

母儿血型不合(fetomaternal blood type incompatibility)是孕妇与胎儿之间因血型不合而产生的同种血型免疫性疾病。胎儿从父亲和母亲各接受一半基因成分,胎儿红细胞可能携带父体的抗原,表现为胎儿血型不同于母体。当胎儿红细胞进入母体的血液循环后,诱导母体的免疫系统产生抗体,抗体通过胎盘进入胎儿血液循环系统,结合胎儿红细胞,使胎儿红细胞被破坏,导致胎儿和新生儿发生溶血。胎儿主要表现为溶血性贫血、心衰、水肿等。常见的有 ABO 型系统与 Rh 血型系统血型不合两大类,其他血型不合少见,其中又以 ABO 血型系统血型不合较多见,约占96%,Rh 型少见,但 Rh 型对胎儿的危险大。

【病因】

1. 胎儿红细胞进入母体　妊娠期母儿间的血液循环是各自独立的环境。但在妊娠期难免有少许绒毛破损,发生经胎盘失血,即胎儿血液进入孕妇血中。当一次性进入母体的血液达1ml 以上时即能使孕妇产生抗体,并使胎儿红细胞致敏。一旦致敏,再发生经胎盘失血时,极少胎儿血液进入母体血液,足以使孕妇的相应抗体(IgG)急剧升高。此抗体又经胎盘进入胎儿血循环,并与胎儿相应抗原结合(致敏红细胞),使红细胞在单核吞噬细胞系统内被破坏,引起溶血。此外,流产、输血、羊膜腔穿刺都能输入抗原而使孕妇被致敏。

2. 两种血型系统的特点

(1)ABO 血型系统:临床上 ABO 血型不合多发生在孕妇为 O 型血者。O 型母亲血清中的抗 A 及抗 B 抗体为 IgG 免疫抗体,分子量较小,较易通过胎盘进入胎儿体内,使胎儿红细胞致敏,而 A 型(B 型)母亲血清中的抗 B(抗 A)抗体为 IgM,分子量大,不能通过胎盘,故母亲为 O 型较 A 型或 B 型易发生溶血。自然界中广泛存在于 A(B)抗原相类似的物质(植物、寄生虫及接种疫苗等),O 型血母亲妊娠前可能已接触,便可产生抗 A(B)IgG 和 IgM 抗体,故 ABO 血型不合所致的新生儿溶血病往往在第一胎即可发生。虽然 ABO 血型不合的发生率很高,但真正发生溶血的病例不多,即使发生溶血症状也较轻,表现为轻、中度的贫血和黄疸,极少发生核黄疸和水肿。

(2)Rh 血型系统:Rh 血型系统有6个抗原,相应有6个基因,分别以 C、c、D、d、E、e 表示,其中以 D 抗原最强。故临床上以抗 D 血清来定 Rh 血型。传统上将红细胞缺乏 D 抗原称为 Rh 阴性,而具有 D 抗原称为 Rh 阳性。当孕妇血型为 Rh 阴性,而胎儿为 Rh 阳性时,第一胎妊娠初次发生经胎盘失血时,其免疫反应发展缓慢,早期产生的是 IgM 型弱抗体,不能通过胎盘,到以后产生 IgG 型抗体时,胎儿已经娩出,故不会发生溶血;同时,Rh 抗原的特异性强,只存在于 Rh 阳性的红细胞上,故除非接受过输血或血液疗法,新生儿 Rh 溶血病罕见于第一胎。发生初次反应后的母亲再次怀孕时,即使进入母体的胎儿血量很少(0.01～0.1ml),亦可使母体产生大量 IgG 型抗体,抗体通过胎盘进入胎儿体内即可引起溶血。因此 Rh 溶血病症状随胎次增多而越来越严重。Rh 血型不合溶血病的临床表现往往起病早、病情重、病程长,发生胎儿贫血、水肿、心力衰竭、新生儿晚期贫血、溶血性黄疸和核黄疸等,严重者甚至发生胎死宫内或新生儿死亡。

Rh 血型不合同时伴有 ABO 血型不合较为少见,发病率低于 ABO 血型相合者。因为 Rh 阳性的红细胞进入母体后,很快被抗 A 或抗 B 抗体所中和,ABO 血型不合有减轻 Rh 血型不合严重性的作用。

【护理评估】

1. 健康史　询问末次月经时间,准确计算孕龄,询问孕产史,询问有无输血、接种疫苗史。

2. 身体评估　妊娠期出现不明原因的流产、羊水过多、早产、死胎史。新生儿出现贫血、水肿、肝脾肿大、黄疸或胆红素脑病等。

3. 心理-社会支持状况　孕妇及家属担心胎儿安危,尤其是曾因此失去过新生儿者更为明显,同时也因缺乏护理患病新生儿的知识而感到焦虑。部分孕妇及家属可因缺乏对本病的认识,不清楚本病对围生儿的危害而表现出不重视,对一些治疗如必须提早终止妊娠的表示不理解,不配合。

4. 辅助检查

(1)血型检查:若孕妇为 O 型,丈夫为 A 型、B 型或 AB 型,则母儿有 ABO 血型不合的可能。若孕妇为 Rh 阴性,丈夫为 Rh 阳性,母儿有 Rh 血型不合的可能。

(2)孕妇血清抗体的检查:孕妇血清学检查阳性,应定期测 IgG 抗体效价,孕 28～32 周,每 2 周测 1 次;孕 32 周以上,每周测 1 次。ABO 溶血病采用抗 A(B)IgG 定量法。当抗 A(B)IgG 效价≥1:64,可疑胎儿溶血,效价在≥1:512 时,高度怀疑胎儿溶血。当 Rh 血型不合抗 D 效价≥1:16,胎儿溶血情况加重。

(3)羊水 ΔOD_{450}(光密度)测定:正常羊水呈无色透明,或混有少量乳白色胎脂;当胎儿溶血后羊水变黄,且溶血程度愈重,羊水胆红素愈高,羊水愈黄。应用分光光度计,通过观察羊水在光密度 450nm(ΔOD_{450})的值计算,确定胎儿溶血程度决定处理方案。胆红素于波长 450nm 处,吸光差(ΔOD_{450})＞0.06 为危险值,0.03～0.06 为警戒值,小于 0.03 为安全值。另外,也可用化学测定法测定羊水中的胆红素含量。妊娠 36 周后羊水中的胆红素含量正常值是 0.54～1.03μmol/L,若增至 3.42μmol/L 以上提示胎儿有溶血损害。

(4)B 型超声检查:可见受累胎儿有皮肤水肿、胸腹腔积液、肝脾肿大、胎盘水肿、羊水过多。一般 2～4 周进行一次超声检查,必要时每周一次。注意头皮厚度及胎盘水肿,以便及早识别严重胎儿宫内溶血。

(5)新生儿诊断:对有早发性黄疸的新生儿或水肿儿,出生前未明确诊断者应立即检查新生儿及孕妇血型、胆红素、直接 Coombs 实验、血常规及网织红细胞计数。若脐血血红蛋白＜140g/L、脐血胆红素＞5μmol/L、新生儿网织红细胞百分比＞0.06、有核红细胞＞0.02～0.05、出生后 72h 胆红素＞342μmol/L,则有新生儿溶血的可能,应进一步检查。

5. 处理原则和主要措施　根据孕龄、胎儿成熟度、胎儿溶血情况等综合处理,适时终止妊娠,提高围生儿存活率。

【常见护理诊断/问题】

1. 焦虑　与担心新生儿安危有关。

2. 知识缺乏　缺乏对并发症的正确认识。

【护理目标】

1. 孕妇情绪稳定,能积极配合治疗和护理。

2. 围生儿生存概率高。

【护理措施】

1. 一般护理　加强孕期保健,定期进行产前检查,特别注意胎儿发育情况。

2. 孕期治疗的护理配合

（1）中药治疗：协助孕妇煎服茵陈蒿汤，每日一剂，自抗体效价增高时开始，直至分娩。

（2）提高胎儿抵抗力：协助医生完成孕 24、30、33 周的综合治疗。包括 25% 葡萄糖 40ml 加维生素 C 0.5g 静脉推注，每日 1 次，连用 10 日；吸氧，每日 2 次，20 分钟/次；维生素 E 100mg 口服，每日 1 次。注意用量准确，观察有无不良反应并及时报告医生进行治疗方案的调整。

（3）口服苯巴比妥钠：协助孕妇自预产期前 2 周开始口服苯巴比妥钠 10～30mg，每日 3 次，通过加强肝细胞葡萄糖醛酸与胆红素的结合能力减少新生儿核黄疸的发生。

（4）宫内输血：具有一定风险。宫内输血或换血指征为胎儿水肿、胎儿尚未成熟、胎儿有宫内死亡的危险时。另外在胎儿镜或 B 超指引下行脐静脉、胎盘表面血管直接输血，可提高足月胎儿的存活率。在协助完成宫内输血操作的同时，应观察孕妇有无宫缩，注意观察胎心情况，发现胎心异常应积极配合医生进行处理。

（5）血浆置换：Rh 血型不合孕妇在妊娠中期（24～26 周），抗体滴度高，但胎儿水肿尚未出现时，可进行血浆置换术。协助医生应用血液细胞分离机将高效价抗体血浆置换出来，通过降低抗体效价，减少胎儿受损程度，提高新生儿成活率。适用于 Rh 血型不合抗体效价达 1:64 者。

（6）适时引产：协助医生确诊选择终止妊娠的时机。妊娠越近足月抗体产生越多，对胎儿威胁越大。故在妊娠 36 周后有下列情况可考虑引产：①Rh 血型不合抗体效价达 1:64 以上，ABO 血型不合抗体效价达 1:512 以上；②既往有死胎史，尤其是前胎新生儿死于溶血病者；③各种监护提示胎儿宫内窘迫；④行羊膜腔穿刺羊水呈深黄色或胆红索含量增高。若抗体效价迅速增加应提前引产，孕 33 周后引产婴儿加强护理可存活。

（7）及时完成血、羊水标本的送检，定期复查孕妇血清抗体及羊水胆红素，动态观察各项检查结果。

（8）未致敏的 Rh 阴性孕妇于妊娠 28 周时肌内注射抗 D 球蛋白 300μg，娩出 Rh 阳性新生儿 72 小时之内再肌内注射 300μg。另外，应避免人工流产和输入 Rh 阳性血液；一旦发生也应注射抗 D 抗体 100～200μg。

3. 产时护理配合

（1）争取自然分娩，采取措施缩短第二产程。避免用麻醉药及镇静剂。分娩时做好抢救新生儿准备，如气管插管、加压给氧和换血准备。接产时注意胎儿娩出后立即断脐，减少抗体进入胎儿体内。留取脐血时，禁止向试管内挤脐血，避免脐带胶质混入脐血影响化验结果。密切观察新生儿。

（2）脐静脉内注入 20% 葡萄糖 2～4ml/kg、维生素 C 100mg、地塞米松 1.0mg，推注速度为 1ml/min；对 Rh 血型不合估计新生儿受损严重时保留脐带 10cm，断脐后立即行脐静脉插管以备输液、输血或换血。

（3）胎盘剥离后，胎儿的 Rh 阳性红细胞可进入子宫血窦，进一步使母体致敏，宜在产后 24 小时内给予抗 D 丙种球蛋白 300μg 肌内注射，以中和抗原。

4. 心理护理 向孕妇进行相关知识的宣教，耐心解释本病对围生儿的影响，以取得对治疗护理措施的理解和支持。对孕妇进行心理疏导，缓解孕妇焦虑不安情绪，鼓励家属给予支持。

5. 健康指导 加强新生儿护理，嘱产妇及家属按医嘱对新生儿进行科学喂养，有出院带药者应按时服药。为失去新生儿的妇女介绍降低抗体效价的方法。

【护理评价】

1. 孕妇情绪是否稳定,是否能积极配合治疗和护理。

2. 胎儿是否安全,发育是否正常。

3. 新生儿溶血是否得到控制。

（朱四红）

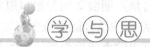

1. 张女士,28 岁,孕 1 产 0,孕 39 周,平素月经规律,停经 50 天时确诊怀孕。因下腹阵痛 6 小时于 2016 年 3 月 23 日 10:00 入院。入院时查体:生命体征平稳,心肺体检无异常,宫高 33cm,腹围 98cm,骨盆无异常,胎方位 LOA,胎心 142 次/分,律齐,宫缩 30 秒/(5～6)分钟,阴道检查宫颈消失,软,中位,宫口开大 3.0cm,水囊可及,羊水未见,先露头,S^{-2}。12:00 孕妇自诉阴道流液,宫缩剧烈,宫缩 60 秒/(1～2)分钟,胎心 108 次/分,胎心监护示重度变异减速及晚期减速。阴道检查宫颈消失,宫口开大 10.0cm,水囊未及,羊水清,先露头,S^{+2}。

请问:

(1)该患者的医疗诊断是什么?

(2)目前产妇的处理原则和主要护理措施有哪些?

2. 陈女士,32 岁,G_2P_0,现孕 31^{+5} 周,因胎动消失一天入院。2 年前自然流产一次,后行清宫术。自诉昨天起未自觉胎动,无下腹痛、阴道流血及流液等不适。入院后腹部未闻及胎心,B 型超声检查提示无胎心音、胎动。

请问:

(1)该患者最可能的医疗诊断是什么?

(2)发现这种情况可能的原因是什么?

(3)患者下一步的处理方法和护理措施是什么?

3. 黄女士,30 岁,孕 2 产 0,现孕 32 周,头位。3 年前行人工流产一次。孕早期血型检查为 A 型、Rh(－)。孕 28 周查 Rh 抗 D 效价为 1:16,孕 32 周查 Rh 抗 D 效价为 1:32。

请问:

(1)对该孕妇初步考虑是什么疾病? 依据是什么?

(2)该疾病对围生儿的影响有哪些?

(3)目前主要处理方法和护理措施有哪些?

第八章 胎盘与胎膜异常

学习目标

1. 掌握前置胎盘、胎盘早剥的临床分型、临床表现、处理要点和护理措施。
2. 熟悉胎膜早破的临床表现、处理原则及护理要点。
3. 培养良好的职业素养，能快速识别产科急症并能配合医生实施紧急救护。

情景导入

刘女士,28岁,孕3产0,孕35周,因无诱因阴道流血2小时入院。助产士小蓉接诊后为其进行体检,所有结果记录如下:T 36.5℃,P 76次/分,R 20次/分,BP 120/82mmHg,胎心音142次/分。

工作任务:

1. 针对以上病情小蓉对刘女士进行的查体评估还需完善哪些内容?
2. 刘女士因阴道流血不止而哭泣,小蓉该怎么办?

第一节 前置胎盘

【概述】

正常胎盘附着于子宫体的后壁、前壁或侧壁。妊娠28周后胎盘附着于子宫下段,甚至胎盘下缘达到/或覆盖宫颈内口处,其位置低于胎儿先露部,称为前置胎盘(placenta previa)。前置胎盘是妊娠晚期的严重并发症,也是妊娠晚期出血的最常见原因。

1. **病因** 高龄(>35岁)初产妇、经产妇及多产妇、吸烟或吸毒妇女为高危人群。其病因可能与以下因素有关:

(1)子宫内膜病变或损伤:如多产、多次刮宫、子宫手术史等均是高危因素。

(2)胎盘异常:多胎妊娠时胎盘面积过大,胎盘形态异常,如副胎盘扩展到子宫下段。

(3)受精卵发育迟缓:当受精卵到达子宫腔后滋养层尚未发育到能够着床的阶段,继续下移植入子宫下段,并在该处生长发育而形成前置胎盘。

2. **分类** 根据胎盘下缘与宫颈内口的关系,前置胎盘可分为3种类型(图8-1):

(1)完全性前置胎盘(complete placenta previa):胎盘组织完全覆盖宫颈内口,又称中央性前置胎盘。初次出血时间早,多在妊娠28周左右,出血次数频繁、量较多。

（2）部分性前置胎盘(partial placenta previa)：胎盘组织部分覆盖宫颈内口,出血情况介于完全性前置胎盘和边缘性前置胎盘之间。

（3）边缘性前置胎盘(marginal placenta previa)：胎盘附着于子宫下段,胎盘边缘到达宫颈内口,但未覆盖宫颈内口。初次出血发生晚,多出现在妊娠37~40周或临产后,量也较少。

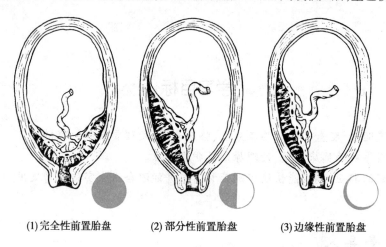

(1)完全性前置胎盘　　　　(2)部分性前置胎盘　　　　(3)边缘性前置胎盘

图 8-1　前置胎盘的类型

【护理评估】

1. 健康史　评估有无多产、多次刮宫、子宫手术及子宫内膜炎等病史;本次妊娠中(特别是孕28周后)是否出现无痛性、无诱因、反复阴道流血症状。

2. 身体状况

（1）症状:妊娠晚期或临产时发生无诱因、无痛性反复阴道流血是前置胎盘的典型症状。由于妊娠晚期子宫下段逐渐伸展牵拉宫颈内口、宫颈管缩短,临产后规律宫缩使宫颈管消失成为软产道的一部分,而附着于子宫下段及宫颈内口的胎盘前置部分不能相应伸展,与其附着处分离、血窦破裂出血。阴道流血发生的早晚、次数及出血量多少与前置胎盘类型有关。前置胎盘出血前无明显诱因,初次出血量一般不多,剥离处血液凝固后出血可自然停止。随着子宫下段不断伸展,出血常反复发生,出血量也随之增多。少数初次即发生大出血而导致休克者。

（2）体征

1）贫血、休克:由于反复多次或大量出血可使患者出现贫血,贫血程度与阴道流血量及流血持续时间成正比;严重时患者出现面色苍白、脉搏细速、血压下降等。

2）胎位异常:由于子宫下段被胎盘占据影响胎先露入盆,易并发胎位异常。

3）腹部检查:子宫软,无压痛,大小与妊娠周数相符。

4）胎儿缺氧:如反复出血或一次出血量过多可使胎儿宫内缺氧,严重者胎死宫内。

3. 心理-社会支持状况　患者及家属常对突然阴道流血表现出恐惧和焦虑,担心孕妇及胎儿安危。

4. 辅助检查

（1）B型超声检查:B超胎盘定位是目前最安全、有效的首选方法,但在诊断前要注意结合妊娠周数。

（2）产后检查胎盘及胎膜：如前置部分的胎盘母体面见有黑紫色陈旧血块附着，或胎膜破口处距胎盘边缘小于7cm，则为前置胎盘。

5. 处理原则和主要措施　抑制宫缩、制止出血、纠正贫血和预防感染。

（1）期待疗法：适用于妊娠<34周，胎儿体重<2000g，胎儿存活、阴道流血量不多、一般情况良好的孕妇。在保证孕妇安全的前提下使胎儿能达到或更接近足月，以提高围生儿的存活率。

（2）终止妊娠：孕妇反复发生多量出血甚至休克者无论胎儿成熟与否，为确保母亲安全应终止妊娠；妊娠达36周以上；胎儿成熟度检查提示胎儿肺成熟者；妊娠不足36周出现胎儿窘迫征象者，均应采取措施终止妊娠。

【常见护理诊断/问题】

1. 组织灌注量改变　与前置胎盘所致出血有关。

2. 有感染的危险　与前置胎盘剥离面靠近子宫颈口，细菌易经阴道上行感染有关。

3. 潜在并发症：失血性休克。

【护理目标】

1. 孕妇住院期间不发生休克。

2. 接受期待疗法的孕妇孕龄达到或接近足月。

3. 产妇产后不发生感染。

【护理措施】

1. 期待疗法孕妇的护理

（1）一般护理

1）保证休息，减少刺激：保持环境安静舒适，指导孕妇绝对卧床休息（取侧卧位为宜），血止后方可轻微活动。禁止性生活，腹部检查时动作轻柔，禁做阴道检查及肛门检查。

2）加强营养，纠正贫血：多摄入高蛋白及含铁食物，必要时补充铁剂或输血。

3）改善胎儿缺氧：根据需要每日间断吸氧2～3次，每次20分钟。

（2）配合治疗：遵医嘱使用镇静剂、抗生素及促胎肺成熟药物等以提高围生儿存活率。及时完成实验室检查，交叉配血备用。

（3）病情监测：严密观察并记录生命体征、阴道流血量及时间，胎儿电子监护仪监护胎儿宫内状况，发现异常及时报告医师并配合处理。

（4）心理护理：耐心解答疑问，安慰孕妇及家属，讲解有关知识，减轻患者恐惧和紧张情绪，使其积极配合治疗和护理。

2. 终止妊娠患者的护理

（1）阴道分娩患者的护理：协助医生严密观察产程，发现异常及时处理。

（2）剖宫产患者的护理：立即开放静脉，配血备用，保暖吸氧。同时按腹部手术患者的护理进行术前准备，并做好监护及抢救准备。

3. 预防产后出血和感染　胎儿娩出后及早使用宫缩剂，严密观察产妇生命体征及阴道流血情况。及时更换消毒会阴垫，保持外阴清洁、干燥。

4. 健康指导　指导围孕期妇女采取积极有效的避孕措施，防止意外受孕减少子宫内膜损伤和子宫内膜炎的发生；避免多产、多次刮宫或引产，降低剖宫产率；备孕妇女应戒烟、戒毒；加强孕期管理，按时产前检查及接受正确的孕期指导；早期及时诊断前置胎盘，适时正确进行处理。

【护理评价】

1. 孕妇住院期间是否因反复出血发生休克。

2. 接受期待疗法的孕妇是否达到或接近足月时终止妊娠。

3. 产妇产后是否发生感染。

第二节 胎盘早期剥离

【概述】

妊娠20周后或分娩期正常位置的胎盘在胎儿娩出前,部分或全部从子宫壁剥离,称为胎盘早期剥离(placental abruption)。属于妊娠晚期严重并发症,往往起病急、进展快,若处理不及时可危及母儿生命。

1. 病因　可能与以下因素有关:

(1)孕妇血管病变:如妊娠期高血压疾病(尤其是重度子痫前期)、慢性高血压、慢性肾脏疾病或全身血管病变。

(2)子宫静脉压突然升高:妊娠晚期或临产后孕妇长时间仰卧,妊娠子宫压迫下腔静脉,子宫静脉淤血,静脉压升高导致蜕膜静脉床淤血或破裂,形成胎盘后血肿。

(3)机械性因素:外伤尤其是腹部直接受到撞击、挤压;脐带过短或因脐带绕颈、绕体相对过短时,分娩过程中胎儿下降牵拉脐带。

(4)宫腔内压力骤减:双胎分娩第一个胎儿娩出过快、羊水过多破膜后羊水流出过快均可使宫腔压力骤减,子宫骤然收缩,胎盘与子宫壁发生错位而剥离。

(5)其他:吸烟、吸毒、高龄孕妇、经产妇、孕妇有血栓形成倾向、子宫肌瘤(尤其是胎盘附着部位肌瘤)等。另外,有胎盘早剥史的孕妇再次发生的风险比无胎盘早剥史者高。

2. 病理　主要病理变化是底蜕膜出血形成血肿,使胎盘从附着处分离。按病理变化分为3种类型(图8-2):

(1)显性剥离(revealed abruption)或外出血:剥离面小,出血少、很快停止,临床多无症状,仅在产后检查胎盘时发现胎盘母体面有凝血块或压迹。

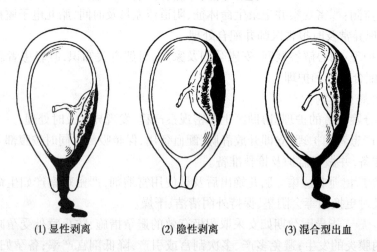

(1) 显性剥离　　　　(2) 隐性剥离　　　　(3) 混合型出血

图 8-2　胎盘早剥的类型

（2）隐性剥离（concealed abruption）或内出血：胎盘边缘仍附着于子宫壁上，或由于胎先露部固定于骨盆入口使血液存聚于胎盘与子宫壁之间，阴道无血液流出。

（3）混合型出血（mixed bleeding）：当内出血量过多时，积聚在胎盘与子宫壁之间的血液冲开胎盘边缘及胎膜向宫颈口外流出。

胎盘早期剥离内出血过多时，如血肿压力增加血液可穿破胎膜溢入羊水中成为血性羊水；也可浸入子宫肌层，引起肌纤维分离、断裂甚至变性，当血液渗至子宫浆膜层时，子宫表面呈现紫蓝色瘀斑，称子宫胎盘卒中（uteroplacental apoplexy）。因子宫肌层被血液浸润，收缩力减弱，可导致产后出血。严重的胎盘早剥还可能发生凝血功能障碍和急性肾衰竭。

【护理评估】

1. 健康史　详细了解有无妊娠期高血压疾病或慢性高血压病史、慢性肾炎史、胎盘早剥史、仰卧位低血压综合征史及外伤史等。

2. 身体状况　妊娠晚期或分娩期突然发生腹部持续性疼痛，伴有或不伴有阴道流血是胎盘早剥患者的主要症状。根据病情严重程度将胎盘早剥分为3度（表8-1）：

表8-1　胎盘早剥的临床分度

	Ⅰ度	Ⅱ度	Ⅲ度
出血	外出血为主	内出血为主，阴道出血少或无	
腹痛	无或轻微	突发、持续、剧烈	
子宫	软，大小与孕周相符	大于孕周，宫底升高，胎盘附着处压痛明显	硬如板状，宫缩间歇时不能松弛
胎儿	胎位清楚、胎心率正常	胎位可扪及，胎儿存活	胎位扪不清，胎心消失
贫血体征	不明显	与阴道流血量不符，重者休克	
剥离面积	小	1/3左右	超过1/2

3. 心理-社会支持状况　胎盘早剥往往发生得比较突然，孕妇入院时情况多危急，孕妇及家属常感措手不及，情绪高度紧张和恐惧。

4. 辅助检查

（1）B型超声检查：可协助了解胎盘早剥的类型，明确胎儿是否存活。但B超检查阴性结果不能完全排除胎盘早剥，尤其是子宫后壁的胎盘。

（2）实验室检查：包括全血细胞计数及凝血功能检查。Ⅱ度及Ⅲ度患者应检测肾功能及二氧化碳结合力，有条件时应做血气分析及DIC筛选试验。

5. 处理原则和主要措施　早期识别，积极纠正休克，及时终止妊娠及防治并发症。

【常见护理诊断/问题】

1. 潜在并发症：DIC、产后出血、肾衰竭等。

2. 恐惧　与胎盘早剥起病急、进展快，担心母儿生命安全有关。

3. 预感性悲哀　与胎儿死亡、子宫切除有关。

【护理措施】

1. 积极纠正休克，改善患者一般情况　建立静脉通道，迅速补充血容量，遵医嘱及时输注新鲜血，既改善循环又补充凝血因子。

2. 终止妊娠准备工作　胎儿娩出前胎盘剥离可继续加重，一旦确诊Ⅱ、Ⅲ度胎盘早剥应及时终止妊娠,护理人员应做好相应的配合与准备。

3. 严密观察病情变化,及时发现并发症　观察皮下、黏膜或注射部位有无出血,是否发生子宫出血不凝、尿血、呕血、咯血等凝血功能障碍征象。准确计算患者的尿量,如少尿或无尿应警惕急性肾衰竭。一旦发现以上情况及时报告医生并配合处理。

4. 积极预防产后出血　分娩前配血备用,分娩时开放静脉,分娩后遵医嘱及时给予宫缩剂并配合按摩子宫,必要时遵医嘱做好子宫切除术的术前准备。

5. 加强产褥期护理　加强营养,纠正贫血。保持会阴清洁,勤换消毒会阴垫,防止感染发生。根据产妇身体状况指导母乳喂养,死产者及时给予退乳。

6. 健康指导　对妊娠期高血压疾病、慢性高血压及慢性肾炎孕妇应加强孕期管理;妊娠晚期或分娩期孕妇避免长时间仰卧;避免腹部外伤等。

第三节　胎膜早破

临产前发生胎膜破裂,称为胎膜早破(premature rupture of membrane,PROM)。胎膜早破可导致早产、脐带脱垂、孕产妇宫内感染及产褥感染。其发生可能与以下因素有关:①生殖道感染:细菌或病毒上行感染引起胎膜炎使胎膜局部张力下降而破裂。②胎膜受力不均:胎先露高浮、头盆不称、胎位异常等可使胎先露不能衔接,胎膜受力不均;先天性或手术创伤使宫颈内口松弛、前羊膜囊楔入受压不均导致破裂。③羊膜腔内压力增高:常见于多胎妊娠、羊水过多等。④营养因素:缺乏维生素C、锌及铜,使胎膜张力下降而破裂。⑤机械刺激:创伤或妊娠后期性交等。

【护理评估】

1. 健康史　了解有无妊娠期诱发胎膜早破的因素,有无羊水过多及多胎妊娠,有无创伤史、阴道炎、宫颈炎及妊娠后期性交史等。

2. 身体状况　孕妇突感较多液体自阴道流出,继而间断少量流出。腹压增加,如咳嗽、打喷嚏或负重时羊水即流出。孕妇常在流液后出现宫缩。阴道窥器检查见阴道后穹隆有羊水积聚或有羊水自宫口流出,上推胎儿先露部时见到阴道流液增加。

3. 心理-社会支持状况　孕妇担心胎膜早破会对胎儿不利而感到恐惧、焦虑。

4. 辅助检查

(1)阴道液酸碱度检查:正常阴道液pH为4.5~5.5,羊水pH为7.0~7.5。若pH≥6.5提示胎膜早破。但是要注意血液、尿液、宫颈黏液、精液或细菌污染时可出现假阳性。

(2)阴道液涂片检查:见羊齿植物状结晶为羊水。

(3)羊膜镜检查:可直视胎儿先露部,如看不到前羊膜囊即可确诊胎膜早破。

5. 处理原则和主要措施　结合孕周、胎肺发育情况、是否合并感染、胎儿窘迫等情况综合考虑给予期待疗法或终止妊娠。

【常见护理诊断/问题】

1. 有胎儿受伤的危险　与脐带脱垂、胎儿宫内窘迫有关。

2. 有感染的危险　与破膜后病原体上行感染有关。

3. 焦虑　与早产,担心胎儿、新生儿健康有关。

【护理措施】

1. 足月胎膜早破的护理　一般破膜后12小时内自然临产,严密观察产程进展。如12

小时内未临产,遵医嘱使用药物引产。

2. 未足月胎膜早破期待疗法期间的护理

(1)一般护理:如胎先露尚未衔接,嘱患者绝对卧床,取左侧卧位,注意抬高臀部,防止脐带脱垂;减少刺激,避免不必要的肛查及阴道检查,禁灌肠。

(2)严密观察:①监测体温,查白细胞计数,以排除感染;②观察胎心率变化、羊水性状、颜色及气味等以了解有无胎儿窘迫;③经阴道检查有无隐性脐带脱垂,如有脐带脱垂或先露应立即报告医生。

(3)预防感染:指导患者使用消毒会阴垫,每日使用0.5%碘伏液棉球擦洗会阴2次,勤换会阴垫,保持外阴清洁干燥。如破膜超过12小时遵医嘱使用抗生素。

(4)配合治疗:遵医嘱使用药物抑制宫缩,促进胎肺成熟。

(5)心理护理:向患者说明治疗方案,告知可能预后,缓解其心理焦虑。

3. 健康指导

(1)指导孕妇一旦发生胎膜破裂,应立即平卧并抬高臀部,尽快送往医院。

(2)加强产前检查,尽早发现和治疗生殖道感染;及时矫正胎位;嘱妊娠后期禁止性生活;避免负重及腹部受撞击等。

(程瑞峰)

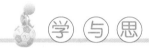

1. 李女士,30岁,G_4P_1,有3次人工流产史。现孕32周,突然出现阴道流血约200ml,立即收住院。检查:血压110/62mmHg,脉搏88次/分,腹软,无压痛,无宫缩。宫高31cm,头先露、高浮,胎心率146次/分。

请问:

(1)该患者最可能的医疗诊断是什么?

(2)为明确诊断应首选什么辅助检查?

(3)目前主要的护理问题有哪些?

2. 沈女士,G_1P_0,孕34周,血压160/95mmHg,尿蛋白(＋＋),双下肢水肿,突发下腹剧烈疼痛5小时来院。检查子宫硬如板状,孕妇贫血貌,胎心率106次/分,胎位不清,阴道见少量流血。

请问:

(1)该孕妇可能的医疗诊断有哪些?

(2)对该孕妇该如何配合医生进行处理?

第九章 羊水量与脐带异常

学习目标

1. 掌握羊水量异常的概念,脐带脱垂的处理原则。
2. 熟悉羊水量异常对母儿的影响及护理措施。
3. 了解脐带先露的处理原则及护理要点。
4. 培养良好的职业素养,能对异常妊娠孕妇进行全面的评估及护理。

第一节 羊水量异常

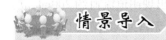

情景导入

吴女士,已婚,28岁。停经38周,腹胀1周,B超发现羊水过多入院待产。无阴道流血、无下腹痛,宫高35cm,腹围100cm。因担心胎儿安全,表现焦虑,助产士晓玲接待了她。

工作任务:

1. 接诊时晓玲该如何对吴女士进行全面评估?
2. 若要行羊膜腔穿刺放羊水,晓玲该如何配合?

【概述】

正常妊娠时羊水的产生与吸收处于动态平衡,如羊水的产生与吸收失衡,将导致羊水量过多或过少。凡妊娠任何时期羊水量超过2000ml,称为羊水过多(polyhydramnios),妊娠足月时羊水量少于300ml,称为羊水过少(oligohydramnios)。羊水过少严重影响围生儿预后,如羊水量少于50ml,围生儿病死率高达88%。

1. **病因** 在羊水过多的孕妇中,约有1/3原因不明,称特发性羊水过多。羊水过少主要与羊水产生减少或羊水外漏增加有关。可能原因有:

(1)胎儿畸形:约25%羊水过多孕妇合并胎儿畸形,以中枢神经系统和消化道畸形最常见。羊水过少约1/3有胎儿畸形,其中以泌尿系畸形为主。

(2)多胎妊娠:双胎妊娠羊水过多的发生率约为10%,是单胎妊娠的10倍。

(3)胎盘脐带病变:胎盘绒毛血管瘤、巨大胎盘等可致羊水过多;胎盘功能减退使胎儿慢性缺氧,肾血流量降低,胎尿生成减少,导致羊水过少。

(4)羊膜病变:羊膜通透性改变、炎症或胎膜破裂,使羊水外漏速度超过生成速度。

(5)母体因素:妊娠期糖尿病、高血压疾病、母儿 Rh 血型不合等可致羊水过多。孕妇脱水、血容量不足,使胎尿生成减少;孕妇服用某些药物,如前列腺素合成酶抑制剂有抗利尿作用,而发生羊水过少。

2. 对母儿的影响

(1)羊水过多容易并发妊娠期高血压疾病、胎位异常、早产、宫缩乏力;破膜时脐带可随羊水滑出形成脐带脱垂;破膜后子宫突然缩小,可引起胎盘早剥。产后易引起产后出血,围生儿死亡率升高。

(2)羊水过少若发生于孕早期,胎膜可与胎体粘连造成胎儿畸形或肢体短缺。若发生在中晚期,子宫四周的压力直接作用于胎儿,易引起肌肉骨骼畸形,且胎儿窘迫、新生儿窒息和围生儿死亡率增加。

【护理评估】

1. 健康史 详细询问病史,了解妊娠是否过期,了解有无妊娠合并症与胎儿畸形等孕产史。

2. 身体状况

(1)羊水过多:

1)急性羊水过多:指羊水量在数日内急剧增多,较少见,多发生于妊娠 20～24 周。因羊水迅速增多,子宫于数日内明显增大,产生一系列压迫症状:腹部胀痛、呼吸困难、甚至发绀,不能平卧。

2)慢性羊水过多:指羊水量在数周内缓慢增多,较多见,多发生于妊娠晚期。因羊水于数周内缓慢增多,孕妇多能适应,无明显不适。检查时可见:宫高及腹围大于同期孕周,腹壁皮肤发亮、变薄。触诊时感觉子宫张力大,有液体振荡感,胎位不清,胎心遥远或听不清。

(2)羊水过少:孕妇于胎动时感腹痛,胎盘功能减退时常自觉胎动减少。子宫敏感,轻微刺激易引发宫缩。临产后阵痛明显,且宫缩多不协调。腹部检查宫高及腹围较同期孕周小,如合并胎儿生长受限更明显,有子宫紧裹胎儿感。临产后阴道检查时,发现前羊膜囊不明显,胎膜紧贴胎儿先露部,人工破膜后羊水流出极少。

3. 心理-社会支持状况 孕妇因担心胎儿可能会有某种畸形而感到紧张和焦虑不安。

4. 辅助检查

(1)B 型超声检查:为诊断羊水量异常重要的辅助检查方法。羊水最大暗区垂直深度(AFV)≥8cm,或羊水指数(AFI)≥25cm,可诊断为羊水过多。妊娠晚期羊水最大暗区垂直深度(AFV)≤2cm 为羊水过少,≤1cm 为严重羊水过少;羊水指数(AFI)≤5cm 为羊水过少,≤8cm 为羊水偏少。

(2)甲胎蛋白(alpha fetoprotein,AFP)测定:母血、羊水中 AFP 明显增高提示胎儿畸形。

(3)孕妇血型及血糖检查:检查孕妇 Rh、ABO 血型排除母儿血型不合。孕妇葡萄糖耐量试验以排除妊娠期糖尿病。

(4)胎儿电子监护:羊水过少使脐带及胎盘受压,胎儿储备能力减低,NST 呈无反应型;宫缩时脐带受压加重,可出现胎心变异减速和晚期减速。

5. 处理原则和主要措施 取决于胎儿有无畸形、孕周及孕妇自觉症状严重程度。

(1)合并胎儿畸形:一经确诊,及时终止妊娠。

（2）胎儿无畸形：寻找病因，积极治疗，同时严密监测胎儿宫内情况。

【常见护理诊断/问题】

1. 舒适的改变　与子宫异常增大引起呼吸困难、腹部胀痛、下肢及外阴水肿等有关。

2. 有围生儿受伤的危险　与羊水异常导致的胎儿发育畸形、胎儿生长受限等有关。

3. 焦虑　与担心胎儿畸形及自身安危有关。

【护理目标】

1. 孕产妇安全，顺利度过妊娠期、分娩期。

2. 围生儿安全、健康。

3. 孕妇情绪平稳，接受事实，配合治疗及护理。

【护理措施】

1. 一般护理　指导孕妇休息时取左侧卧位，每日吸氧 1～2 次，每次 30 分钟，以改善胎盘的血液供应。羊水过多者应低钠饮食，减少增加腹压的活动以防胎膜早破，勿刺激乳头及腹部，禁止性生活，以免诱发宫缩导致早产。

2. 病情观察　定期测量宫高、腹围、体重、胎心等，以了解孕妇的疾病发展及治疗效果，观察胎心、胎动及宫缩，及时发现胎儿宫内窘迫及早产征象。

3. 治疗配合

（1）羊水过多者

1）配合医生经腹羊膜腔穿刺放羊水：做好术前谈话、签字、输液、备血及备好穿刺包等术前准备。严格无菌操作，放羊水时控制速度和量，每小时约 500ml，一次放羊水量不超过 1500ml；同时密切观察孕妇血压、心率、呼吸，监测胎心变化，警惕早产。遵医嘱给予镇静剂、宫缩抑制剂预防早产，使用抗生素预防感染。

2）药物治疗的配合：遵医嘱使用前列腺素合成酶抑制剂吲哚美辛可抑制胎儿排尿，减少羊水量。

3）人工破膜引产术的护理：①高位破膜时须严格无菌操作，自宫口沿胎膜向上送入 15～16cm 处刺破胎膜，缓慢放出羊水，密切观察胎心、宫缩、羊水流出的速度及量，及时发现胎盘早剥和脐带脱垂征象。②严密监测产程进展。③破膜后 12 小时仍无宫缩应用抗生素预防感染，1 天内未临产，可再加用其他方法引产。

（2）羊水过少者

1）终止妊娠：如合并胎儿畸形、过期妊娠、胎儿生长受限、妊娠已经足月者，遵医嘱做好阴道助产或剖宫产准备。

2）配合医生行羊膜腔输液以增加羊水量，将 37℃的生理盐水以每分钟 15～20ml 的速度输入羊膜腔，注意密切监测胎心，遵医嘱给予抗感染药物。

4. 心理护理　针对孕妇具体情况向孕妇及家属解释羊水异常的原因、治疗方法及效果。多给予安慰以缓解焦虑情绪，使其主动配合治疗及护理。对胎儿畸形或死亡的产妇，提供情感支持，消除心理阴影。

5. 健康指导　指导已确诊羊水量异常孕妇定期随访，每 1～2 周 B 超监测羊水情况，每 2 周一次 NST。指导失去围生儿产妇的计划生育措施，嘱其再孕后进行遗传咨询，加强产前检查，避免高危因素，及时发现胎儿畸形等。

【护理评价】

1. 孕产妇是否顺利度过妊娠期、分娩期。

2. 围生儿是否安全、健康。

3. 孕妇情绪是否平稳,是否能接受事实并配合治疗及护理。

第二节　脐带异常

【概述】

脐带异常包括脐带过长、脐带过短、脐带缠绕、脐带打结、脐带扭转、脐带脱垂等。胎膜未破时脐带位于胎先露部前方或一侧,称为脐带先露(presentation of umbilical cord)或隐性脐带脱垂。胎膜破裂脐带脱出于子宫颈口外,降至阴道内甚至露于外阴部,称为脐带脱垂(prolapse of umbilical cord)。正常脐带长度 30～100cm 之间,平均 70cm,小于 30cm 为脐带过短(excessive short cords)。常见病因有:胎头衔接不良或入盆困难、胎位异常、胎儿过小或羊水过多、脐带过长、脐带附着异常或低置胎盘等。

【护理评估】

1. 健康史　仔细阅读产检记录,特别是 B 超提示是否存在头盆不称、胎位异常、脐带过长等相关病因。

2. 身体状况　胎先露衔接不良时在宫缩时可出现一过性压迫脐带导致胎心率异常,改变体位后胎心率明显好转应可疑为隐性脐带脱垂。胎先露衔接后脐带受压可导致胎儿缺氧,甚至胎心完全消失,7～8 分钟可胎死宫内。

破膜后应立即作肛指和(或)阴道检查,如发现宫口内有搏动的条索状物即为脐带先露。如脐带脱出于宫颈口之外,脐带脱垂即可确诊。临产后监测胎儿在宫内的情况可作胎心监护或超声多普勒检查,如在胎头旁侧或先露部找到脐血流声象图可确诊。

3. 心理-社会支持状况　对胎儿结局表现出无助、惊慌、恐惧等。

4. 辅助检查　B 型超声及彩色多普勒超声检查可确诊脐带先露和脱垂。

5. 处理原则和主要措施　孕期定期产检,超声检查有助于尽早发现脐带先露。临产后胎先露不入盆者尽量不作或少作肛查或阴道检查。

(1)脐带先露:经产妇、胎膜未破、宫缩良好者,发现隐性脐带脱垂时,产妇应卧床休息,取头低臀高位,密切观察胎心率,先露入盆而胎心率正常,则可待宫口开全后破膜,随即按不同胎位由阴道手术助产;否则以剖宫产较为安全。

(2)脐带脱垂:发现脐带脱垂,胎心尚好、胎儿存活者,应尽快娩出胎儿。根据宫口扩张程度及胎儿情况进行处理:①宫口开全、胎心存在、头盆相称者,行产钳术;臀先露行臀牵引术。②宫口尚未开全,估计短期内不能娩出者,应尽快行剖宫产。术前准备时必须抬高产妇臀部,上推先露部,应用宫缩抑制药物,严密监测胎心直至胎儿娩出为止。

【常见护理诊断/问题】

1. 有胎儿受伤的危险　与脐带脱垂及阴道助产手术受伤有关。

2. 焦虑　与担心胎儿安危有关。

3. 有感染的危险　与胎膜早破、脐带长时间露于阴道外及手术操作有关。

4. 自理能力下降　与手术创伤、输液、尿管的放置有关。

【护理目标】

1. 新生儿出生时健康,无窒息。

2. 产妇情绪稳定,配合治疗及护理。

3. 产妇无感染发生,血象及体温正常。

4. 产妇生活基本可逐渐自理。

【护理措施】

1. 严密监测胎心和 B 超,尽早发现异常。减少肛查或阴道检查预防脐带脱垂。

2. 脐带先露　指导产妇卧床休息,取头低臀高位,密切观察胎心率,配合医生行阴道助产手术或剖宫产术前准备。

3. 脐带脱垂　抬高产妇的臀部,上推先露部,应用宫缩抑制药物,严密监测胎心直至胎儿娩出为止。当宫口开全及胎头下降至坐骨棘下 2cm 时及时行产钳助产尽快娩出胎儿。

【护理评价】

1. 新生儿出生时是否健康,有无窒息。

2. 产妇情绪是否稳定,是否配合治疗及护理。

3. 产妇有无感染发生,血象及体温是否正常。

4. 产妇生活是否基本可自理。

（吴　芳）

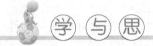

学 与 思

方女士,33 岁,G_2P_1,因"停经 9 个月,阴道流液伴下腹阵痛 1 小时"入院。患者既往月经规律,1 周前因感冒后咳嗽,未处理。1 小时前出现下腹阵痛,无头晕、眼花、无心悸、气促。既往体健,5 年前足月顺产一女婴。

产科检查:骨盆外测量髂棘间径-髂嵴间径-骶耻外径-出口横径分别为 23cm-25cm-19cm-9cm,宫高 36cm,腹围 92cm,LOT,胎儿估重 2776g,胎心音 60 ~ 100 次/分,规律宫缩,30 秒/(5 ~6)分。

阴道检查:宫口开大 4cm,先露 S^{-2},胎膜已破,羊水Ⅰ度,于胎头下方扪及有搏动的条索状物。

辅助检查:当地卫生院 B 超示"脐带脱垂";心电图示"窦性心律,正常心电图";血常规检查:白细胞 13.9×10^9/L,血小板 260×10^9/L,血红蛋白 96g/L。

请问:

(1)该患者可能的医疗诊断是什么?

(2)请根据方女士的病情提出 2 ~3 个主要护理问题。

(3)主要护理措施有哪些?

第十章 产前检查与孕期保健

产前检查与保健包括对孕妇的定期产前检查、指导妊娠期营养和用药、及时发现和处理异常情况、对胎儿宫内情况进行监护、保证孕妇和胎儿的健康直至安全分娩。围生医学(perinatology)是研究在围生期内对围生儿及孕产妇卫生保健的一门科学,对降低围生期母儿死亡率和病残儿发生率、保障母儿健康具有重要意义。我国现阶段围生期指从妊娠满28周(即胎儿体重≥1000g或身长≥35cm)至产后1周的一段时间。

第一节 产前检查

情景导入

初孕妇小凡停经56天,末次月经2016年4月5日。现出现早孕反应而来就诊,护士小童接待了她。

工作任务:

1. 首次产检包括哪些内容?
2. 小童该如何帮孕妇解决早孕反应的不适?

产前检查是监测胎儿发育和宫内生长环境,监护孕妇各系统变化,促进健康教育与咨询,提高妊娠质量,减少出生缺陷的重要措施。妊娠早、中和晚期孕妇与胎儿的变化不同,产前检查的次数与内容也不同。

一、产前检查的时间与次数

首次产前检查主要目的是:①确定孕妇和胎儿的健康状况;②估计和核对孕期或胎龄;③制订产前检查计划。首次检查的时间应从确诊妊娠早期开始,在6~8周为宜,妊娠20~

36周每4周检查1次,妊娠37周以后每周检查1次,共行产前检查9~11次。高危孕妇应酌情增加产前检查次数。

二、首次产前检查的内容

（一）健康史

1. 个人资料

（1）年龄:年龄过小容易发生难产;35岁以上初孕妇容易并发妊娠期高血压疾病、产力异常等。

（2）职业:了解孕妇妊娠早期有无接触放射线、有毒有害物质。放射线能诱发基因突变,导致染色体异常。某些有害物质如铅、汞、苯、有机磷农药、一氧化碳等可引起胎儿畸形。

（3）其他:孕妇的受教育程度、宗教信仰、婚姻状况、经济状况、住址以及电话等资料。

2. 既往史及手术史　了解妊娠前有无高血压、心脏病、糖尿病、肝肾疾病、血液病、传染病等,注意患者患病时间及治疗情况,有无手术史及手术名称。

3. 家族史　了解孕妇家族中有无高血压、糖尿病、双胎及其他遗传性疾病史。

4. 丈夫健康状况　了解孕妇的丈夫有无烟酒嗜好、遗传性疾病及性传播性疾病等。

（二）月经史和孕产史

1. 月经史　询问月经初潮的年龄、月经周期和月经持续时间。月经周期的长短影响了预产期的推算和胎儿生长发育的监测。周期延长、缩短或不规律者应及时根据B型超声检查结果重新核对孕周并推算预产期。

2. 本次妊娠经过　了解本次妊娠有无早孕反应,早孕反应严重程度,有无病毒感染史及用药情况,首次胎动时间,妊娠过程中有无阴道流血、头痛、心悸、气短、下肢水肿等症状。

（三）预产期推算

了解末次月经(last menstrual period,LMP)的日期,推算预产期(expected date of confinement,EDC)。计算方法:末次月经第1日起,月份减3或加9,日期加7。如为农历,可先换算成公历计算或按农历方法计算(月份减3或加9,日期14)。实际分娩日期与推算的预产期可以相差1~2周,如孕妇末次月经的日期记不清或哺乳期月经来潮前受孕,则可根据早孕反应出现时间、B超检查的胎囊大小、头臀长度、胎头双顶径、胎动开始时间以及子宫底高度等作出估计。

三、身体评估

（一）全身检查

观察孕妇的发育、营养和精神状态,注意身高及步态。身材矮小者(145cm以下)常伴有骨盆狭窄。检查心、肺有无异常,乳房发育情况,脊柱及下肢有无畸形。测量体重,计算体重指数(body mass index,BMI),BMI=体重(kg)/[身高(m)]^2,评估营养状况。测量血压,正常不应超过140/90mmHg,或与基础血压相比,升高不超过30/15mmHg。测量体重,妊娠晚期体重每周增加不应超过0.5kg,超过者应注意有无水肿,仅膝以下或踝部水肿,休息后能消退,为生理性水肿。

（二）产科检查

包括腹部检查、骨盆测量、阴道检查、肛门检查和绘制妊娠图。

1. 腹部检查　嘱孕妇排尿后仰卧于检查床上,头部稍抬高,露出腹部,双腿略屈曲分开,放松腹肌。检查者站在孕妇右侧。

（1）视诊：注意腹形及大小，腹部皮肤有无妊娠纹、手术瘢痕和水肿。腹部过大者，应考虑双胎、羊水过多、巨大儿的可能；腹部过小者，应考虑胎儿宫内发育迟缓（intrauterine growth retardation，IUGR）、孕周推算错误等；如腹部向前突出或向下悬垂应考虑有骨盆狭窄的可能。

（2）触诊：注意腹壁肌肉紧张度及子宫敏感程度。用手测宫底高度，软尺测耻骨上子宫长度及腹围。四步触诊法检查可以了解胎儿大小、胎产式、胎先露、胎方位、先露是否衔接（图10-1）。

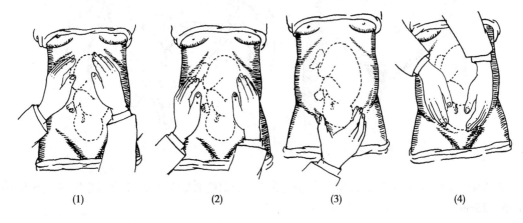

（1） （2） （3） （4）

图 10-1　产科四步触诊手法

第一步手法：检查者双手置于子宫底部，了解子宫外形并摸清子宫底高度，估计胎儿大小与妊娠周数是否相符。然后以双手指腹相对交替轻推，判断子宫底部的胎儿部分，如为胎头则硬而圆，有浮球感，如为胎臀，则软而宽，且形状不规则。如在宫底触及较大的空虚部分，应考虑横产式可能。

第二步手法：检查者双手分别置于腹部左右两侧，一手固定，另一手轻轻深按，两手交替，仔细分辨胎背及胎儿四肢。平坦饱满者为胎背，可变形的高低不平部分是胎儿肢体。同时可以估计胎儿大小和羊水的多少。

第三步手法：检查者右手拇指与其余4指分开，置于耻骨联合上方，握住胎先露部，进一步查清是胎头或胎臀，左右轻轻推动以确定是否衔接。如先露部仍可以活动，表示尚未入盆；如胎先露部不能被推动，表示已衔接。

第四步手法：检查者面向孕妇足端，双手分别置于胎先露部的两侧，向骨盆入口方向深按，再次判断先露部的诊断是否正确，并确定先露部入盆程度（浮动、半固定、固定）。先露部难以确定时，可做肛门检查及B超协助判断。

（3）听诊：胎心音在靠近胎背上方的孕妇腹壁听得最清楚。妊娠24周前，胎心音多在脐下正中线处听到，28周后根据胎方位的不同听诊部位不同。枕先露时，胎心音在脐下左、右侧听取；臀先露时，在脐上左、右侧听取；肩先露时，在脐部下方听得最清楚（图10-2）。

2. 骨盆测量　用以了解骨产道情况，判断胎儿能否经阴道分娩。有两种测量方法：骨盆外测量和骨盆内测量。

（1）骨盆外测量：用以间接判断骨盆大小及其形态，常测的径线有：

1)髂棘间径(IS):孕妇取伸腿仰卧位,测量两侧髂前上棘外缘的距离(图10-3),正常值为23～26cm。

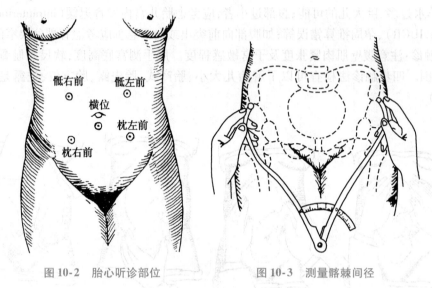

图10-2 胎心听诊部位　　　　　　　图10-3 测量髂棘间径

2)髂嵴间径(IC):孕妇取伸腿仰卧位,测量两侧髂嵴外缘最宽的距离(图10-4),正常值为25～28cm。

3)骶耻外径(EC):孕妇取左侧卧位,右腿伸直,左腿屈曲,测量耻骨联合上缘中点至第5腰椎棘突下相当于腰骶部米氏菱形窝的上角(或髂嵴后连线中点下1～1.5cm处)的距离(图10-5),正常值18～20cm。此径线可间接推测骨盆入口前后径长短,是骨盆外测量中最重要的径线。

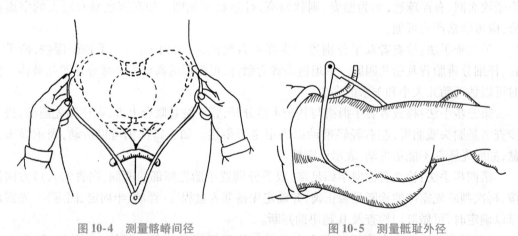

图10-4 测量髂嵴间径　　　　　　　图10-5 测量骶耻外径

4)坐骨结节间径(IT)或称出口横径(TO):孕妇取仰卧位,两腿向腹部屈曲,双手抱膝。测量两侧坐骨结节内侧缘之间的距离(图10-6),正常值为8.5～9.5cm,平均值9cm。也可用检查者拳头估测,如能容纳成人拳头,则大于8.5cm,属正常。如出口横径小于8cm,应测量出口后矢状径。

5)出口后矢状径:为坐骨结节间径中点到骶骨尖端的长度(图10-7),正常值为8～9cm,出口横径与出口后矢状径之和大于15cm,一般足月胎儿可以娩出。

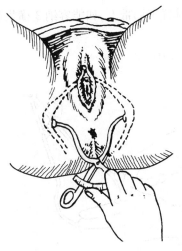
图 10-6　测量坐骨结节间径

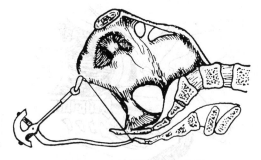
图 10-7　测量出口后矢状径

　　孕妇左侧卧位或膝胸卧位,检查者右手示指戴指套,伸入孕妇肛门后扪向骶骨方向,拇指放在孕妇体外骶尾部,两指共同触到骶尾关节,将汤姆斯出口测量器一端放于坐骨结节间径的中点,另一端放于骶尾关节处,即测出出口后矢状径值。

　　6)耻骨弓角度:反映出口横径的宽度。用两拇指指尖斜着对拢,放于耻骨联合下缘,左右两拇指平放在耻骨降支上面,测量两拇指之间角度即为耻骨弓角度(图 10-8)。正常为90°,小于80°为异常。

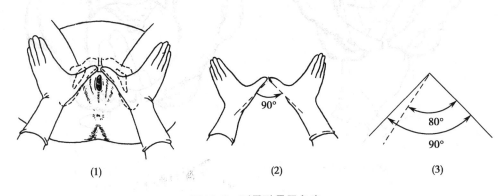

(1)　　　　　　　　　(2)　　　　　　　　　(3)

图 10-8　测量耻骨弓角度

　　(2)骨盆内测量:用于骨盆外测量有狭窄者。测量时,孕妇取膀胱截石位。外阴消毒,检查者戴消毒手套并涂润滑油,示指和中指放入阴道内检查。主要径线有:

　　1)骶耻内径:也称对角径(DC),是耻骨联合下缘至骶岬上缘中点的距离(图 10-9)。检查者一手示、中指伸入阴道,用中指尖触骶岬上缘中点,示指上缘紧贴耻骨联合下缘,标记示指与耻骨联合下缘的接触点。中指尖至此接触点的距离,即为对角径。正常值为 12.5 ~ 13cm。减去 1.5 ~ 2cm,即为真结合径值。如果触不到骶岬,说明此径线大于 12.5cm。

　　2)坐骨棘间径:测量两侧坐骨棘间的距离(图 10-10)。正常值约为 10cm。检查者一手的示、中指伸入阴道内,分别触及两侧坐骨棘,估计其间的距离。

　　3)坐骨切迹宽度:代表中骨盆后矢状径,为坐骨棘与骶骨下部间的距离,即骶棘韧带的宽度(图 10-11)。检查者将伸入阴道内的示、中指并排置于韧带上,如能容纳 3 横指(约 5 ~ 5.5cm)为正常,否则属中骨盆狭窄。

4)骶骨弧度:有浅弧、中弧、深弧,中弧利于分娩(图 10-12)。

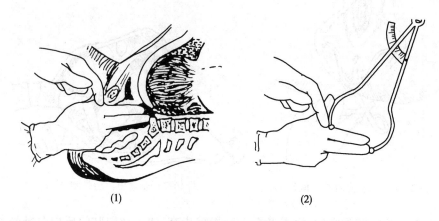

(1)   (2)

图 10-9   测量骶耻内径

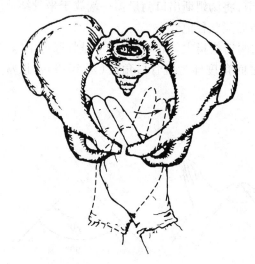

图 10-10   测量坐骨棘间径

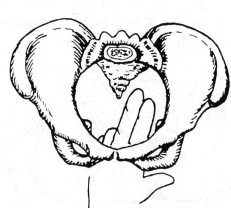

图 10-11   检查坐骨切迹宽度

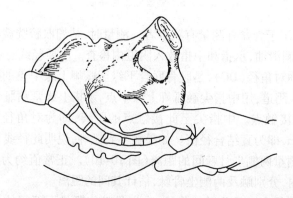

图 10-12   检查骶骨弧度

3. 阴道检查　确诊早孕时,应行阴道双合诊检查。妊娠最后 1 个月以及临产后,应避免不必要的阴道检查,以防感染。

4. 肛门检查　可以了解胎先露部、骶骨前面弯曲度、坐骨棘间径及坐骨切迹宽度以及骶尾关节活动度。

5. 绘制妊娠图　是反映胎儿在宫内发育及孕妇健康情况的动态曲线图(图 10-13)。将每次产前检查所得的血压、体重、宫底高度、腹围、尿蛋白、胎位、胎儿心率等数值记录于妊娠图上,绘制成标准曲线,观察动态变化,有利于及早发现及处理孕妇或胎儿的异常情况。

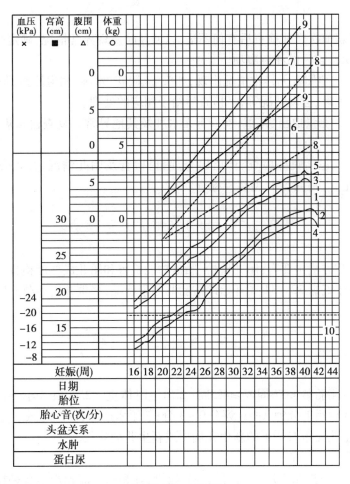

图 10-13　妊娠图

6. 辅助检查　常规检查血象、血型和尿常规。B 超检查了解胎儿宫内发育情况,有无畸形等。出现妊娠合并症者,根据情况进行肝肾功能检查、乙型肝炎抗原抗体检查、心电图检查等。有死胎、死产史或患遗传性疾病者,应进行羊水细胞培养行染色体核型分析等。

四、心理-社会状况评估

妊娠不仅会引起身体各系统的生理变化,孕妇的心理也会随着妊娠而有不同的变化。妊娠早期,重点评估孕妇及家庭成员对妊娠的态度及接受程度;妊娠中晚期,了解孕妇有无不良情绪,对分娩有无恐惧和焦虑心理;孕妇家庭经济状况、生活居住环境、宗教信仰及孕妇在家庭中的角色;孕妇寻求健康指导的态度及能力等。

五、健 康 教 育

加强妊娠后阴道出血的认识和预防;进行合理的营养和生活方式指导;补充叶酸 0.4 ~ 0.8mg/d 至妊娠 3 个月;避免接触有毒有害物质;避免使用可能影响胎儿正常发育的药物;改变不良的生活习惯(如吸烟、酗酒、吸毒等)及生活方式;避免高强度的工作、高噪音环境和家庭暴力;保持心理健康,解除精神压力,预防妊娠期及产后心理问题的发生。

六、复 诊

复诊是为了解前次产前检查后有何不适,以便及时发现异常情况,确定孕妇和胎儿的健康状况,指导此次检查后的注意事项。

1. 询问病史 孕妇有无异常情况出现,如头痛、眼花、水肿、阴道流血、阴道分泌物异常、胎动变化、饮食、睡眠、运动情况等,经检查后给予相应的处理。

2. 全身检查 测量血压、体重;检查有无水肿及其他异常。复查血常规和尿常规,有无贫血和尿蛋白。

3. 产科检查 包括腹部检查、产道检查、阴道检查及胎儿情况(胎心率、胎儿大小、胎位,胎动及羊水量)。适时行 B 型超声检查。

第二节 胎儿健康状况评估

胎儿健康评估方法主要有:胎儿监护、胎盘功能检查和胎儿成熟度检查。

高危孕妇应于妊娠 32 ~ 34 周开始评估胎儿健康状况,严重并发症孕妇应于妊娠 26 ~ 28 周开始监测。

一、胎儿宫内状态的监护

(一) 确定是否为高危儿

高危儿包括:①胎龄 <37 周或≥42 周;②出生时体重 <2500g;③小于正常孕龄儿或大于正常孕龄儿;④生后 1 分钟 Apgar 评分 0 ~ 3 分;⑤手术产儿;⑥产时感染;⑦高危妊娠产妇的新生儿;⑧新生儿兄姐有严重的新生儿病史或新生儿期死亡。

(二) 胎儿宫内监护的内容

1. 超声检查 妊娠第 5 周 B 超可见到妊娠囊,妊娠第 7 周超声多普勒检查可探测到胎心音。B 超检查能显示胎儿数目、胎位、有无胎心搏动以及胎盘位置;能通过测量胎头双顶径、胎儿胸径、股骨长度等估计胎儿的孕龄及预产期;还可估计胎儿体重、有无胎儿体表畸形、胎盘成熟度等。

2. 监测胎心音 从妊娠 20 周开始,通过胎心听诊发现胎心率的异常变化,从而了解胎儿宫内安危。正常胎心音 110 ~ 160 次/分,如胎心音 >160 次/分或 <110 次/分提示胎儿宫内缺氧,应及时治疗。

3. 测量宫底高度和腹围 通常每一次产前检查都要监测这两个指标。孕晚期每孕周腹围平均约增长 0.8cm。根据子宫底高度及腹围数值可估算胎儿大小,简易的估算方法为:胎儿体重(g) = 宫底高度(cm) × 腹围(cm) +200。

4. 胎动计数　通过孕妇自测胎动或胎儿监护仪了解 12 小时胎动情况。胎动计数 >30 次/12 小时为正常,胎动 <10 次/12 小时,提示胎儿缺氧。

5. 羊膜镜检查　在妊娠晚期或分娩期用羊膜镜观察羊水的性状、量及颜色,可早期发现胎儿缺氧。头位胎儿如有窘迫,羊水呈浅绿色(Ⅰ度污染)、深绿色或黄绿色(Ⅱ度污染)、棕黄色(Ⅲ度污染)。胎死宫内时羊水呈红褐色、浑浊如肉汁状。

6. 胎儿心电图监测　临床多采用经腹壁外监测法监护,根据胎儿心电图波形,了解胎儿发育、胎盘功能、有无缺氧等情况。

7. 胎儿电子监护　胎儿电子监护仪可以连续记录胎心率的动态变化,同时观察胎动、宫缩对胎心率的影响。

(1)胎心率监测:用胎儿监护仪记录胎心率(FHR)。可有两种基本变化:基线胎心率(BHR)和一过性胎心率(PFHR)。

1)基线胎心率 BHR:是在无胎动、无宫缩或宫缩间歇期记录的胎心率。若胎心率持续 <110 次/分或 >160 次/分,历时 10 分钟为心动过缓或心动过速。胎心基线变异又称基线摆动,即在胎心率基线基础上的上下周期性波动,包括胎心率的波动幅度和波动频率。波动幅度是胎心率上下波动的高度,以次/分表示,正常为 10 ~ 25 次/分。波动频率是 1 分钟内胎心率波动的次数,正常≥6 次/分。胎心基线变异说明胎儿有一定的储备能力,是胎儿健康的表现(图 10-14)。

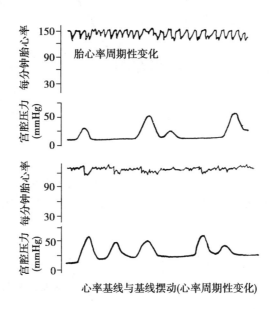

图 10-14　胎心率基线与基线摆动

2)一过性胎心率 PFHR:是指与子宫收缩有关的胎心率变化。包括加速和减速两种类型:

a. 加速:子宫收缩后 FHR 基线上升,增加的范围约为 15 次/分以上,持续 15 秒,至 20 次/分,可能是因胎儿躯干局部或脐静脉暂时受压造成,散发的、短暂的胎心率加速是无害的。若脐静脉持续受压,则可发展为减速。

b. 减速:随宫缩出现的短暂性胎心率减慢。可分为三种:

早期减速:图形特点是胎心率减速与子宫收缩几乎同时开始,宫缩消失后即恢复正常(图 10-15)。胎心率曲线下降幅度 <50 次/分。与宫缩时胎头受压,脑血流量一时性减少有

关,不因体位或吸氧而改变。

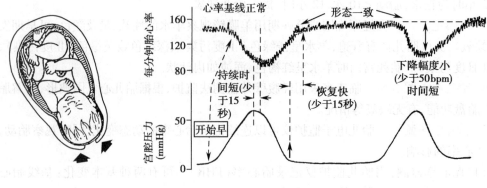

图 10-15 PFHR 早期减速

变异减速:宫缩开始后胎心率不一定减慢。减速与宫缩无恒定关系,但减速出现后下降迅速且幅度大(>70 次/分),持续时间长短不一,恢复也迅速(图 10-16)。与子宫收缩时脐带受压兴奋迷走神经有关,嘱孕妇左侧卧位可减轻症状。

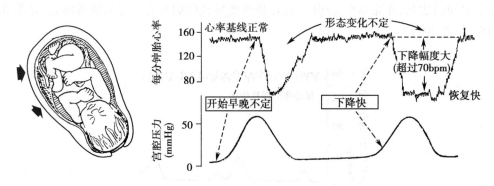

图 10-16 PFHR 变异减速

晚期减速:子宫收缩开始后一段时间(一般在高峰后)才出现胎心率减慢,且下降缓慢,下降幅度 <50 次/分,持续时间长,恢复缓慢(图 10-17),可能是子宫胎盘功能不良、胎儿缺氧的表现。

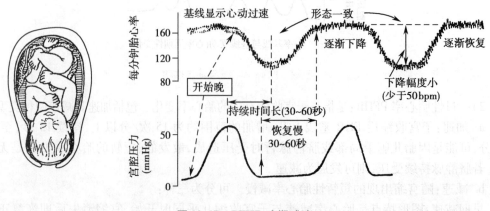

图 10-17 PFHR 晚期减速

（2）预测胎儿宫内储备能力：包括无应激试验和缩宫素激惹试验。

1）无应激试验（NST）：观察胎心基线的变异及胎动后胎心率的情况。正常情况下，20分钟内至少有3次以上胎动伴胎心率加速＞15次/分，持续15秒以上为NST有反应，提示胎儿储备能力良好。如少于3次或胎心率加速＜15次/分或持续时间＜15秒称NST无反应，提示胎儿储备能力差，可再作缩宫素激惹试验。

2）缩宫素激惹试验（OCT）：又称宫缩应激试验（CST），用缩宫素诱导宫缩后，用胎儿监护仪记录宫缩与胎心率变化的关系，了解胎儿胎盘储备能力。连续描记20分钟胎心率作为基数，给予稀释缩宫素（1:2000）静脉滴注。滴速自8滴/分开始，逐渐增加，调至有效宫缩3次/10分，每次收缩30秒后监测胎心率与宫缩的关系。

OCT阳性：胎心率晚期减速连续出现，＞3次/10分，基线变异振幅减小（＜5次/分），胎动后无胎心率加速，提示胎盘功能减退。

OCT阴性：胎心率无晚期减速，胎动后胎心率加快，提示胎盘功能良好，胎儿1周内无死亡危险。

二、胎盘功能检查

可以采用孕妇血、尿雌三醇测定，孕妇血清胎盘生乳素（HPL）测定，孕妇血清妊娠特异性β糖蛋白测定，阴道脱落细胞检查，胎盘酶的测定等方法进行判断。

1. 孕妇尿雌三醇（E_3）测定　妊娠期E_3主要由孕妇、胎儿及胎盘共同合成。一般测24小时尿E_3含量，正常值为15mg/24h，10~15mg/24h为警戒值，＜10mg/24h为危险值。如妊娠晚期连续多次测得此值＜10mg/24h，表示胎盘功能低下。也可用孕妇随意尿测得雌激素/肌酐（E/C）比值，评价胎盘功能。尿E/C比值正常为＞15，10~15为警戒值，＜10为危险值。

2. 孕妇血清游离雌三醇测定　采用放射免疫法测定。妊娠足月时，该值＜40nmol/L或突然下降50%以上，提示胎儿、胎盘功能低下。

3. 孕妇血清胎盘生乳素（HPL）测定　HPL由胎盘生乳素产生。足月妊娠时应为4~11mg/L。足月妊娠时该值＜4mg/L，或突然降低50%，表示胎盘功能低下。

4. 孕妇血清妊娠特异性β糖蛋白测定　若该值于足月妊娠时＜170mg/L，提示胎盘功能障碍。

5. 阴道脱落细胞检查　若舟状细胞成堆、无表层细胞、嗜伊红细胞指数（EI）＜10%、致密核少者，提示胎盘功能良好；舟状细胞极少或消失、有外底层细胞、嗜伊红细胞指数＞10%、致密核多者，提示胎盘功能减退。

三、胎儿成熟度检查

可通过胎龄及胎儿大小估计胎儿是否成熟，还可抽取羊水分析或根据B超来判断。羊水检查包括：

1. 卵磷脂/鞘磷脂比值（L/S）　是评估胎儿肺成熟度的最常用方法，L/S＞2提示胎儿肺成熟。

2. 肌酐含量　肌酐值≥176.8μmol/L，提示胎儿肾成熟。

3. 胆红素类物质含量　胆红素类物质＜0.02，提示胎儿肝成熟。

4. 淀粉酶含量　淀粉酶值≥450IU/L，提示胎儿唾液腺成熟。

5. 脂肪细胞出现率　脂肪细胞出现率达 20%，提示胎儿皮肤已成熟。

第三节　孕妇管理

孕妇系统管理指从确诊妊娠开始，到产后 42 日之内，以母儿共同为监护对象，进行系统检查、监护和保健指导，及时发现高危情况，及时转诊治疗和住院分娩及产后随访，以确保母婴安全与健康的系统管理。我国已普遍实行孕产期系统保健的三级管理，推广使用孕产妇系统保健手册，对高危妊娠进行重点筛查、监护和管理，以达到降低孕产妇及围生儿患病率、提高母儿生活质量的目标。

一、实行孕妇系统保健的三级管理

目前我国城市开展医院三级管理(市、区、街道)和妇幼保健机构三级管理(市、区、基层卫生院)，农村也开展了三级管理(县医院和县妇幼保健站、乡卫生院、村妇幼保健人员)，实行孕产妇划级管理，并健全相互间会诊、转诊等制度，及早发现高危孕妇并转至上级医院进行会诊和监护。

二、使用孕妇系统保健手册

建立孕妇系统保健手册制度，提高产科疾病防治与管理质量，降低"三率"(孕产妇死亡率、围生儿死亡率和病残儿出生率)。保健手册从确诊早孕时开始，系统管理直至产褥期结束。产后访视结束后将保健手册汇总至县、区妇幼保健所进行详细的统计分析。

三、对高危妊娠进行筛查、监护和管理

妊娠早期应注意孕产史，特别是不良孕产史，有无妊娠并发症、合并症等。对妊娠中晚期出现的异常情况，如妊娠期高血压疾病、妊娠期糖尿病、胎儿生长受限、胎盘和羊水异常等高危妊娠者应加强管理及时转诊到上级医院，不断提高高危妊娠管理的"三率"(高危妊娠检出率、高危妊娠随诊率、高危妊娠住院分娩率)，这是降低孕产妇死亡率、围生儿死亡率和病残儿出生率的重要手段。通过系统的产前检查，尽早筛查出具有高危因素的孕妇，及早给予评估与诊治。

第四节　孕妇营养与饮食

妊娠妇女是特定生理状态下的人群，妊娠期妇女通过胎盘转运供给胎儿生长发育所需的全部营养，将一个受精卵孕育成体重约 3.2kg 左右的新生儿。故与非妊娠同龄妇女相比，孕妇需要更多的营养。实践证明母体营养对妊娠结局将产生直接的至关重要的影响，围生期的营养可能关系到一生的健康。

妊娠期所需的营养必须高于非妊娠期。若孕妇在妊娠期出现营养不良，会直接影响胎儿生长和智力发育，导致器官发育不全、胎儿生长受限及低体重儿，容易造成流产、早产、胎儿畸形和胎死宫内。妊娠期营养应保持高热量，含有丰富蛋白质、脂肪、糖类、微量元素和维生素，但要注意避免营养过剩，否则引起巨大儿和微量元素过剩引起的中毒反应。

妊娠期需监测孕妇体重变化。较理想的体重增长速度为妊娠早期共增长 1～2kg；妊娠

中期及晚期,每周增长 0.3~0.5kg(肥胖者每周增长 0.3kg),总增长 10~12kg(肥胖孕妇增长 7~9kg)。凡每周增重小于 0.3kg 或大于 0.55kg,应适当调整其能量摄入,使每周体重增量维持在 0.5kg 左右。

一、热 量

妊娠期间每日至少应增加 100~300kcal 热量。蛋白质、脂肪、糖类在人体内氧化后均可产生热能,应按适当比例进食,蛋白质占 15%,脂肪占 20%,糖类占 65%。我国孕妇热量主要来源于粮食占 65%,其余 35% 来自食用油、动物性食品、蔬菜和水果。

二、蛋 白 质

妊娠 4~6 个月期间,孕妇进食蛋白质每日应增加 15g,在妊娠 7~9 个月期间,每日应增加 25g。优质蛋白质主要来源于动物,如肉类、牛奶、鸡蛋、奶酪、鸡肉和鱼,能提供最佳搭配的氨基酸,尤其是牛奶。若在妊娠期蛋白质摄取不足,将影响胎儿智力。

三、糖 类

是机体主要供给热量的食物。孕妇中糖类主要来源淀粉,妊娠中期以后,每日进主食 0.4~0.5kg。

四、微 量 元 素

除了铁,几乎所有的微量元素均可在平时的食物中得到补充。

1. 铁 孕妇每日膳食中铁的供应量为 28mg,因很难从膳食中得到补充,故主张妊娠 4 个月开始口服硫酸亚铁 0.3g,每日 1 次。

2. 钙 自妊娠 16 周起每日摄入钙 1000mg,于妊娠晚期增至 1500mg。以确保孕妇骨骼中的钙不致因满足胎儿对钙的需要而被大量消耗。

3. 锌 是蛋白质和酶的组成部分,对胎儿生长发育很重要。孕妇于妊娠 3 个月后,每日从饮食中补锌 20mg。若摄入锌不足,可致胎儿生长受限、矮小症、流产、性腺发育不良、皮肤疾病等。

4. 碘 妊娠期碘的需要量增加,若孕妇膳食中碘的供给量不足,可发生胎儿甲状腺功能减退和神经系统发育不良。我国营养学会推荐在整个妊娠期,每日膳食中碘的供给量为 175μg,提倡在整个妊娠期服用含碘食盐。

5. 硒 是谷胱甘肽过氧化物酶的重要组成部分。若孕妇膳食中硒缺乏,会引起胎儿原发性心肌炎和孕妇围生期心肌炎。

6. 钾 妊娠中期后,孕妇血钾过低,可引起乏力、恶心、呕吐、碱中毒。

五、维 生 素

分为水溶性(B 族维生素、维生素 C)和脂溶性(维生素 A、D、E、K)两类。是生命活动中不可缺少的物质,主要从食物中获取。

1. 维生素 A 又称为视黄醇。主要存在于动物性食物中,如牛奶、肝等。若缺乏维生素 A,孕妇可发生夜盲、贫血、早产,胎儿可能致畸(唇裂、腭裂、小头畸形等)。

2. B 族维生素 尤其是叶酸供给量应增加。叶酸的重要来源是谷类食品。妊娠早期叶酸缺乏,容易发生胎儿神经管缺陷畸形。在妊娠前3个月最好口服叶酸5mg,每日1次。

3. 维生素 C　是形成骨骼、牙齿、结缔组织所必需的维生素。孕妇多吃新鲜水果和蔬菜,建议口服维生素 C 200mg,每日3次。

4. 维生素 D　鱼肝油含量最多,其次为肝、蛋黄、鱼。若孕妇缺乏维生素 D,可影响胎儿骨骼发育。

第五节　产科合理用药

妊娠期是个特殊的生理期。药物可直接作用于胚胎,对其产生影响;也可间接通过生物转化成为代谢产物后具有致畸作用。妊娠期母体代谢状态、胎儿的生长发育、胎盘功能变化都会影响药物的吸收、分布、代谢、排泄,对药物的毒性产生不同程度的影响。所以孕产妇要合理用药。

一、药物对不同妊娠时期的影响

药物影响囊胚的必备条件是药物必须进入分泌液中一定数量才能起作用,着床前期(受精后2周内)受精卵与母体组织尚未直接接触,用药对其影响不大。一旦药物影响囊胚且毒性极强,可以造成极早期流产。晚期囊胚着床后至12周左右是药物的致畸期,是胚胎、胎儿各器官处于高度分化、迅速发育、不断形成的阶段,此时孕妇用药,其毒性能干扰胚胎、胎儿组织细胞的正常分化,任何部位的细胞受到药物毒性的影响,均可能造成某一部位的组织或器官发生畸形。药物毒性作用出现越早,发生畸形可能越严重。妊娠12周以后直至分娩,胎儿各器官已形成,药物致畸作用明显减弱。但对于尚未分化完全的器官,如生殖系统,某些药物还可能对其产生影响,而神经系统因在整个妊娠期间持续分化发育,故药物对神经系统的影响可以一直存在。分娩期用药也应考虑到对即将出生的新生儿有无影响。

二、孕产妇用药原则

1. 必须有明确指征,避免不必要的用药。
2. 必须在医生指导下用药,不要擅自使用药物。
3. 能用一种药物,避免联合用药。
4. 能用疗效较肯定的药物,避免用尚难确定对胎儿有无不良影响的新药。
5. 能用小剂量药物,避免用大剂量药物。
6. 严格掌握药物剂量和用药持续时间,注意及时停药。
7. 妊娠早期若病情允许,尽量推迟到妊娠中晚期再用药。
8. 若病情所需,在妊娠早期应用对胚胎、胎儿有害的致畸药物,应先终止妊娠,随后再用药。

三、药物对胎儿的危害性等级

美国 FDA 曾根据药物对胎儿的致畸情况,将药物对胎儿的危害性等级分为 A、B、C、D、X 5 个级别。

A 级:经临床对照研究,无法证实药物在妊娠早期与中晚期对胎儿有危害作用,对胎儿伤害可能性最小,是无致畸性的药物。如适量维生素。

B 级:经动物实验研究,未见对胎儿有危害。无临床对照试验,未得到有害证据。可以在医师观察下使用。如青霉素、红霉素、地高辛、胰岛素等。

C 级:动物实验表明,对胎儿有不良影响。由于没有临床对照试验,只能在充分权衡药物对孕妇的益处、胎儿潜在利益和对胎儿危害情况下,谨慎使用。如庆大霉素、异丙嗪、异烟肼等。

D 级:有足够证据证明对胎儿有危害性。只有在孕妇有生命威胁或患严重疾病,而其他药物又无效的情况下考虑使用。如硫酸链霉素等。

X 级:动物和人类实验证实会导致胎儿畸形。在妊娠期间或可能妊娠的妇女禁止使用。如甲氨蝶呤、己烯雌酚等。

在妊娠前 12 周,不宜用 C、D、X 级药物。

(陈霞云)

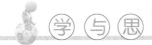

初孕妇,妊娠 8 周,末次月经 2016 年 5 月 6 日,今日第一次入院产检。孕妇停经 6 周时因感冒自行服用阿莫西林胶囊两天,现无腹痛、无阴道流血。

请问:

(1)首次产检的内容是什么? 推算预产期。

(2)阿莫西林对该孕妇有影响吗?

(3)随后的孕周里需继续完善哪些检查(为其制订一份产前检查计划)?

第十一章 正常分娩

学习目标

1. 掌握枕先露的分娩机制；临产诊断、三个产程的概念及临床表现和处理措施；急产的产程特点、临床表现及处理方法。
2. 熟悉三个产程的护理评估、护理诊断；急产常见的原因及预防措施。
3. 了解急产对母儿的影响；爱母分娩行动的实施要点；导乐陪伴分娩的工作内容；非药物性镇痛的方法。
4. 能判断产程异常并进行恰当处理。
5. 具有良好的职业道德及责任心，认真观察每一位产妇的产程进展情况，能帮助产妇顺利度过分娩期。

第一节 分娩机制

分娩机制(mechanism of labor)是指胎儿先露部在通过产道时，为了适应骨盆各个平面的不同形态，被动地进行一连串适应性转动，以其最小径线通过产道的全过程。临床上枕先露占95.55%~97.55%，又以枕左前位最多见，故以枕左前位为例说明分娩机制，其步骤包括衔接、下降、俯屈、内旋转、仰伸、复位及外旋转等动作(图11-1)。分娩机制虽是分别介绍，但动作是连续发生的。

（一）衔接

胎头双顶径进入骨盆入口平面，胎头颅骨最低点接近或达到坐骨棘水平，称衔接(engagement)(图11-2)。胎头以半俯屈状态进入骨盆入口，以枕额径(11.3cm)衔接，由于枕额径大于骨盆入口前后径(11.0cm)，胎头矢状缝位于骨盆入口右斜径(12.75cm)上，胎头枕骨在骨盆左前方。初产妇多在预产期前1~2周内胎头衔接，经产妇多在分娩开始后胎头才衔接。若初产妇已临产而胎头尚未衔接，应警惕是否存在头盆不称。

（二）下降

胎头沿骨盆轴前进的动作称下降(descent)。下降是胎儿娩出的首要条件，贯穿于分娩始终，与其他动作相伴随。胎头下降动作呈间歇性，当宫缩时胎头下降，间歇时胎头又稍退回，因此胎头与骨盆之间的相互挤压也呈间歇性，这样对母婴均有利。促使胎先露下降的因素有：①宫缩力是促使先露下降的主要动力；②宫缩时通过羊水传导的压力，经胎轴传至胎头；③宫缩时宫底直接压迫胎臀；④宫缩时胎体伸直伸长；⑤腹肌收缩使腹压增加。初产妇

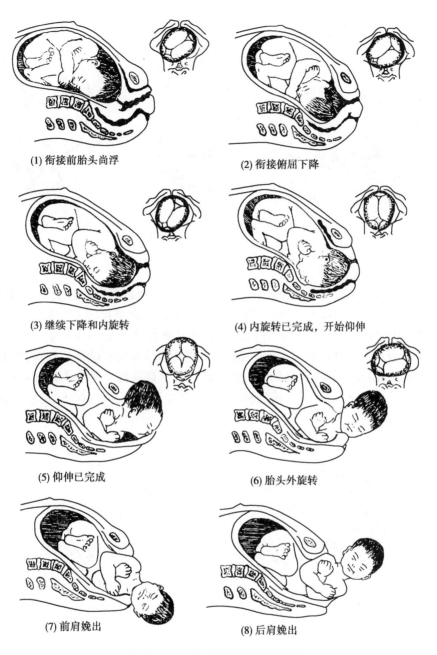

(1) 衔接前胎头尚浮

(2) 衔接俯屈下降

(3) 继续下降和内旋转

(4) 内旋转已完成,开始仰伸

(5) 仰伸已完成

(6) 胎头外旋转

(7) 前肩娩出

(8) 后肩娩出

图 11-1 枕左前位分娩机制示意图

胎头下降速度因宫口扩张缓慢和软组织阻力大,故较经产妇慢。临床上将胎头下降程度作为判断产程进展的重要标志之一,尤其是在活跃晚期和第二产程。

（三）俯屈

当胎头以枕额径进入骨盆腔后,继续下降至骨盆底遇到阻力,处于半俯屈状态的胎头进一步俯屈(flexion),使胎儿的颏部更加接近胸部,使胎头衔接时的枕额径(11.3cm)变为枕下前囟径(9.5cm),枕额周径(平均34.8cm)变为枕下前囟周径(平均32.6cm)(图11-3),以适应产道的最小径线,有利于胎头进一步下降。

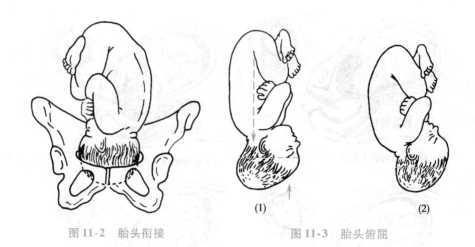

图 11-2 胎头衔接　　　　　　图 11-3 胎头俯屈

（四）内旋转

当胎头下降到骨盆底遇到阻力时,胎头到达中骨盆平面,因中骨盆及骨盆出口前后径(11.5cm)大于横径(10.0cm/9.0cm),为适应骨盆纵轴而向前旋转45°达耻骨联合后面,使其矢状缝与中骨盆及骨盆出口前后径相一致的动作称内旋转(internal rotation)。内旋转从中骨盆平面开始至骨盆出口平面完成,以适应其前后径大于横径的特点,有利于胎头下降。枕先露时,胎头枕部位置最低,到达骨盆底,肛提肌收缩力将胎头枕部推向阻力小、部位宽的前方,枕左前位的胎头向前旋转45°(盆底观为逆时针旋转45°),后囟转至耻骨弓下(图11-4)。胎头于第一产程末完成内旋转动作。

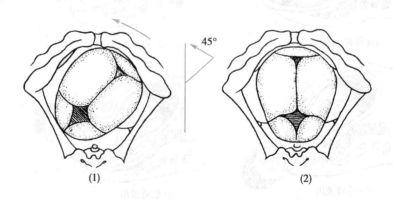

图 11-4 胎头内旋转

（五）仰伸

当胎头完成内旋转后继续下降达阴道外口。由于产道下段的前壁位于耻骨联合后面,长约5cm,后壁位于骶骨前面,长约12cm,使产轴下段的方向向前向上,前面阻力小而后面阻力大。此时宫缩、腹压和膈肌收缩力迫使胎头继续下降,而肛提肌又将胎头向前推进,两者的共同作用使胎头以耻骨弓为支点逐渐仰伸(extention)。胎头的顶、颞、鼻、口、颏相继娩出(图11-5)。当胎头仰伸时,胎儿双肩径进入骨盆入口平面左斜径上。

（六）复位及外旋转

胎头娩出时胎儿双肩径沿骨盆入口左斜径下降。因胎头内旋转时胎肩未发生内旋转，胎头与双肩成一扭曲角度。胎头娩出后为使胎头与胎肩恢复正常解剖关系，胎头枕部向左旋转45°（盆底观为顺时针旋转45°），称为复位（restitution）。胎肩沿骨盆腔内继续下降，为适应中骨盆、骨盆出口平面前后径大于横径的特点，前（右）肩向前向中线旋转45°，使胎儿双肩径转成与骨盆出口前后径一致的方向，阴道外的胎头则随胎肩的内旋转而继续向左旋转45°（盆底观顺时针旋转45°），称为外旋转（external rotation）（图11-6、图11-7）。

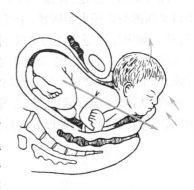

图11-5　胎头仰伸

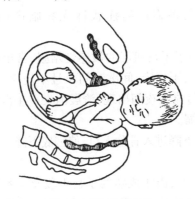

图11-6　胎头外旋转

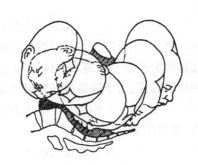

图11-7　胎头娩出过程

（七）胎肩及胎儿娩出

胎头完成外旋转后，胎儿前（右）肩在耻骨弓下先娩出。继之后（左）肩从会阴前缘娩出（图11-8）。胎儿双肩径娩出后，胎体及下肢随之顺利娩出，完成分娩全过程。

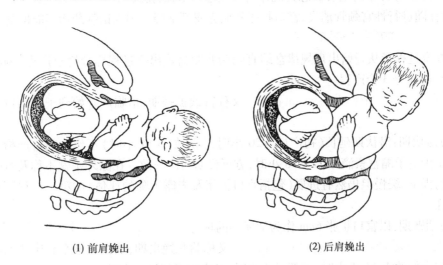

（1）前肩娩出　　　　（2）后肩娩出

图11-8　胎肩娩出

女性骨盆的特点是:骨盆入口平面为横椭圆形,其横径大于前后径,而中骨盆平面及骨盆出口平面的前后径大于横径,中骨盆为骨盆最小平面。分娩机制即胎儿先露部以其最小径线(枕下前囟径),适应性转动以通过骨盆各个平面。上述分娩机制各动作虽分别介绍,但却是连续的过程。下降动作贯穿于始终,胎先露部的各种适应性转动都是伴随着下降而逐渐完成,每个动作并没有完全的界限,在经产妇尤为明显。这一系列动作,大部分是在产道内完成的,从体外只能看到仰伸、外旋转、胎儿娩出3个动作。因此,助产士只有熟练掌握分娩机制,才能正确判断与处理分娩过程中所出现的异常问题。

(朱四红)

第二节　产程的临床经过和处理

(一) 先兆临产

分娩发动前,往往出现一些预示孕妇不久将临产的症状称先兆临产(threatened labor),如:

1. 假临产 (false labor)　　出现在分娩前,由于子宫肌层的敏感性增强,常出现不规律的子宫收缩。特点:①宫缩持续时间短(<30 秒),不恒定,间歇时间长且不规律,宫缩强度不增加。②宫缩时宫颈管不缩短,宫口不扩张。③常在夜间出现,清晨消失。④宫缩只能引起下腹部轻微的胀痛,给予强镇静药物可抑制宫缩。

2. 胎儿下降感 (lightening)　　胎儿先露部下降进入骨盆入口,使宫底下降。孕妇感觉上腹部舒适,进食增多,呼吸轻快。

3. 见红 (show)　　在分娩发动前 24~48 小时,由于成熟的子宫下段及宫颈不能承受宫腔内的压力而扩张,使宫颈内口附着的胎膜与该处的子宫壁分离,毛细血管破裂并少量出血,与宫颈管内的黏液混合排出,称为见红。是临产即将开始的比较可靠的征象。如果阴道出血较多超过正常月经量,应考虑是否有异常情况出现如前置胎盘或胎盘早剥等。

(二) 临产诊断

临产(labor)开始的重要标志为规律宫缩且逐渐增强,持续约 30 秒及以上,间歇 5~6 分钟,同时伴随进行性宫颈管消失、宫口扩张和胎先露部下降。用强镇静药物不能抑制宫缩。

(三) 总产程及产程分期

分娩全过程指从开始出现规律宫缩直到胎儿胎盘娩出全过程称分娩总产程(total stage of labor),临床分 3 个产程。

1. 第一产程 (first stage of labor)　　又称宫颈扩张期,指临产开始到子宫颈口开全的过程。

(1)潜伏期:潜伏期延长(初产妇 >20 小时,经产妇 >14 小时)不作为剖宫产指征。破膜后且至少给予缩宫素滴注 12~18 小时,方可诊断引产失败。在除外头盆不称及可疑胎儿窘迫的前提下,缓慢但仍然有进展(包括宫口扩张及先露下降的评估)的第一产程不作为剖宫产指征。

(2)活跃期:以宫口扩张 6cm 作为活跃期的标志。

2. 第二产程 (second stage of labor)　　又称胎儿娩出期,从宫口开全到胎儿娩出的全过程。初产妇约需 1~4 小时,不超过 4 小时,经产妇不超过 3 小时。

3. 第三产程 (third stage of labor)　　又称胎盘娩出期,指胎儿娩出后到胎盘娩出,约需 5~15 分钟,不超过 30 分钟。

一、第一产程的临床表现及处理

【临产表现】

第一产程的临床变化主要为宫缩规律、宫口扩张、胎头下降及胎膜破裂。

1. 规律宫缩　第一产程开始,子宫收缩较弱,间歇期较长约 5~6 分钟,持续 20~30 秒,随着产程进展,间歇期 2~3 分钟,持续 50~60 秒,强度不断增加。当宫口开全时,宫缩持续时间可达 1 分钟以上,间歇仅 1~2 分钟或稍长。

2. 宫口扩张 (cervical dilatation)　在第一产程期间宫颈管变软,变短、消失,宫颈展平和逐渐扩大。宫口扩张临床分二期:潜伏期和活跃期。潜伏期扩张较慢,进入活跃期后加快。宫口不能如期扩张应考虑宫缩乏力、骨产道异常、胎势异常、头盆不称。宫口开全后,宫口边缘消失,与子宫下段及阴道形成产道。

3. 胎头下降　一般初产妇临产前胎头已经入盆,而经产妇有时会临产后胎头才衔接,随产程进展胎先露逐渐下降。一般在宫颈口扩张的最快加速期胎头下降速度达最快水平,并且保持不变,直到胎儿先露部达到阴道口及外阴。胎头能否顺利下降是决定胎儿能否阴道分娩的重要观察指标。

4. 胎膜破裂 (rupture of membranes)　胎儿先露部衔接后,将羊水分隔成前、后两部分,胎先露前面的羊水称为前羊水,约 100ml。宫缩时前羊水囊楔入宫颈管内,有助于扩张宫颈口,当羊膜腔内压力增加到一定程度时,胎膜自然破裂。在宫颈口开全之前胎膜自然破裂,羊水流出,称为胎膜破裂,简称破膜。在产程进展过程中,由于继发性宫缩乏力,胎头下降延缓,在排除头盆不称,梗阻性难产等异常情况,可行人工破膜,帮助加速产程进展。

【护理评估】

1. 健康史　根据产前检查记录了解产妇的一般情况,重点了解年龄、身高、体重、一般营养状况,询问预产期、婚育史等,对既往有不良孕产史者要了解原因。询问本次妊娠经过,有无高危因素,有无阴道流血或液体流出等状况。询问规律宫缩开始的时间、强度及频率。

2. 身心状况

(1)一般情况:观察生命体征,血压应在宫缩间歇时测量,评估皮肤张力情况,有无水肿。

(2)胎儿宫内情况:用多普勒仪或胎儿监护仪监测。首先通过四步触诊法确定胎心最响亮的部位,在宫缩间歇时用多普勒仪听胎心音,每次测一分钟。正常胎心率为 110~160 次/分,平均约 140 次/分。此方法虽简便,但仅能获得每分钟的胎心率,不能分辨瞬间变化,不能识别胎心率的变异及其与宫缩、胎动的关系。有条件的可用胎儿监护仪连续监测胎心率,正常情况下,分娩是一个自然进行的生理过程,也是分娩四因素的动态变化过程。在整个分娩过程中,既要观察产程的进展,也要关注母儿的安危,及时识别异常,尽早处理。

(3)宫缩的观察:包括临产开始的时间、宫缩强弱、间隔、持续时间。常用的观察方法有两种:手感及仪器监测。

1)助产士手感观察宫缩:为一种最简单的方法,助产人员将手掌放在产妇的腹部靠宫底体部,宫缩时可感到宫体部隆起变硬、间歇期松弛变软。宫缩强度分强、中、弱,宫缩强的感觉有如手指按压额头,坚硬,持续时间达 40 秒及以上;中等宫缩有如手指按压鼻尖,持续时间 20~30 秒;而弱的宫缩就像手指按压下颌,软而无力,持续时间 10~20 秒,属于无效宫缩,常导致出现继发性宫缩乏力,潜伏期延长,活跃期停滞。

2)仪器监测:有条件可应用电子监测方法,仪器监测有两种类型。①外监测(external electronic monitoring):将电子监护仪的宫缩探头固定在孕妇宫体部腹壁,连续描记40分钟。可显示子宫收缩的开始、高峰、结束及相对强度。②内监测(internal electronic monitoring):将充水塑料导管通过宫口置入胎儿先露部上方的羊膜腔内,外端连接压力感受器,描记宫缩时的压力,由于易引起宫内感染,临床上较少用。

国外建议用 Montevideo 单位(MU)评估有效宫缩。计算方法:计数10分钟内每次宫缩峰值压力(mmHg)减去基础宫内压力(mmHg)后的压力之和;或取宫缩产生的平均压力(mmHg)×宫缩频率(10分钟内宫缩次数)(图11-9)。该法同时兼顾了宫缩频率及宫缩产生的宫内压力,使宫缩强度的监测有了量化标准。比如产程开始强度一般为80~120MU,相当于10分钟内有2~3次宫缩,每次宫缩平均宫内压力约40mmHg;至活跃期正常产程平均宫缩强度可达200~250MU,相当于每10分钟内有4~5次宫缩,平均宫内压力子50mmHg;第二产程宫缩阶段联合使用腹肌力量可使宫缩强度达到300~400MU,仍以平均宫缩频率5次计算,平均宫内压力可达60~80mmHg。从活跃期到第二产程每次宫缩持续时间相应增加不明显,但宫缩强度(宫内压力及宫缩频率)变化显著。此方法评估宫缩使产妇个体间有可比性,也使同一个体在产程不同阶段的变化有更合理的判定标准。活跃期后宫缩强度(180MU)时,可诊断宫缩乏力。

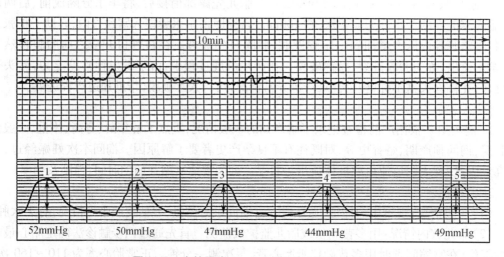

图 11-9 宫缩强度 Montevideo 单位监测示意图

(4)宫口扩张及胎头下降情况:根据宫口扩张变化将第一产程分为潜伏期和活跃期。老产程划分:

1)潜伏期:从临产后规律宫缩开始,至宫口开大3cm,约需8小时,最长时限16小时。

2)活跃期:从宫口开大3cm至宫口开全。约需4小时,最长时限8小时。活跃期又分3个时期,加速期(acceleration phase),宫口开大3cm至4cm,约需1.5小时;最大加速期(maximum acceleration phase),宫口开大4cm至9cm,约需2小时;减速期,宫口9cm至开全,约需30分钟。胎头于潜伏期下降不明显,活跃期下降加快,平均每小时下降0.86cm。胎头下降曲线以胎头颅骨最低点与坐骨棘平面的关系标明。坐骨棘平面是判断胎头高低的标志。胎头颅骨最低点平坐骨棘时,以"0"表述;在坐骨棘平面上1cm时,以"-1"表达;在坐骨棘平面下1cm时,以"+1"表达,余依此类推(图11-10)。

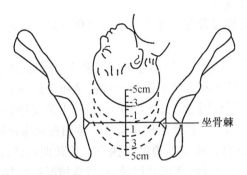

图 11-10　胎头高低的判定示意图

 知识链接

新产程管理

目前临床正在推广使用新产程(详见本教材第十六章第四节),新产程中潜伏期延长(初产妇 >20 小时,经产妇 >14 小时)不作为剖宫产指征,活跃期以宫口扩张 6cm 作为活跃期的标志。

3)阴道检查:肛门检查由于准确性不高,临床基本不使用。阴道检查在严密消毒会阴后进行,能准确判断宫颈口扩张情况、胎先露性质和位置,及时发现可疑脐带先露或脐带脱垂、轻度头盆不称等异常情况。记录宫口扩张和胎头下降情况是产程图中重要的指标。一般正常情况下,潜伏期 4 小时一次,活跃期 2 小时一次。

(5)胎膜破裂及羊水观察:观察胎膜是否破裂。如胎膜未破,阴道检查时可触及有弹性的前羊水囊;如胎膜已破,则直接触及先露部,推动先露部时流出羊水。确定破膜时注意观察羊水性状、颜色和流出量。也可用 pH 试纸检查,如 pH≥7.0 时破膜的可能性大。破膜后宫缩常暂时停止,产妇略感舒服,随后宫缩重现且较前增强。

(6)心理状况:处于第一产程的初产妇,由于环境陌生、缺乏分娩知识及宫缩所致的疼痛,加上产程时间长,产妇容易产生焦虑、紧张和急躁情绪,不能按时进食及很好的休息,精力和体力消耗较大,可能影响宫缩和产程进展。

(7)疼痛耐受性:详细询问产妇对疼痛的感受及其处理方法,对分娩疼痛有无心理准备;注意观察产妇的面部表情,了解目前疼痛的部位及程度,给出相应的减痛方案。

(8)第一产程中异常表现及处理原则:活跃期停滞的诊断标准是当破膜且宫口扩张≥6cm 后,如宫缩正常,而宫口停止扩张≥4 小时可诊断活跃期停滞;如宫缩欠佳,宫口停止扩张≥6 小时可诊断活跃期停滞。活跃期停滞可作为剖宫产的指征。

3. 辅助检查　常用多普勒仪、胎心监护仪监测胎儿宫内情况。

【常见护理诊断/问题】

1. 焦虑　与知识缺乏,担心分娩能否顺利进行有关。

2. 疼痛　与逐渐加强的宫缩有关。

【护理目标】

1. 产妇情绪稳定,有信心正常分娩。

2. 产妇表示不适程度减轻。

3. 产妇能描述正常分娩过程并表现出主动参与和控制的行为。

【护理措施】

1. 入院护理　判断产妇临产后,协助办理住院手续,介绍待产室及产房的环境。

2. 精神安慰　产妇的精神状态严重影响子宫收缩和产程进展,甚至引起不必要的剖宫产和严重的产后出血,所以产程中要充分给予产妇精神上的支持和鼓励。

3. 生命体征的观察　第一产程潜伏期正常待产孕妇在病房每班测量产妇的血压、体温、脉搏和呼吸频率并记录,有合并症孕妇遵医嘱执行。活跃期正常待产孕妇在产房每4小时测量产妇的血压、体温、脉搏和呼吸频率并记录,有特殊情况遵医嘱执行。

4. 观察产程进展

(1)胎心音观察:潜伏期每1~2小时在宫缩间歇时听胎心音1次,进入活跃期每15~30分钟听胎心音1次,每次听1分钟,可在宫缩间歇时听,也可在宫缩刚结束时听,可及时发现胎心的异常变化。产程中有条件可用胎儿监护仪连续监测胎心率,同时观察胎心率变异与宫缩、胎动的关系,了解胎儿的宫内安危程度。

(2)子宫收缩:潜伏期应每隔1~2小时观察1次,活跃期应每15~30分钟观察1次,一般需连续观察至少3次宫缩。如子宫收缩不规律、间歇时间、持续时间和强度异常立即通知医生,并给予处理。

(3)宫颈扩张和胎头下降程度

1)阴道检查:根据宫缩情况和产妇的临床表现,适当增减阴道检查的次数。临产初期检查次数不应过多,一般隔4小时查1次,经产妇或宫缩频者间隔时间应缩短。宫口扩张、胎头下降是产程进展的重要标志,只有正确掌握宫口扩张及胎头下降的规律性,才能避免在产程中进行不适当的干预。

2)描记产程图:为了更好观察产程,检查结果应及时记录,发现异常情况尽早处理,目前多采用产程图(partogram)记录产程进展(图11-11)。产程图的横坐标为临产时间(小时),纵坐标左侧为宫口扩张程度(cm),右侧为先露部下降程度(cm)。将宫口扩张程度及先露下降位置绘制成宫口扩张曲线及先露下降曲线,可一目了然地了解产程进展情况。

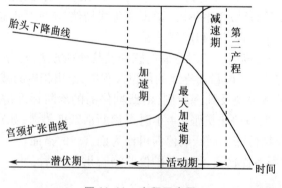

图11-11　产程示意图

(4)胎膜破裂及羊水观察:胎膜一般在宫口近开全时破裂,前羊水流出。一旦胎膜破裂,立即听胎心,观察羊水性状、颜色和流出量,并记录破膜时间。如羊水呈黄绿色,混有胎粪,应立即行阴道检查,注意有无脐带脱垂。破膜超过 12 小时者应遵医嘱给予抗生素预防感染。

5. 促进舒适

(1)提供良好的环境:产房保持安静无噪音。

(2)饮食:鼓励产妇少量多次进食。吃高热量易消化食物,摄入足够水分,以保证充足的精力和体力。

(3)活动与休息:潜伏期白天胎膜未破主张自由活动,有助于胎头衔接下降,促进产程进展,晚间尽量保证良好的休息。高危孕妇减少自由活动,多卧床休息;活跃期采用自由体位待产,宫缩间歇期自由活动,宫缩时自由体位。

(4)清洁与卫生:因频繁宫缩使产妇出汗较多,加之阴道分泌物、羊水外溢等,产妇常有不适感,应协助产妇擦汗、更衣、更换床单等,大小便后及时冲洗会阴,保持清洁卫生,增进舒适感。

(5)排尿与排便:应鼓励产妇每 2~4 小时排尿一次,以免膀胱充盈影响宫缩及胎头下降。因胎头压迫排尿困难者可给予导尿。

(6)减轻疼痛:鼓励家属陪伴,或通过音乐、谈话转移产妇的注意力。必要时遵医嘱应用镇静剂或麻醉药。

二、第二产程的临床表现和处理

【临床表现】

1. 宫缩强度　宫缩比第一产程增强,每次宫缩可达 1 分钟以上,间歇期 1~2 分钟。宫口开全后胎膜多自然破裂,若未破裂影响胎头下降可行人工破膜。

2. 胎头下降　宫缩时胎头下降压迫盆底组织产妇有排便感,出现自主的向下屏气动作,同时会阴组织膨隆和变薄,肛门括约肌松弛。

3. 胎头拨露着冠　胎头于宫缩时逐渐露出阴道口,在宫缩间歇期胎头又缩回至阴道内,称为胎头拨露(head visible on vulval gapping)。宫缩间歇期胎头不再回缩称胎头着冠(crowning of head)(图 11-12),这时可触及胎头枕骨隆突已全部露出耻骨弓下缘,继续完成仰伸动作,胎头娩出,接着胎头复位和外旋转,随后前肩、后肩、胎体相继娩出,后羊水随之涌出;经产妇第二产程短,有时仅需几次宫缩即可完成胎儿娩出,接生过程要把控好分娩节奏,以免造成会阴的严重裂伤及胎儿窒息。

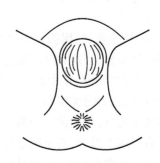

图 11-12　胎头着冠示意图

【护理评估】

1. 健康史　了解产程进展和胎儿宫内情况,了解第一产程的经过及处理。

2. 身心状况　了解子宫收缩的持续时间、间歇时间、强度和胎心情况,询问产妇有无便意感,观察胎头拨露和着冠情况,评估会阴局部情况,结合预计胎儿大小判断是否需要行会阴切开术。评估产妇目前的心理状态,有无焦虑、急躁、恐惧情绪,对正常分娩有无信心。

3. 辅助检查　胎儿监护仪检查胎心率及其基线变化,及时发现异常情况并及时处理。

【常见护理诊断/问题】

1. 疼痛 与宫缩及胎头拨露压迫会阴组织有关。

2. 有受伤的危险 与会阴裂伤及新生儿产伤等有关。

【护理目标】

1. 产妇能正确使用腹压,不适感减轻。

2. 产妇无会阴切开,无会阴裂伤或裂伤程度轻,新生儿没有发生头颅血肿、锁骨骨折等产伤。

【护理措施】

1. 心理支持 第二产程期间,助产士应陪伴在产妇身边,指导产妇正确用力,并安慰、支持和鼓励产妇,缓解其紧张恐惧心理,并协助饮水、擦汗等生活护理。

2. 密切监测胎心 此期宫缩频而强,要密切监测胎儿有无急性缺氧,应勤听胎心,每5~10分钟听胎心音1次。最好用胎儿监护仪监测胎心率变化。如发现胎心减慢,立即行阴道检查,尽快结束分娩。

3. 指导产妇屏气 指导产妇宫缩时配合使用腹压,方法是让产妇双足蹬在产床的脚踏上,双手拉住产床把手,宫缩时深吸气屏住,然后如排便样向下用力以增加腹压。一阵宫缩使用2~3次力,宫缩间歇时产妇全身肌肉放松,喝水进食,补充能量。下次宫缩时重复以上动作,以加速产程进展。

4. 接生准备 初产妇宫口开全、经产妇宫口扩张4cm且宫缩规律有力时,应将产妇送至分娩室,作好接生准备。让产妇仰卧于产床上,两腿屈曲分开露出外阴部,在臀下放便盆或吸水产妇垫,用消毒棉球蘸0.9%的氯化钠擦洗外阴部,顺序是由外至内,由上而下,依次阴阜、大腿内上1/3、大阴唇、小阴唇、会阴及肛门周围,用生理盐水冲洗。然后用无菌棉球蘸0.5%碘伏消毒外阴,顺序由内至外,由上而下,依次阴裂至阴道口、小阴唇、大阴唇、阴阜、大腿内上1/3、会阴及肛门周围。接生者按无菌操作常规洗手,穿手术衣后戴手套,打开产包,铺好消毒巾,准备接生。

5. 接产

(1)接生要领:保护会阴协助胎头完成分娩机转,使胎头以最小径线(枕下前囟径)在宫缩间歇期缓慢通过阴道口,胎肩娩出时也要注意保护好会阴。

(2)接生步骤:接生者站在产妇右侧或中间,当胎头拨露使会阴后联合紧张时,开始指导产妇屏气,用力的速度和力度渐慢渐弱,给会阴充分扩张的时间。当会阴后联合极度膨隆已无伸展余地时,开始保护会阴。在会阴部盖上一块消毒毛巾,接生者的右肘支在产床上或自己的右髂前上棘上,右手拇指与其余四指分开或并拢,利用手掌大鱼际肌托住会阴部。当宫缩时向上向内方向托压,同时左手手掌放置在胎头枕部,控制胎头娩出速度,协助胎头俯屈和缓慢下降[图11-13(1)]。宫缩间歇期保护会阴的右手放松,以免压迫过久引起会阴水肿,当胎头枕骨隆突在耻骨弓下露出时,意味着胎头娩出速度已达最快时期,也是会阴容易撕裂阶段,此时若宫缩强,应嘱产妇张口哈气以便解除腹压的作用。让产妇在宫缩间歇期稍向下屏气,使胎头仰伸[图11-13(2)]缓慢娩出。当胎头娩出时如有脐带绕颈一周且较松时,可用手将脐带顺胎肩推下或从胎头滑下;若脐带绕颈过紧或两周以上时,可先用两把血管钳将其一段夹住,从中间剪断脐带,注意勿伤及胎儿颈部(图11-14)。胎头娩出后,右手仍然注意保护会阴,不要急于娩出胎肩,用左手自鼻根部向下颌挤压,挤出口鼻内的黏液和羊水。然后协助胎头复位及外旋转,使胎儿双肩径与骨盆出口前后径一致。接生者的左手将胎儿颈部向下轻压,使胎肩自耻骨弓下先娩出[图11-13(3)],继之再托胎颈向上,使后肩从会阴前缘缓慢娩出[图11-13(4)]。双肩娩出后保护会阴的右手方可放松,最后双手协助胎体及下肢相继以侧位娩出。记录胎儿娩出时间,胎儿娩出后在产妇臀下放置聚血盆,用以准确测量出血量。新生儿娩出后,断脐并放置于复苏台给予保温。

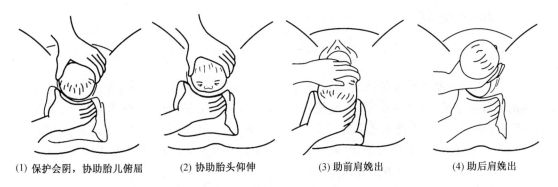

(1) 保护会阴,协助胎儿俯屈　　(2) 协助胎头仰伸　　(3) 助前肩娩出　　(4) 助后肩娩出

图 11-13　接生步骤示意图

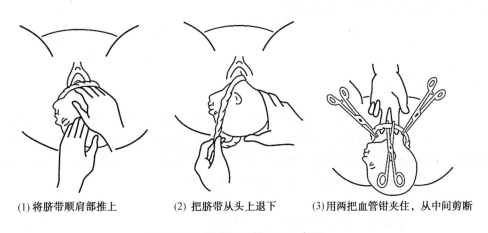

(1) 将脐带顺肩部推上　　(2) 把脐带从头上退下　　(3) 用两把血管钳夹住,从中间剪断

图 11-14　脐带绕颈的处理示意图

(3)会阴撕裂的诱因:会阴水肿、会阴过紧缺乏弹力,耻骨弓过低,胎儿过大,胎儿娩出过快等,均易造成会阴撕裂,接生者在接生前应作正确判断。

6. **根据实际情况必要时进行会阴切开术。**

(1)会阴切开指征:会阴过紧或胎儿过大,产钳或吸引器助产,估计分娩时会阴撕裂不可避免者,或母儿有病理情况急需结束分娩者。

(2)会阴切开时间:一般在宫缩时可看到胎头露出外阴口 3～4cm 时切开,也有主张胎头着冠时切开,可以减少切开伤口出血。

(3)会阴切开术(episiotomy):包括会阴后-侧切开术(posterolateral episiotomy)和会阴正中切开术(median episiotomy)。

1)会阴左侧后-侧切开术:阴部神经阻滞及局部浸润麻醉生效后,术者于宫缩时以左手食中指伸入阴道撑起左侧阴道壁,右手用钝头剪刀自会阴后联合中线向左侧45°剪开会阴,长 3～4cm。会阴切开后用纱布压迫止血。

2) 会阴正中切开术: 局部浸润麻醉后, 术者于宫缩时沿会阴后联合正中垂直剪开2cm。此法优点为剪开组织少, 出血少, 术后组织肿胀疼痛轻微。但切口有自然延长撕裂肛门括约肌的风险, 胎儿过大或接生技术不熟练者不宜采用。

(4) 切开会阴缝合: 会阴缝合的关键必须彻底止血, 重建解剖结构。

 知识链接

新产程(第二产程中异常表现及处理)

第二产程延长的诊断标准: ①对于初产妇, 如进行硬脊膜外阻滞, 第二产程超过4h, 产程无进展(包括胎头下降、旋转)可诊断第二产程延长; 如无硬脊膜外阻滞, 第二产程超过3h, 产程无进展可诊断。②对于经产妇, 如行硬脊膜外阻滞, 第二产程超过3h, 产程无进展(包括胎头下降、旋转)可诊断第二产程延长; 如无硬脊膜外阻滞, 第二产程超过2h, 产程无进展则可以诊断。

当胎头下降异常时, 在考虑阴道助产或剖宫产之前, 应对胎方位进行评估, 必要时进行手转胎头到合适的胎方位。鼓励对阴道助产技术进行培训, 由经验丰富的医师和助产士进行的阴道助产是安全的。

三、第三产程的临床表现和处理

【临床表现】

1. 子宫收缩　胎儿娩出后, 宫底降至脐平, 产妇感到轻松, 宫缩暂停数分钟再出现。

2. 胎盘娩出　胎儿娩出后, 子宫容积突然明显缩小, 胎盘不能相应缩小而与子宫壁发生错位而剥离。剥离面出血, 形成胎盘后积血; 子宫继续收缩, 增加剥离面积, 使胎盘完全剥离排出。

3. 阴道流血　正常分娩的出血量一般不超过300ml。

【护理评估】

1. 健康史　了解第一、第二产程的经过及处理。

2. 身心状况

(1) 新生儿评估

1) 阿普加评分(Apgar score): 用于判断有无新生儿窒息及窒息的严重程度, 是以出生后一分钟内的心率、呼吸、肌张力、弹足底或导管插鼻反应及皮肤颜色5项体征为依据, 每项0~2分(表11-1), 满分10分。8~10分属正常新生儿, 4~7分为轻度窒息; 0~3分缺氧严重为重度窒息。

2) 一般状况: 评估新生儿身高体重, 体表有无畸形。

表11-1　新生儿阿普加评分法

体征	0	1	2
心率	无	<100次/分	≥100次/分
呼吸	无	慢, 不规则	规则, 啼哭
肌张力	瘫软	四肢稍曲	活动活跃

体征	0	1	2
反射	无反应	皱眉	哭声响亮
皮肤颜色	青紫、苍白	躯体红润、四肢青紫	全身红润

（2）胎盘剥离

1）观察有无胎盘剥离的征象,胎盘剥离征象有:①子宫体变硬呈球形,胎盘剥离后降至子宫下段,子宫下段扩张拉长,宫体呈狭长形被推向上,子宫底升高达脐上(图11-15)。②胎盘剥离后降至子宫下段,阴道口外露的脐带自行延长。③阴道少量出血。④手掌尺侧在产妇耻骨联合上方轻压子宫下段时,宫体上升而外露脐带不再回缩。

2）胎盘剥离及排出的方式:①胎儿面娩出式(Schultz mechanism):胎盘从中央开始剥离,而后向周围剥离,其特点是胎盘先排出,随后见胎盘后积血经阴道流出,胎盘以胎儿面排出方式多见;②母体面娩出式(Duncan mechanism):胎盘边缘先剥离,血液沿剥离面流出,其特点是先有较多量的阴道流血,胎盘后排出。胎盘以母体面先排出的方式少见。

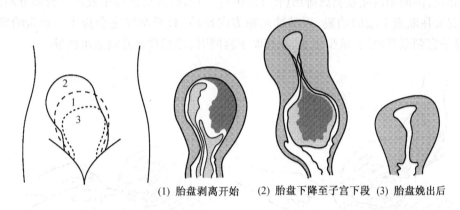

(1) 胎盘剥离开始　　(2) 胎盘下降至子宫下段　(3) 胎盘娩出后

图 11-15　胎盘剥离时子宫的形状示意图

（3）子宫收缩及阴道流血:胎盘娩出前后,了解子宫收缩的强度、频率。胎盘娩出后,子宫迅速收缩,宫底下降平脐,经短暂间歇后子宫再次收缩成球形,宫底上升。注意评估阴道流血的时间、颜色和量,常用的评估方法有称重法、容积法和面积法。

（4）会阴伤口:仔细检查软产道,注意有无宫颈裂伤、阴道裂伤及会阴裂伤。

（5）心理状况:评估产妇的情绪状态、对新生儿性别、健康及外形是否满意,能否接受新生儿,有无进入母亲的角色。

3. 辅助检查　根据产妇的情况选择必要的检查。

【常见护理问题/诊断】

1. 有母子依恋关系改变的危险　与疲乏、会阴伤口疼痛或新生儿性别不理想有关。

2. 潜在并发症:新生儿窒息、产后出血。

【预期目标】

1. 产妇接受新生儿并开始亲子间互动。

2. 住院期间未发生产后出血及新生儿窒息情况。

【护理措施】

1. 产妇的处理

(1)预防产后出血:正常分娩出血量多不超过300ml。遇有产后出血史或易发生宫缩乏力的产妇(如孕产次≥5次的多产妇、双胎妊娠、羊水过多、滞产等),于胎儿前肩娩出后立即给产妇肌内注射缩宫素20U或缩宫素20U加入0.9%氯化钠500ml静脉滴注,均能促使子宫收缩,胎盘迅速剥离减少出血。若胎盘未全剥离而阴道出血达200ml,应行手取胎盘术。若胎儿已娩出30分钟胎盘仍未娩出,出血不多,应注意排空膀胱,可行手取胎盘术。

(2)胎儿娩出后于产妇臀下放置消毒贮血器,收集阴道流血并测量记录。

(3)检查软产道:在胎盘娩出后仔细检查会阴、小阴唇内侧、尿道口周围、阴道及宫颈有无裂伤,如有裂伤,将裂伤组织依次缝合。顺序从里到外,从上到下,从近侧到远侧。

2. 胎盘的处理

(1)正确协助胎盘娩出的方法:当确认胎盘已完全剥离时,于宫缩时以左手握住宫底,拇指置于子宫前壁,其余4指放于子宫后壁并按压,同时右手轻拉脐带,协助娩出胎盘。当胎盘娩出至阴道口时,接生者双手捧住胎盘,将胎盘从阴道口轻轻抬起,向一个方向旋转并缓慢向外牵拉,协助胎盘完整剥离排出(图11-16)。当胎膜排出过程中发现胎膜部分断裂,可用血管钳夹住断裂上端的胎膜,再继续向原方向旋转,直至胎膜完全排出。胎盘胎膜娩出后,按摩子宫刺激其收缩,减少出血,在按摩子宫同时,注意观察并测量出血量。

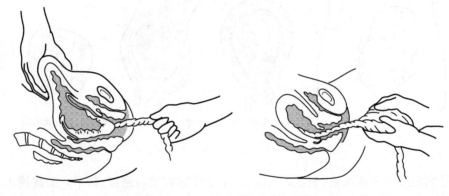

图 11-16 协助胎盘娩出示意图

(2)手取胎盘的指征和方法

1)指征:胎儿娩出后30分钟,胎盘未娩出或等待期间阴道出血量≥200ml。

2)方法:若检查发现宫颈内口较紧者,应肌注阿托品0.5mg及哌替啶100mg。操作前术者更换手术衣及手套,再次消毒外阴后将一手手指并拢呈圆锥状直接伸入宫腔。手掌面向胎盘母体面,手指并拢以手掌尺侧缘缓慢将胎盘从边缘开始逐渐自子宫壁分离,另手在腹部压宫底(图11-17)。待确认胎盘已全部剥离方可取出胎盘。注意操作必须轻柔,避免暴力强行剥离或用手抓挖子宫壁,防止子宫破裂。若找不到疏松的剥离面不能分离者,可能是植入性胎盘(placent increta),不应强行剥离。

检查胎盘胎膜是否完整:将胎盘铺平,先检查母体面,有无胎盘小叶缺损,疑有缺损可用Kustner牛乳测试法(从脐静脉注入牛乳,若见牛乳自胎盘母体面溢出,则溢出部位为胎盘小叶缺损部位)。然后将胎盘提起,检查胎膜是否完整,再检查胎盘胎儿面边缘有无血管断裂,及时发现副胎盘(succenturiate placenta)。副胎盘为一小胎盘与正常胎盘分离,但两者间有血管相连(图11-18)。若有副胎盘、部分胎盘残留或大块胎膜残留时,应在无菌操作下,手伸入子宫腔内,取出残留组织。若仅有少量胎膜残留,可给予子宫收缩剂待其自然排出。

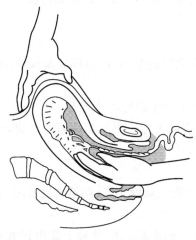 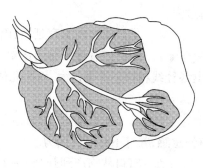

图11-17 手取胎盘术示意图　　　　　　　图11-18 副胎盘示意图

3. 新生儿的处理

(1)清理呼吸道:用吸耳球或新生儿吸痰管轻轻吸出新生儿咽部及鼻腔黏液和羊水,以免发生吸入性肺炎。清理完呼吸道可轻弹足底或轻搓背部给予刺激新生儿,使之大声啼哭。

(2)处理脐带:用两把血管钳钳夹脐带,在中间剪断。用0.5%的碘伏消毒脐带根部及其周围,在距脐根0.5cm处用一次性脐带夹夹住,然后在距脐带夹0.5cm处剪断脐带,用0.5%碘伏消毒脐带断面,用无菌纱布包扎。

(3)新生儿阿普加评分的意义:8~10分属正常新生儿,4~7分为轻度窒息,处理不妥可转变为重度窒息,需清理呼吸道、人工呼吸、吸氧、用药等措施才能恢复;0~3分缺氧严重为重度窒息,需紧急抢救,气管插管给氧。缺氧比较严重的新生儿,应在出生后5分钟和10分钟再次评分,直至连续两次评分≥8分。1分钟评分反映在宫内的情况,是出生当时的情况,5分钟及以后评分则反映复苏效果与预后关系密切。Apgar评分以呼吸为基础,皮肤颜色最灵敏,心率是最终消失的指标。临床恶化顺序依次为皮肤颜色、呼吸、肌张力、反射、心率。复苏有效顺序依次为心率、反射、皮肤颜色、呼吸、肌张力。肌张力恢复越快则预后越好。

(4)其他处理:盖新生儿足印于新生儿病史单上,抱示新生儿性别,缚手圈,手圈上写明姓名、住院号、床号及性别。1小时内将新生儿抱给母亲进行早接触、早吸吮、早开奶。

4. 产房观察

(1)产房观察2小时:每30分钟按摩子宫1次,分娩后15分钟、30分钟、60分钟、90分钟、120分钟测量生命体征,观察子宫收缩、子宫底高度、膀胱充盈否、会阴及阴道有无血肿等。

(2)产后宫缩良好,无宫腔积血,于产后2小时将产妇和新生儿送回母婴同室病房。

(洪 瑛)

137

第三节　特殊情况下急产处理

当宫口扩张速度≥5cm/h、宫口迅速开全后,分娩在短时间内结束,使总产程<3小时,称为急产。属于异常分娩。

【概述】

1. 子宫因素　协调性子宫收缩过强,特点是子宫收缩的节律性、对称性及极性均正常,仅收缩力过强。

2. 胎儿因素　早产或宫内发育延缓,因为胎儿体重小更容易通过产道。

3. 产妇因素　初产妇有过中孕引产史,经产妇(有或无急产史),家族有急产史,产妇个子高、骨盆各径线相较正常骨盆大、而胎儿体重相对较小。

【临床表现】

1. 宫缩过强过频　间歇期短,产妇感觉腹部阵痛难忍,烦躁不安,阴道血性分泌物多,产妇过早有便意感,并且不断屏气用力。

2. 阴道检查　宫口从临产到开全1~2小时,胎头下降速度快,从棘上2指到棘下2指大约只需30分钟~1小时。

【对母儿影响】

1. 对产妇的影响　容易造成软产道的裂伤、阴道壁血肿,同时宫缩过强过频容易导致胎盘早剥引起产后出血;宫缩过强使宫腔压力增高,有发生羊水栓塞的危险。接生时来不及消毒可致产褥感染。

2. 对胎儿的影响　过强过频的宫缩使子宫胎盘血流减少,容易发生胎儿宫内窘迫及新生儿窒息,严重者直接导致死胎及死产。胎儿娩出过快,胎头在产道内受到的压力突然解除可致新生儿颅内出血。如果来不及消毒即分娩,新生儿容易发生感染。

【处理方法】

1. 院外新生儿已娩出,由急诊科做好新生儿的初步复苏并处理脐带,产妇注射缩宫素预防产后出血,将产妇及新生儿送入产房,协助胎盘娩出;检查产妇软产道有无损伤,并给予缝合,做好新生儿及产妇的产后2小时监护并记录。

2. 产妇宫口开全,胎头已经拨露,不宜转送,由急诊科助产士接生,进行新生儿的初步复苏并处理脐带,产妇注射缩宫素预防产后出血,协助胎盘娩出,检查产妇软产道有无损伤,并给予缝合,记录病历后将产妇及新生儿送入产房完成产后2小时监护并记录。

3. 产妇宫口开全,胎头没有拨露,判断转运产房途中不会娩出者一律转入产房接生,接生程序按正常分娩;分娩时尽可能行会阴侧切术,急产产妇由于宫缩过强,难以配合,容易用力过猛,造成产道撕裂严重,分娩后一定要仔细检查产道,及时发现并缝合。

4. 新生儿按医嘱给维生素 K$_1$ 肌注以防颅内出血。

【护理评估】

1. 健康史　仔细询问孕产史,尤其经产妇有无急产史,阅读产前检查记录,了解骨盆测量值、胎儿情况及妊娠并发症。重点评估临产时间、宫缩频率、强度及胎心、胎动情况。

2. 身心状况　产妇一临产即宫缩过频过强,间歇期短,产妇感觉腹部阵痛难忍,无喘息之机,产程进展很快,产妇没有思想准备,有恐惧和无助感,担心胎儿和自身的安危。

【常见护理诊断/问题】

1. 急性疼痛　与过频过强的子宫收缩有关。

2. 焦虑　与担心自身和胎儿安危有关。

3. 有感染的危险　与产程过快,来不及消毒接生有关。

【预防措施】

1. 预防为主,有急产史(包括家族有急产史)的孕妇提前 2 周住院待产,以防院外分娩,造成损伤和意外。

2. 已入院有上述情况,产妇宫口开大 2cm 即可送入待产室,宫口开大 5cm 即可送入分娩室,并准备好接生物品、新生儿窒息复苏抢救物品,持续胎心监护及心电监护。

3. 新生儿娩出后预防产后出血,仔细检查软产道,将裂伤组织逐层缝合,注意不得留有无效腔,还要注意有无阴道壁血肿,如有血肿要同时进行处理。

4. 院外急诊送入的产妇如果不待消毒和铺无菌单即娩出的产妇,要使用抗生素预防感染,新生儿要注射破伤风疫苗。

(洪　瑛)

第四节　爱母分娩行动

分娩是人类自然的生理过程,采取措施保护并促进自然分娩,可使多年来一直被女性视为"痛苦"的分娩过程变得神圣而快乐。"爱母分娩行动"是 20 世纪 90 年代世界卫生组织倡导的产时服务新理念,目的在于促进、保护和支持自然分娩。

情景导入

韩女士,26 岁,G_1P_0,妊娠 39^{+5} 周,腹痛 4 小时,由丈夫和母亲陪伴入院。产妇精神状态尚好。查体:宫缩中等强度,每次宫缩持续 30~40 秒,间歇 5~6 分钟,胎心音 148 次/分,先露 S^{-2},LOA,胎膜已破。骨盆外测量各径线正常,心肺听诊无异常。产妇对自然分娩感觉恐惧、无信心,要求导乐陪伴分娩。

工作任务:

1. 通过对产妇及家属的宣教和心理疏导增强韩女士自然分娩的信心。

2. 为韩女士介绍导乐陪伴分娩。

【概述】

1. "爱母分娩行动"提出的背景　20 世纪 70 年代末期,很多地区(尤其是城市)基本实行了医疗化的住院分娩,虽然住院分娩能有效地防止产后出血、产褥感染、降低新生儿死亡率,但这些过多的医疗干预使得剖宫产率上升成为了一种普遍性的国际趋势,同时也给母婴身心健康带来了不同程度的危害。

2. 医疗化住院分娩的不足　医疗化住院分娩模糊了产妇的"生理性"与患者"病理性"的界限,增加了产妇的紧张心理。分娩过程中诸如会阴侧切术的无指征使用、剖宫产率的上升、甚至为了选择分娩日期和时间而进行的所谓计划性分娩或剖宫产,都给母婴造成了近期或远期的伤害。同时分娩过程中固定的体位也使得产妇失去了人性化选择的权利,使用缩宫素促进产程进展、人工破膜及扩张宫颈等不恰当的产时干预使产妇失去了自然分娩的机会。

3. "爱母分娩行动"的内容　1996 年国际卫生组织提出了"爱母分娩行动"计划,其内容是爱护母亲,在母亲分娩过程中加强陪伴,并给予生理、心理和情感上的持续支持,增强产妇分娩的信心和力量,顺利完成分娩过程,避免不必要的医疗干预和手术给母婴造成的伤害。

【"爱母分娩行动"的理论基础】

"爱母分娩行动"提倡加强产时保健工作、倡导自然分娩,减少不必要的医疗干预。保护、支持和促进自然分娩,转变产时服务模式,更新旧的观念,从以医护为中心转变到以产妇为中心的模式。

1. 分娩过程的生理性　分娩是一个正常、自然的生理过程,自然分娩是大多数产妇最适宜的分娩方式。健康的孕妇和胎儿有能力完成分娩过程,要重视、支持和保护分娩的生理性、正常性。

2. 自然分娩的优势　分娩是人类繁衍后代必须经过的一个正常生理过程,是人类的本能行为,产妇和婴儿都具有主动参与并完成分娩过程的潜能。

3. 持续支持的重要性　母婴虽然是两个独立个体,但密切相连,母婴间的联系是非常重要的,必须受到尊重。产妇对分娩的信心和能力来自于周围人员和环境的支持。对产妇、婴儿及家庭而言,分娩经历将产生重要而持久的影响。

4. 维护产妇的自主权　分娩是产妇应有的权利,产妇有权选择安全、满意的分娩场所,得到关于妊娠和分娩的科学知识和产时各种干预及用药利弊的相关信息,并有权选用或拒绝。产妇应该体验愉快而健康的分娩过程。

5. 医务人员的职责　医务人员应根据产妇个性化的需求,提供相应的服务。正常分娩过程不宜常规采用干预措施,过多干预会对母婴产生不良影响,医疗干预必须在有指征时才可以使用。

【"爱母分娩行动"的实施要点】

1. 为所有产妇提供分娩陪伴者　陪伴分娩是坚持以产妇为中心的产时服务模式,有利于提高产时服务质量,能促进和支持自然分娩,降低剖宫产率、产后出血率,是值得推广的适宜技术。

2. 普及产时的相关知识　通过多种媒体如宣传手册、知识宣教、讲座、培训班等形式,为公众提供和普及分娩的相关知识。

3. 提供合理的服务　根据不同民族的文化、习俗、宗教,尽量满足产妇个性化的需求,尊重不同民族产妇的民族忌讳和风俗,重视不同价值观和宗教信仰的差异,在不影响治疗、护理的前提下提供良好的围生期保健服务。不主张非宗教性男婴包皮环切。

4. 满足产妇自由选择体位　为临产产妇提供自由活动空间,第一产程鼓励产妇多走动,不主张采取平卧位或膀胱截石位,协助产妇取半蹲位、跪位或直立位等自由体位以缓解分娩疼痛。

5. 不提倡常规使用缺乏科学依据的操作　如禁食、灌肠、剃毛、静脉滴注、早期人工破膜、胎儿电子监护等。其他干预措施也应有一定的指征限制,如静脉滴注缩宫素、剖宫产等。

6. 分娩镇痛　不鼓励使用镇痛剂、麻醉药,建议医务人员使用非药物性镇痛。

7. 鼓励亲子活动　所有母亲和家庭在条件允许的情况下,都要接触、搂抱、母乳喂养和照顾自己的孩子,包括患病的、早产的及有先天性畸形的婴儿。

8. 力争达到世界卫生组织及联合国儿童基金会倡导的促进母乳喂养成功的十点措施的要求:①有书面的母乳喂养规定,并常规地传达到全体卫生人员;②对全体卫生人员进行必要的技术培训,使其能实施有关规定;③把有关母乳喂养的好处及处理方法告诉所有孕妇;④帮助母亲在产后半小时内开始母乳喂养;⑤指导母亲如何喂奶,以及在需与其婴儿分开的情况下如何保持泌乳;⑥除母乳外,禁止给新生儿任何食物或饮料,除非有医学指征;⑦实行 24 小时母婴同室;⑧鼓励按需哺乳;⑨不要给母乳喂养的婴儿吸人工奶头,或使用奶头作安慰物;⑩促进母乳喂养支持组织的建立,并将出院的母亲转给这些组织。

 知识链接

分娩体位的选择

WHO 提倡产妇自由选择分娩体位;产妇分娩体位有仰卧位、坐位、蹲位、跪位、站位、侧卧位及自由体位。自由体位分娩是由产妇自主选择一种最能缓解疼痛、感觉舒适的体位;竖式分娩时胎儿身体受重力作用呈下降状态,能缩短分娩时间;产妇身体活动方便,可以使胎头以最有利的位置入盆和下降减少难产的发生。但自由体位需要医护人员和助产士全程陪伴,并进行产程观察,随时做好接生的准备;为了适应产妇的体位,助产士需要蹲着或跪着接生,加大了工作难度和强度。产妇分娩速度加快时保护会阴的难度也增加,有发生产道裂伤的危险;故在特殊情况下如子宫收缩较强、胎儿较小、产程进展过快者为避免分娩导致的产道损伤,产妇仍需采取膀胱截石位分娩为宜。

(程瑞峰)

第五节　导乐陪伴分娩

【概述】

1. **导乐陪伴分娩的起源**　从 20 世纪 30 年代起西方国家开始普及住院分娩,改变了自古以来分娩由有生育经验的妇女或家人陪伴的模式。住院分娩严格的消毒隔离制度使产妇与家人隔离,产妇分娩过程中接触的是陌生而忙碌的医务人员,缺乏专人陪伴,使很多产妇在分娩过程中产生强烈的孤独感和恐惧感。为了有效缩短和监控产程,一些医务人员采用滴注缩宫素、人工破膜、硬膜外麻醉镇痛或常规使用电子监护仪等多种措施,使手术产率及分娩费用随之上升,并给母婴安全和健康带来不良影响。至 20 世纪 50 年代狄立斯医生通过研究证实分娩是自然的生理过程,若掌握好临产的正确诊断,采取一对一的护理,采用按摩和一些非药物性镇痛措施能预防产程延长。在此基础上美国医生克劳斯提出导乐陪伴分娩。导乐陪伴分娩是一种以产妇为中心的服务模式,有利于提高产时的服务质量,促进母婴健康,它也是产时服务的一项适宜技术,能降低剖宫产率和产后出血率。

国内外研究资料表明,导乐陪伴分娩的产妇因有更多的安全感、自信心并得到更多及时的指导,能使产程缩短约 25%、缩宫素滴注减少约 40%、镇痛药物应用减少约 30%、剖宫产率下降约 50%,且产后母亲恢复快、产后抑郁少,对婴儿关心照顾多、母乳喂养多,婴儿发病减少。导乐陪伴分娩使分娩更容易、分娩经历更愉快、母婴更健康。因此"导乐陪伴分娩"正在被越来越多的产科工作者和产妇所接受和推广，目前各医院和妇幼保健院积极开展的导乐陪伴分娩深受广大产妇及家属的欢迎，产妇精神心理因素和家庭、社会支持越来越受到重视，转变产时服务模式已成为产科工作者的现实行动。

2. 担任导乐的条件　除助产士和护士可以担任导乐外，凡具有生育经验，富有爱心、责任心、同情心，乐于助人，具有良好的人际沟通技能，给人以信赖感的妇女都可以担任导乐。但从业前必须经过系统培训，使其熟悉医院的医疗及护理程序，了解产妇产前、产时及产后早期的基本生理、心理特点，学习分娩有关的基本知识，支持技巧、人际沟通技巧、共情训练等心理学技能。由于每个产妇的性格、生活经历、需求各不相同，因此导乐要学会适时、适当地满足产妇的生理和心理需要，能恰当地表达对其所承受疼痛的理解和同情，让产妇真正感受到导乐无微不至的关怀和鼓励。

3. 导乐工作原则　导乐的主要任务是帮助产妇在产程中最好地发挥自己的潜力顺利完成分娩。

(1)持续地给产妇以支持和鼓励，帮助产妇认识到疼痛是正常的，消除恐惧心理。当产妇宫缩较强、疼痛剧烈时采取非药物镇痛方法来缓解疼痛。

(2)运用良好的沟通技巧，以亲切的目光、语言和抚摸来帮助产妇，使产妇保持平静、放松和乐观，感到安全、舒适并受到鼓舞。

(3)注意观察，并尽量满足产妇的各种需要，指导其进行活动、饮食、休息、屏气等。

(4)熟悉产房的环境、设备和人员，遵守医院的各项规章制度。

【导乐陪伴分娩的特点】

1. 一对一的服务　导乐既不同于医护人员，也不同于丈夫和家人。导乐是产妇的朋友，让产妇感到轻松自在，也是产妇和丈夫的指导者，能提供科学有效的方法和建议。导乐作为医护人员与产妇沟通的桥梁，能减少产妇的紧张、焦虑和担忧。

2. 以产妇为主体　导乐陪伴分娩由导乐和丈夫共同承担对产妇产时的支持与帮助，满足产妇的各种生理、心理需求。

3. 导乐陪伴分娩与传统分娩相比较，产妇更安全、更舒适，并使分娩回归自然，真正体现了"爱母分娩行动"的实质。

【导乐陪伴分娩的工作内容】

1. 产前访视　了解夫妇的要求和计划，回答产妇及家属关于分娩所提出的问题。在访视过程中导乐与产妇相互熟悉，增加彼此的信任，陪伴夫妇一起熟悉医院环境。给产妇形象化地示范放松动作，并介绍产程中可以选择的各种体位及要求。

2. 产时陪伴　从产妇住院开始，导乐始终陪伴在产妇旁边，介绍分娩的过程，消除产妇的恐惧心理，细心观察产妇出现的各种情况，及时发现并处理。同时鼓励产妇适当进食，随时解释产妇及家人提出的问题(图11-19 各种导乐设备，见文末彩图)。

(1)第一产程

1)让产妇尽可能放松并自由走动，指导产妇经常改变体位，包括蹲、跪、坐、站等，尽量避免取仰卧位。

2)指导产妇在宫缩时调整呼吸，减轻疼痛。

3)在宫缩间歇时鼓励产妇进食易消化的食物，多饮水，每2～4小时主动排尿1次。

4)指导并帮助产妇在宫缩时进行按摩，以减轻疼痛。

5）指导产妇正确使用各种导乐设备。

（2）第二产程

1）提倡自由体位分娩，向产妇解释产程进展，多使用鼓励性的语言。

2）帮助产妇擦汗，及时给产妇补充水分和高热量的食物。

3）指导产妇正确运用腹压，宫缩时屏气用力，间歇期全身放松。

（3）第三产程：及时安慰产妇，调节其情绪，耐心等待胎盘娩出。

3. 产后指导　让新生儿与产妇早接触、早吸吮。产后第2天导乐可与产妇夫妇一起回忆分娩的过程，让夫妇尽量分享分娩过程中正面的感受，并补充夫妇遗忘的内容，让产妇对分娩过程尽可能多的留下美好回忆。

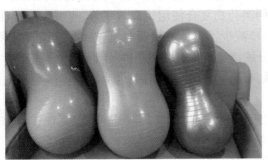
(1) 花生米形导乐球

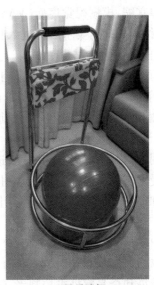
(2) 导乐球架

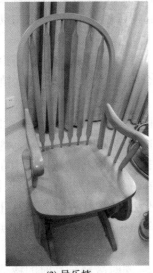
(3) 导乐椅

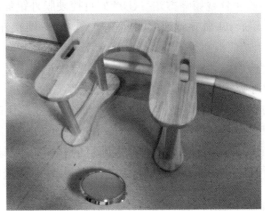
(4) 导乐分娩凳

图 11-19　各种导乐设备

（程瑞峰）

第六节　分娩镇痛

分娩时的剧烈阵痛是一种生理现象,但可以导致产妇体内一系列神经内分泌反应。疼痛可使产妇出现精神紧张、焦虑烦躁,继而出现宫缩乏力、产程延长,对产妇和胎儿均可产生不良影响,因此针对某些对疼痛耐受力较差的个体产妇良好的分娩镇痛具有一定的积极意义。目前我国常用的分娩镇痛方法包括药物性镇痛和非药物性镇痛。

【药物性镇痛】

世界卫生组织不提倡使用药物性镇痛。如需要使用时,则对无分娩镇痛禁忌的产妇,当出现规律宫缩,模糊视觉疼痛(VAS)评分 >3 分,即孕妇的疼痛影响了睡眠或达到无法忍受的程度时,产妇提出要求后在进入临产至第二产程中均可用药。

1. 理想的药物性分娩镇痛标准　①对产妇和胎儿副作用小;②药物起效快,作用可靠,便于给药;③避免运动阻滞,不影响宫缩及产妇运动;④产妇处于清醒状态,能配合整个分娩过程;⑤能满足整个产程镇痛的要求。

2. 常用的分娩镇痛药物　目前临床上常将小剂量的麻醉性镇痛药物和低浓度局麻药联合应用于腰麻或硬膜外麻醉镇痛。这两类药物复合使用镇痛效果好,可减少麻醉性镇痛药物的使用剂量并降低局麻药浓度,进一步减少了母体发生低血压、瘙痒的可能性,降低了胎儿呼吸受抑制的可能性。临床常用的分娩镇痛药物有以下几种:①麻醉性镇痛药芬太尼、舒芬太尼和瑞芬太尼;②局麻药利多卡因、布比卡因和罗哌卡因;③吸入性麻醉药氧化亚氮,俗称笑气。

3. 药物性分娩镇痛适应证　①无剖宫产适应证;②无硬膜外麻醉禁忌证;③产妇自愿。

4. 药物性分娩镇痛禁忌证　①产妇拒绝者;②凝血功能障碍、接受抗凝治疗期间;③局部皮肤感染和全身感染未控制者;④产妇难治性低血压及低血容量、显性或隐性大出血者;⑤原发性或继发性宫缩乏力和产程进展缓慢者;⑥对所使用的药物过敏者;⑦已经过度镇静者;⑧伴有严重的基础疾病者,包括神经系统严重病变引起的颅内压增高、严重主动脉瓣狭窄和肺动脉高压、上呼吸道水肿等。

5. 药物性分娩镇痛方法　①产妇自控硬膜外镇痛;②产妇自控静脉瑞芬太尼镇痛;③连续硬膜外镇痛;④微导管连续腰麻镇痛;⑤腰麻-硬膜外联合阻滞;⑥氧化亚氮吸入镇痛。

【非药物性镇痛】

1. 呼吸镇痛法　呼吸镇痛法是指在分娩过程中产妇根据宫缩强度、频率及持续时间,主动地调整呼吸频率和节律,达到减轻分娩疼痛的方法。从怀孕早期开始直到分娩,通过对神经肌肉的控制、产前体操及呼吸技巧的训练,有效地让产妇在分娩时将注意力集中在对自己呼吸的控制上,从而转移对疼痛的关注,能适度放松肌肉,在分娩过程发生阵痛时保持镇定,以达到加快产程并让婴儿顺利出生的目的。如拉玛泽呼吸法,孕妇从妊娠 7 个月开始进行拉玛泽呼吸法的训练,由丈夫陪伴进行,在分娩时积极配合导乐陪伴分娩,达到分娩镇痛的效果。

2. 按摩镇痛法　通过按摩达到减轻宫缩引起的疼痛感,同时减轻分娩时的疲劳。常用的腹部按摩镇痛法如:宫缩阵痛时,将两手置于腹壁两侧,以脐窝为中心,吸气时由两侧到中央,呼气时由中央到两侧按摩。

3. 压迫止痛法　通过压迫腰骶部或耻骨联合达到减轻宫缩引起的疼痛和减轻分娩造成

的疲劳。当宫缩痛开始时,深吸气后用拳头压迫腰骶部或耻骨联合处达到镇痛效果。

4. 水浴镇痛法 在特殊的产房里,产妇躺在消毒且恒温的"分娩水池"里,水温保持在36~38℃,环境温度26℃。在助产士指导下,产妇合理地呼吸、放松,可减轻宫缩的疼痛感。在水中有利于产妇休息,且更容易变换体位和放松,能缩短产程,减少孕妇的会阴切开率。

5. 体位与运动镇痛法 产妇在分娩过程中自由选择舒适的体位,进行有目的的运动,放松肌肉,消除紧张和恐惧,以达到减轻疼痛的效果。

6. 热敷 用温热湿毛巾热敷腰背部达到缓解疼痛目的。

7. 音乐镇痛法 选择产妇喜欢的舒缓、柔和的音乐分散产妇注意力,使产妇放松,缓解紧张、焦虑,减轻疼痛。

8. 穴位刺激镇痛法 根据中医针灸麻醉理论或利用电刺激相应穴位,如使用导乐仪,采用神经电刺激仪在产程中达到镇痛效果。

（程瑞峰）

第七节 产房、母婴同室的设备及管理

【产房设备及管理】

产房指医院中主要为孕妇分娩而装备的房间,产房周围环境必须清洁、无污染源,应与手术室和新生儿重症监护室相邻近,相对独立,便于管理;还要配备足够的医生、助产人员及相应的医疗设备、药品等。

1. 产房布局 布局要合理,严格划分无菌区、清洁区、污染区,区域之间标志明显。

(1)清洁区内设置正常待产室、分娩区、无菌物品存放间、刷手间、隔离待产室、器械室、办公室、隔离分娩区。

(2)污染区内设置更衣室、产妇接收区、污物区、卫生间、车辆转换处。

(3)墙壁天花板地面无裂隙,地面光滑,有良好的排水系统,便于清洗和消毒。

2. 待产室 具有家庭温馨气氛,有利观察产程,方便产妇起居、生活与休息,助产士做到规范服务(图11-20)。

3. 大分娩室（产房） 墙壁可张贴产科并发症的抢救流程图或温馨布置,配置分娩产床,新生儿复苏台,抢救车(图11-21)。

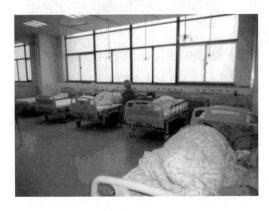

图11-20 待产室

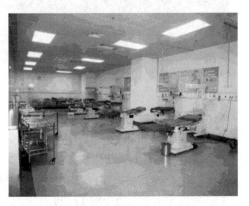

图11-21 大分娩室（产房）

4. 特需家化（LDR）产房，用于导乐陪伴分娩，除具备以上设施外，还可自愿选择一位有经验的助产士，为其提供一对一的陪伴服务，直至结束分娩回到病房（图 11-22）。

5. 产房常规配备的医疗设备

（1）胎心监护仪（图 11-23）。

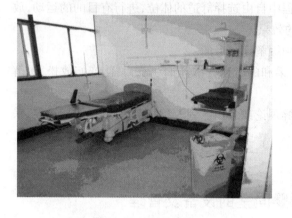

图 11-22　LDR 产房

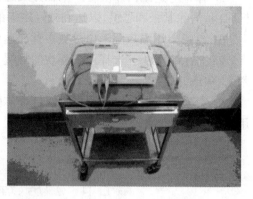

图 11-23　胎心监护仪

（2）心电监护仪（图 11-24）。

（3）移动式无影灯（图 11-25）。

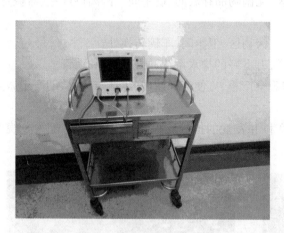

图 11-24　心电监护仪

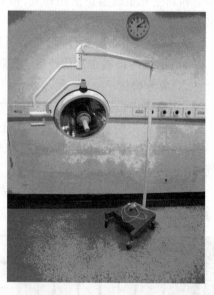

图 11-25　移动式无影灯

（4）新生儿辐射台（图 11-26）。

（5）输液泵：同临床其他科室输液泵。

（6）转运车（图 11-27）。

（7）水中分娩浴缸（图 11-28，见文末彩图）。

（8）危重患儿转运车（图 11-29）。

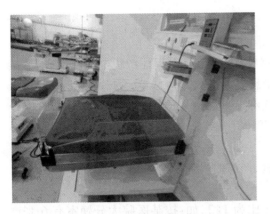

图 11-26　新生儿辐射台

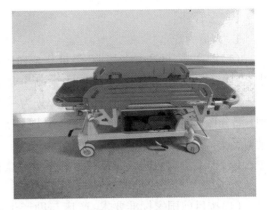

图 11-27　转运车

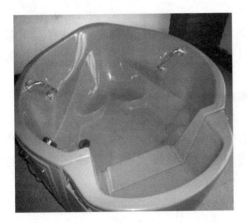

图 11-28　水中分娩浴缸

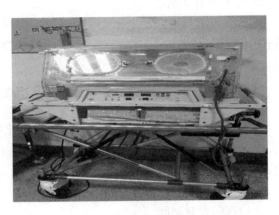

图 11-29　危重患儿转运车

（9）喉镜复苏囊（图 11-30）。

（10）紫外线消毒机（图 11-31）。

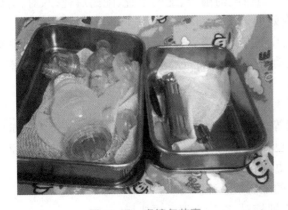

图 11-30　喉镜复苏囊

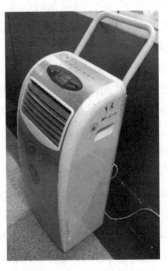

图 11-31　紫外线消毒机

【产房管理】

1. 人员的配备

(1)助产士:助产专业毕业,经过一系列严格临床专业培训,担任产程全程观察,平产接生,会阴缝合,配合医生进行手术助产,新生儿窒息复苏抢救,产妇抢救等技术性工作。

(2)医生:产房每班配两位医生,分为一线和二线,一线医生主要进行正常的产程处理(部分医院由助产士完成),一旦出现异常产程,一线医生立即向二线医生汇报并协助处理。

(3)护工负责照顾产妇在产房的生活及饮食,产房的晨晚间护理,送各种检验标本。

2. 床位与助产士配置比

(1)按目前国家标准要求:产床与助产士之比为 1:3,如:按某医院大分娩室有 6 张产床,5 张家庭化分娩床,2 张隔离分娩床,1 张水中分娩床为例,则需要助产士人员分别为:18 名、15 名、6 名和 3 名。

(2)待产床与助产士之比为 1:0.5,如:按某医院有待产室 16 张待产床、隔离室 4 张待产床,家庭化待产室 5 张待产床,水中分娩室 1 张待产床为例,则需要助产士人员为 13 名。

(待产室 16 张 + 隔离室 4 张 + 家化室 5 张 + 水娩 1 张)× 0.5 = 13 名

【产房制度】

产房作为核心科室,同时担负产妇和新生儿的生命安全,所以产房的工作制度更为严格、严谨。由于全国各省市地域差异,综合医院和专科医院管理模式不同,工作制度各具特色,为便于学习,现以某院制度为例列举如下:

1. 护理查对制度

(1)医嘱查对制度

1)处理长期医嘱或临时医嘱时要记录处理时间,签全名,若有疑问必须问清后方可执行。

2)每班护士对当日医嘱要进行查对,签全名,每周总查对医嘱一次,在医嘱核对本上记录核对情况并签字,如有问题及时纠正。

3)长期医嘱应定期重整,护士应复述一遍,核对后方可执行,并暂保留用过的空安瓿。

(2)给药查对制度

1)给药前必须严格进行"三查八对"。三查:配药前查、配药中查、配药后查;八对:对床号、姓名、药名、剂量、浓度、时间、用法和有效期。

2)配药前,要查药品质量,注意水剂、片剂有无变质,针剂有无裂痕,注意其有效期和批号,大输液的溶液有无真菌、沉淀(须在振动后观察)。如质量不符合要求或有疑问或标签不清者一律不得使用。

3)摆药后,必须经第二人核对后方可执行。

4)凡易致过敏反应的药物,如青霉素等,治疗前必须检查是否做过皮试,是否为皮试阴性。如为阳性,则必须核对病历牌上是否已做禁忌的标志。一般存在个体差异的过敏反应药物,也必须在用药前询问患者有无过敏史,例如:磺胺类药物等。

5)同时用多种药物时,必须掌握药物的配伍禁忌证。

6)给药或注射时,若患者有疑问,应立即核对,查清无误后再执行。

(3)输血查对制度

1）采取交叉配血的标本时,必须首先核对医嘱,准确无误地写清患者的姓名、性别、床号、住院号、年龄、血型和诊断。

2）输血时,先由二人核对交叉配血报告,核对无误后再执行。

3）查输血单与血瓶标签上供血者的姓名、血型、血瓶号及血量是否相符,交叉配血报告有无凝集。

4）查患者床号、姓名、住院号及血型。

5）查采血日期,检查血液有无凝块或溶血,血瓶有无裂痕。

6）输血完毕,应将血瓶保留一定时间,以备必要时送检。

（4）新生儿查对制度:

1）接生者处理脐带后,显示婴儿臀部使产妇看清性别。

2）巡回护士取手圈写上床号、姓名、性别后,立即系于新生儿左手腕上。

3）给新生儿磅体重后包好襁褓,放置于靠近产床之婴儿床上。

4）送至休养室前,巡回护士再次核对手圈姓名、性别、新生儿出生记录单。

5）新生儿随产妇送至休养室后,由病房护士接收新生儿,并按照新生儿记录单所记各项核对手圈,将床号、姓名、性别、体重填写于胸牌上,系于襁褓外,然后,安置新生儿于床上。

6）每日沐浴时,均应核对新生儿手圈与胸牌所填各项一致。

7）新生儿出院更衣时,应按出院通知书核对手圈与性别。

8）若发现有误,注意保护性医疗制度,迅速查明。

2. 产房其他制度

（1）产房医院感染预防控制措施

1）环境卫生按手术室要求。

2）必要保障条件:空气洁净,室温设定为 22～25℃,相对湿度 50%～60%。

3）空气通风,每天 4 次。

4）定时空气消毒,每天 3 次。

（2）院感检测

1）每月需对空气、物体表面、医务人员手、无菌物品、无菌器械包、消毒液进行检测。

2）无菌器械包、无菌物品每日查对。

3）每日配制并检测消毒液溶度。

（洪 瑛）

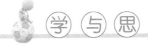

1. 孕妇张某,平素月经周期规律,28～30 天一次,孕 3 产 0,目前宫内孕 39 周,单胎。规律腹痛 6 小时,体检:子宫大小与妊娠月份相符,胎心 135～160 次/分,宫缩 20 分钟 4 次,每次持续 35～40 秒,阴道检查发现有少量血性分泌物,宫口扩张达 3cm,胎膜未破裂。

请问:

（1）目前该孕妇是否临产? 如果临产处于第几产程? 分娩全过程是如何分期的?

（2）说出产程各期中的主要身心状况、护理诊断/问题、护理措施。

2.孕妇小李,平素月经周期规律,周期30天,经期5天,孕2产1,目前孕40周,规律腹痛12小时,阴道顺利娩出一活女婴,新生儿哭声响亮,皮肤红润,活动活跃,心率120次/分。体检:宫底较前升高,达脐上,阴道少量流血,阴道外露脐带自行延长。

请问:

(1)如何对新生儿进行Apgar评分?目前此新生儿评分是多少?

(2)目前胎盘是否剥离?试述胎盘剥离的征象?如何有效预防产后出血?

第十二章 异常分娩

学习目标

1. 掌握产力异常的产程特点、常见原因、处理原则及护理措施,骨产道的类型和处理原则。
2. 熟悉软产道异常的类型、常见胎位异常的种类。
3. 了解常见胎位异常的处理原则、护理评估及护理措施。
4. 学会观察和初步识别各种异常分娩。
5. 具有良好的职业道德,具备爱心、同情心、责任心,细心观察每一位产妇的产程进展情况,运用良好的沟通技巧帮助产妇顺利度过分娩期。

异常分娩(abnormal labor)又称难产(dystocia),是指由于各种原因所致的产程进展异常或分娩受阻。其影响因素包括产力、产道、胎儿及产妇精神心理因素,这些因素既相互影响又互为因果关系。任何一个或一个以上的因素发生异常及四个因素间相互不适应,而使分娩进程受到阻碍称异常分娩。出现异常分娩时可导致母儿并发症,严重时甚至危及母儿生命,因此必须综合分析,及时找出原因,做出正确判断,恰当处理,以保障分娩顺利和母儿安全。

第一节 产力异常

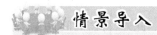 情景导入

徐女士,28 岁,孕 1 产 0,孕 39^{+6}周。平素月经规律。因下腹阵痛 7 小时于今日 10:30 入院。入院时查体:生命体征平稳,心肺体检无异常,宫高 33cm,腹围 97cm,骨盆测量髂棘间径 25cm,髂嵴间径 28cm,骶耻外径 19cm,坐骨结节间径 9cm。胎儿估计体重 3.4kg,胎方位 LOA,胎心 142 次/分、律齐,宫缩 30 秒/(5~6)分钟、中下,阴道检查宫颈消失、软、中位,宫口开大 3.0cm,水囊可及,羊水未见,先露头,S^{-2}。12:30 自诉下腹阵痛有所减轻,助产士触摸宫缩 20 秒/(7~8)分钟、弱,再次行阴道检查宫口开大 3.0cm,水囊可及,羊水未见,先露头,S^{-2}。

工作任务:

1. 判断该产妇的产程进展是否正常?
2. 分析导致产妇产程异常的原因可能是什么呢?
3. 针对目前情况,可以采取什么处理方法和护理措施呢?

产力(powers)是将胎儿及其附属物从子宫腔内逼出的力量,以子宫收缩力为主,贯穿于分娩全过程。正常的子宫收缩力具有节律性、对称性及极性。在分娩过程中,当子宫收缩的节律性、对称性及极性不正常或强度、频率有改变,称子宫收缩力异常,简称产力异常(abnormal uterine action)。临床上将产力异常分为子宫收缩乏力(简称宫缩乏力)和子宫收缩过强(简称宫缩过强)两类,每类又分为协调性子宫收缩和不协调性子宫收缩(图12-1)。

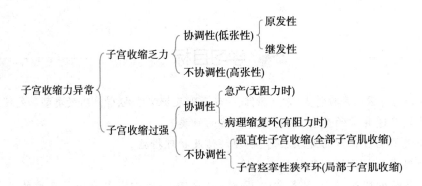

图 12-1　子宫收缩力异常的分类

一、子宫收缩乏力

【概述】

1. 原因　子宫收缩乏力(uterine inertia)常由几种因素引起,常见的原因如下:

(1)头盆不称或胎位异常:由于胎儿先露部下降受阻,不能紧贴子宫下段及宫颈,因而不能引起反射性子宫收缩,是导致继发性宫缩乏力的最常见原因。

(2)子宫局部因素:子宫肌纤维过度伸展(如多胎妊娠、巨大胎儿、羊水过多等)使子宫纤维失去了正常收缩能力。高龄产妇、经产妇、子宫肌纤维变性、结缔组织增生也可影响子宫收缩。子宫发育不良、子宫畸形(如双角子宫)、子宫肌瘤等均能引起原发性宫缩乏力。

(3)精神因素:产妇精神过度紧张及恐惧使大脑皮质功能紊乱。此外,待产时间过长、临产后进食不足、睡眠过少,产妇极度疲劳、膀胱充盈以及过多地消耗体力、水电解质紊乱,均可导致宫缩乏力。

(4)内分泌失调:临产后,产妇体内缩宫素、前列腺素、乙酰胆碱等分泌不足,或子宫对促进子宫收缩的物质敏感性降低,以及雌激素不足致缩宫素受体量少,均导致宫缩乏力。胎儿肾上腺发育未成熟时,胎儿胎盘单位合成与分泌硫酸脱氢表雄酮量少,致宫颈条件不成熟,亦可引起原发性宫缩乏力。

(5)药物:临产后,尤其是产程早期使用大剂量解痉、镇痛剂及宫缩抑制剂如硫酸镁、哌替啶、吗啡、盐酸利托君等,均可使宫缩受到抑制。

(6)其他:第一产程过早使用腹压、前置胎盘影响胎先露部下降;产妇体质虚弱以及急慢性疾病致全身衰竭,都可能导致继发性宫缩乏力。

2. 临床表现　根据发生时期分为原发性和继发性两种。原发性宫缩乏力是指产程开始就出现宫缩乏力,宫口不能如期扩张,胎先露部不能如期下降,导致产程延长;继发性宫缩乏力是指产程开始子宫收缩正常,之后子宫收缩减弱,导致活跃期后期或第二产程产程进展缓慢甚至停滞。根据子宫收缩力的特点可分为协调性宫缩乏力和不协调性宫缩乏力。

(1)协调性宫缩乏力(coordinate uterine atony):协调性宫缩乏力又称低张性宫缩乏力(hypotonic uterine atony),其特点为子宫收缩具有正常的节律性、对称性和极性,但收缩力弱,持续时间短,间歇期长且不规律,宫缩<2次/10分钟;当宫缩极期时,宫体隆起不明显,用手指压宫底部肌壁仍可出现凹陷。协调性宫缩乏力多属继发性宫缩乏力,即产程早期宫缩正常,于第一产程活跃期后期或第二产程时宫缩减弱,常见于中骨盆与骨盆出口平面狭窄、持续性枕横位或枕后位、先露部下降受阻等。协调性宫缩乏力时,由于宫腔内压力低,对胎儿影响不大。

(2)不协调性宫缩乏力(incoordinate uterine atony):不协调性宫缩乏力又称高张性宫缩乏力(hypotonic uterine atony),其特点是宫缩的兴奋点不是起自两侧宫角部,而是来自子宫下段的一处或多处冲动;子宫收缩波由下向上扩散,收缩波小而不规律,频率高,节律不协调;子宫收缩力的极性倒置,宫缩时宫底部不强,而是子宫下段强;宫缩间歇期子宫壁也不完全松弛,这种宫缩不能使宫口如期扩张、胎先露如期下降,属无效宫缩。此种宫缩乏力多属原发性宫缩乏力,故需与假临产鉴别。鉴别方法:给予强镇静剂如哌替啶100mg肌内注射,能使宫缩停止者为假临产,不能使宫缩停止者为原发性宫缩乏力。这些产妇往往有头盆不称和胎位异常使胎先露部不能紧贴子宫下段及宫颈内口,不能引起反射性子宫收缩所致。产妇自觉下腹部持续疼痛、拒按,烦躁不安,严重者出现脱水、电解质紊乱,肠胀气,尿潴留。由于间歇期子宫壁不能完全放松导致胎儿-胎盘循环障碍,容易出现胎儿宫内窘迫。

3. 对母儿影响

(1)对产妇的影响:由于产程延长,产妇休息不好,进食少,精神与体力消耗,可出现疲乏无力、肠胀气、排尿困难等,严重时可引起脱水、酸中毒、低钾血症,影响子宫收缩,手术产率增加。第二产程延长,膀胱被压迫于胎先露部(尤其是胎头)与耻骨联合之间,可导致组织缺血、水肿、坏死,形成膀胱阴道瘘或尿道阴道瘘。胎膜早破、多次肛查或阴道检查增加感染机会。产后宫缩乏力影响易引起产后出血、并使产褥感染率增加。

(2)对胎儿的影响:宫缩乏力导致产程延长,胎头和脐带受压时间过长,容易发生胎儿窘迫。不协调宫缩乏力不能使子宫壁在间歇期完全放松,对胎盘-胎儿循环影响较大,更易发生胎儿窘迫。另外由于手术助产率增加,致新生儿产伤、窒息、颅内出血及吸入性肺炎的发生率升高。

【护理评估】

1. 健康史 详细评估产前检查的情况,了解孕妇的身体发育情况、身高、骨盆测量值、胎儿大小、头盆关系等;了解孕产史。注意评估临产后产妇的精神状态,休息、进食及排泄情况;重点评估宫缩的节律性、对称性、极性,强度与频率以及宫口扩张与胎先露下降的情况。

2. 身体状况

(1)测量孕妇的生命体征,观察孕妇的神志,评估皮肤弹性。用手触摸产妇宫缩的节律性、强度及频率,区别协调性与不协调性宫缩乏力。认真绘制产程图,判断产程的异常情况。

(2)协调性宫缩乏力:产程早期宫缩正常,产妇无特殊不适,精神好,休息好,进食正常。当宫缩减弱,产程进展缓慢,尤其是同时入院的产妇已顺利分娩时,产妇出现焦虑、紧张,影响休息和进食,甚至出现肠胀气、排尿困难。

(3)不协调性宫缩乏力:临产后由于持续性腹痛,产妇烦躁不安,不停呼痛,进食、休息均差,产妇表现为疲惫无力、痛苦不堪。产科检查:产妇下腹部有压痛,宫缩时子宫收缩强度弱,间歇期子宫壁也不完全松弛。胎位触不清,胎心不规律,宫口扩张早期缓慢或停滞,潜伏期延长,胎先露部下降延缓或停滞。

3. 心理-社会支持状况 不论是协调性宫缩乏力还是不协调性宫缩乏力,均使产程延长,尤其是不协调性宫缩乏力,产妇因持续性腹痛,进食、休息均差而情绪烦躁,甚至痛苦不堪,失去阴道分娩的信心。家属担心母儿安危,显得焦虑与恐惧,常要求尽快剖宫产结束分娩,以解除产妇痛苦。

4. 辅助检查

(1)胎心监护:超声多普勒胎心监护仪监测胎心变化。协调性宫缩乏力胎心变化较晚,而不协调宫缩乏力较早出现胎心音变化。

(2)实验室检查:尿液检查可出现尿酮体阳性;生化可出现钾、钠、钙、氯等电解质的改变,二氧化碳结合力降低。

5. 处理原则和主要措施

(1)协调性宫缩乏力:一旦出现协调性宫缩乏力,不论是原发性还是继发性,首先应寻找原因,阴道检查了解宫颈扩张和胎先露部下降情况,判断有无头盆不称及胎位异常。若发现有头盆不称,估计不能经阴道分娩者,应及时行剖宫产术;若判断无头盆不称和胎位异常,估计能经阴道分娩者,应采取加强宫缩的措施。

(2)不协调性宫缩乏力:处理原则是调整子宫收缩,恢复其正常的节律性、对称性和极性,变不协调性宫缩为协调性宫缩,然后按协调性宫缩乏力处理。在恢复为协调性宫缩乏力之前,严禁应用缩宫素。若经上述处理,不协调宫缩仍未纠正,或出现胎儿窘迫征象、或伴有头盆不称和胎位异常,应行剖宫产术。

【常见护理诊断/问题】

1. 疼痛 与子宫收缩不协调致间歇期子宫肌纤维不能完全放松有关。

2. 有体液不足的危险 与产程延长、进食少致电解质紊乱有关。

3. 焦虑 与知识经验缺乏,产程进展异常,担心母儿健康有关。

【护理目标】

1. 不协调宫缩得到纠正,产妇能理解分娩阵痛的过程。

2. 产妇水、电解质保持平衡。

3. 产妇及家属能积极配合医护人员的处理方案,情绪稳定,安全度过分娩期。

【护理措施】

(一)协调性宫缩乏力

1. 第一产程的护理

(1)一般处理

1)保证休息。关心、安慰产妇,消除精神紧张和恐惧心理。产程时间过长、产妇过度疲劳或烦躁不安者按医嘱给镇静剂,如地西泮10mg缓慢静脉推注或哌替啶50~100mg肌内注射,使其休息后体力得以恢复,进而使子宫收缩力也得以恢复。

2)鼓励多进食易消化、高热量的食物,注意营养与水分的补充。不能进食者根据生化检查结果按医嘱给予静脉输液,纠正水电解质和酸碱平衡。

3）保持直肠和膀胱的空虚状态，排尿有困难者，先行诱导排尿，无效时应予导尿。

4）破膜12小时以上应给予抗生素预防感染。

（2）加强子宫收缩：经上述一般处理，子宫收缩力仍弱，确诊为协调性宫缩乏力，产程无明显进展，可选用下列方法加强宫缩。加强宫缩前需要评估宫缩的频率、持续时间及强度。同时行阴道检查，了解宫颈口扩张情况、长度、硬度、位置及先露部的位置。临床上常用Bishop宫颈成熟度评分了解宫颈成熟度，以判断引产和加强宫缩的成功率（表12-1）。满分13分，≥10分均成功，7~9分的成功率为80%，4~6分的成功率为50%，≤3分均失败。

表12-1 Bishop宫颈成熟度评分

指标	分数			
	0	1	2	3
宫口开大（cm）	0	1~2	3~4	≥5
宫颈管消退（%）（未消退为3cm）	0~30	40~50	60~70	≥80
先露位置（坐骨棘水平=0）	-3	-2	-1~0	+1~+2
宫颈硬度	硬	中	软	
宫口位置	后	中	前	

1）人工破膜：宫口扩张≥3cm、无头盆不称、胎头已衔接者，可行人工破膜。破膜后，胎头直接紧贴子宫下段及宫颈内口引起反射性子宫收缩，加速产程进展。破膜时必须检查有无脐带先露，破膜应在宫缩间歇期进行。破膜后术者手指应停留在阴道内，经过1~2次宫缩待胎头入盆后，术者再将手指取出，以免脐带脱垂，同时观察羊水量、性状和胎心变化。破膜后宫缩仍不理想，可用缩宫素静脉滴注加强宫缩。

2）缩宫素静脉滴注：适用于协调性宫缩乏力、宫口扩张≥3cm、胎心良好、胎位正常、头盆相称者。原则是以最小浓度获得最佳宫缩，一般将缩宫素2.5U加于0.9%氯化钠500ml内，使每滴液含缩宫素0.33mU，从4~5滴/分即1~2mU/min开始，根据宫缩强弱进行调整，调整时间为15~30分钟，每次增加1~2mU/min为宜，最大给药剂量不超过20mU/min（60滴/分），维持宫缩时宫腔压力约50~60mmHg，宫缩间隔2~3分钟，持续40~60秒。对于不敏感者，可酌情增加缩宫素剂量。缩宫素静脉滴注过程中应有医生或助产士在床边守护，严密监测宫缩、胎心、血压及产程进展情况。若10分钟内宫缩≥5次，或宫缩持续1分钟以上或出现胎心率异常，应立即停止静脉滴注缩宫素。外源性缩宫素在母体血中的半衰期为1~6分钟，故停药后能迅速好转，必要时加用宫缩抑制剂或镇静剂。若发现血压升高，应减慢滴注速度。由于缩宫素有抗利尿作用，水的重吸收增加，可出现尿少，需警惕水中毒的发生。有明显产道梗阻或瘢痕子宫者，严禁使用缩宫素。

3）地西泮静脉推注：地西泮能使宫颈平滑肌松弛，软化宫颈，促进宫口扩张。适用于宫口扩张缓慢及宫颈水肿时。常用剂量为10mg，缓慢静脉推注，必要时可重复应用，与缩宫素联合应用效果更佳。

经上述处理，试产2~4小时，若产程仍无进展或出现胎儿窘迫征象时，应及时行剖宫产术。

2. 第二产程 若无头盆不称，于第二产程期间出现宫缩乏力时也应加强宫缩，给予缩宫素静脉滴注促进产程进展。若胎头双顶径已通过坐骨棘平面或以下，无明显颅骨重叠现象，可等待自然分娩，或行会阴后-斜切开以行胎头吸引术或产钳术助产结束分娩；若胎头仍未衔接或伴有胎儿窘迫征象应行剖宫产术，同时做好新生儿抢救的准备工作。

3. 第三产程 为预防产后出血，当胎儿前肩娩出时可静脉推注缩宫素10U，并同时给予缩宫素10~20U静脉滴注，或米索前列醇直肠给药，必要时给予卡前列素氨丁三醇注射液（欣母沛）肌内注射，加强子宫收缩，促使胎盘剥离与娩出及子宫血窦关闭。若破膜时间超过12小时、产程时间超过24小时、肛查和阴道检查次数多者，应给予抗生素预防感染。密切观察子宫收缩、阴道出血情况及生命体征。

一般在产后2小时内每15~30分钟按压宫底1次，以了解宫缩情况，防止血凝块堵塞宫口导致宫腔内大量积血淤积而阴道流血不多。若阴道排出液为淡红色血清样液体，伴宫底升高变软，提示宫腔内有血液聚积，必须及时处理。行按摩子宫，必要时清理宫腔。注意产后保暖，进食一些高热量饮品，留产房观察2小时。注意胎儿娩出前必须严格控制使用一切促进子宫收缩的药物，除静脉给药外，缩宫素不可用于其他任何给药途径。

（二）不协调性宫缩乏力

助产人员应关心、安慰、鼓励产妇，耐心细致的向产妇解释疼痛原因，用更多的时间陪伴产妇、与其沟通交流，或听轻音乐、看电视节目、阅读等分散其注意力，指导产妇在宫缩时做深呼吸、腹部按摩及方式技巧，减轻疼痛，稳定情绪，消除其对分娩的恐惧。多数产妇能恢复为协调性宫缩。若宫缩仍不协调性给予哌替啶100mg肌内注射，保证产妇休息。若发现胎儿窘迫征象或伴有头盆不称，应行剖宫产术和做好抢救新生儿的准备工作。

【护理评价】

1. 产妇于待产和分娩过程中是否获得支持，能否满足基本需要且舒适度增加。

2. 产妇是否存在水、电解质与酸中毒问题。

3. 产妇是否情绪稳定，安全度过分娩期。

二、子宫收缩过强

子宫收缩过强（uterine hypercontractility）是指宫缩持续时间超过正常时限，宫缩间歇时间过短，宫缩时产生的宫腔压力过强。子宫收缩过强可造成急产、病理性缩复环、强直性子宫收缩或子宫痉挛性狭窄环、甚至发生子宫破裂，均可对母儿产生不利影响，应积极寻找原因，予以恰当处理。

【概述】

1. 病因

（1）产妇精神过度紧张、胎膜早破及粗暴的多次阴道操作均可引起不协调性宫缩过强。

（2）药物使用不当，如缩宫素静滴剂量过大、肌内注射缩宫素或米索前列醇引产等。

（3）分娩过程中遇有阻力或胎盘早剥血液浸润子宫肌层，也可导致强直性子宫收缩。

2. 临床表现

（1）协调性子宫收缩过强（coordinate uterine hypercontractility）：子宫收缩的节律性、对称性和极性均正常，仅子宫收缩力过强（宫腔压力≥60mmHg）、过频（10分钟内宫缩≥5次）。宫口扩张速度过快（初产妇≥5cm/h或经产妇≥10cm/h），产道无阻力时，宫口迅速开全,分娩在短时间内结束。总产程 < 3 小时,称为急产(precipitous labor),以经产妇多见。若存在产道梗阻或瘢痕子宫,宫缩过强时可能出现病理性缩复环(pathologic retraction ring)。

(2)不协调性子宫收缩过强(incoordinate uterine hypercontractility):根据不协调性子宫收缩过强发生部位的不同。可分为强直性子宫收缩或子宫痉挛性狭窄环。

1)强直性子宫收缩(tetanic contraction of uterus):其特点是子宫强烈收缩,失去节律性,宫缩无间歇。强直性子宫收缩通常不是子宫肌组织功能异常,多由外界因素异常造成,如缩宫素静滴剂量过大、肌内注射缩宫素或米索前列醇引产、梗阻性难产等。临床表现为产妇烦躁不安,持续性腹痛、拒按。胎位触不清,胎心听不清。有时可出现病理缩复环、血尿等先兆子宫破裂征象。

2)子宫痉挛性狭窄环(construction ring of uterus):其特点是子宫壁局部肌肉呈痉挛性不协调性收缩形成的环状狭窄,持续不放松,称子宫痉挛性狭窄环。狭窄环可发生在宫颈、宫体的任何部分,多在子宫上下段交界处,也可在胎体某一狭窄部,以胎颈、胎腰处常见(图12-2)。多因精神紧张、过度疲劳及不适当的应用缩宫药物或粗暴的阴道内操作所致。临床表现为产妇出现持续性腹痛,烦躁不安,宫颈扩张缓慢,胎先露部下降停滞,胎心时快时慢。阴道检查时在宫腔内触及较硬而无弹性的狭窄环,此环与病理缩复环不同,其特点是不随宫缩上升。

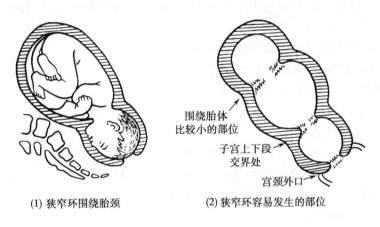

(1)狭窄环围绕胎颈　　　　(2)狭窄环容易发生的部位

图 12-2　子宫痉挛性狭窄环

3. 对母儿影响

(1)对产妇的影响:宫缩过强、过频、产程过快、可致初产妇宫颈、阴道以及会阴撕裂。接产时来不及消毒可致产褥感染。胎头先露部下降受阻,可发生子宫破裂。宫缩过强使宫腔压力过高,增加羊水栓塞的风险。胎儿娩出后子宫肌纤维缩复不良,易发生胎盘滞留或产后出血。

(2)对胎儿及新生儿的影响:宫缩过强、过频影响子宫胎盘血液循环,胎儿在宫内缺氧,易发生胎儿窘迫、新生儿窒息甚至死亡。胎儿娩出过快,胎头在产道内受到的压力突然解除,可致新生儿颅内出血。接产时来不及消毒,新生儿易发生感染。若坠地可致骨折、外伤。

【护理评估】

1. 健康史　详细评估产前检查的情况,了解孕妇骨盆测量值、胎儿大小、头盆关系、有无妊娠并发症等;了解孕产史,尤其是经产妇有无急产史。重点评估临产时间、宫缩的强度与频率及胎心情况、用药情况。

2. 身体状况

(1)症状:产妇临产后突感腹部阵痛难忍,宫缩过频、过强,无间歇时间。

(2)产科检查:发现宫缩持续时间长,宫缩时宫内压很高,宫体硬,间歇时间短、松弛不良。触诊胎位不明,胎心听不清,如产道无梗阻则产程进展快,胎头下降迅速。如产道梗阻可在腹部见到一环形凹陷,即病理缩复环,此时子宫下段很薄,出现下腹压痛明显、尿潴留、血尿等先兆子宫破裂征象。

3. 心理-社会支持状况 由于产程进展很快,产妇毫无思想准备,尤其在周围没有医护人员或家人的情况下,产妇有极度的恐惧和无助感,担心自身和胎儿安危。

4. 辅助检查 及时抽血查血常规、血型和血生化;胎心监护仪了解胎儿宫内情况;B超确定胎儿大小、胎方位及胎盘位置等。

5. 处理原则和主要措施 识别发生急产的高危人群和急产征兆,正确处理急产,预防并发症发生。

【常见护理诊断/问题】

1. 急性疼痛 与宫缩过频过强有关。

2. 焦虑 与担心自身和胎儿安危有关。

3. 有感染的危险 与产道损伤、产程延长、失血过多和机体抵抗力下降等因素有关。

【护理目标】

1. 产妇能应用减轻疼痛的常用技巧,应对宫缩痛。

2. 产妇能陈述宫缩过强对母儿的危害并能配合处理。

3. 产妇未发生产道损伤、产程延长和失血过多等。

【护理措施】

(一)协调性宫缩过强

1. 预防宫缩过强对母儿的危害 有急产史的经产妇,应提前住院待产。嘱其勿离开病房,医护加强巡视。有产兆者嘱其左侧卧位休息,不要过早向下屏气,并迅速做好接产准备及新生儿抢救准备工作。如产妇诉需解大便时,先行阴道检查,判断宫口扩张及胎先露下降情况,以防新生儿坠厕等意外。

2. 分娩期

(1)临产后慎用缩宫药物及其他促进宫缩的处理方法,如人工破膜、肥皂水灌肠等。分娩时嘱产妇勿向下用力屏气,以减慢胎头娩出速度。

(2)一旦诊断为强直性子宫收缩,应立即给予宫缩抑制剂,25%硫酸镁加入5%葡萄糖20ml缓慢静脉注射(不少于5分钟),或肾上腺素1mg加入5%葡萄糖250ml静脉滴注。

1)若为梗阻性难产,应立即剖宫产。

2)若胎死宫内可行乙醚麻醉,如强直性子宫收缩仍不能缓解,应行剖宫产。

3)若出现子宫痉挛性狭窄环,应停止一切刺激,如停止阴道检查、停用缩宫素。①无胎儿窘迫者可给予哌替啶100mg或吗啡10mg肌内注射,消除异常宫缩后,可行阴道助产或等待自然分娩。②如子宫痉挛性狭窄环仍不能缓解,宫口未开全,胎先露高浮,或出现胎儿窘迫,应立即行剖宫产。

4)如胎死宫内,宫口已开全,可行乙醚麻醉后经阴道分娩。

（3）胎头娩出时注意保护会阴及无菌操作，必要时作会阴后-侧切开术以防止严重会阴撕裂，不应暴力抵压胎头，以免造成子宫破裂或新生儿颅内出血。如胎膜未破，即胎膜包裹胎儿一并娩出（称包膜儿），应立即破膜，以防新生儿窒息或吸入性肺炎。产后仔细检查宫颈、阴道、外阴有无裂伤，若有撕裂应及时缝合。

3. 产后护理　如急产来不及消毒及新生儿坠地者，应重新无菌处理脐带并尽早肌内注射精制破伤风抗毒素 1500U。若属未消毒的接产，应给予抗生素预防感染。产后严密观察子宫复旧、会阴伤口、阴道出血等情况。

4. 心理护理　随时陪伴在产妇身边，多与其交谈以分散产妇的注意力，减轻其紧张，及时将产程进展报告给产妇，增加其信心，指导其配合医护人员。新生儿如出现意外，应协助产妇及家属顺利度过悲伤期。

5. 健康指导　指导产妇继续观察子宫复旧及恶露的情况，注意局部卫生，及时更换会阴垫，产褥期禁止盆浴及性生活，指导产妇科学育儿，告知产后复查的时间，若产褥期出现异常，应及时就诊。

【护理评价】

1. 产妇是否能应用减轻疼痛的常用技巧，使宫缩痛减轻。

2. 产妇是否能陈述宫缩过强对母儿的危害并能配合处理。

3. 分娩过程是否顺利，是否发生产道损伤、产程延长和失血过多等并发症。

第二节　产道异常

产道包括骨产道（骨盆腔）及软产道（子宫下段、宫颈、阴道、外阴）两部分。产道异常可使胎儿娩出受阻，临床上以骨产道异常多见。而骨产道又是分娩因素中相对不变的因素，因此在异常分娩中应引起高度重视。

一、骨产道异常

骨盆径线过短或形态异常，致使骨盆腔小于胎先露部可通过的限度，阻碍胎先露部下降，影响产程顺利进展，称狭窄骨盆（contracted pelvis）。狭窄骨盆可以为一个径线过短或多个径线同时过短，也可以为一个平面狭窄或多个平面同时狭窄。当一个径线狭窄时，要观察同一个平面其他径线的大小，再结合整个骨盆腔大小与形态进行综合分析，作出正确判断。在临床实践中，绝对性骨盆狭窄少见，多是临界或轻度骨盆狭窄。能否顺利分娩，除了骨盆因素，还与胎儿大小、胎位、胎头可塑性、产力和产程处理是否得当等密切相关。

【概述】

1. 狭窄骨盆的分类

（1）骨盆入口平面狭窄（contracted pelvic inlet）：以骨盆入口平面的前后径狭窄为主，常见于扁平型骨盆，骨盆入口平面狭窄的程度可分为 3 级：Ⅰ级为临界性狭窄，对角径 11.5cm（入口前后径 10cm），多数可以自然分娩；Ⅱ级为相对性狭窄，对角径 10.0～11.0cm（入口前后径 8.5～9.5cm），阴道分娩的难度明显增加；Ⅲ级为绝对性狭窄，对角径≤9.5cm（入口前后径≤8.0cm），必须以剖宫产结束分娩（表 12-2）。

表 12-2　骨盆入口平面与异常各径线值(cm)

级别	程度	对角径(骶耻内径)	前后径(真结合径)
	正常	12.5～13.0	11
Ⅰ级	临界性狭窄	11.5	10
Ⅱ级	相对性狭窄	10.0～11.0	8.5～9.5
Ⅲ级	绝对性狭窄	≤9.5	≤8.0

扁平型骨盆常见以下两种类型:

1)单纯扁平骨盆(simple flat pelvic):骨盆入口呈横扁圆形,骶岬向前下突出,使骨盆入口前后径缩短而横径正常(图 12-3)。

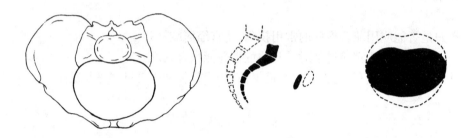

图 12-3　单纯扁平骨盆

2)佝偻病性扁平骨盆(rachitic flat pelvic):多因幼年患佝偻病,骨骼软化使骨盆变形,骶岬向前突,骨盆入口前后径明显缩短,使骨盆入口呈横的肾形,骶骨变直向后翘,尾骨呈钩状突向骨盆出口平面。由于髂骨外展,使髂棘间径≥髂嵴间径;由于坐骨结节外翻,耻骨弓角度增大,骨盆出口横径变宽(图 12-4)。

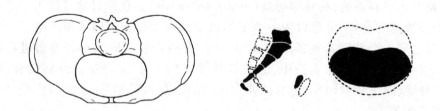

图 12-4　佝偻病性扁平骨盆

(2)中骨盆平面狭窄(contracted midpelvis):中骨盆平面狭窄较入口平面狭窄更常见,主要见于男型骨盆和类人猿型骨盆,以坐骨棘和骨盆出口后矢状径狭窄为主。中骨盆平面狭窄可分为 3 级:Ⅰ级为临界性狭窄,坐骨棘间径 10cm,坐骨棘间径＋骨盆出口后矢状径13.5cm;Ⅱ级为相对性狭窄,坐骨棘间径 8.5～9.5cm,坐骨棘间径＋骨盆出口后矢状径12.0～13.0cm;Ⅲ级为绝对性狭窄,坐骨棘间径≤8.0cm,坐骨棘间径＋骨盆出口后矢状径≤11.5cm(表 12-3)。

表 12-3　中骨盆平面与异常各径线值(cm)

级别	程度	坐骨棘间径	坐骨棘间径 + 骨盆出口后矢状径
	正常	10	18.5
Ⅰ级	临界性狭窄	10	13.5
Ⅱ级	相对性狭窄	8.5~9.5	12.0~13.0
Ⅲ级	绝对性狭窄	≤8.0	≤11.5

(3)骨盆出口平面狭窄(contracted pelvic outlet):常与中骨盆平面狭窄相伴行,常见于男型骨盆,以坐骨结节间径及骨盆出口后矢状径狭窄为主。骨盆出口平面狭窄可分为3级:Ⅰ级为临界性狭窄,坐骨结节间径7.5cm,坐骨结节间径 + 骨盆出口后矢状径15.0cm;Ⅱ级为相对性狭窄,坐骨结节间径6.0~7.0cm,坐骨结节间径 + 骨盆出口后矢状径12.0~14.0cm;Ⅲ级为绝对性狭窄,坐骨结节间径≤5.5cm,坐骨结节间径 + 骨盆出口后矢状径≤11.0cm(表12-4)。

表 12-4　骨盆出口平面与异常各径线值(cm)

级别	程度	坐骨结节间径	坐骨棘间径 + 骨盆出口后矢状径
	正常	8.5~9.5	>15
Ⅰ级	临界性狭窄	7.5	15
Ⅱ级	相对性狭窄	6.0~7.0	12.0~14.0
Ⅲ级	绝对性狭窄	≤5.5	≤11.0

骨盆出口平面狭窄常见以下两种类型:

1)漏斗骨盆(funnel shaped pelvis):骨盆入口各径线值正常,两侧骨盆壁内收,形状似漏斗得名。其特点是中骨盆及骨盆出口平面均明显狭窄,使坐骨棘间径、坐骨结节间径缩短,坐骨切迹宽度(即骶棘韧带宽度)<2 横指,耻骨弓角度<90°,坐骨结节间径与出口后矢状径之和<15cm。常见于男型骨盆(图12-5)。

2)横径狭窄骨盆(transversely contracted pelvis):与类人猿型骨盆类似。骨盆各平面横径均缩短,入口呈纵椭圆形(图12-6)。常因中骨盆及骨盆出口平面横径狭窄导致难产,如横径明显狭窄,则不能经阴道分娩,需行剖宫产结束分娩。

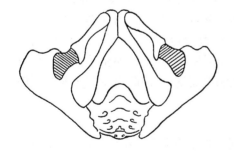
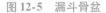

图 12-5　漏斗骨盆

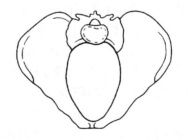

图 12-6　横径狭窄骨盆

(4)骨盆三个平面狭窄:骨盆外形属女型骨盆,但骨盆三个平面均小于正常值2cm或更多,称均小骨盆(generally contracted pelvis)(图12-7),多见于身材矮小、体型匀称的妇女。如胎儿较小、胎位正常,宫缩良好,可借助胎头的极度俯屈和变形,仍有经阴道分娩的可能。

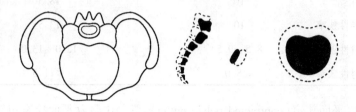

图 12-7 均小骨盆

(5)畸形骨盆:指骨盆失去正常的形态及对称性,包括跛行及脊柱侧突所致的偏斜骨盆和骨盆骨折所致的畸形骨盆。偏斜骨盆的特征是骨盆两侧的侧斜径(一侧髂后上棘与对侧髂前上棘间径)或侧直径(同侧髂后上棘与髂前上棘间径)之差 >1cm(图12-8)。骨盆骨折常见于尾骨骨折使尾骨尖前翘或骶尾关节融合使骨盆出口前后径缩短,导致骨盆出口狭窄而影响分娩。

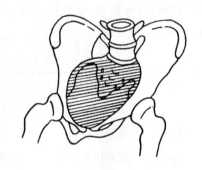

图 12-8 偏斜骨盆

2. 狭窄骨盆的临床表现

(1)骨盆入口平面狭窄的临床表现

1)胎头衔接受阻:一般情况下初产妇在预产期前1~2周胎头已衔接。若骨盆入口狭窄时,即使已经临产而胎头仍未入盆,初产妇腹部多呈尖腹,经产妇呈悬垂腹,经腹部检查胎头跨耻征阳性。胎位异常如臀先露、颜面位或肩先露的发生率是正常骨盆的3倍。偶有胎头尚未衔接,阴道口见到胎头产瘤的假象,误认为胎头位置低,但如行腹部检查可在耻骨联合上方触及胎头双顶径,此种情况多见于扁平骨盆且骨盆腔较浅时。

2)若已临产,根据骨盆狭窄程度、产力强弱、胎儿大小及胎位情况不同,临床表现也不尽相同。①骨盆临界性狭窄:若胎位、胎儿大小及产力正常,胎头常以矢状缝在骨盆入口横径衔接,多取后不均倾势,即后顶骨先入盆,后顶骨逐渐进入骶凹处,再使前顶骨入盆,则矢状缝位于骨盆入口横径上成头盆均倾势,可经阴道分娩。临床表现为潜伏期及活跃期早期延长,活跃期后期产程进展顺利。若胎头迟迟不入盆,此时易出现胎膜早破及脐带脱垂,其发生率是正常骨盆的4~6倍。胎头不能紧贴宫颈内口诱发反射性宫缩,常出现继发性宫缩乏力,宫颈扩张缓慢,潜伏期延长。②骨盆绝对性狭窄:若产力、胎儿大小及胎位均正常,胎头仍不能入盆,常发生梗阻性难产。产妇出现腹痛、拒按、排尿困难、甚至尿潴留等症状。检查可见产妇下腹压痛、耻骨联合分离、宫颈水肿、甚至出现病理缩复环、肉眼血尿等先兆子宫破裂征象,若处理不及时可发生子宫破裂。

(2)中骨盆平面狭窄的临床表现

1)胎头能正常衔接:潜伏期及活跃期早期进展顺利。当胎头下降达中骨盆时,由于内旋转受阻,胎头双顶径被阻于中骨盆狭窄部位以上,常出现持续性枕后位或枕横位,产妇常表现为过早出现排便感,不自主向下屏气,应及时行阴道检查。同时出现继发性宫缩乏力,活跃期晚期及第二产程延长甚至停滞。

2)当胎头受阻于中骨盆:因胎头有一定可塑性,其开始变形,颅骨重叠,胎头受压,使软组织水肿,产瘤较大,严重时可发生颅内出血甚至胎儿宫内窘迫。若中骨盆狭窄程度严重,宫缩又较强,可发生先兆子宫破裂甚至子宫破裂。

(3)骨盆出口平面狭窄的临床表现:骨盆出口平面狭窄与中骨盆平面狭窄常同时存在。若单纯骨盆出口平面狭窄者,第一产程进展顺利,胎头达盆底受阻,第二产程停滞,继发性宫缩乏力,胎头双顶径不能通过出口横径。

3. 狭窄骨盆对母儿的影响

(1)对产妇的影响:骨盆入口平面狭窄时,影响胎先露部衔接,容易发生胎位异常;若为中骨盆平面狭窄,影响胎头内旋转,容易发生持续性枕横位或枕后位。由于胎头下降受阻,常引起继发性宫缩乏力,导致产程延长或停滞,使手术助产、产后出血以及软产道裂伤增多。产道受压时间过久,可形成生殖道瘘;严重梗阻性难产若不及时处理,可导致先兆子宫破裂,甚至子宫破裂。因胎膜早破、手术助产增加以及产程延长阴道检查次数过多,产褥感染机会亦增加。

(2)对胎儿及新生儿的影响:骨盆入口平面狭窄时是胎头高浮,容易发生胎膜早破及脐带脱垂,导致胎儿窘迫甚至胎死宫内;产程延长,胎头受压,缺氧缺血容易发生颅内出血;产道狭窄,手术助产机会增多,易发生新生儿产伤及感染,使围生儿死亡率增高。

【护理评估】

1. 健康史 询问产妇内、外科疾病史,有无脊髓灰质炎、佝偻病、脊柱和髋关节结核病史以及外伤史。认真查看产妇产前检查的有关资料,尤其是骨盆测量异常及产科检查的记录,曾经的处理情况及身体反应。经产妇应了解有无难产史及其原因,分娩方式、新生儿体重、出生后情况、有无产伤等。

2. 身体状况

(1)评估本次妊娠的经过及身体反应,了解产妇情绪,妊娠各期经过,是否有妊娠并发症及合并症的发生,以及产妇的心理状态及社会支持系统的情况。

(2)身体检查

1)一般检查:①体型:身高<145cm,应警惕均小骨盆,即骨盆形态正常,但各径线都小于正常值2cm或以上。身材矮壮者,其骨盆外测量的各个径线可能正常,但可因其骨骼粗大而导致内径狭窄。此时应测量孕妇的手腕围以了解骨质厚薄对骨盆内径的影响。脊柱侧弯、后凸等都可影响骨盆形态,导致骨盆畸形。米氏菱形窝形态也可间接反映骨盆情况(图12-9),如是否对称、上下三角的形态等都有助于判断骨盆是否正常。②步态:跛脚、脊髓灰质炎后遗症可使骨盆产生偏斜性畸形。

2)腹部检查:①有无悬垂腹(图12-10)。测量宫底高度及腹围,估计胎儿大小。②四步触诊判断胎位是否正常。骨盆入口平面狭窄常因头盆不称、胎头不易入盆而表现为胎位异常,如臀先露、肩先露,致临近预产期胎头仍高浮或腹部检查呈跨耻征阳性。

3)评估头盆关系:正常情况下多数初产妇在预产期前1~2周入盆,经产妇于临产后入盆。若临产后胎头仍未入盆,则应充分估计头盆是否相称。检查头盆关系的具体方法:产妇排空膀胱,仰卧,两腿伸直;检查者将手置于耻骨联合上方,将胎头向骨盆腔方向推压。若胎头低于耻骨联合表面称跨耻征阴性,表示胎头可以入盆,头盆相称;若胎头与耻骨联合表面在同一平面即跨耻征可疑阳性,提示可疑头盆不称;若胎头高于耻骨联合表面称跨耻征阳性,表示头盆不称。跨耻征阳性的产妇,令其两腿屈曲半卧位,再次检查跨耻征,若为阴性,

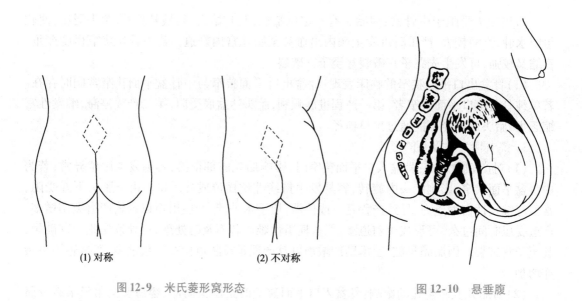

(1) 对称　　　　　　　　　　(2) 不对称

图 12-9　米氏菱形窝形态　　　　　　　　图 12-10　悬垂腹

提示骨盆倾斜度异常,而非头盆不称(图 12-11)。头盆不称提示可能有骨盆相对性或绝对性狭窄,但不能单凭胎头跨耻征阳性就做出临床诊断,需要结合产程进展或试产后才能做出最终诊断。

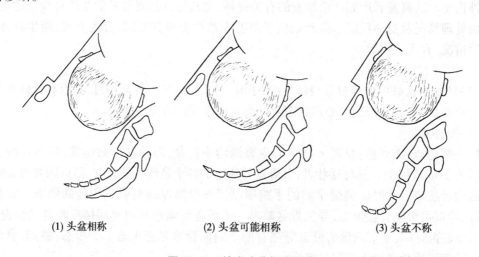

(1) 头盆相称　　　　　(2) 头盆可能相称　　　　　(3) 头盆不称

图 12-11　检查头盆相称程度

4)评估骨盆大小:评估骨盆腔大小最精确的方法是利用影像学技术如 X 线、CT、MRI 等,但临床未广泛应用,现主要是通过骨盆内外测量来评估骨盆大小。骨盆外测量的检查内容有:髂棘间径,髂嵴间径、骶耻外径、坐骨结节间径、出口前后径、出口后矢状径及耻骨弓角度;骨盆内测量的检查内容有:对角径、骶岬是否突出、坐骨切迹宽度、坐骨棘内突程度、骶凹弧度及骶尾关节活动度。当骨盆外测量各径线都较正常值≤2cm,为均小骨盆;当骶耻外径 <18cm,骶岬突出为骨盆入口平面狭窄,属扁平骨盆;如骨盆双侧斜径(即一侧髂前上棘至对侧髂后上棘之间的距离)及同侧直径(从髂前上棘至同侧髂后上棘间的距离)两者相差 >1cm,为偏斜骨盆。若坐骨结节间径 <8cm,耻骨弓角度 <90°,坐骨结节间径 + 后矢状径之

和 <15cm,坐骨切迹宽度 <2 横指,为中骨盆和出口平面狭窄,属漏斗骨盆;若坐骨结节间径 <8cm,应测量后矢状径及检查骶尾关节活动度(图 12-12),评估骨盆出口平面的狭窄程度。若坐骨结节间径 + 后矢状径 >15cm,一般大小的足月胎儿可利用后三角间隙从阴道娩出。肛查及阴道检查时狭窄骨盆常有骨盆内聚感。

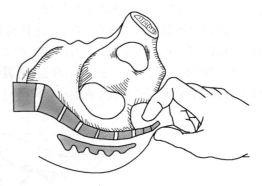

图 12-12 检查骶尾关节活动度

5)胎位及产程监测:骨盆狭窄时常出现胎头内旋转受阻呈持续性枕横位、枕后位;产力和胎位正常而产程进展缓慢、宫颈水肿、产瘤形成等产程异常表现时均提示有狭窄骨盆的可能,应及时进行产科检查,明确其狭窄类型。

3. 心理-社会支持状况 当产妇知道骨盆异常时,常表现为紧张、焦虑,会急迫询问医护人员是否能经阴道分娩。少数孕妇会不听助产士解释,拒绝阴道试产,而坚决要求剖宫产。

4. 辅助检查

(1)产程图动态监测:骨盆入口狭窄表现潜伏期和活跃期早期延长,中骨盆及骨盆出口狭窄常表现活跃期晚期及第二产程延长、停滞或胎头下降延缓或停滞。

(2)B 型超声:观察胎方位,通过测量胎儿的双顶径、胸径、腹径、股骨长度综合评估胎儿体重,判断能否经阴道分娩。

5. 处理原则和主要措施 首先应明确狭窄骨盆的类型和程度,了解胎方位、胎儿大小、胎心率、产力强弱、宫颈扩张程度、胎先露下降程度、是否破膜等,同时结合产妇年龄、产次、既往分娩史等进行综合判断,决定分娩方式。

(1)绝对性骨盆狭窄:足月活胎不能入盆,不能经阴道分娩,应行剖宫产术。

(2)相对性骨盆狭窄:如足月胎儿不大,产力、胎方位及胎心均正常,可在严密监护下行短期阴道试产。

(3)骨盆出口平面狭窄不应进行阴道试产。

(4)均小骨盆:如胎儿不大,胎位、胎心及产力均正常,头盆相称,可以阴道试产;若胎儿较大,有明显头盆不称,胎儿不能经过产道,应尽早行剖宫产术。

(5)畸形骨盆:严重畸形、明显头盆不称者,应及时行剖宫产。

【常见护理诊断/问题】

1. 有感染的危险 与胎膜早破、产程延长、手术操作有关。

2. 有新生儿窒息的危险 与产道异常、产程延长有关。

3. 潜在并发症:子宫破裂、胎儿窘迫。

【护理目标】

1. 产妇的感染征象得到预防和控制。

2. 新生儿出生状况良好,未发生新生儿窒息。

3. 产妇能平安分娩,未发生并发症。

【护理措施】

1. 骨盆入口平面狭窄

(1)绝对性骨盆入口狭窄:胎儿跨耻征阳性,足月活胎不能入盆,不能经阴道分娩,应行剖宫产术,按医嘱做好术前准备与护理。

(2)相对性骨盆入口狭窄:胎儿跨耻征可疑阳性,如足月胎儿体重 <3000g,产力、胎方位及胎心均正常,可在严密监护下行阴道试产 2~4 小时。

1)产妇体位纠正:让产妇取半卧位,两腿弯曲,或平卧位,将两腿屈曲尽量贴近腹壁,以减小骨盆的倾斜度,利于胎头入盆(图 12-13)。

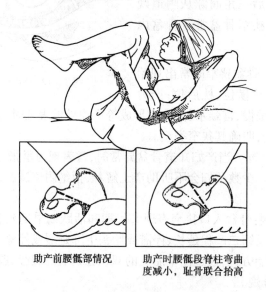

助产前腰骶部情况　　　助产时腰骶段脊柱弯曲
　　　　　　　　　　　度减小,耻骨联合抬高

图 12-13　减小骨盆倾斜度示意图

2)人工破膜:未破膜者可在宫口开大 3cm 时行人工破膜,但应预防脐带脱垂。若破膜后,宫缩较强,产程进展顺利,多数能经阴道分娩。

3)静脉滴注缩宫素:如试产过程中出现宫缩乏力,可行静脉滴注缩宫素加强宫缩。经试产 2~4 小时,如胎头下降,产程有进展,可经阴道分娩,为试产成功;如产力正常,胎头仍迟迟不能入盆,宫颈扩张缓慢,或出现胎儿宫内窘迫征象,应及时行剖宫产。

试产充分与否的判断,除参考宫缩强度外,应以宫口扩张程度和胎先露下降为衡量标准。试产中注意事项:①必须住院分娩,有专人守护,注意监测宫缩强弱、胎心音变化及先露部下降情况,最好在胎儿电子监护仪的监护下进行。②调动产妇的积极性,消除恐惧心理,并加强营养和注意休息,以保持良好体力,必要时静脉补充水、电解质、维生素 C 等,防止体力衰竭。③严密观察。如发现宫缩过强,产程进展不顺利或有先兆子宫破裂征象、胎儿窘迫,应立即停止试产并立即行剖宫产术。④试产中不宜使用对胎儿呼吸有抑制作用的药物,因在试产中随时都有改行剖宫产的可能。⑤胎膜已破者应适当缩短试产时间,并预防感染。⑥胎位异常或估计胎儿较大,存在明显头盆不称、合并子宫瘢痕者禁止阴道试产。

2. 中骨盆平面狭窄　中骨盆平面狭窄主要阻碍胎头的俯屈和内旋转,使胎头呈持续性枕横位或枕后位。产妇多表现为活跃晚期或第二产程延长及停滞、继发性宫缩乏力等。若宫口开全,胎头双顶径未达坐骨棘水平,或出现胎儿窘迫征象,应行剖宫产结束分娩;如胎头双顶径已达坐骨棘水平或以下,可经阴道徒手旋转胎头为枕前位,等待其自然分娩或行阴道助产。

3. 骨盆出口平面狭窄　骨盆出口平面狭窄不应进行阴道试产。因坐骨结节间径变短,前三角狭窄不能利用,迫使胎儿利用后三角娩出,故临床上常用坐骨结节间径与出口后矢状径之和估计出口大小。若两者之和＞15cm,一般大小的足月胎儿可经阴道自然分娩(图12-14),但有时需行产钳或胎头吸引术助产,应做较大的会阴后-侧切开,以免发生会阴严重撕裂。若两者之和＜15cm,足月胎儿不易经阴道分娩,应做好剖宫产术前准备。如产前不能及时发现,产程中发现异常往往胎头已达盆底,此时行剖宫产手术极为困难,对母儿均可造成极大伤害。故骨盆出口平面狭窄的处理,关键在于产前及时诊断,一旦确定骨盆出口平面狭窄,应行选择性剖宫产术。

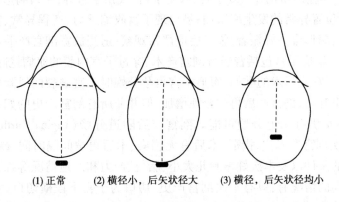

(1) 正常　　(2) 横径小,后矢状径大　　(3) 横径,后矢状径均小

图12-14　出口横径与后矢状径的关系

4. **骨盆三个平面均狭窄**　如胎儿不大,胎位、胎心及产力均正常,头盆相称,可以阴道试产,通常可因胎头变形和极度俯屈,以胎头的最小径线通过骨盆腔,可能经阴道分娩;若胎儿较大,有明显头盆不称,胎儿不能经过产道,应尽早行剖宫产术。

5. **畸形骨盆**　根据畸形骨盆的种类、狭窄程度、胎儿大小、产力等情况具体分析。严重畸形、明显头盆不称者,应及时行剖宫产。

6. **预防产后出血和感染**　新生儿娩出后,及时按医嘱使用缩宫素、抗生素,预防产后出血和感染。保持外阴清洁,每日用0.5%碘伏棉球擦洗外阴2次,使用消毒会阴垫。胎先露长时间压迫阴道或出现血尿时,应及时留置导尿管8~12日,以防止发生阴道直肠瘘,定期更换橡皮管和接尿袋,用无菌等渗盐水冲洗以保持尿管通畅和防止尿路感染。

7. **新生儿护理**　胎头在产道压迫时间过长或经手术助产的新生儿,应按产伤处理,严密观察颅内出血或其他损伤的症状。

8. **心理护理**　为产妇及其家属提供心理支持,做好产妇的心理护理。向产妇及家属讲清楚阴道分娩的成功性及优点,增强其自信心;认真解答产妇及家属提出的疑问,使其了解目前产程进展的情况;向产妇及家属讲明产道异常对母儿的影响,使产妇及家属解除未知的疑虑,以取得良好的合作;提供最佳服务,使她们建立对医护人员的信任感,缓解恐惧心理,安全度过分娩期。

【护理评价】

1. 产妇有无感染征象,产后体温、恶露、白细胞计数是否正常,伤口愈合情况是否良好。

2. 新生儿是否发生窒息,或窒息是否得到及时处理。

3. 产妇能否配合实施处理方案,母儿是否平安度过分娩期,有无并发症。

二、软产道异常

软产道包括子宫下段、宫颈、阴道及盆底软组织。软产道异常也可致异常分娩，但相对少见，容易被忽视。软产道异常可由先天发育异常及后天疾病引起，如处理不当会造成母儿损伤。因此，应于妊娠早期常规行双合诊检查，以便及早发现了解软产道及盆腔器官有无异常。

【子宫异常】

1. 子宫畸形　包括中隔子宫、双子宫、双角子宫、残角子宫等，子宫畸形难产发生率明显增加；胎位和胎盘位置异常的发生率增加；易出现子宫收缩乏力、产程异常、宫颈扩张缓慢甚至子宫破裂。子宫畸形合并妊娠者，临产后应严密观察，适当放宽剖宫产手术指征。

2. 瘢痕子宫　瘢痕子宫包括曾经行剖宫产术、穿过子宫内膜的肌瘤挖除术、输卵管间质部及宫角切除术、子宫成形术的孕妇，瘢痕子宫再孕分娩时子宫破裂的风险增加。近年来由于初产妇剖宫产率升高，剖宫产后再孕分娩增加，但并非所有剖宫产史的妇女再孕后均须行剖宫产，有少数妇女仍有阴道分娩可能。剖宫产后阴道分娩（vaginal birth after caesarean，VBAC）应根据前次剖宫产术式、指征、术后有无感染、术后再孕间隔时间、既往剖宫产次数、有无紧急剖宫产的条件以及本次妊娠胎儿大小、胎位、产力和产道情况等综合分析决定。阴道试产成功率较高的情况有：只有 1 次剖宫产史、切口为子宫下段横切口、术后再孕间隔时间超过 2 年且胎儿体重适中。阴道试产过程中若发现子宫破裂征象，应紧急剖宫产同时修补子宫破口，必要时切除子宫。如前次剖宫产术为子宫体部纵切口或"T"形切口、术后有感染、剖宫产指征为骨盆狭窄、剖宫产次数≥2 次、巨大儿、本次妊娠有剖宫产指征如胎位异常、前置胎盘等，则不宜阴道试产。

【盆腔肿瘤】

1. 子宫肌瘤　子宫肌瘤对分娩的影响主要取决于肌瘤大小、数量、生长部位。黏膜下肌瘤合并妊娠，容易发生流产及早产；肌壁间肌瘤可引起子宫收缩乏力，产程延长；宫颈肌瘤、子宫下段肌瘤或嵌顿于盆腔内的浆膜下肌瘤，均可阻碍胎先露部衔接及下降，应行剖宫产术，并可同时行肌瘤切除术。若肌瘤在骨盆入口以上而胎头已入盆，肌瘤未阻塞产道则可经阴道分娩，肌瘤待产后再行处理（图 12-15）。

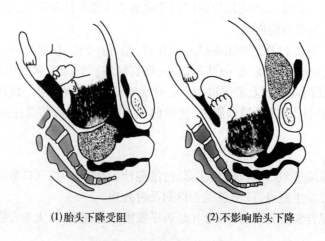

(1)胎头下降受阻　　　　(2)不影响胎头下降

图 12-15　妊娠合并子宫肌瘤

2. 卵巢肿瘤　卵巢肿瘤位于骨盆入口,阻碍胎先露衔接者应行剖宫产,并同时切除卵巢肿瘤。妊娠合并卵巢肿瘤时,由于卵巢随子宫提升,子宫收缩的激惹和胎儿先露部下降的挤压,卵巢肿瘤容易发生蒂扭转、破裂和感染。孕期一旦确诊为卵巢肿瘤应尽早剖腹探查,手术时间宜在妊娠 12 ~ 20 周前,以防卵巢妊娠黄体误诊为肿瘤,同时可避免早孕胚胎器官发生期及孕晚期胎儿快速生长期,也有利于腹壁切口愈合并使对胚胎及胎儿的干扰降至最低限度。

【宫颈异常】

1. 宫颈粘连和瘢痕　常因损伤性刮宫、感染、手术和物理治疗所致。宫颈粘连和瘢痕可致宫颈性难产。轻度的宫颈膜状粘连可试行粘连分离、机械性扩张或宫颈放射状切开,严重的宫颈粘连和瘢痕应行剖宫产。

2. 宫颈水肿　多见于扁平骨盆、持续性枕后位或滞产,宫口未开全而过早使用腹压,致使宫颈前唇长时间被压于胎头与耻骨联合之间,血液回流受阻引起水肿,影响宫颈扩张。轻者可抬高产妇臀部,减轻胎头对宫颈压力,也可于宫颈两侧各注入 0.5% 利多卡因 5 ~ 10ml 或地西泮 10mg 静脉推注,待宫口近开全,用手将水肿的宫颈前唇上推,使其逐渐越过胎头,即可经阴道分娩。若经上述处理无明显效果,可行剖宫产术。

3. 宫颈坚韧　常见于高龄初产妇,宫颈不成熟、宫颈缺乏弹性或精神过度紧张使宫颈挛缩,宫颈不易扩张。此时可静脉推注地西泮 10mg。也可于宫颈两侧各注入 0.5% 利多卡因 5 ~ 10ml。若无缓解,应行剖宫产术。

4. 宫颈癌　癌肿质硬而脆,经阴道分娩导致宫颈裂伤、出血及癌肿扩散,应行剖宫产术。若为早期浸润癌,可先行剖宫产术,随即行子宫颈癌根治术。

【阴道异常】

1. 阴道横膈　横膈较坚韧,多位于阴道上、中段,在横膈中央或稍偏一侧常有一小孔,易被误认为宫颈外口。若仔细检查,在小孔上方可触及逐渐开大的宫口边缘,而该小孔的直径并不变大。阴道横膈影响胎先露部下降,当横膈被撑薄,此时可在直视下自小孔处将膈作 X 形切开。待分娩结束再切除剩余的膈,用可吸收线间断或连续锁边缝合残端。若横膈高且坚厚,阻碍胎先露部下降,则需行剖宫产术结束分娩。

2. 阴道纵隔　阴道纵隔若伴有双子宫、双宫颈,位于一侧子宫内的胎儿下降,通过该侧阴道分娩时,纵隔被推向对侧,分娩多无阻碍。当阴道纵隔发生于单宫颈时,有时纵隔位于胎先露部的前方,胎先露部继续下降,若纵隔薄可自行断裂,分娩无阻碍。若纵隔厚阻碍胎先露部下降时,须在纵隔中间剪断,待分娩结束后,再剪除剩余的隔,用可吸收线间断或连续锁边缝合残端。

3. 阴道包块　包括阴道囊肿、阴道肿瘤和阴道尖锐湿疣。阴道壁囊肿较大时,阻碍胎先露部下降,此时可行囊肿穿刺抽出其内容物,待产后再选择时机进行处理。阴道内肿瘤阻碍胎先露部下降而又不能经阴道切除者,均应行剖宫产术,原有病变待产后再行处理。体积大或范围广泛的尖锐湿疣可阻塞产道,阴道分娩可能造成严重的阴道裂伤,应行剖宫产术为宜。

4. 阴道闭锁或狭窄　先天性阴道闭锁常伴有子宫发育不良,通常没有受孕机会。导致难产的阴道闭锁多见于因分娩损伤,感染、腐蚀性药物等引起的瘢痕挛缩。严重阴道瘢痕挛缩者可因影响性生活而导致不孕;狭窄范围小者,在妊娠期可随妊娠进展而充血、软化。临产后胎先露对其进行扩张往往能克服瘢痕阻力而完成分娩。若瘢痕广泛而坚韧者可阻碍胎头下降,不宜阴道试产,应以剖宫产结束分娩。

【外阴异常】

1. **会阴坚韧** 多见初产妇,尤其 35 岁以上的高龄初产妇更为多见。由于会阴体与盆底组织坚韧,缺乏弹性,会阴体伸展性差,使阴道口狭窄。常在第二产程中胎头下降受阻,胎头娩出时往往造成严重的会阴体撕裂。分娩时应作预防性会阴后-侧切开术。

2. **外阴水肿** 重度妊娠期高血压疾病、重度贫血、慢性营养不良等各种原因引起的低蛋白血症、心脏病、肾炎的孕妇,在引起全身性水肿的同时可伴有严重的外阴水肿。外阴组织失去弹性,分娩时妨碍胎先露下降,容易造成组织损伤、感染、伤口愈合不良等。临产前应积极治疗全身性疾病及营养不良、低蛋白血症等,局部可用 50% 硫酸镁湿热敷,以改善局部水肿。临产后会阴仍水肿不退者,可在严密消毒下进行多点针刺放液,产时行会阴后-侧切开术;产后应加强会阴部护理,预防感染。

3. **外阴瘢痕** 多由分娩损伤、感染、腐蚀性药物所致。若瘢痕不严重且位置低时,可行会阴后-侧切开术后阴道分娩;若瘢痕严重,曾行生殖道瘘修补术,或瘢痕位置高时、范围过大、累及阴道、妨碍胎头下降者,应行剖宫产。

4. **其他异常** 如会阴处炎症明显或有其他肿物,妨碍胎头娩出或防止因分娩损伤加重炎症,应选择剖宫产。

第三节 胎位异常

胎位异常(abnormal fetal position)包括胎头位置异常、臀先露及肩先露,是造成难产的常见因素。分娩时正常胎位约占 90%,而胎位异常约占 10%。头位难产居多,约占胎位异常的 6%～7%,常见胎头位置异常有持续性枕后/横位、胎头高直位、前不均倾位、面先露等。头位难产在产科临床上占有重要地位。臀先露占 3%～4%,横位及复合先露极少见。

一、持续性枕后位、枕横位

情景导入

徐女士,28 岁,初产妇,孕 1 产 0,孕 40 周,平素月经规律。因下腹阵痛 6 小时入院。入院时查体:生命体征平稳,心肺体检无异常,宫高 33cm,腹围 97cm,骨盆内测量髂棘间径 23cm、髂嵴间径 25cm、骶耻外径 18cm、坐骨结节间径 8.5cm。头先露,胎心 142 次/分,律齐,宫缩(20～30)秒/(5～6)分钟,中下,阴道检查宫颈消失,软,中位,宫口开大 2.5cm,水囊可及,羊水未见,先露头,S^{-3}。入院 4 小时,宫口开大 4.0cm,宫缩(20～30)秒/(3～4)分钟,胎心 128 次/分,经积极处理后,入院 10 小时,宫口开全,宫缩(40～50)秒/(2～3)分钟,阴道检查宫颈消失,宫口开大 10.0cm,胎膜已破,羊水清,先露头,S^{+2},矢状缝位于骨盆横径上,耳廓在耻骨弓下,耳背朝向母体右侧,胎心率 124 次/分。

工作任务:

1. 分析该产妇的临床医疗诊断是什么? 依据是什么?

2. 判断发生这种情况可能的原因是什么?

3. 对该产妇目前该如何处理?

在分娩过程中,胎头多以枕后位或枕横位衔接。在下降过程中,胎头枕部因强有力宫缩绝大多数能向前旋转90°~135°,转成枕前位分娩。若胎头枕骨持续不能转向前方,直至临产后仍位于母体骨盆后方或侧方,致使分娩发生困难者,称持续性枕后位(persistent occiput posterior position)(图12-16)或持续性枕横位(persistent occiput transverse position)。发病率为5%左右。

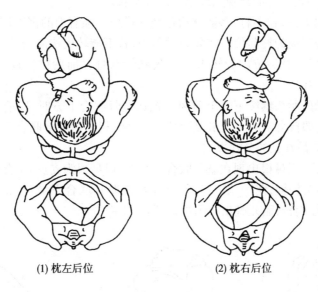

(1) 枕左后位　　　　　　　　(2) 枕右后位

图12-16　持续性枕后位

【概述】

1. 原因

(1)骨盆异常:常发生于男型骨盆或类人猿型骨盆。这两类骨盆的特点是骨盆入口平面前半部较狭窄,不适合胎头枕部衔接,后半部较宽,胎头容易以枕后位或枕横位衔接。这类骨盆常伴有中骨盆平面及骨盆出口平面狭窄,为适应骨盆形态,而成为持续性枕后位或持续性枕横位。此外,扁平骨盆前后径短小,均小骨盆各径线均小,而骨盆入口横径最长,胎头常以枕横位衔接,胎头俯屈不良、内旋转困难,使胎头枕横位嵌顿在中骨盆形成持续性枕横位。

(2)胎头俯屈不良:持续性枕后位、枕横位胎头俯屈不良,以枕额径(11.3cm)代替枕下前囟径(9.5cm)通过产道,其胎头径线增加了1.8cm,影响胎头内旋转。若以枕后位衔接,胎儿脊柱与母体脊柱接近,不利于胎头俯屈,胎头前囟成为胎头下降的最低部位,而最低点又常转向骨盆前方,当前囟转至前方或侧方时,胎头枕部转至后方或侧方,形成持续性枕后位或持续性枕横位。

(3)子宫收缩乏力:影响胎头下降、俯屈及内旋转,容易造成持续性枕后位或枕横位。而持续性枕后位或枕横位使胎头下降受阻,也容易导致继发性宫缩无力,二者互为因果关系。

(4)其他:前置胎盘、宫颈肌瘤、膀胱充盈、胎儿发育异常等均可妨碍胎头内旋转而出现持续性枕后位或枕横位。

2. 临床表现

(1)协调性宫缩乏力:临产后胎头衔接较晚且俯屈不良,胎先露不能紧贴子宫下段及宫颈内口,常导致协调性宫缩乏力和宫口扩张缓慢。

(2)宫颈水肿:由于胎头枕部持续位于骨盆后方压迫直肠,产妇自觉肛门坠胀,有便意感,致使宫口尚未开全就过早使用腹压,容易使宫颈前唇水肿和产妇疲劳。

(3)产程延长:多表现为活跃晚期或第二产程延长。

3. 分娩机制 如无头盆不称,多数枕后位及枕横位在强有力的宫缩作用下,可使胎儿枕部向前旋转90°~135°成为枕前位。在分娩过程中,若不能转成枕前位时,其分娩机制如下:

(1)持续性枕后位:枕后位内旋转45°,使矢状缝与骨盆前后径一致。胎儿枕部朝向正枕后位,其分娩方式有:

1)胎头俯屈良好:胎头继续下降至前囟先抵达耻骨联合下方时,以前囟为支点,胎头继续俯屈,使顶部及枕部自会阴前缘娩出,继而胎头仰伸,相继由耻骨联合下缘娩出额、鼻、口、颏(图12-17)。此为最常见的分娩方式。

2)胎头俯屈不良:当鼻根出现在耻骨联合下缘时,以鼻根为支点,从会阴前缘娩出前囟、顶部及枕部,继而胎头仰伸,使额、鼻、口、颏部相继由耻骨联合下缘娩出(图12-17)。因胎头以较大的枕额周径旋转,胎儿娩出较困难,多需手术助产。

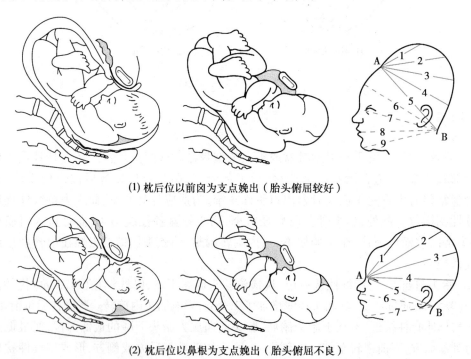

(1) 枕后位以前囟为支点娩出（胎头俯屈较好）

(2) 枕后位以鼻根为支点娩出（胎头俯屈不良）

图 12-17 枕后位分娩机制

(2)持续性枕横位:枕横位胎头可向前旋转90°以枕前位娩出,部分枕横位在下降过程中无内旋转动作,或枕后位胎头枕部仅向前旋转45°,而形成持续性枕横位,虽然也能经阴道分娩,但多数需要用手或借助胎头吸引器将胎头转成枕前位娩出。

4. 对母儿的影响

(1)对产妇的影响

1）手术产机会增加：持续性枕后（横）位时，由于胎头以较大径线适应产道，胎头下降缓慢或停滞。由于产程长，容易发生胎儿窘迫，手术助产率增加。

2）软产道损伤：胎头以较大径线适应产道分娩，容易造成产道撕裂；由于产程长，特别是第二产程延长，胎头长时间压迫软产道，可发生软组织缺血坏死脱落，形成生殖道瘘。

3）产后出血：持续性枕后（横）位时，常继发宫缩乏力，产妇疲劳、产后子宫收缩差，容易发生产后出血。

4）产褥感染：由于产程长，阴道检查的次数增加，手术助产的概率增加，容易诱发产褥感染。

（2）对胎儿及新生儿的影响：由于产程长，手术助产常引起胎儿窘迫、新生儿窒息和产伤，使围生儿死亡率增高。

【护理评估】

1. 健康史　详细阅读产前检查的资料，如身高、骨盆测量值、胎方位、胎儿大小、羊水量，有无前置胎盘及盆腔肿瘤等。重点询问既往分娩史，有无头盆不称、糖尿病史等，是否有分娩巨大儿、畸形儿等家族史。评估产程进展、胎先露下降情况等。

2. 身体状况　胎方位异常常致宫缩乏力，或出现胎膜早破、脐带脱垂，导致胎心不规则，胎儿窒息甚至死亡。

（1）腹部检查：宫底可触及胎臀，胎背偏向母体的后方或侧方，母体前腹壁可明显触及胎儿肢体。若胎头已衔接，可在胎儿肢体侧耻骨联合上方触及胎儿颏部。在母体偏外侧或胎儿肢体的一方听胎心最清晰。

（2）阴道检查：如为枕后位，盆腔后部空虚，矢状缝位于骨盆的斜径上，前囟位于骨盆的前方，后囟位于骨盆的后方。枕横位时，矢状缝位于骨盆的横径上，囟门位于骨盆的侧方。如前囟在右前方，后囟在左后方，则为枕左后位，反之为枕右后位。如前囟在骨盆的左侧，则为枕右横位，反之为枕左横位。一般能清楚摸到前囟，就可以作出判断。如宫口扩张较大，胎头水肿，颅骨重叠，囟门常触摸不清，此时可行阴道检查，借助耳屏的位置及耳廓的朝向，如耳屏在耻骨联合后方或骶骨前方触及，为枕横位，耳廓朝向骨盆后方，为枕后位。

3. 心理-社会支持状况　产妇因产程进展缓慢，体力极度消耗，失去对阴道分娩的信心而产生急躁情绪，同时也担心母儿安危，显得紧张与焦虑，常要求尽快剖宫产结束分娩。

4. B型超声检查　根据胎头枕部、眼眶位置，可准确查明胎方位，并有助于了解胎头入盆的深度。

5. 处理原则和主要措施　当骨产道正常，胎儿不大时，可以试产，试产时应严密观察产程，注意胎头下降和宫口扩张情况、宫缩强度和胎心变化。

【常见护理诊断/问题】

1. 有新生儿窒息的危险　与产程延长有关。

2. 焦虑　与产程延长、体力消耗有关。

3. 潜在并发症：产道裂伤。

【护理目标】

1. 新生儿未发生窒息。

2. 产妇分娩顺利，阴道助产得当，没有发生产道裂伤。

3. 产妇能正视分娩障碍，积极配合治疗和护理。

【护理措施】

1. 第一产程

(1)潜伏期:以支持疗法为主,保证产妇充分营养和休息。如产妇精神紧张,睡眠欠佳,宫缩乏力,可予肌内注射哌替啶100mg或静脉注射地西泮10mg,产妇经充分休息后,宫缩常自行转好。让产妇朝向胎肢方向侧卧,有利于胎头枕部转向前方。呕吐频繁、进食过少者必要时可予静脉输液。若经上述处理后宫缩仍欠佳者,应尽早静脉滴注缩宫素。

(2)活跃期:宫口开大3~4cm时,如产程停滞,排除头盆不称后可行人工破膜,使胎头下降,压迫宫颈以加强子宫收缩,推动胎头内旋转至枕前位。如宫缩欠佳,可予静脉滴注缩宫素。在宫口开全之前嘱产妇不可过早屏气用力,以防宫颈水肿,影响产程进展。如宫口扩张 >1.0cm/h,伴胎先露下降,大多能经阴道分娩,可继续试产。

2. 第二产程 若第二产程进展缓慢,初产妇宫口开全2小时,初产妇宫口开全1小时,应行阴道检查。胎头双顶径已达坐骨棘平面或以下,可试行徒手旋转胎头成枕前位,使胎头矢状缝与骨盆出口前后径一致。若胎头继续下降,可等待自然分娩或行低位产钳或胎头吸引术助产。如向前旋转困难,也可向后转成正枕后位,再行产钳助产。如胎头位置偏高,可疑有头盆不称或徒手旋转胎位失败,应行剖宫产术。

3. 枕后位或枕横位阴道助产要点

(1)如胎头以枕后位娩出,常需作较大的会阴后-侧切开,以免造成会阴严重裂伤。

(2)枕后位一般采用产钳助产而不用胎头吸引器,因为枕后位时胎头俯屈不良,先露部为前囟,胎头吸引器的负压作用于此,易致新生儿颅内出血。

(3)枕横位如不能徒手转成枕前位,则以胎头吸引器助产为宜,因为产钳因锁扣使胎头径线更大,且产钳在旋转胎头时在产道内旋转弧度较难掌握,容易损伤产道,而胎头吸引器放置简便,旋转容易,可以一边旋转一边牵引,较易成功。

4. 第三产程 因产程较长容易发生产后宫缩乏力,胎儿娩出后应立即肌内注射或静脉注射缩宫素,以防止发生产后出血;做好新生儿复苏抢救准备;及时缝合软产道裂伤;凡手术助产、软产道撕裂,产程较长,产程中多次阴道检查者,产后应予抗生素预防感染。

【护理评价】

1. 新生儿是否发生窒息。

2. 产妇分娩是否顺利,阴道助产是否得当,有无发生产道裂伤。

3. 产妇能否积极配合治疗和护理。

二、胎头高直位

胎头以不屈不伸的位置衔接于骨盆入口,其矢状缝与骨盆入口前后径相一致,称为胎头高直位(sincipital presentation)。高直位胎头大、小囟门分别位于骨盆入口前后径的两端。胎头枕骨向前靠近耻骨联合者称高直前位/枕耻位(occipito- pubic position)(图12-18);胎头枕骨向后靠近骶岬者称高直后位/枕骶位(occipito- sacral position)(图12-19)。占分娩总数的1.08%左右。

【概述】

1. 病因

(1)头盆不称:是发生胎头高直位最常见的原因,常见于骨盆形态及大小异常,如骨盆入口平面狭窄、均小骨盆、扁平骨盆及人猿型骨盆等。当胎头过大、过小、或呈长圆形胎头时更易发生胎头高直位。

（2）腹壁松弛及腹直肌分离：易使胎背朝向母体前方，胎头高浮，当宫缩出现后易形成胎头高直位。

（3）胎膜早破：胎头未入盆时，若正值胎头转动，突然胎膜破裂，羊水迅速流出，胎头骤然下降，矢状缝易被固定于骨盆前后径上而致胎头高直位。

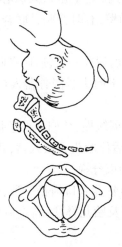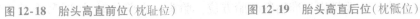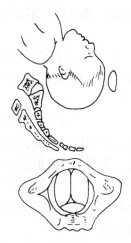

图 12-18　胎头高直前位（枕耻位）　　　　图 12-19　胎头高直后位（枕骶位）

2. **临床表现**　由于临产后胎头不俯屈，进入骨盆入口的胎头径线增大，胎头难以入盆，使胎头不下降或下降缓慢，宫口扩张也缓慢，致使产程延长，常感耻骨联合部位疼痛。

（1）高直前位：胎头入盆困难，活跃期早期宫口扩张延缓或停滞。一旦胎头极度俯屈被纠正，胎头得以入盆，产程进展顺利。若胎头不能衔接，常表现为活跃期停滞。

（2）高直后位：胎头常高浮，难以入盆，影响宫口扩张，胎头不下降，活跃早期延缓或停滞，即使宫口开全，因胎头高浮，易发生滞产、先兆子宫破裂或子宫破裂。

3. **分娩机制**

（1）胎头高直前位：因胎儿脊柱朝向母体腹壁，有屈曲的余地，宫缩时，由于杠杆原理，胎头极度俯屈，以胎头枕骨在耻骨联合后方为支点，使胎头前囟和额部沿骶岬下滑入盆衔接、下降，双顶径达坐骨棘平面以下时，待胎头极度俯屈的姿势纠正后，胎头不需内旋转或仅旋转45°，以正枕前位或枕前位经阴道分娩。

（2）胎头高直后位：临产后，胎背与母体腰骶部贴近，较长的矢状缝坐落于较短的骨盆入口前后径上，妨碍胎头俯屈及下降，使胎头处于高浮状态迟迟不能入盆，即使入盆下降至盆底也难以向前旋转180°，故以枕前位娩出的可能性极小。

4. **对母儿的影响**

（1）对产妇的影响　由于产程长，产后出血、产褥感染及手术助产率增加。

（2）对胎儿及新生儿的影响　由于产程长，常引起胎儿窘迫、新生儿窒息和产伤，使围生儿死亡率增高。

【护理评估】

1. **健康史**　认真阅读产前检查的资料，了解骨盆大小及形态、胎方位、估计胎儿大小、是否有胎膜早破。评估产程进展、胎先露下降情况等。

2. **身体状况**　产妇腹壁较松弛,常感耻骨联合部位疼痛。

(1)腹部检查:宫底可触及胎臀,胎背偏向母体的后方或侧方,母体前腹壁可明显触及胎儿肢体。若胎头已衔接,可在胎儿肢体侧耻骨联合上方触及胎儿额部。在母体偏外侧或胎儿肢体的一方听胎心最清晰。

(2)腹部检查:胎头高直前位时胎背靠近腹前壁,不易触及胎儿肢体,胎心位置稍高在近腹中线听得最清楚。胎头高直后位时,胎儿肢体靠近腹前壁,有时在耻骨联合上方可清楚触及胎儿下颏。

(3)阴道检查:胎头高直位时胎头矢状缝与骨盆入口前后径一致,后囟在耻骨联合后,前囟在骶骨前,为胎头高直前位,反之为胎头高直后位。由于胎头紧嵌骨盆入口,常常有宫颈水肿和胎头水肿。

3. **心理-社会支持状况**　因胎头迟迟不入盆,产程进展缓慢,孕妇显得紧张与焦虑,一旦高直前位入盆后,产妇信心增强,产程进展顺利。但高直后位胎头无法入盆,致产程延长,体力消耗,孕妇失去对阴道分娩的信心而要求尽快剖宫产结束分娩。

4. **B 型超声检查**　高直前(后)位可见胎头双顶径与骨盆入口横径一致,胎头矢状缝与骨盆入口前后径一致。高直前位时可在母体腹壁正中探及胎儿脊柱;高直后位时在耻骨联合上可探及眼眶反射。

5. **处理原则和主要措施**　准确判断胎方位。胎头高直前位时,按医嘱给予充分试产机会或行剖宫产术。胎头高直后位,一经确诊应行剖宫产术。

【常见护理诊断/问题】

1. **有新生儿窒息的危险**　与产程延长容易导致胎儿窘迫有关。

2. **潜在并发症:子宫破裂**。

3. **焦虑**　与产程延长、体力消耗有关。

【护理目标】

1. 新生儿未发生窒息。

2. 及时发现高直后位,行剖宫产,没有子宫破裂发生。

3. 产妇焦虑缓解,积极配合医护人员的治疗和护理。

【护理措施】

胎头高直前位时,若骨盆正常、胎儿不大、产力强,应给予充分试产机会,加强宫缩促使胎头俯屈,胎头转为枕前位可经阴道分娩或阴道助产。若胎头高直前位胎头无法入盆,需行剖宫产术结束分娩。胎头高直后位一经确诊应行剖宫产术,做好术前准备工作。

【护理评价】

1. 新生儿是否发生窒息。

2. 是否发生子宫破裂。

3. 产妇焦虑有无缓解,是否能积极配合医护人员的治疗和护理。

三、前不均倾位

枕横位入盆的胎头(胎头矢状缝与骨盆入口横径一致)以前顶骨先入盆,其矢状缝靠近骶骨,称为前不均倾位(anterior asynclitism),其发病率约为 0.50% ~ 0.81%。

【概述】

1. 原因

(1)骨盆异常:常见于扁平骨盆。由于骨盆入口前后径短小,横径宽大。胎头以枕横位入盆。骨盆入口前后径小于胎头双顶径时,胎头侧屈以不均倾势入盆。

(2)骨盆倾斜度过大:使骨盆入口平面的投影面相对狭窄,胎头为利用较大的平面入盆,容易发生前不均倾位。

(3)头盆不称。

(4)孕妇腹壁松弛及悬垂腹时,胎体向前倾斜,使胎头前顶骨先入盆,形成前不均倾。

2. 临床表现

(1)产程特点:胎头后顶骨不能入盆,胎头下降停滞,产程延长,并常出现继发性宫缩乏力和胎膜早破。胎头迟迟不衔接,即使衔接也难以顺利下降。多在宫口扩张至3~5cm时即停滞,因前顶骨紧嵌于耻骨联合后方压迫尿道及宫颈前唇,导致宫颈前唇水肿及胎膜早破。

(2)尿潴留:因前顶骨紧嵌于耻骨联合上方,压迫膀胱颈,产程早期就可出现尿潴留。

(3)宫颈和胎头水肿:由于前顶骨压迫的作用,宫颈的血液循环和淋巴回流受阻,导致宫颈前唇水肿。胎头长时间受压,也易发生胎头水肿,水肿的范围常和宫口扩张的大小一致。左枕横位时,胎头水肿在右顶部,右枕横时在左顶部。

3. 分娩机制 前不均倾位时,因耻骨联合后面直而无凹陷,前顶骨紧紧嵌顿于耻骨联合后,使后顶骨无法越过骶岬而入盆,需行剖宫产术(图12-20)。

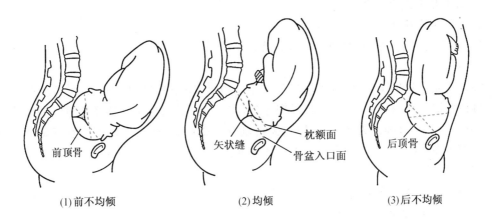

(1)前不均倾　　　　　　(2)均倾　　　　　　(3)后不均倾

图12-20　胎头前不均倾位入盆

4. 对母儿的影响 由于产程长,胎头长时间嵌压于耻骨联合上方,可压迫母体膀胱、尿道及宫颈,引起血尿、尿潴留、宫颈水肿或生殖道瘘。产后出血及产褥感染的发生率增高。胎头受压时间久,可导致胎头水肿、颅内出血,胎儿及新生儿死亡率增高。

【护理评估】

1. 健康史 详细阅读产前检查的资料,重点了解是否有引起前不均倾位的高危因素,如头盆不称、胎方位、评估胎儿大小,有无胎膜早破等。

2. 身体状况 产妇常常在产程开始不久就出现排尿困难、尿潴留。产程初期宫缩正常,当进入活跃期后,因胎头迟迟不入盆,出现继发性宫缩乏力。

（1）腹部检查:胎儿的背部、肢体和胎心位置和枕横位一样。在临产早期于耻骨联合上方可清楚扪及到胎头前顶部。随产程进展,胎头继续侧屈使胎头与胎肩折叠于骨盆入口处,因胎头折叠于胎肩之后使胎肩高于耻骨联合平面,于耻骨联合上方触不到胎头,形成胎头深入骨盆的假象。

（2）阴道检查:胎头矢状缝在骨盆入口横径上,向后移靠近骶岬,同时前后囟一起后移。前顶骨紧嵌于耻骨联合后方,产瘤大部分位于前顶骨,因后顶骨的大部分尚在骶岬之上,致使盆腔后半部空虚。

3. 心理-社会支持状况　产程初期进展顺利,产妇对分娩有信心,当得知胎头迟迟不能入盆,产妇开始紧张,当出现继发性宫缩乏力,或被告知需行剖宫产时,表现出焦虑、恐惧和无助感。

4. B型超声检查　可见矢状缝在骨盆入口横径上,并偏向骨盆后半部。

5. 处理原则和主要措施　一旦确诊为前不均倾位,除极个别胎儿小、宫缩强、骨盆宽大可给予短时间试产外,均应尽快以剖宫产结束分娩。护理人员应立即做好剖宫产术前的各项准备。

【常见护理诊断/问题】

1. 有新生儿窒息的危险　与分娩异常有关。

2. 潜在并发症:产后出血、产褥感染。

3. 有受伤的危险　与产程延长、产妇易发生生殖道瘘有关。

【护理目标】

1. 新生儿未发生窒息。

2. 产妇未发生生殖道瘘。

3. 未发生产后出血、产褥感染等并发症。

【护理措施】

临产后在产程早期,产妇应采取坐位或半坐位,以减小骨盆倾斜度,尽量避免胎头以前不均倾位衔接。严密观察产程进展,发现异常及时寻找原因,再次评估产妇骨盆的大小与形态、胎方位等。一旦确诊为前不均倾位,需行剖宫产结束分娩时,做好产妇及家属的心理安慰和解释工作,并及时做好剖宫产术前的各项准备。

【护理评价】

1. 新生儿是否发生窒息。

2. 产妇是否发生生殖道瘘。

3. 产妇是否发生产后出血、产褥感染等并发症。

四、面　先　露

胎头以颜面为先露称面先露(face presentation),产前较难发现,多于临产后发现,经产妇多见。系因额先露继续仰伸而成,使胎儿枕部与胎背接触。面先露以颏骨为指示点,有颏左(右)前、颏左(右)横、颏左(右)后6种胎位,以颏左前及颏右后位较多见。国内报道发病率为0.8‰~2.7‰,国外为1.7‰~2.0‰。

【概述】

1. 病因

（1）骨盆狭窄:骨盆入口狭窄时阻碍胎头俯屈,胎头衔接受阻,导致胎头极度仰伸,形成面先露。

（2）头盆不称：临产后胎头衔接受阻，造成胎头极度仰伸。

（3）腹壁松弛：经产妇悬垂腹时胎背向前反曲，胎儿颈椎及胸椎仰伸形成面先露。

（4）脐带过短或脐带绕颈，使胎头俯屈困难。

（5）胎儿畸形：无脑儿因无顶骨，可自然形成面先露。先天性甲状腺肿，胎头俯屈困难，也可导致面先露。

2. 临床表现　面先露往往出现潜伏期延长、活跃期延长或停滞，胎头迟迟不入盆。

3. 分娩机制　面先露很少发生在骨盆入口上方，通常是额先露在胎头下降过程中胎头进一步仰伸而形成面先露。面先露时以前囟颏径来通过骨盆，该径线大于枕下前囟径但小于枕额径，如为颏前位时，仍有阴道分娩可能，其分娩机制包括：仰伸、下降、内旋转及外旋转。

（1）颏前位：颏右前位时，胎头以前囟颏径衔接于骨盆入口左斜径上，下降至中骨盆平面。胎头极度仰伸，颏部为最低点，故向左前方旋转45°，使颏部到达耻骨弓下，形成颏前位。当先露达盆底时，颏部自耻骨弓下娩出后，极度仰伸的胎颈前面处于产道小弯（耻骨联合），之后胎头开始俯屈，胎头后部能够适应产道大弯（骶凹），使口、鼻、眼、额、前囟及枕部自会阴前缘相继娩出，经复位及外旋转，使胎肩及胎体相继娩出（图12-21）。

（2）颏后位：多数颏后位能经内旋转135°后以颏前位娩出。少数因内旋转受阻，成为持续性颏后位，胎颈已极度伸展，不能适应产道大弯，故足月活胎不能经阴道自然娩出（图12-22）。

（3）颏横位：多数颏后位可经内旋转90°为颏前位娩出，持续性颏横位不能自然阴道分娩。

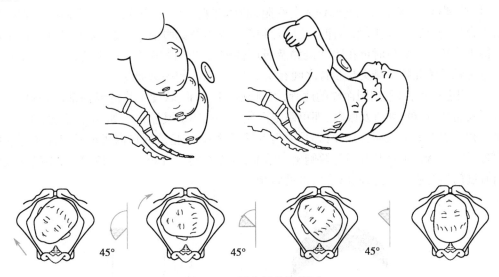

图 12-21　面先露分娩机制

4. 对母儿影响

（1）对产妇的影响：颏前位时因胎儿颜面部不能紧贴子宫下段及宫颈内口，常引起宫缩乏力，而导致使产程延长；颜面部骨质不能变形，容易发生会阴裂伤。颏后位时导致梗阻性难产，若不及时处理，可造成子宫破裂，危及产妇生命。

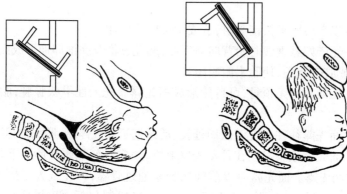

(1) 颏前位可以自娩(如凳腿向上)　　(2) 持续性颏后位不能自娩(如凳腿向下)

图 12-22　颏前位和颏后位分娩示意图

(2)对胎儿及新生儿的影响:胎头受压过久,可致胎儿颅内出血、胎儿窘迫、新生儿窒息。胎儿面部受压而变形,颜面皮肤青紫、肿胀,尤以口唇为著,影响吸吮,严重时可引起会厌水肿影响吞咽及呼吸。新生儿于生后保持仰伸姿势达数日之久,生后需加强护理。

【护理评估】

1. 健康史　仔细查看产妇产前检查的有关资料,有无骨盆异常、头盆不称、胎儿畸形等。如为经产妇,应了解有无难产史及其原因,分娩方式、新生儿体重、出生后情况、有无产伤等。

2. 身体状况　评估本次妊娠的经过及身体反应,临产后检查胎头入盆情况,产程进展是否顺利,有无潜伏期延长、活跃期延长或停滞。

(1)腹部检查:因胎头极度仰伸入盆受阻,胎体伸直,宫底位置较高。额前位时,在孕妇腹前壁容易扪及胎儿肢体,胎体伸直使胎儿胸部更贴近孕妇腹前壁,故在胎儿肢体侧的下腹部听得更清楚。颏后位时可在胎背侧触及极度仰伸的枕骨隆突是面先露的特征,于耻骨联合上方可触及胎儿枕骨隆突与胎背之间有明显凹沟,胎心较遥远而弱。

(2)阴道检查:触不到圆而硬的颅骨,可触到高低不平、软硬不均的颜面部,若宫口开大时可触及胎儿口、鼻、颧骨及眼眶,即可确定面先露并可明确其胎位。如怀疑面先露时,应与臀先露相鉴别。如为颜面,口与两颧骨突出点呈三角形,手指放入口内可触及齿龈和弓状的下颌骨;如为胎臀,可触及肛门与两侧坐骨结节,其连在同一直线上(图 12-23),手指伸入肛门内有肛门括约肌收缩感,取出手指可见胎粪。

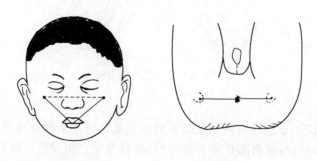

图 12-23　颜面部和胎臀的鉴别

3. 心理-社会支持状况 因胎头迟迟不能入盆,产程延长,体力消耗,产妇表现出疲惫和焦虑,对阴道分娩失去信心,常要求行剖宫产术。

4. B 型超声检查 根据胎头枕部及眼眶位置,可以明确面先露并能探清胎位。

5. 处理原则和主要措施 颏前位时,有阴道分娩的可能,可予阴道试产。持续性颏后位和持续性颏横位,难以经阴道分娩,常需行剖宫产。

【常见护理诊断/问题】

1. 有胎儿窘迫、新生儿窒息及颅内出血的危险 与产程延长有关。

2. 潜在并发症:产后出血、产道损伤、子宫破裂。

【护理目标】

1. 未发生胎儿窘迫、新生儿窒息及颅内出血。

2. 产妇未发生产后出血、产道损伤、子宫破裂。

【护理措施】

面先露均发生在临产后,如产程中出现产程延长及停滞时,应行阴道检查。

1. 颏前位时,若无头盆不称,产力良好,有可能自然分娩;若出现继发性宫缩乏力,第二产程延长,可用产钳助娩,但会阴后-侧切开要足够大。若有头盆不称或出现胎儿窘迫征象,应及时行剖宫产术。

2. 持续性颏后位时难以经阴道分娩,应行剖宫产术结束分娩。颏横位如能转成颏前位,可以经阴道分娩;持续性颏横位,常常出现产程延长和停滞,应行剖宫产。如为经产妇、胎儿较小,可试行徒手旋转胎位呈颏前位,如旋转困难,以剖宫产术结束分娩。

3. 若胎儿畸形,无论颏前位或颏后位,均应在宫口开全后行穿颅术后经阴道分娩。

【护理评价】

1. 是否发生胎儿窘迫、新生儿窒息及颅内出血。

2. 产妇是否发生产后出血、产道损伤、子宫破裂。

 知识链接

额 先 露

额先露(brow presentation)是指胎头的姿势介于俯屈和仰伸之间,额部作为胎儿先露,此时胎头以最大的径线枕颏径衔接,故正常足月胎儿不能经阴道分娩,如临产后,胎头不能进一步仰伸形成面先露或俯屈成枕先露,而呈持续性额先露,需行剖宫产结束分娩。

五、臀 先 露

臀先露(breech presentation)是最常见的异常胎位,占妊娠足月分娩总数的3%~4%,多见于经产妇。因胎头比胎臀大,分娩时后出胎头无明显变形,娩出困难,同时胎先露衔接不良,易发生脐带脱垂,使难产率和围生儿死亡率增高。臀先露以骶骨为指示点,有骶左(右)前、骶左(右)横、骶左(右)后6种胎方位。

【概述】

1. 原因　妊娠30周以前,臀先露较多见,30周以后多能自然转成头先露。持续的臀先露可能的因素有:

(1)胎儿在宫腔内活动范围过大:羊水过多、经产妇腹壁松弛以及早产儿羊水相对偏多,胎儿易在宫腔内自由活动形成臀先露。

(2)胎儿在宫腔内活动范围受限:子宫畸形(如单角子宫、双角子宫等)、胎儿畸形(如无脑儿、脑积水等)、双胎妊娠及羊水过少等,容易发生臀先露。胎盘附着在宫底及宫角部易发生臀先露,约占73%,而头先露仅占5%。

(3)胎头衔接受阻:狭窄骨盆、前置胎盘、肿瘤阻塞骨盆腔及巨大胎儿等,也易发生臀先露。

2. 临床分类　根据胎儿两下肢所取的姿势分为以下3类(图12-24):

(1)单臀先露(frank breech presentation):又称腿直臀先露,胎儿双髋关节屈曲,双膝关节直伸,以臀部为先露。此类最多见。

(2)完全臀先露(complete breech presentation):又称混合臀先露,胎儿双髋关节及双膝关节均屈曲,如盘膝坐,以臀部和双足为先露。

(3)不完全臀先露(incomplete breech presentation):以一足或双足、一膝或双膝,或一足一膝为先露。膝先露是暂时的,临产后常转为足先露。此类较少见。

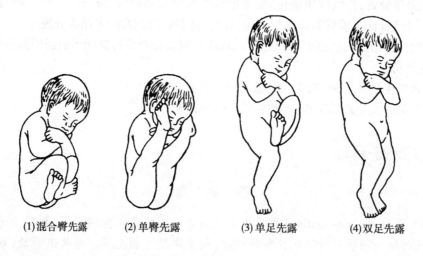

(1)混合臀先露　　(2)单臀先露　　　(3)单足先露　　　(4)双足先露

图12-24　臀先露的种类

3. 临床表现　妊娠晚期胎动时,孕妇常感季肋下胀痛,临产后由于胎臀或胎足不能紧贴子宫下段及宫颈内口常导致宫缩乏力,宫口扩张缓慢,致使产程延长。

4. 分娩机制　在胎儿身体的各部分中,胎头最大,胎肩次之,胎臀最小。头先露时,胎头对产道进行了充分的扩张,一旦胎头娩出,身体的各个部分随即娩出。而臀先露时,较小且软的胎臀不足以使产道充分扩张,径线最大的胎头最后娩出,由于产道没有充分扩张,容易发生胎头娩出困难。所以,在娩出胎臀、胎肩后,胎头需按一定机制适应产道条件方能经阴道分娩。下面以骶右前位为例加以阐述(图12-25)。

(1)胎臀娩出:临产后,胎臀以粗隆间径衔接于骨盆入口的右斜径上,骶骨位于右前方。胎臀逐渐下降,前髋下降稍快,故位置较低,抵达盆底遇阻力后,发生内旋转,前髋向母体右

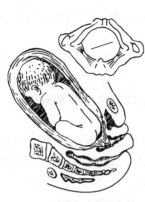

(1) 胎臀粗隆间径衔接于
骨盆入口右斜径上

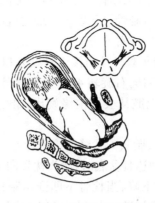

(2) 胎臀径内旋转后，粗隆间径
与母体骨盆出口前后径一致

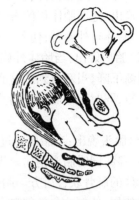

(3) 前髋自耻骨弓下娩出，臀部娩出时
粗隆间径与骨盆前后径一致

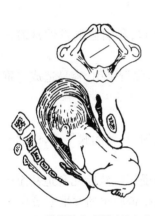

(4) 胎臀娩出后顺时针方向
旋转，胎臀转向前方

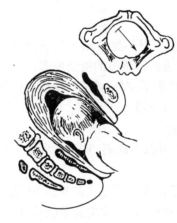

(5) 胎头矢状缝衔接于
骨盆入口的左斜径上

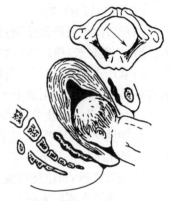

(6) 胎头入盆后矢状缝
沿骨盆左斜径下降

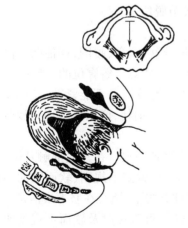

(7) 枕骨径内旋转达耻骨联合下方时，
矢状缝与骨盆出口前后径一致

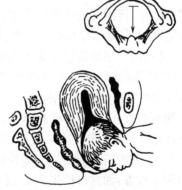

(8) 枕骨下凹达耻骨弓下时，胎头俯屈娩出，
此时胎头矢状缝仍与骨盆前后径一致

图 12-25　骶右前位分娩机制

183

侧旋转45°,使前髋转到母体的耻骨联合后方。此时粗隆间径和母体骨盆入口前后径一致。骶骨位于母体骨盆的右侧。胎臀继续下降,胎体由于适应产道的弯曲而稍侧屈,后臀从会阴体前缘娩出,随即胎体稍伸直,使前髋自耻骨弓下娩出。继之娩出双下肢。当胎臀和双下肢娩出后,胎体行外旋转,使胎背转向前方或右前方。

(2)胎肩娩出:当胎体外旋转时胎儿双肩径衔接于骨盆入口的右斜径或横径上,并沿此径线逐渐下降,当双肩到达盆底时,前肩向右旋转45°,至耻骨弓下,使双肩径和骨盆出口前后径一致,同时胎体侧屈使后肩及后上肢从会阴前缘娩出,继之前肩及前上肢从耻骨弓下娩出。

(3)胎头娩出:当胎肩通过会阴时,胎头矢状缝衔接于骨盆入口的左斜径或横径上,并沿此径线下降,同时胎头俯屈。当枕骨到达骨盆底时,胎头枕骨向母体左前方旋转45°,使枕骨朝向母体的耻骨联合后方。胎头继续下降,当枕骨下凹到达耻骨弓下时,以此处为支点,胎头继续俯屈,使颏、面、额部自会阴前缘相继娩出,枕部随之自耻骨弓下娩出。

5. 对母儿影响

(1)对产妇的影响

1)产后出血及产褥感染:因胎臀不能紧贴子宫下段和宫颈内口,易引起继发性宫缩乏力,导致产程延长,使产后出血及产褥感染的机会增多。

2)软产道损伤:由于产道扩张不充分,或操作不当,宫口未开全强行牵引,容易造成严重的宫颈、阴道裂伤,甚至延至子宫下段。

(2)对胎儿及新生儿的影响

1)胎膜早破、早产:因胎臀形态不规则,对前羊水囊压力不均匀,易致胎膜早破,引起早产儿和低出生体重儿增多等。

2)脐带脱垂:臀位脐带脱垂的发生率是头先露的10倍。脐带受压可致胎儿窘迫甚至胎死宫内。单臀先露时先露形态规则,较少发生脐带脱垂,足先露时脐带脱垂的发生率最高。

3)新生儿产伤和窒息:因胎臀小于胎头,分娩时胎臀不能充分扩张产道,易致后出头困难,导致新生儿窒息及颅内出血。此外,新生儿的产伤发生率较高,如脊柱损伤、脑幕撕裂、胸锁乳突肌损伤导致的斜颈、臂丛神经损伤、骨折、关节脱位等。

【护理评估】

1. 健康史　详细阅读产前检查的资料,重新测量骨盆、宫高、腹围,评估胎方位、胎儿大小、羊水量,有无前置胎盘及盆腔肿瘤,是否胎膜早破等。重点了解臀位的类型。

2. 身体状况　孕期常感季肋下胀痛,临产后由于胎臀或胎足不能紧贴子宫下段及宫颈内口,常导致宫缩乏力,宫口扩张缓慢,致使产程延长、体力消耗,产妇常表现为疲劳;如发生胎膜早破,常被要求绝对卧床休息。

(1)腹部检查:子宫呈纵椭圆形,胎体纵轴与母体纵轴一致。在宫底部触及圆而硬的胎头,按压时有浮球感。若先露未衔接,在耻骨联合上方,可触到不规则、软而宽的胎臀,胎心在脐左(右)上方听得最清晰。衔接后胎臀位于耻骨联合之下,胎心在脐下最清楚。

(2)阴道检查:如宫口扩张2cm以上且胎膜已破时,可直接触及软而不规则的胎臀、外生殖器、肛门,此时应与颜面相鉴别。若为胎臀,可触及肛门与两坐骨结节连在一条直线上,手指放入口肛门内有环状括约肌收缩感,取出手指可见有胎粪。若为颜面,口与两颧骨突出点呈三角形,手指放入口内可触及齿龈和弓状的下颌骨。阴道检查时,了解宫口扩张情况及有无脐带脱垂。若触及胎足时,应与胎手相鉴别(图12-26)。

3. 心理-社会支持状况 当产程进展缓慢时,孕妇得知臀位分娩比头位分娩困难时,常失去阴道分娩的信心,若发生胎膜早破、脐带脱垂,产妇十分担心胎儿安危而表现为紧张、焦虑和无助感,部分孕妇及家属不了解臀位分娩的知识,拒绝试产,而坚决要求剖宫产结束分娩。

4. 辅助检查

(1)实验室检查:若在足月前发生胎膜早破,需行胎儿成熟度检查、胎盘功能检查者。如需行剖宫产,则需行血常规、血型、生化等相关检查。

(2)胎儿监护仪:随时了解胎儿宫内安危。

(3)B 型超声检查:能准确探清臀先露类型以及胎儿大小、胎头姿势等。

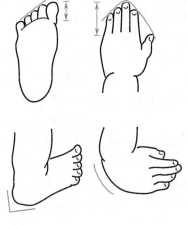

图 12-26 胎手和胎足的区别

5. 处理原则和主要措施 妊娠 30 周之前,臀先露多能自行转为头先露。30 周后仍为臀先露应予矫正。若分娩期仍为臀先露,分娩方式应根据产力、胎儿大小、骨盆大小、臀位类型等综合分析后决定。

【常见护理诊断/问题】

1. 有新生儿窒息的危险 与胎位异常有关。

2. 潜在并发症:产后出血、产褥感染、软产道损伤。

3. 恐惧 与担心胎儿宫内安危和自身健康有关。

【护理目标】

1. 未发生新生儿窒息。

2. 未发生产后出血、产褥感染、软产道损伤。

3. 产妇情绪稳定。

【护理措施】

1. 妊娠期 若妊娠 30 周后仍为臀先露应予矫正。常用的矫正方法有以下几种。

(1)胸膝卧位:让孕妇排空膀胱,松解裤带,做胸膝盖位姿势(图 12-27),每日 2~3 次,每次 15 分钟,连续一周后复查。这种姿势可使胎臀退出盆腔,借助胎儿重心改变自然完成头先露的转位。成功率 70% 以上。

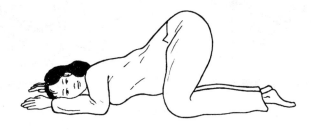

图 12-27 胸膝卧位

(2)激光照射或艾灸至阴穴:近年多用激光照射两侧至阴穴(足小趾外侧,距趾甲角 0.1 寸),也可用艾条灸,每日 1 次,每次 15~20 分钟,5 次为一疗程。

(3)外转胎位术(external version):应用上述矫正方法无效者,可于妊娠 32~34 周时行外转胎位术,因有发生胎盘早剥、脐带缠绕等严重并发症的可能,应用时要慎重。术前半小时口服利托君 10mg。行外转胎位术时,最好在 B 型超声及胎儿监护监测下进行。孕妇平卧,两下肢屈曲稍外展,露出腹壁。查清胎位,监测胎心。操作步骤:①松动胎先露部(两手插入胎先露部下方向上提拉,使之松动)。②转胎(两手把握胎儿两端,一手将胎头沿胎儿腹侧保持胎头俯屈,轻轻向骨盆入口推移,另手将胎臀上推,与推胎头动作配合,直至转为头先露)。动作应轻柔,间断进行。③若术中或术后发现胎动频繁而剧烈或胎心率异常,应停止转动并退回原胎位观察半小时。

　　2. **分娩期** 应根据产妇年龄、胎产次、骨盆类型、胎儿大小、胎儿是否存活、臀先露类型以及有无合并症,于临产初期作出正确判断,决定分娩方式。

　　(1)剖宫产:足月臀先露选择性剖宫产的指征:狭窄骨盆、软产道异常、胎儿体重大于3500g、妊娠合并症、胎儿窘迫、高龄初产、B 型超声见胎头过度仰伸、有脐带先露或膝先露、有难产史、不完全臀先露、瘢痕子宫等,均应行剖宫产术结束分娩。

　　(2)阴道分娩:可行阴道试产的条件:①孕龄 ≥36 周;②单臀先露;③胎儿体重 2500 ~ 3500g;④无胎头仰伸;⑤骨盆无异常;⑥无其他剖宫产指征。

　　1)第一产程:产妇应侧卧,不宜站立走动,少做肛查及阴道检查,不灌肠,尽量避免胎膜破裂。一旦破膜应立即听胎心,若胎心有异常,应行阴道检查,了解有无脐带脱垂。若有脐带脱垂,胎心尚好,如果宫口已开全,可行臀牵引术。若宫口未开全,应抬高臀部,减轻先露对脐带的压迫,为抢救胎儿,需立即行剖宫产术;若无脐带脱垂,可严密观察胎心及产程进展。若出现协调性宫缩乏力,应设法加强宫缩。当宫口开大 4 ~ 5cm 时,胎足即可经宫口脱出至阴道。为了使宫颈和阴道充分扩张,消毒外阴之后,使用"堵"外阴方法:当宫缩时用无菌巾以手掌堵住阴道口,让胎臀下降,避免胎足先下降,待宫口及阴道充分扩张后才让胎臀娩出。此法有利于后出胎头的顺利娩出(图 12-28)。在"堵"的过程中,应每隔 10 ~ 15 分钟听胎心一次,并注意宫口是否开全。宫口已开全再堵易引起胎儿窘迫或子宫破裂。宫口近开全时,要做好接产和抢救新生儿窒息的准备。

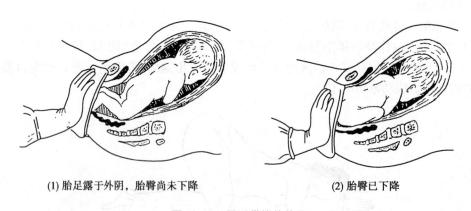

(1) 胎足露于外阴,胎臀尚未下降　　　　　　(2) 胎臀已下降

图 12-28　用手掌堵住外阴

　　2)第二产程:接产前应导尿。初产妇应作会阴后-侧切开术。有 3 种分娩方式:①自然分娩:胎儿自然娩出,不作任何牵拉。极少见,仅见于经产妇、胎儿小、宫缩强、骨盆腔宽大者。②臀位助产:当胎臀自然娩出至脐部后,胎肩及后出胎头由接产者协助娩出。脐部娩出后,一般应在 2 ~ 3 分钟娩出胎头,最长不能超过 8 分钟。后娩出胎头主张用单叶产钳,效果佳。③臀牵引术:胎儿全部由接产者牵拉娩出,此种手术对胎儿损伤大,已被剖宫产所取代,

一般情况下应禁止使用。只有在宫口开全、出现急性胎儿窘迫、脐带脱垂时才允许使用。

3）第三产程：产程延长易并发子宫收缩乏力性出血。胎盘娩出后，应肌注缩宫素或前列腺素制剂防止产后出血。行手术操作及有软产道损伤者应及时检查并缝合，给予抗生素预防感染。

3. 心理护理　臀位为异常胎位，产妇常常表现焦虑，反复询问分娩可能出现的问题，助产人员应耐心解释，讲解相关知识，消除其紧张情绪，增强产妇信心。及时将检查结果和产程进展及时告诉孕妇及家属，并指导其配合治疗和护理。

4. 健康指导　妊娠晚期避免性生活，以免胎膜早破、脐带脱垂。一旦发生胎膜早破应立即卧床，抬高臀部，由救护车护送入院，以防出现脐带脱垂。臀先露虽然是异常胎位，如在孕妇骨盆正常、胎儿大小正常、产力好、情绪稳定的情况下，可以在助产士的协助下经阴道分娩，阴道分娩对母亲和胎儿均有利。

【护理评价】

1. 新生儿是否发生窒息。
2. 产妇是否及时了解胎儿宫内安危情况。
3. 产妇是否发生产后出血、产褥感染。

六、肩　先　露

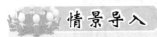

情景导入

李女士，28岁，初产妇，孕2产0，孕40周，平素月经规律。因下腹阵痛8小时，刚破膜时胎手脱出急诊入院。入院时查体：生命体征平稳，心肺体检无异常，腹软无压痛，宫底剑突下4指，宫缩强，子宫下段轻压痛，胎头位于母体右侧，胎心音好，宫口近开全，胎儿上肢脱出于阴道至腕部，无水肿，色红润，脱出上肢与检查者右手合握。导尿250ml，尿色清。

工作任务：

1. 分析该产妇出现了什么情况？
2. 对该产妇该如何处理？

当胎体横卧于骨盆入口以上，其纵轴与母体纵轴相垂直，肩为先露部时称为肩先露（shoulder presentation），占妊娠足月分娩总数的0.25%，是对母儿最不利的胎位。除死胎及早产儿胎体可折叠自然娩出外，足月活胎不可能经阴道娩出。若不及时处理，容易造成子宫破裂，威胁母儿生命。肩先露以肩胛骨为指示点，有肩左前、肩左后、肩右前、肩右后4种胎位。

【概述】

1. 原因　早产儿尚未转至头先露时、骨盆狭窄、前置胎盘、子宫畸形、子宫肌瘤或盆腔肿瘤、多胎妊娠、羊水过多、经产妇腹壁松弛等，均可影响胎头的正常衔接，或使胎儿在宫腔内的活动范围过大而导致肩先露。

2. 临床表现　部分孕妇自觉腹部两侧较其他孕妇略宽，也可无明显症状。肩先露不能紧贴子宫下段及宫颈内口，缺乏直接刺激，容易发生宫缩乏力；胎肩对宫颈压力不均，容易发生胎膜早破。破膜后羊水迅速外流,胎儿上肢或脐带容易脱出,导致胎儿窘迫甚至死亡。

3. 分娩机制　除死胎和部分早产儿可以折叠娩出外,足月活胎不可能经阴道娩出,需行剖宫产结束分娩。

4. 对母儿的影响

(1)对产妇的影响

1)肩先露不能紧贴子宫下段及宫颈内口,常发生宫缩乏力及胎膜早破。

2)胎膜破裂羊水外流,出现胎儿上肢或脐带脱垂,导致胎儿窘迫甚至胎儿死亡。

3)临产后,随着宫缩加强,迫使胎肩下降,胎肩及一小部分胸廓被挤入盆腔内,胎体折叠弯曲,颈部被拉长,先露侧胎儿上肢脱出阴道口外,但胎头及胎臀被阻于骨盆入口的上方,形成称忽略性肩先露(neglected shoulder presentation)或嵌顿性肩先露(图12-29),为对母体最不利的胎位。如不及时处理,子宫收缩继续增加,子宫上段越来越厚,子宫下段被动扩张越来越薄,由于子宫上下段肌壁厚薄相差悬殊,形成环状凹陷,并随宫缩逐渐升高,甚至可高达脐上,形成病理缩复环(pathologic retraction ring),为子宫破裂的先兆。忽略性肩先露时,妊娠足月无论活胎或死胎均无法经阴道分娩,增加产妇手术率及术中术后出血、感染率等,甚至发生子宫破裂。

(2)对胎儿及新生儿的影响:由于胎先露不能有效衔接,易造成胎儿脐带及上肢脱出,胎儿窘迫、死产、分娩损伤的机会也显著增加。如发生忽略性肩先露,手术难度加大,可造成严重胎儿损伤,甚至胎儿死亡。

【护理评估】

1. 健康史　详细阅读产前检查的资料,了解是否有引起肩先露的因素,如早产、骨盆狭窄、前置胎盘、子宫畸形、子宫肌瘤或盆腔肿瘤、多胎妊娠、羊水过多、经产妇等。

2. 身体状况　若出现忽略性肩先露,产妇腹痛不断增强,可引起先兆子宫破裂、也可使子宫收缩变弱,出现麻痹。

(1)腹部检查:子宫轮廓呈横椭圆形,子宫底高度小于妊娠周数,子宫横径宽,宫底部和耻骨联合上方空虚,于腹部两侧触及胎儿的头臀两极。肩前位时胎背朝向母体腹壁,触及宽大平坦的胎体,肩后位时胎肢朝向母体腹壁,可触及高低不平的小肢体。胎心在脐周两侧听诊最清楚。根据腹部检查多能确定胎方位。

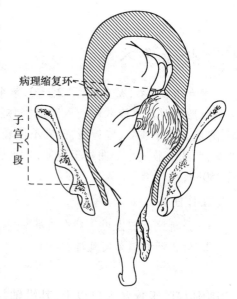

图12-29　忽略性肩先露及病理缩复环

(2)阴道检查:胎膜未破者不易查清胎方位,如临产后胎膜已破裂,宫口已扩张,阴道检查可触及胎儿肩胛骨或肩峰、肋骨及腋窝。腋窝尖端指向胎儿肩部及头端位置,据此可判断胎头在母体的左侧或右侧,根据肩胛骨朝向母体的前方或后方确定肩前位或肩后位(图12-30)。如胎手已脱出阴道外,可用握手法确定是左手还是右手,术者的手只能和胎儿同侧的手相握,肩左前或肩右后时胎儿右手脱出,肩右前或肩左后时胎儿左手脱出(图12-31)。

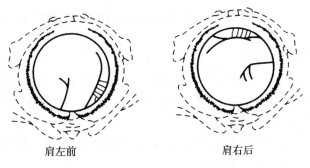

肩左前　　　　　　　　　　肩右后

图 12-30　根据腋窝方向及肩胛骨位置确定胎位

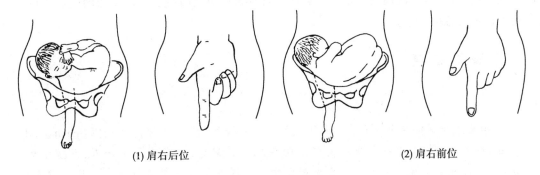

(1) 肩右后位　　　　　　　　　　(2) 肩右前位

图 12-31　握手法判断胎方位

3. **心理-社会支持状况**　当产妇及家属得知肩先露不能经阴道分娩,需要剖宫产结束分娩,其表示理解并配合。

4. **辅助检查**

(1)实验室检查:行剖宫产术前准备,如血常规、血型、血生化等。

(2)B 型超声检查:能准确探清肩先露,并确定具体胎位,明确胎盘位置。

5. **处理原则和主要措施**　妊娠后期发现肩先露,及时矫正胎位,如不成功,提前入院决定分娩方式。

【常见护理诊断/问题】

1. **有胎儿受伤的危险**　与胎位异常有关。

2. **恐惧**　与担心胎儿宫内安危和自身健康有关。

3. **潜在并发症**:子宫破裂、产后出血、产褥感染。

【护理目标】

1. 新生儿未发生产伤。

2. 产妇及时了解胎儿宫内安危情况,自身健康状态良好。

3. 产妇未发生子宫破裂、产后出血、产褥感染。

【护理措施】

1. **妊娠期**　妊娠后期发现肩先露应及时矫正。可采用如采取膝胸卧位或外转胎位术。若不成功应提前住院决定分娩方式。

2. **分娩期**　根据胎产次、胎儿大小、胎儿是否存活、宫口扩张程度、胎膜是否破裂、有无并发症等,综合判断决定分娩方式。

（1）足月活胎，伴有产科指征（如狭窄骨盆、前置胎盘、有难产史等），应于临产前择期（38周后）行剖宫产术结束分娩。

（2）初产妇、足月活胎，临产后应行剖宫产术。

（3）经产妇、足月活胎，首选剖宫产。若宫口开大5.0cm以上，破膜不久，羊水未流尽，可在硬膜麻醉下或全麻下行内转胎位术，转成臀先露，待宫口开全助产娩出。若双胎妊娠第二胎儿为肩先露，可行内转胎位术。

（4）出现先兆子宫破裂或子宫破裂征象，无论胎儿死活，均应立即行剖宫产术。术中若发现宫腔感染严重，应将子宫一并切除。

（5）胎儿已死，无先兆子宫破裂征象，若宫口近开全，在全麻下行断头术或碎胎术。术后应常规检查子宫下段、宫颈及阴道有无裂伤。若有裂伤应及时缝合。注意防治产后出血，给予抗生素预防感染。

 知识链接

复合先露

胎头或胎臀伴有肢体（上肢或下肢）同时进入骨盆入口，称复合先露（compound presentation）。临床以一手或一前臂沿胎头脱出最常见，多发生于早产者，发病率为0.8‰~1.66‰。胎先露部未完全充填骨盆入口或在胎先露部周围有空隙均可发生。以经产妇腹壁松弛者、临产后胎头高浮、骨盆狭窄、胎膜早破、早产、双胎妊娠及羊水过多等为常见原因。复合先露常因产程进展缓慢行阴道检查时发现。阴道检查胎头或胎臀旁触及胎儿肢体，如手或脚。应注意和臀位、横位鉴别。发现复合先露后，应立即评估是否存在头盆不称。如有明显头盆不称，应立即行剖宫产术。如无头盆不称，一般可经阴道分娩。

第四节 异常分娩的诊治要点

影响分娩的四大因素是产力、产道、胎儿及产妇的精神心理因素，这些因素既相互影响，又互为因果。任何一种或两种及以上因素发生改变，均可导致异常分娩，判断和处理产程时应当综合考虑。臀先露及肩先露是单一胎位异常引起的难产容易诊断；而头位难产常是多因素相互作用的结果，大多数是在产程进展中才表现出来，较难早期诊断。临床上将发生于头先露的所有难产统称为头位难产（head dystocia）。在所有难产中头位难产所占比例最高，占难产总数的69.12%。因此，只有严密观察产程，充分认识产程异常的表现，全面分析、及时作出正确判断，进行恰当处理，异常分娩有望转化为正常分娩，以保证分娩顺利和母儿安全。

【概述】

1. 原因 产力、产道、胎儿单项或复合异常，均可导致异常分娩。

（1）产力异常：子宫收缩力异常，又分为宫缩乏力（协调性宫缩乏力及不协调性宫缩乏力）及宫缩过强（协调性宫缩过强及不协调性宫缩过强）。子宫收缩乏力可致产程延长或停滞；子宫收缩过强可引起急产及严重的并发症。

（2）产道异常：包括骨产道异常及软产道异常，以骨产道狭窄多见。骨产道狭窄（骨盆入口平面、中骨盆、骨盆出口平面），可导致产力异常或胎位异常。骨产道过度狭窄可致头盆不称，即使正常大小的胎儿也难以通过。软产道异常可由先天发育异常及后天疾病引起，如处理不当亦会造成母儿损伤。

（3）胎儿异常：包括胎位异常（头先露、臀先露及肩先露等）及胎儿相对过大。

2. 临床表现及对母儿的影响　明显的骨盆异常、胎位异常、胎儿发育异常与软产道异常，在产前即可作出诊断。多数的异常分娩在分娩过程中。因此，仔细观察产程，认真绘制产程图，结合病史和各项检查，综合分析，才能及时发现产程异常。

（1）母体方面

1）产妇全身衰竭：产程延长、产妇烦躁不安、体力衰竭、进食减少，严重者出现脱水、代谢性酸中毒及电解质紊乱，肠胀气或尿潴留。

2）子宫收缩力异常：应区别是子宫收缩乏力或过强，临床上多见继发性宫缩乏力。当骨盆狭窄，头盆不称或胎位异常时，产程一开始时宫缩正常，随着胎头下降受阻，胎头不能紧贴子宫下段及宫颈内口，可造成继发性宫缩乏力。产妇精神紧张或不适当地使用缩宫素，可出现不协调子宫收缩。如双胎妊娠及羊水过多时，子宫壁过度伸展致使宫缩乏力，宫颈水肿或宫颈扩张缓慢、停滞；子宫收缩过强，胎头下降受阻，可发生先兆子宫破裂甚至子宫破裂。

3）胎膜早破：头盆不称或胎位异常时，先露部与骨盆之间有空隙，前羊膜囊受力不均，宫缩时胎膜承受压力过大而破裂。羊水过多、双胎妊娠，重度宫颈裂伤也容易发生胎膜早破，胎膜早破往往是异常分娩的先兆，必须查明有无头盆不称或胎位异常，破膜后应立即听胎心，注意有无脐带脱垂。

（2）胎儿方面

1）胎头水肿或血肿：产程进展缓慢或停滞时，胎先露部软组织长时间受产道挤压或牵拉，使骨膜下血管破裂，形成胎头水肿（即产瘤）或头皮血肿。

2）胎头下降受阻：临产后发现胎头下降受阻，应想到骨盆狭窄、胎位异常、宫缩乏力，软产道异常、胎头过大，胎儿畸形，子宫痉挛性狭窄环等。潜伏期胎头迟迟不入盆，应检查胎头跨耻征，警惕宫缩乏力及头盆不称。活跃期及第二产程胎头下降速度延缓或停滞，多为中骨盆狭窄及持续性枕后位或枕横位、脐带缠绕过紧等。分娩过程中颅骨缝轻度重叠，有利于胎儿娩出。骨产道致产程延长时，胎儿颅骨缝过度重叠，提示存在头盆不称。

3）胎儿窘迫：产程延长尤其是第二产程延长，易导致胎儿缺氧，胎儿代偿能力下降或是代偿期，可出现胎儿窘迫征象。

3. 产程曲线异常　可以单独存在，也可并存。

1）潜伏期延长（prolonged latent phase）：为潜伏期超过 16 小时。

2）活跃期延长（prolonged active phase）：为活跃期超过 8 小时，活跃期宫口扩张初产妇 <1.2cm/h，经产妇 <1.5cm/h，提示活跃期延长。

3）活跃期停滞（arrested active phase）：为活跃期宫口扩张停止 >4 小时。

4）第二产程延长（protracted second stage）：初产妇第二产程 >2 小时（硬膜外麻醉无痛分娩以 3 小时为标准），经产妇第二产程 >1 小时。

5）胎头下降延缓（protracted descent）：在宫颈扩张减速期及第二产程时，胎头下降最快。如此阶段胎头下降速度初产妇 <1.0cm/h，经产妇 <2.0cm/h，称为胎头下降延缓。

6）胎头下降停滞（arrested descent）：减速期后胎头下降停滞 >1 小时。

7）滞产（prolonged labor）：总产程超过 24 小时。

【护理评估】

1. 产前评估 定期产前检查，了解孕妇的年龄，有无引起骨盆异常的疾病史，有难产史应了解难产的原因、分娩经过、处理方法及母儿预后。孕早期常规进行阴道检查，及早发现可能造成原发性宫缩乏力和产道梗阻的因素，如子宫及软产道畸形、子宫下段或宫颈肌瘤、卵巢肿瘤等。孕中期及时发现并纠正异常胎位、胎儿畸形，临产前尽可能准确估计胎儿体重，并注意有无头盆不称。

2. 产时评估 异常分娩主要表现是分娩受阻和产程延长，多在产程观察中得到诊断。阴道检查在头位难产的诊断与处理中具有决定性意义。临产后每隔 2~4 小时行阴道检查，了解宫颈厚薄、软硬度、宫颈口扩张程度、有无水肿及水肿部位；胎方位、胎头下降程度，颅骨有无重叠，产瘤情况；骨盆内部情况等。

产程在不同阶段受阻有不同的临床意义：①潜伏期延长：应排除假临产、宫颈成熟度欠佳及不恰当应用镇痛剂或麻醉剂。②活跃期延长或停滞：需排除中骨盆狭窄、持续性枕后位/枕横位及各种原因所致的头盆不称。③第二产程延长：常与持续性枕后位/枕横位有关，应注意查清胎方位。

【处理原则及护理措施】

尽可能做到产前预测，产时及时准确诊断，针对原因适时处理。无论出现哪种产程异常，均需认真评估子宫收缩力、胎儿大小与胎位、骨盆狭窄程度以及头盆关系等，综合分析决定分娩方式（图 12-32）。

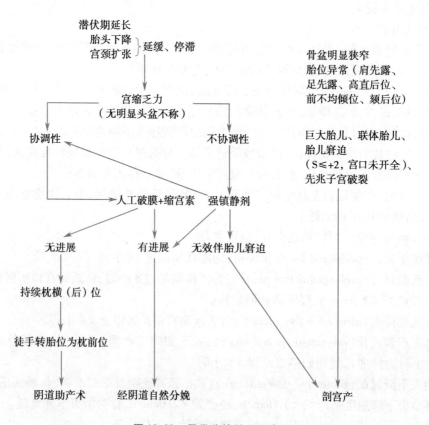

图 12-32 异常分娩处理示意图

1. 一般处理

(1)解除产妇的恐惧与精神紧张,鼓励产妇以自由体位待产和分娩。

(2)提倡一对一的导乐陪伴分娩。

(3)补充足够营养,鼓励进食,必要时给予静脉滴注 10% 葡萄糖、维生素 C 和补充电解质。

(4)保持膀胱、直肠空虚,必要时给予导尿、灌肠,以免妨碍胎头下降。

2. 产科处理 凡是有先兆子宫破裂、骨盆明显狭窄或明显畸形、肩先露、颏后位、高直后位、前不均倾位、初产妇混合臀先露或足位、臀位伴有骨盆狭窄、巨大胎儿、联体胎儿等均应考虑剖宫产术。若为轻度头盆不称,尤其是骨盆入口平面临界性狭窄,需结合产力、胎位及胎儿大小等条件,应给予充分试产的机会。对于中骨盆及骨盆出口平面的头盆不称,及有妊娠合并症行阴道试产要慎重。

试产时必须严密观察产力、胎心、宫口扩张和胎先露下降情况,试产时间不应过长,一般为 2 ~ 4 小时,人工破膜后不超过 2 小时。如试产过程中胎心率变快、变慢或不规律,特别是胎心监护出现重度变异减速或晚期减速,基线变异减少,应警惕胎儿窘迫,并寻找原因,对症处理。经处理若胎心仍未恢复,宫口已开全者,应行阴道助产,估计短时间内不能经阴道分娩者应行剖宫产。

在试产过程中发现潜伏期及活跃期延长、宫口扩张延缓或停滞,胎头下降延缓或停滞的异常情况,首先应进行阴道检查。①如无头盆不称,潜伏期延长,应使用镇静剂哌替啶100mg 或地西泮 10mg 静脉推注,可很快转入活跃期。②如应用镇静剂后,或转入活跃期后出现子宫收缩乏力,可使用缩宫素加强宫缩。采用缩宫素 2.5U 加入 0.9% 氯化钠 500ml 内,调整滴注速度,使宫缩间歇 2 ~ 3 分钟,持续 1 分钟左右。③宫口扩张 3.0 ~ 5.0cm 时可行人工破膜,如胎儿头下降顺利,可经阴道分娩;如应用缩宫素及人工破膜 2h,胎头下降仍不明显,应查明原因。④第一产程末及第二产程出现胎头下降延缓或停滞,可能是胎头在中骨盆平面或出口平面受阻。若为持续性枕横位或枕后位,可考虑徒手旋转胎头至枕前位,胎头继续下降,当 S ≥ +3,可自然分娩或行低位产钳术及胎头吸引助产,若 S ≤ +2 应行剖宫产。

(朱四红)

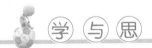 学与思

1. 王女士,24 岁,孕 1 产 0,孕 39^{+6} 周。平素月经规律。因下腹阵痛 4 小时入院。入院时查体:生命体征平稳,心肺体检无异常,宫高 33cm,腹围 95cm,骨盆测量:髂棘间径 25cm,髂嵴间径 28cm,骶耻外径 19cm,坐骨结节间径 9.0cm。胎儿估计体重 3.2kg,胎方位 LOA,胎心 142 次/分,律齐,宫缩 30 秒/(5 ~ 6)分钟,中下,阴道检查,宫颈消失,软,中位,宫口开大 3.0cm,水囊可及,羊水未见,先露头,S^{-2}。2 小时后助产士触摸宫缩(10 ~ 20)秒/(7 ~ 8)分钟,弱,宫缩时按压子宫仍可出现凹陷,再次行阴道检查,宫口开大 3.0cm,水囊可及,羊水未见,先露头,S^{-2}。

请问:

(1)该产妇的产程进展是否正常?

(2)该产妇目前的护理诊断是什么?

(3)为加快产程进展,可以采取的方法有哪些?

2. 夏女士,26 岁,孕 1 产 0,孕 38^{+6}周。平素月经规律。因下腹阵痛 4 小时入院。入院时查体:生命体征平稳,心肺体检无异常,身高 152cm,体重 58kg,宫高 35cm,腹围 99cm,骨盆测量:髂棘间径 23cm,髂嵴间径 25cm,骶耻外径 18cm,坐骨切迹宽度 <2 横指,两侧坐骨棘稍突,骨盆内聚,坐骨结节间径 <8cm,耻骨弓角度 <90°,坐骨结节间径 + 后矢状径之和 < 15cm。胎儿估计体重 3.9kg,胎方位 LOA,胎心 144 次/分,律齐,宫缩 30 秒/(4~5)分钟,中下,阴道检查:宫颈消失,软,中位,宫口开大 1.0cm,水囊可及,羊水未见,先露头,浮。

请问:

(1)该产妇的骨盆是否正常? 如不正常,是哪个平面异常?

(2)该产妇下一步该如何处理?

3. 苏女士,30 岁,孕 1 产 0,孕 39^{+5}周,临产 8 小时,已破膜 10 小时。入院时查体:生命体征平稳,心肺体检无异常。腹部检查:子宫呈纵椭圆形,胎体纵轴与母体纵轴一致。在宫底部触及圆而硬的胎头,按压时有浮球感;腹部左侧可触及宽而平坦的背部,腹部右侧可触高低不平的四肢;耻骨联合上方可触到不规则、软而宽的胎臀,胎心在脐左上方听得最清晰。宫高 35cm,腹围 90cm,骨盆内测量:髂棘间径 23cm,髂嵴间径 25cm,骶耻外径 17.5cm,坐骨结节间径 8.5cm。阴道检查:宫颈消失,宫口开大 3.0cm,水囊可及,羊水未见,先露可疑足,浮。

请问:

(1)该患者目前存在的问题有哪些?

(2)该患者目前该如何处理?

第十三章 分娩期并发症

学习目标

1. 掌握产后出血、子宫破裂、羊水栓塞定义和病因、临床表现、防治要点及护理措施；软产道损伤的临床表现、处理及护理措施。
2. 熟悉子宫破裂、羊水栓塞的常见护理诊断。
3. 了解产科休克和产科弥散性血管内凝血的特点、处理原则和护理措施。
4. 帮助学生树立"时间就是生命"的严谨工作态度，关心体贴孕产妇。

第一节 产后出血

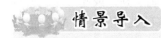

情景导入

初产妇张女士,27 岁,曾有多次人工流产史,于今日下午 3 时分娩一女婴,胎盘娩出后阴道流血不断,感全身疲乏无力,医生查体发现:血压 68/46mmHg,脉搏 128 次/分,腹软。

工作任务:

1. 张女士目前的状况能诊断为"产后出血"吗?
2. 其可能的出血原因和护理诊断有哪些?
3. 怎样为她制订合适的护理计划?

产后出血(postpartum hemorrhage,PPH)是指胎儿娩出后 24 小时内,阴道流血量超过 500ml,剖宫产时超过 1000ml 者。产后出血的时间包括:胎儿娩出后至胎盘娩出前,胎盘娩出至产后 2 小时及产后 2~24 小时 3 个时期,约 80% 发生于产后 2 小时内。产后出血是分娩期严重并发症,是我国目前孕产妇死亡的首要原因,发生率占分娩总数的 2%~3%。产后出血的预后随失血量、失血速度及产妇体质不同而异。若短时内大量失血可迅速发生失血性休克,严重者危及产妇生命,休克时间过长可引起脑垂体缺血坏死,继发严重的腺垂体功能减退——希恩综合征(Sheehan syndrome)。

【概述】

引起产后出血的主要原因有子宫收缩乏力、胎盘因素、软产道裂伤和凝血功能障碍。这些原因可以互为因果,相互影响。

1. **子宫收缩乏力**（uterine atony）　是引起产后出血最常见的原因,常为分娩过程中宫缩乏力的延续,占产后出血总数的 70% ~ 80% 。胎儿娩出后,子宫收缩使胎盘剥离面迅速缩小,其周围的螺旋小动脉发生生理性结扎,血窦关闭,阴道出血量减少。因此,凡影响子宫收缩和缩复功能的因素均可引起子宫收缩乏力性产后出血。常见因素如下:

（1）全身因素:①产妇精神过度紧张;②体质虚弱或合并有慢性全身性疾病等。

（2）产科因素:①产程延长,体力消耗过多;②产科疾病(前置胎盘、胎盘早剥、妊娠期高血压疾病、宫腔感染)使子宫肌水肿或渗血,影响收缩。

（3）子宫因素:①子宫肌纤维过度伸展(多胎、羊水过多、巨大儿);②子宫肌壁损伤(剖宫产史、子宫肌瘤剔除术后、分娩过多);③子宫病变(子宫肌瘤、子宫发育不良、畸形)。

（4）药物因素:临产后过多使用镇静剂和麻醉剂或子宫抑制剂。

2. **胎盘因素**

（1）胎盘滞留:胎盘多在胎儿娩出后 15 分钟娩出,若胎儿娩出后 30 分钟胎盘尚未娩出者,称胎盘滞留(retained placenta)。常见原因如下:

1）胎盘剥离不全:多由第三产程处理不当,过早牵拉脐带或按压子宫影响胎盘正常剥离,已剥离面血窦开放导致出血。

2）胎盘剥离后滞留:因宫缩乏力、膀胱充盈等使已剥离的胎盘滞留于宫腔。

3）胎盘嵌顿:由于不正当使用宫缩剂或粗暴按压子宫,使子宫颈内口附近子宫平滑肌产生痉挛性狭窄环,使已剥离的胎盘嵌顿于宫腔。

（2）胎盘粘连(placenta accreta)或胎盘植入(placenta increta):胎盘绒毛黏附于子宫肌壁表层为胎盘粘连;胎盘绒毛穿入子宫壁肌层为胎盘植入;穿过子宫肌层到达或超过子宫浆膜面为穿透性胎盘植入。胎盘植入易导致产时出血、产后出血、子宫破裂和感染等并发症,穿透性胎盘植入也可发生膀胱或直肠损伤。

胎盘植入根据其植入的面积分为部分性或完全性。部分性胎盘粘连或植入,因胎盘部分剥离,部分未剥离,导致子宫收缩不良,已剥离面血窦持续开放发生致命性产后出血;完全性粘连与植入则因未剥离而无出血。其常见原因为:子宫内膜损伤(多次人工流产、宫腔感染)、胎盘附着部位异常(覆盖于子宫下段、宫颈)、经产妇子宫内膜损伤、子宫手术史如多次剖宫产者,更易导致凶险性产后出血。

（3）胎盘、胎膜残留:多为部分胎盘小叶或副胎盘残留在宫腔,有时部分胎膜残留于宫腔,影响子宫收缩引起产后出血。

3. **软产道裂伤**　软产道裂伤后未及时发现,导致产后出血。常可因胎儿过大、娩出过快、助产手术不当、宫缩过强、软产道组织弹性差等,可引起会阴、阴道、宫颈裂伤,严重者裂伤可达阴道穹隆、子宫下段,甚至盆壁,形成腹膜后血肿或阔韧带内血肿。过早行会阴后-斜切开术也可引起失血过多。

4. **凝血功能障碍**　较少见,多数由于产科情况引起的弥散性血管内凝血(DIC)所致的凝血功能障碍,如胎盘早剥、羊水栓塞、妊娠期高血压疾病、死胎、重症肝炎等。少数由于产妇合并有血液系统疾病,如原发性血小板减少、再生障碍性贫血、肝脏疾病等,因凝血功能障碍引起创伤面及子宫剥离面出血。

【护理评估】

1. **健康史**　评估与产后出血有关的病史,如:多次人工流产及产后出血史、出血性疾病、子宫肌瘤、重症肝炎等;此次妊娠有无合并妊娠期高血压疾病、前置胎盘、胎盘早剥、多胎妊娠、羊水过多等;评估产妇分娩期精神状态,是否过多使用镇静剂、麻醉剂,是否存在产程过长、产妇衰竭、急产或软产道裂伤等情况。

2. **身体状况**　主要表现是胎儿娩出后有多量阴道流血及失血性休克、严重贫血等症状和体征。临床表现随不同病因而异,诊断时注意有数种病因并存引起产后出血的可能,明确病因以便及时处理。

(1)症状:产妇表现为阴道流血过多。产妇多表现为面色苍白、心慌、出冷汗、头晕、表情淡漠、懒言等。如软产道损伤造成阴道壁血肿,产妇会有尿频或肛门坠胀感,并有排尿疼痛。

(2)体征:不同原因引起的产后出血体征不同。

1)子宫收缩乏力:胎盘娩出后阴道流血较多,呈间歇性,血色暗红,有凝血块,腹部触诊子宫软、轮廓不清,宫底升高,按摩子宫和使用宫缩剂后子宫变硬,阴道流血量减少或停止。

2)胎盘因素:胎儿娩出后数分钟,阴道流血量多,色暗红,间断性流出,有血块,可考虑胎盘因素。胎盘部分粘连或部分植入时,其未粘连或植入部分可发生剥离而出血不止;胎盘剥离不全或剥离后滞留宫腔,常表现为胎盘娩出前阴道流血量多伴有子宫收缩乏力;胎盘嵌顿时在子宫下段可发现狭窄环。根据胎盘尚未娩出,或徒手剥离胎盘时胎盘与宫壁粘连面积大小、剥离难易程度以及通过仔细检查娩出的胎盘胎膜,容易作出诊断。胎盘因素所致出血在胎盘娩出、宫缩改善后常立即停止。

3)软产道裂伤:发生在胎儿娩出后立即出现阴道持续流血,血色鲜红能自凝,宫缩良好,子宫轮廓清晰;裂伤较深或涉及血管时,出血较多。仔细检查软产道,可发现宫颈、阴道或会阴有裂口、血肿。宫颈裂伤常发生在两侧,有时可上延至子宫下段、阴道穹隆。阴道裂伤多发生在侧壁、后壁和会阴部,多呈不规则裂伤。同时可有严重的会阴疼痛或可触及张力大、有波动感、不同大小、表面皮肤颜色有改变的阴道壁血肿。

4)凝血功能障碍:在孕前或妊娠期已有易于出血倾向,胎儿娩出后持续阴道流血,血液不凝固,检查软产道无损伤,胎盘胎膜完整,子宫收缩良好,并可出现全身多部位出血。

　知识链接

失血量测定及估计方法

产后出血量测定方法包括:主观测定法(目测法)和客观测定法,其中目测法不够准确,客观测定法可以较准确地测定出血量,常用测定方法有三种:①称重法:失血量(ml)=[分娩后敷料湿重(g)－分娩前敷料干重(g)]/1.05(血液比重 g/ml)。②容积法:用专用的产后聚血器或弯盘收集血液后用量杯测定失血量;③面积法:血湿面积按10cm×10cm=10ml 计算。

对于产后未作失血量收集的产妇,或外院转诊者,可根据失血性休克程度估计失血量,指导休克的抢救。休克指数=脉率/收缩压(mmHg);指数=0.5 为血容量正常;指数=1.0 为轻度休克;指数=1.0~1.5,失血量为全身血容量的20%~30%;指数=1.5~2.0,失血量约为30%~50%;若指数>2.0,出血量约为50%,重度休克。

3. 心理-社会支持状况 产后出血一旦发生,产妇及家属会表现异常惊慌、恐惧,担心产妇的生命安危。迅速大量的失血引起失血性休克,由于对疾病发展不可预测,产妇容易有濒死感等恐慌心理反应。如失血过多、休克时间长,有可能引起垂体缺血坏死,继发严重的腺垂体功能减退(希恩综合征),给社会和家庭造成负担。

4. 辅助检查 测定血常规可了解贫血程度及有无感染。测血型、血交叉试验以便输血补充血容量。测定出、凝血时间、凝血酶原时间、血浆鱼精蛋白副凝试验等了解有无凝血功能障碍。

5. 处理原则和主要措施 为针对出血原因,迅速止血;补充血容量、纠正失血性休克,防止感染。

【常见护理诊断/问题】

1. 组织灌注量不足 与阴道流血多,不能及时补充有关。

2. 有感染的危险 与失血后贫血、胎盘剥离创面或软产道裂伤导致抵抗力下降及手术操作有关。

3. 恐惧 与阴道大量流血,担心自身的生命安危有关。

4. 潜在并发症:失血性休克、希恩综合征。

【护理目标】

1. 产妇阴道流血得到控制,血容量尽快得到恢复,血压、脉搏、尿量保持正常,不出现并发症。

2. 能说出感染的危险因素,体温、恶露、伤口无异常。

3. 产妇能叙述恐惧的心理感受,情绪稳定,并积极配合治疗与护理。

【护理措施】

1. 预防产后出血

(1)妊娠期:加强孕期保健,定期进行产前检查,及时治疗全身性疾病,凡有血液病不宜妊娠者应及时终止妊娠。对有产后出血倾向的孕妇,如多胎妊娠、羊水过多、肝炎、妊娠期高血压疾病、血液病等,应提前入院待产。

(2)分娩期:正确处理产程。

1)第一产程:严密观察胎心、宫缩和产程进展,消除其思想顾虑,合理应用镇静剂,加强营养,注意休息,防止产程延长或产程过快。有产后出血可能者,保持静脉通畅,做好输血和急救的准备。

2)第二产程:正确指导产妇使用腹压,正确保护会阴,掌握会阴切开的时机,避免胎儿娩出过快,勿使胎头过早仰伸,阴道助产术要严格按照操作规程进行。有出血可能者,当胎儿前肩娩出后,立即肌内注射或静脉推注缩宫素 10U,并继续静脉滴注缩宫素,以增强子宫收缩减少出血。

3)第三产程:正确处理第三产程,准确收集并测量产后出血量。在胎盘未剥离之前,避免压挤子宫及牵拉脐带,胎盘剥离后及时协助娩出。胎盘娩出后仔细检查是否完整,有残留者应及时取出;常规检查软产道有无损伤,有损伤及时缝合,检查子宫收缩情况并按摩子宫以促进子宫收缩。

(3)产褥期:产后出血 80% 发生在产后 2 小时内,所以产后 2 小时内产妇应留在分娩室。分别在第 15 分钟、30 分钟、60 分钟、90 分钟、120 分钟监测生命体征,严密观察产妇子宫收缩、宫底高度、阴道流血量、会阴伤口、膀胱充盈等情况;鼓励产妇及时排尿、早期哺乳,有感染可能者,应用抗生素,预防晚期产后出血。

2. 休克的急救护理

(1)协助产妇采取平卧位或头和躯干抬高20°~30°、下肢抬高15°~20°卧位,立即建立静脉通道,给予保暖、吸氧。

(2)做好急救物品及药品准备,遵医嘱尽快输液、输血,并记录出入量。

(3)密切监测血压、脉搏、呼吸、神志变化,观察皮肤黏膜、嘴唇及指甲的颜色,注意子宫收缩及阴道流血情况,发现休克征象立即报告医生。

(4)配合医生查找出血原因和协助进行相应的止血措施。

(5)根据医嘱准确采集各种标本,及时送检。

3. 协助医生迅速止血

(1)子宫收缩乏力止血:加强宫缩是最迅速最有效的止血方法。导尿排空膀胱后可采用以下方法:

1)按摩子宫:①经腹壁按摩子宫法包括:单手按摩法和双手按摩法。单手按摩法:助产者将一手拇指在子宫前壁,其余四指在后壁,均匀而有节律地按摩子宫,挤出宫腔内积血(图13-1)。此法产妇感到疼痛,按摩时切忌动作粗暴,用力不可过大。双手按摩法:一手放在耻骨联合上方按压下腹部,将子宫向上推起,另一手放于子宫底部,拇指在前壁,其余四指在后壁握住子宫底部,用双手在腹部按摩子宫,(图13-2),同时间断用力挤压子宫,压出子宫腔内的血块。②腹部-阴道双手按摩子宫法:助产者一手戴消毒手套握拳置于阴道前穹隆,顶住子宫前壁,另一手自腹部按压子宫后壁,两手相对紧紧压迫子宫并做按摩(图13-3)。按摩子宫评价有效的标准为:子宫轮廓清楚,收缩有皱褶,阴道流血或子宫切口出血减少。按压时间以子宫恢复正常收缩并能保持收缩状态为止。

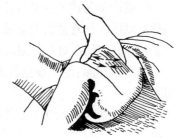

图13-1 腹部单手按摩子宫法

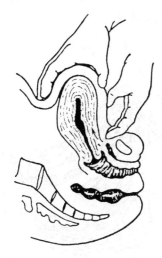

图13-2 腹部双手按摩子宫法

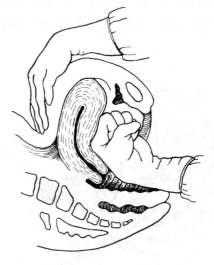

图13-3 腹部-阴道双手按摩子宫法

2)应用子宫收缩药物:根据产妇的情况,可采用静脉滴注、静脉推注、肌内注射、阴道上药等方式给药,达到加强子宫收缩止血的目的。常用药物有:①缩宫素(oxytocin)10U 加于 0.9%氯化钠注射液 500ml 中静脉滴注,必要时可将缩宫素 10U 直接行宫体注射。②麦角新碱 0.2~0.4mg 宫体直接注射或肌内注射,或静脉快速滴注,或加入 25% 葡萄糖注射液 20ml 中静脉缓慢推注,心脏病、高血压患者和妊娠期高血压疾病慎用。③前列腺素类药物:米索前列醇 200mg 舌下含化或卡前列甲酯栓 1mg 置于阴道后穹隆;地诺前列酮 0.5~1mg 直接行宫体注射。

3)宫腔填塞纱布条法:经按摩法、用宫缩剂后仍出血,在缺乏输血和手术条件下,应用宫腔填塞纱布条止血为良好的应急措施。用卵圆钳将特制的长 1.5~2m,宽 6~8cm,4~6 层无菌纱布条塞入宫腔,自宫底由内向外填紧(图 13-4),压迫止血,填塞中不留无效腔,注意无菌。24 小时后取出,取出前先注射宫缩剂,并给予抗生素预防感染;还可使用宫腔放置球囊代替宫腔填塞止血。

4)子宫压缩缝合术:常用 B-Lunch 法,适合子宫收缩乏力引起的产后出血,特别是剖宫产时使用更方便。

5)结扎盆腔血管:经以上方法不能止血时或要求保留生育能力者,可经阴道结扎子宫动脉上行支;若无效还可开腹结扎子宫动脉或髂内动脉,以达到止血的目的。

6)髂内动脉或子宫动脉栓塞:适用于产妇生命体征稳定时,在放射科医师协助下,行股动脉穿刺插入导管达髂内动脉或子宫动脉,注入吸收性明胶海绵颗粒栓塞动脉。栓塞剂可于 2~3 周后吸收,血管复通。

7)子宫切除:经积极抢救无效时,为挽救产妇生命,应立即行子宫次全切除术或子宫全切除术。

(2)胎盘因素止血:处理前应排空膀胱,根据不同原因,采取相应方法娩出胎盘而止血。

1)胎盘剥离后滞留者,助产者一手轻按子宫底刺激宫缩,嘱产妇屏气向下用力,另一手轻轻牵拉脐带使胎盘完整娩出。

2)胎盘粘连、剥离不全者,应行手取胎盘术(图 13-5),注意无菌操作,切忌挖除。

3)胎盘嵌顿者,在全身麻醉下,待子宫狭窄环松解后手取胎盘。

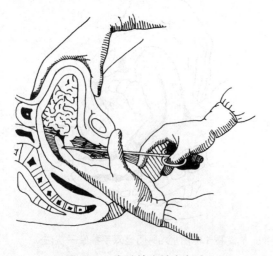

图 13-4　宫腔填塞纱布条法

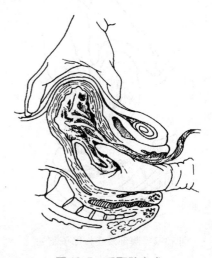

图 13-5　手取胎盘术

4)胎盘植入者,徒手剥离胎盘时发现胎盘与宫壁关系紧密,界线不清,难以剥离,牵拉脐带,子宫壁与胎盘一起内陷,可能为胎盘植入,应立即停止剥离,根据患者出血情况及胎盘剥离面积行保守治疗或子宫切除术。保守治疗适用于产妇一般情况良好,无活动性出血;胎盘植入面积小,子宫壁厚,子宫收缩好、出血量少者,可采用局部切除、髂内动脉栓塞术、甲氨蝶呤等治疗。

5)胎盘、胎膜残留者,可徒手取出,手取困难者,可用大号刮匙刮取。

(3)软产道裂伤止血:应按解剖关系及时、准确缝合直至彻底止血,缝合第一针应超过裂伤顶端,不留无效腔,避免缝线穿透直肠黏膜。软产道血肿应切开并清除积血、彻底止血缝合,必要时放置引流条。

(4)凝血功能障碍止血:应积极止血,排除子宫收缩乏力、胎盘因素、软产道损伤等原因引起的出血。治疗原发病,输新鲜血、血小板、纤维蛋白原或凝血因子等,若已发生 DIC,则按 DIC 处理。

4. 防治感染

(1)失血使产妇抵抗力下降易感染,在抢救的过程中应加强无菌操作,遵医嘱给予抗生素。

(2)积极改善产妇一般状况,加强营养,纠正贫血,注意休息,给予支持疗法。

(3)保持环境清洁,定期通风、消毒。保持外阴清洁,每日擦洗 2 次,便后及时擦洗,指导产妇应用消毒会阴垫。

(4)产后监测体温变化,观察恶露有无异常,宫腔和软产道伤口有无感染迹象,发现异常报告医生及时处理。

(5)遵医嘱应用抗生素预防感染。

5. 心理护理

(1)做好产妇及家属的安慰、解释工作,使产妇保持安静,与医护人员主动配合。

(2)尽量陪伴在产妇身旁,给予同情和关爱,增加安全感。

(3)教会产妇一些放松的方法,鼓励产妇说出内心的感受,消除恐惧心理。

6. 健康指导

(1)指导产妇加强营养,逐步增加活动量。

(2)教会产妇按摩子宫,继续观察子宫复旧及恶露的情况,警惕晚期产后出血和产褥感染的发生。指导产妇进行哺乳的方法,促进宫缩,减少出血。

(3)产褥期禁止盆浴及性生活。

(4)明确产后复查的时间、目的和意义,使产妇能按时接受检查,以便及时发现问题,及时处理,使其尽快恢复健康。

【护理评价】

1. 产妇是否避免了失血性休克,血压、脉搏、尿量是否保持正常。

2. 产妇是否出现感染征象,体温、恶露、伤口和白细胞有无异常。

3. 产妇焦虑症状能否得到减轻,是否能积极配合治疗与护理,生理及心理上的舒适感是否增加。

第二节 羊水栓塞

羊水栓塞(amniotic fluid embolism,AFE)是指在分娩过程中羊水进入母体血液循环,引起急性肺栓塞、过敏性休克、弥散性血管内凝血(DIC)、肾衰竭等一系列严重的综合征。发生在足月分娩者死亡率高达80%,也可发生在妊娠10～14周钳刮术中,是导致产妇死亡的重要原因之一。

【概述】

1. 病因　羊水进入母体血液循环必须具备3个条件:①羊膜腔内压力增高(强烈子宫收缩);②子宫颈和子宫体损伤处有开放的静脉或血窦开放;③胎膜破裂。羊水进入母体血液循环有3个途径:①经子宫颈内膜静脉;②经胎盘附着部位的血窦;③病理情况下开放的子宫壁血窦。

高龄初产妇、多产妇、前置胎盘、胎盘早剥、子宫收缩过强、宫颈裂伤、子宫破裂、剖宫产术、引产术和钳刮术等均可使羊水在较强的子宫收缩的压力下,从裂伤的子宫内膜静脉或病理开放的子宫壁血窦进入母体血液循环而造成栓塞。

2. 病理生理　羊水进入母体血液循环后,通过阻塞肺部小血管,引起Ⅰ型变态反应并导致凝血机制异常,使机体发生一系列病理生理变化。

(1)肺动脉高压:羊水中有形物质如胎儿毳毛、上皮细胞、胎脂、胎粪等直接形成栓子,经肺动脉进入肺循环,在肺小血管内造成机械性栓塞并刺激血小板和肺间质细胞释放白三烯等血管活性物质使肺小血管痉挛;羊水中含有大量促凝物质,可激活外源性凝血系统,在血管内形成大量微血栓,进一步阻塞肺小血管;肺小血管栓塞反射性引起迷走神经兴奋,引起支气管痉挛和支气管分泌物增多,使肺通气、换气量减少,又反射性地引起肺内小血管痉挛,致肺动脉高压。肺动脉高压可引起右心负荷加重,导致急性右心扩张,出现充血性右心衰。左心房回心血量减少,左心排血量明显减少,血压下降,出现休克导致死亡。

(2)过敏性休克:羊水中有形成分是很强的致敏原,进入母体血液循环,引起Ⅰ型变态反应,发生过敏性休克。

(3)弥散性血管内凝血(DIC):妊娠时由于多种凝血因子和纤维蛋白原增加导致母体血液呈高凝状态。羊水中含有大量促凝物质,可激活外源性凝血系统,在血管内形成大量微血栓,消耗大量凝血因子和纤维蛋白原,导致DIC。由于大量凝血物质的消耗和纤溶系统的激活,产妇血液系统由高凝状态迅速转变为纤溶亢进,导致血液不凝固,可导致严重的产后出血及失血性休克。

(4)急性肾衰竭:循环功能衰竭引起肾缺血及DIC形成的微血栓堵塞肾内小血管,引起肾脏急性缺血,导致肾功能障碍和衰竭。

【护理评估】

1. 健康史　评估是否存在引起羊水栓塞的各种诱因:是否有胎膜早破或人工破膜、胎盘早剥、前置胎盘、宫缩过强或强直性宫缩、中期妊娠引产或钳刮术、羊膜腔穿刺等病史。

2. 身体状况　羊水栓塞多数发病急、病情凶险,多发生于分娩过程中,尤其是胎儿娩出前后的短时间内。

(1)症状:产妇在分娩过程中或分娩后短时间内突然出现烦躁不安、寒战、呛咳、呼吸困难、发绀等,迅速出现循环衰竭,进入休克或昏迷状态。严重者发病急骤,甚至没有先兆症状,突然惊叫一声即进入昏迷状态,呼吸循环骤停,于数分钟内死亡。未死亡者,可出现难以控制的阴道出血、切口渗血、全身皮肤黏膜出血,血液不凝固;有时可有消化道或泌尿道大量出血,产妇可死于失血性休克;继而出现少尿、无尿等急性肾衰竭的表现。

部分患者病情发展缓慢,症状隐匿,即不典型羊水栓塞。其缺乏急性呼吸循环系统症状或症状较轻,有些患者在胎膜破裂时突然一阵呛咳,之后缓解;有些仅表现为在分娩或剖宫产时的一次寒战,几小时后才出现大量阴道出血,无血凝块、伤口渗血和血尿等,出现休克症状。

(2)体征:心率加快,肺部听诊有湿啰音,全身皮肤黏膜有出血点,阴道流血不止,切口渗血。

3. 心理-社会支持状况　羊水栓塞发病急骤并且病情凶险,产妇会感到痛苦和恐惧。家属毫无精神准备,当产妇和胎儿的生命受到威胁时而感到焦虑,一旦抢救无效会对医务人员产生抱怨和不满,甚至愤怒情绪。

4. 辅助检查

(1)床旁胸部 X 线摄片:可见双肺出现弥散性点片状浸润影,沿肺门周围分布,伴有右心扩大。

(2)床旁心电图或心脏彩超:提示右心房、右心室扩大,左心室缩小,ST 段下降。

(3)实验室检查:可测定血小板、凝血酶原时间及纤维蛋白原定量等,做与 DIC 相关的检测。

(4)血涂片查找羊水成分:下腔静脉取血,镜检见到羊水中有形物质即可确诊。

(5)尸检:可见肺水肿、肺泡出血,主要脏器及组织中或心内血液离心后镜检找到羊水有形物质

5. 处理原则和主要措施　一旦出现羊水栓塞的临床表现,应立即抢救。主要原则:抗过敏、纠正呼吸循环衰竭和改善低氧血症、抗休克、纠正凝血功能障碍、防治肾衰竭及感染,正确处理产科问题。

【常见护理诊断/问题】

1. 气体交换受阻　与肺动脉高压、肺水肿及呼吸循环功能衰竭有关。

2. 组织灌注量不足　与弥散性血管内凝血及失血有关。

3. 恐惧　与病情危重,濒死感有关。

4. 潜在并发症:休克、肾衰竭、DIC。

【护理目标】

1. 产妇胸闷、呼吸困难有所改善。

2. 使产妇能维持体液平衡,生命体征平稳,不发生并发症。

3. 产妇能叙述恐惧的心理感受,情绪稳定,并积极配合治疗与护理。

4. 无并发症发生或并发症得到及时处理。

【护理措施】

1. 预防羊水栓塞

(1)人工破膜时不行人工剥膜。

(2)人工破膜应在子宫收缩间歇时,进行位置宜低,破口宜小,羊水流出的速度宜慢。

(3)严格掌握剖宫产指征,预防子宫或产道损伤。

(4)正确掌握缩宫素使用方法,并有专人护理或仪器监控,防止宫缩过强。

(5)中期妊娠引产时,宜先破膜,羊水放出后再钳刮;先取胎儿后取胎盘;刮宫前不用缩宫素;术中减少子宫的损伤。

(6)及时诊断和处理妊娠期高血压疾病,减少胎盘早剥的发生,从而避免羊水栓塞。

2. 纠正缺氧,配合抢救　配合医生进行抗过敏、解痉挛、抗休克、纠正酸中毒、纠正心力

衰竭、纠正凝血功能障碍的治疗。主要措施如下：

（1）抗休克，解除肺动脉高压，改善低氧血症。

1）供氧：保持呼吸道通畅，取半卧位，加压给氧，必要时做气管内插管或气管切开人工呼吸机给氧，改善肺泡毛细血管缺氧状态，预防及减轻肺水肿，改善心、脑、肾等重要器官的缺氧状态。

2）抗过敏：在改善缺氧的同时，早期使用大剂量肾上腺糖皮质激素抗过敏、解痉、稳定溶酶体，保护细胞。可选用氢化可的松 100～200mg 加入 5%～10% 葡萄糖注射液 50～100ml 快速静脉推注，再用 300～800mg 加入 5% 葡萄糖注射液 250～500ml 静脉滴注，每日量可达 500～1000mg。或用地塞米松 20mg 加入 25% 葡萄糖注射液静脉推注后再加 20mg 于 5%～10% 葡萄糖注射液中静脉滴注。

3）解除肺动脉高压：应用解痉药物缓解肺动脉高压，改善肺血流灌注，预防右心衰竭所致的呼吸循环衰竭。①盐酸罂粟碱：首选用药，30～90mg 加入 10%～25% 葡萄糖注射液 20ml 中缓慢静脉推注，每日剂量不超过 300mg。可松弛平滑肌，扩张冠状动脉、肺和脑小动脉，降低小血管阻力。②阿托品：1mg 加于 10%～25% 葡萄糖注射液 10ml 中，每 15～30 分钟静脉推注一次，直至面色潮红、症状缓解为止，可以阻断迷走神经反射所致的肺血管和支气管痉挛。心率 >120 次/分者慎用。③氨茶碱：可松弛支气管平滑肌，解除肺血管痉挛，用 250mg 加于 25% 葡萄糖液 20ml 中缓慢静脉推注。④酚妥拉明：能解除肺血管痉挛，消除肺动脉高压，5～10mg 加入 10% 葡萄糖液 100ml，以每分钟 0.3mg 速度静脉滴注。

（2）抗休克

1）补充血容量：扩容多选用低分子右旋糖酐-40、葡萄糖注射液 250～500ml 静脉滴注，滴速为每分钟 20～40ml，一日总量不超过 1000ml。抢救中应测定中心静脉压，了解患者心脏负荷，指导输液量及速度。

2）升压：休克症状严重或血容量已经补足但血压仍不稳定者，可采用多巴胺 20～40mg，加入 10% 葡萄糖液 250ml 静脉滴注，或使用间羟胺 20～80mg 加入 5% 葡萄糖液静脉滴注，可随血压调整滴速。

3）纠正酸中毒：及时做动脉血气分析血清电解质测定。用 5% 碳酸氢钠溶液 250ml 静脉滴注纠正酸中毒。

4）纠正心衰：常用毛花苷丙 0.2～0.4mg 加入 10% 葡萄糖液 20ml 静脉缓注；或毒毛花苷 K 0.125～0.25mg 静脉缓注，可在必要时隔 4～6 小时重复用药。

（3）防治 DIC

1）肝素钠：早期使用可治疗羊水栓塞的高凝，尤其是在发病后 10 分钟内使用。如有肝素过量出现出血倾向时，可用鱼精蛋白对抗，1mg 鱼精蛋白对抗肝素 100U。

2）补充凝血因子：及时输新鲜血或血浆、纤维蛋白原等。

3）抗纤溶药物：纤溶亢进时，可再用氨基己酸 4～6g、氨甲苯酸 0.1～0.3g、氨甲环酸 0.5～1g 加入 0.9% 氯化钠注射液或 5% 葡萄糖 100ml 静脉滴注，抑制纤溶激活酶，使纤溶酶原不被激活，抑制纤维蛋白的溶解。每次补充纤维蛋白原 2～4g，使纤维蛋白原达到 1.5g/L。

（4）预防肾衰竭：如补足血容量后，出现少尿，可选用 20% 甘露醇 250ml 快速静脉滴注（每分钟 10ml）或呋塞米 20～40mg 静脉注射，扩张肾小球动脉预防肾衰，如无效提示急性肾衰竭尽早采取血液透析。

（5）产科处理：原则上先进行抢救，待病情好转后再处理产科情况。若发生在第一产程，应行剖宫产终止妊娠去除病因。若发生在第二产程,行阴道助产结束分娩。对发生难以控制的子宫出血,应在抢救休克的同时行子宫切除术。分娩后应用足量抗生素预防感染。

知识链接

羊水栓塞治疗的临床经验

早诊断、早治疗是降低羊水栓塞病死率的关键,一旦出现可疑表现,应边进行实验室检查边组织抢救,绝不可等待有检查结果再急救。大多数学者主张羊水栓塞诊断成立后应立即行抗凝治疗,不必等待 DIC 相关的实验室检查结果。低分子肝素是首要的抗凝药物。行剖宫产术时和术后要密切观察子宫出血情况,对于难以控制的大出血且血液不凝者,应在纠正凝血功能同时尽快行子宫全切术。有报道称子宫动脉栓塞术用于羊水栓塞后并发产后出血、DIC,且并发呼吸循环功能障碍的患者,可避免子宫切除,获得成功。

3. 病情监测

(1)监测产程进展、宫缩强度与胎儿情况。

(2)观察出血量、血液凝固情况。

(3)严密监测患者的生命体征,定时检查并记录。

(4)密切观察尿量,尿量减少时,应及早补充血容量;如尿量仍少,遵医嘱及时给予利尿剂预防和治疗肾衰竭。

4. 心理护理

(1)医护人员应沉着冷静,不要因为自身的忧虑而加重患者和家属的焦虑。理解家属的恐惧情绪,介绍病情的严重性,以取得配合。

(2)陪伴、鼓励、支持产妇,使其增强信心,相信自己的病情会得到控制,以配合医疗和护理。

(3)理解和安慰家属的恐惧情绪,向家属介绍病情的严重性,以取得配合。在合适的时机根据具体情况进一步制订护理措施,并提供出院指导。

5. 健康指导

(1)重视孕期保健,定时产前检查。

(2)及早发现如前置胎盘、双胎、多胎、巨大儿、羊水过多等诱发因素,告知羊水栓塞的危险性,如有异常及时就诊。

(3)对保留子宫仍有生育愿望的妇女,应指导采用合适的方法避孕,最好在 1 年后妊娠,怀孕前到妇产科门诊咨询最佳受孕时间及注意事项,在心理、身体状态完好的情况下可再次妊娠分娩。

(4)无法保留子宫行子宫切除的产妇要用婉转的语言告知,对有生育愿望的患者可指导其利用其他办法(如收养、领养、过继等)实现做母亲的愿望。

【护理评价】

1. 实施处理方案后,产妇胸闷、呼吸困难症状是否得到改善。

2. 补充液体及扩容后患者的血压及尿量是否正常;阴道出血是否减少;全身皮肤、黏膜出血是否停止。

3. 胎儿及新生儿有无生命危险,产妇一般情况是否好转,有无感染征象发生,出院时有无并发症。

4. 是否得到有效的心理指导,能否心态平和正确面对所发生的一切。

第三节 子宫破裂

子宫破裂(rupture of uterus)指在妊娠晚期或分娩期子宫体部或子宫下段发生裂开,直接危及产妇及胎儿生命的严重并发症,其发生率随剖宫产率增加有上升趋势。

【概述】

1. 分类 按发生原因分为自发性破裂和损伤性破裂;按发生时间分为妊娠期破裂和分娩期破裂;按发生部位分为子宫体部破裂和子宫下段破裂;按破裂程度分完全性破裂和不完全性破裂。以破裂程度分类更具有临床意义。

2. 病因

(1)瘢痕子宫:常见原因。常见于剖宫产术、子宫肌瘤剔除术、宫角切除术、子宫成形术后,因宫腔内压力增高使瘢痕破裂。如前次手术后伴感染、切口愈合不良、剖宫产后短期间隔再次妊娠等,临产后发生子宫破裂危险性更大。

(2)梗阻性难产:多见于高龄孕妇、骨盆狭窄、头盆不称、软产道阻塞、宫颈瘢痕、胎位异常、胎儿畸形等,均可导致胎先露下降受阻,子宫下段过分伸展变薄发生子宫破裂。

(3)子宫收缩药物使用不当:胎儿娩出前缩宫素使用指征和剂量不当,或未正确使用前列腺素类药物,导致子宫收缩过强,如加上瘢痕子宫或产道梗阻均可发生子宫破裂。

(4)产科手术损伤:在宫颈口未开全时行产钳助产或臀牵引术,或中-高位产钳牵引等可造成宫颈裂伤延及子宫下段;毁胎术、穿颅术可因器械、胎儿骨片损伤子宫导致破损;肩先露无麻醉下行内倒转术或强行剥离植入性胎盘或严重粘连胎盘等,均可引起子宫破裂。

(5)其他:子宫肌发育异常或多次宫腔操作,局部肌层菲薄也可以出现子宫破裂。

【护理评估】

1. 健康史 评估与子宫破裂有关的既往史与现病史,如剖宫产史、此次妊娠是否有胎位不正或头盆不称、有无使用缩宫素引产或催产史、是否有阴道助产手术操作史及外伤史等。

2. 身体状况 子宫破裂多数发生于分娩期,也可发生在妊娠晚期;大多数可分为先兆子宫破裂和子宫破裂两个阶段,但瘢痕子宫和损伤性破裂可无典型先兆破裂征象。

(1)症状:先兆子宫破裂产妇烦躁不安、呼叫,自诉下腹疼痛,胎动频繁,排尿困难及血尿。子宫破裂时,产妇突感腹部撕裂样剧痛,随即子宫收缩停止,腹痛暂时缓解,产妇顿感轻松,待羊水和血液进入腹腔后,又出现全腹持续性疼痛,同时出现呼吸急促、面色苍白、脉搏细数、血压下降等低血容量休克征象。

(2)体征:

1)先兆子宫破裂:由于胎先露下降受阻,为克服阻力引起强烈子宫收缩,子宫体肌肉增厚变短,子宫下段被牵拉得肌肉变薄拉长,两者之间形成明显环状凹陷,随着产程的进展,此凹陷逐渐上升到脐平或脐上,称为病理性缩复环,此时子宫外形呈葫芦状(图13-6)。子宫有压痛,胎心改变或听不清。

2)子宫破裂:根据破裂程度可分为完全性子宫破裂和不完全性子宫破裂。①不完全性子宫破裂:指子宫肌层全层或部分破裂,而浆膜层尚未破裂,宫腔与腹腔不相通,胎儿及其附属物仍在宫腔内。常见于子宫下段剖宫产切口瘢痕破裂,腹部检查:子宫轮廓清楚,破裂处压痛明显。若破裂口累及两侧子宫血管,可导致急性大出血或阔韧带血肿,此时在宫体一侧可触及边界不清、逐渐增大且有压痛的包块。胎心音多不规则或消失。②完全性子宫破裂:指子宫肌壁全层破裂,宫腔与腹腔相通。腹部

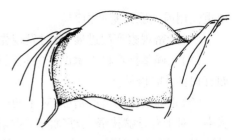

图 13-6 先兆子宫破裂时腹部外观

检查:全腹有压痛和反跳痛,叩诊有移动性浊音。子宫缩小在腹部一侧,另侧可触及表浅胎儿。胎动和胎心消失。阴道检查:宫颈口较原来回缩,下降的胎先露部缩回,有时可触及子宫破裂口。宫体部瘢痕破裂多为完全性子宫破裂,也常无先兆破裂典型症状。如为穿透性胎盘植入,可表现为持续性腹痛数日或数小时,伴有贫血、胎儿窘迫或胎死宫内,易误诊为急腹症或先兆临产。

3. 心理-社会支持状况　发生子宫破裂,使产妇及胎儿的生命受到威胁,产妇及家属会出现惊慌、恐惧,并责怪医护人员。若胎儿死亡或子宫切除会使产妇及家属出现悲伤、失望、愤怒等情绪。

4. 辅助检查　包括 B 型超声、血常规、尿常规、腹腔穿刺等。

5. 处理原则和主要措施　先兆子宫破裂者立即采取措施抑制子宫收缩同时尽快行剖宫产术;子宫破裂者在抢救休克同时尽早行剖腹取胎术并清理腹腔,根据病情处理子宫,预防感染。

【常见护理诊断/问题】

1. 疼痛　与强直性子宫收缩、病理性缩复环或子宫破裂血液刺激腹膜有关。

2. 组织灌注量不足　与子宫破裂后大量出血有关。

3. 预感性悲哀　与切除子宫及胎儿死亡有关。

4. 有感染的危险　与多次阴道检查、宫腔内操作及软产道开放性伤口、大量出血、胎盘剥离创面导致抵抗力下降有关。

5. 潜在并发症:失血性休克。

【护理目标】

1. 强直性子宫收缩得到抑制,产妇疼痛减轻。

2. 产妇低血容量得到纠正和控制,血压、脉搏、尿量保持正常,不发生失血性休克。

3. 产妇体温正常,无感染发生。

4. 产妇情绪得到调整,哀伤程度减低。

【护理措施】

1. 预防子宫破裂

(1)建立健全三级妇幼保健网,加强孕期保健知识宣教和产前检查。

(2)对于头盆不称、有瘢痕子宫、产道异常等高危因素者,应提前 2 周入院待产,做好分娩方式的选择,并严密监测胎心音的变化及宫缩情况。

(3)严格掌握缩宫素指征,诊断为头盆不称、胎儿过大、胎位异常或曾行子宫手术者产前禁止使用;注意用量、浓度、用法及滴速,静滴时需专人护理,应从小剂量静脉缓慢滴注开始,根据宫缩的情况调整滴速,严密观察宫缩及胎心的变化,胎儿娩出前禁止肌内注射缩宫素;

慎重使用前列腺素制剂引产。

（4）严密观察产程进展，及时发现先兆子宫破裂征象并及时处理。

（5）正确掌握产科手术助产的指征和操作规程，阴道助产术后应仔细检查宫颈和宫腔，如有损伤及时修补。

（6）正确掌握剖宫产指征，对于初产妇应严格掌握剖宫产指征，术中严格无菌操作，防止感染。对于有骨盆狭窄、子宫瘢痕、子宫畸形的产妇试产时要严密观察，试产时间不宜过长，可适当放宽剖宫产指征。对于前次为子宫体部切口、子宫下段切口有撕裂、术后感染愈合不良者，均应采取剖宫产终止妊娠。

（7）做好计划生育工作，避免多次人工流产及多产，有剖宫产史及子宫肌瘤挖除史等需避孕2年方可再次妊娠。

2. 先兆子宫破裂的护理

（1）观察宫缩和腹部形态，及时发现先兆子宫破裂的征象，应立即停止所有产科操作和子宫收缩剂的使用，并告知医生，同时监测产妇的生命体征和胎心率的变化。

（2）遵医嘱给予抑制宫缩药物，如硫酸镁或哌替啶。

（3）给予吸氧、建立静脉通道，同时做好剖宫产术前准备，防止子宫破裂。

（4）协助医生向产妇家属交代病情，取得其配合治疗。

3. 子宫破裂的护理 一旦确诊子宫破裂，不管胎儿是否存活，应在输血、输液抢救休克的同时剖腹取胎，清理腹腔内羊水、积血和胎粪。

（1）协助产妇采取平卧位，迅速建立静脉通道，给予吸氧、保暖。

（2）遵医嘱输液、输血抢救休克，同时做好术前准备。产妇有生育要求、子宫破裂整齐、距破裂时间短、无明显感染者，或患者全身状况差不能耐受大手术，可行裂口修补术，否则应行子宫次全切除术。如裂口延长至子宫颈，应行子宫全切术。

（3）严密观察并记录生命体征和出入量。严重休克者应尽可能就地抢救，如转院应输血、输液、包扎腹部后方可转送。

（4）手术前后遵医嘱给予大量广谱抗生素预防感染，感染严重者术后还应放置引流，术后保留尿管7天以上，防止尿瘘的形成。

4. 心理护理

（1）向产妇及家属解释子宫破裂的治疗情况，争取其积极配合治疗。

（2）对胎儿死亡或子宫切除的产妇及家属所表现的悲伤、怨恨等情绪，应表示同情和理解，帮助其度过悲伤期。

（3）尽可能为产妇及家属提供良好的环境，给予生活上的护理，更多的陪伴，鼓励其进食，以更好地恢复体力。

5. 健康指导

（1）加强孕期宣教：宣传孕产妇保健知识，强化产前检查的意识。孕期发现胎位异常时应在孕30周后结合孕妇具体情况进行矫正。如有胎位不正、头盆不称和剖宫产史者，在预产期前2周住院待产。

（2）为产妇提供产褥期的休养计划，帮助产妇尽快调整情绪，树立生活的信心，接受现实和适应现实生活。指导定时排尿，防止膀胱充盈影响伤口的愈合。指导产妇采取有效的退奶方法。

（3）对行子宫修补术的患者，若无子女应指导其避孕2年后再孕，妊娠后应加强产前检查,提前入院待产。

【护理评价】

1. 强直性子宫收缩是否得到抑制,产妇疼痛是否减轻。

2. 产妇血容量是否得到及时补充,血压、脉搏、尿量是否保持正常。

3. 产妇体温是否正常,有无感染发生。

4. 产妇情绪是否稳定,哀伤程度是否减低。

第四节 软产道损伤

一、子宫颈裂伤

初产妇分娩时,宫颈口 3 点和 9 点钟处可有轻度撕裂,但长度多不超过 1cm 并无明显出血,常在产后自然愈合,属正常范围。宫颈裂伤(cervical laceration)指当宫颈裂口 >1cm,且伴有不同程度的出血。较深的宫颈裂伤,可向上延及阴道穹隆部、阴道上 1/3 段或子宫下段。严重裂伤者,可引起产后出血,造成低血容量性休克,危及产妇生命,日后易形成慢性宫颈炎、宫颈功能不全、宫颈瘢痕狭窄等。

【病因】

1. **胎儿娩出过快** 常见于急产或滥用宫缩剂时,宫颈口尚未开全,宫缩过强或产妇用力不当,过分向下屏气,使胎儿快速娩出。

2. **宫颈受压时间过长** 分娩过程中如出现头盆不称、宫颈坚韧不易扩张、宫颈过长、第二产程延长等,使宫颈被压在胎头与盆壁之间,时间过长使局部血液循环障碍,其受压部位组织水肿、缺血、坏死,造成宫颈环形裂伤。

3. **手术助产损伤** 胎头吸引术、产钳术、臀牵引术和臀位助产术等手术过程中,如果宫口未开全或操作方法不当,均可引起宫颈裂伤。

4. **子宫颈病变** 高龄初产妇宫颈坚韧、宫颈瘢痕、水肿、慢性炎症等,宫颈组织弹性较差,扩张性能低下,不能适应胎体娩出而引起裂伤。

【护理评估】

1. **健康史** 评估与宫颈裂伤相关的病史,有无宫颈瘢痕、慢性宫颈炎症、水肿、高龄初产妇、头盆不称等病史,是否有急产、产程延长、滥用宫缩剂、阴道助产术等。

2. **身体状况**

(1)症状:胎儿娩出后和胎盘剥离前,阴道有持续性、鲜红色血液流出。胎盘娩出后宫缩良好,阴道仍有鲜血流出。宫颈裂口小于 1cm 时流血少。

(2)体征:宫缩良好,子宫轮廓清晰。阴道检查可见宫颈裂口,多为纵形裂口,环形裂口少见。检查时用两把卵圆钳交替夹住宫颈,环绕宫颈口检查一周。应特别注意宫颈两侧 3 点或 9 点处,严重裂伤可达阴道穹隆、子宫体下段,甚至盆壁。

3. **心理-社会支持状况** 因严重宫颈裂伤者,可引起产后出血,危及产妇生命,且日后易形成慢性宫颈炎、宫颈功能不全、宫颈瘢痕狭窄等,产妇可表现焦虑,担心日后的愈合情况。

4. **辅助检查** 监测血常规、血型及出凝血时间。

5. **处理原则和主要措施** 宫颈裂口 >1cm 时应及时缝合,同时预防宫颈狭窄和感染。

【常见护理诊断/问题】

1. 组织完整性受损 与裂伤程度及愈合情况有关。

2. 有感染的危险 与修补缝合手术操作有关。

3. 焦虑 与担心术后愈合情况有关。

【护理目标】

1. 产妇宫颈裂伤口及时、准确缝合,伤口愈合。

2. 产妇术后无感染发生,体温、恶露、伤口无异常。

3. 产妇能描述自己的焦虑,自述心理和生理舒适感有所增加。

【护理措施】

1. 预防宫颈裂伤

(1)宫颈口开全之前避免产妇向下屏气用力。急产者避免使用腹压,加强会阴保护,控制胎先露娩出速度。

(2)严格掌握阴道助产术的适应证与禁忌证,宫颈口未开全时禁做阴道助产术,如胎头吸引术、产钳术、臀牵引术、内倒转术、断头术、穿颅术等。行助产术时动作要轻柔、准确,避免暴力。术后常规检查软产道有无损伤。

(3)严格掌握缩宫素的使用适应证,不滥用缩宫素,严格控制缩宫素使用浓度、滴速、宫缩及产程进展。

(4)监控产程进展,防止第二产程过长,避免宫颈长时间被胎头压迫。

(5)保持会阴清洁干燥,每日擦洗会阴 2 次,便后及时擦洗;指导产妇应用消毒会阴垫,并及时更换。

2. 缝合伤口

(1)宫颈裂口 >1cm 出血多,应查清裂伤部位,立即缝合。用两把无齿卵圆钳钳夹裂口两侧,向下牵引,见到撕裂伤口的顶端后,先用 0 号可吸收线在裂口顶端以上 0.5cm 缝合第 1 针作为牵引,然后用 1 号可吸收线自上而下做全层间断缝合(图 13-7),下端最后 1 针要距离宫颈伤口下端约 0.5cm,防止产后宫颈回缩而引起宫颈狭窄。

(2)宫颈裂伤合并阴道穹隆部裂伤需一并缝合,已向上延伸至子宫下段者,应立即剖腹探查。

(3)宫颈环形裂伤,根据裂口大小及压迫所致坏死情况进行综合缝补或子宫切除术。

(4)术后给予抗生素预防感染。

(5)失血多者,应予输血、补液补充血容量。

3. 心理护理 对于裂伤较严重者,和产妇及家属解释治疗情况,争取其积极配合治疗。安慰、鼓励产妇,增强术后愈合信心。

4. 健康指导 为产妇提供产褥期保健指导。

(1)产褥期需保持外阴清洁干燥,每日清洗外阴 2 次,勤换会阴垫,观察体温及恶露的情况。

(2)产褥期禁止阴道冲洗、盆浴及性生活,防止产褥感染的发生。

(3)产后按时复查,以便及时发现问题,及时处理。

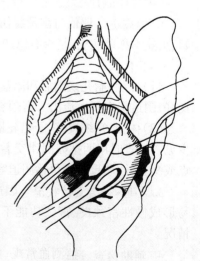

图 13-7 子宫颈裂伤缝合

【护理评价】

1. 产妇宫颈裂伤是否及时缝合,伤口是否愈合良好。

2. 产妇是否发生感染,体温、恶露、伤口是否无异常。

3. 产妇焦虑是否减轻。

二、会阴、阴道裂伤及血肿

【病因】

1. 胎儿与产道不适应　如巨大儿胎头过大而软产道狭窄,或异常胎位如枕后位、面先露等,胎头以较大周径娩出,软产道易发生撕裂。

2. 产程进展过快　常见于第二产程产妇用力过猛、急产,会阴与阴道未充分扩张。

3. 产程过长　产道受压后易发生水肿,伸展性变小。

4. 会阴、阴道病变　会阴发育不良、会阴体过长、组织肥厚、炎症、陈旧性瘢痕等;阴道瘢痕、阴道横膈或阴道纵隔等,分娩时易发生裂伤。

5. 助产术损伤　胎头吸引术、产钳术、臀牵引术和臀助产术等,因操作方法不当,如牵引方向错误、速度过快均可引起裂伤。

6. 其他　如过分保护会阴,将胎头推向前方,或过早使胎头仰伸可引起阴道前庭和小阴唇裂伤。初产妇施行胎头吸引术、产钳术等未做会阴切开术,或会阴侧切术切口过小,或会阴正中切开术后会阴保护不当,都可引起会阴与阴道裂伤。

【护理评估】

1. 健康史　评估与会阴、阴道裂伤相关的病史。了解此次妊娠的经过,注意评估有无巨大儿、胎位异常、软产道狭窄、会阴发育不良、会阴及阴道瘢痕等引起软产道损伤的因素,是否有产程延长、手术助产或急产等情况。

2. 身体状况

(1)症状:胎儿娩出后和胎盘剥离前、后发生阴道流血,血色较红。如是外阴、阴道血肿时,虽无明显的阴道出血,但却出现失血征象。

(2)体征:宫缩良好,子宫轮廓清晰。外阴、阴道检查仔细辨清解剖关系。检查时可见会阴部消失,肛门后面皮肤呈放射状皱纹,括约肌断端退缩处在肛门两侧形成小凹陷。肛查时嘱患者向内缩肛,可了解其括约肌的控制功能。直肠裂伤者,直肠黏膜呈红色,向外翻出。根据会阴及阴道壁损伤的轻重程度,一般分为4度(图13-8)。外阴血肿在检查时可见局部肿胀隆起,皮肤呈暗紫色,可触痛及波动感。阴道血肿较大时,可压迫膀胱和直肠,出现排尿困难及肛门胀痛。阴道检查可发现血肿包块。

1)Ⅰ度裂伤:是指会阴部皮肤、阴唇系带、前庭黏膜或阴道黏膜等处有裂伤,但未伤及肌肉层,伤口较浅,除伤及曲张的静脉外,一般出血不多。

2)Ⅱ度裂伤:是指裂伤已累及骨盆底的肌肉与筋膜(球海绵体肌、会阴浅横肌、会阴深横肌、肛提肌等),未伤及肛门括约肌。此类裂伤多数呈向上与向两侧的方向,并延及阴道侧沟,严重者可达到侧穹隆;如两侧阴道侧沟均发生撕裂,则可使阴道后壁的下段黏膜呈舌片状。

3)Ⅲ度裂伤:裂伤向会阴深部扩展,肛门括约肌已断裂,直肠黏膜未伤及。

4)Ⅳ度裂伤:撕裂累及直肠阴道隔、直肠壁及黏膜,肛门、直肠、阴道完全贯通,直肠肠腔暴露,组织损伤严重,为最严重的会阴、阴道裂伤,但出血量可不多。

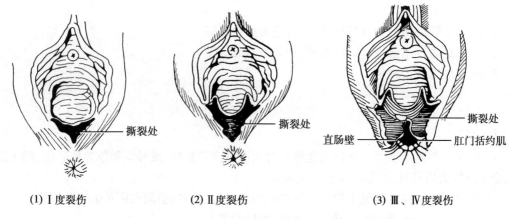

(1) Ⅰ度裂伤　　　　(2) Ⅱ度裂伤　　　　(3) Ⅲ、Ⅳ度裂伤

图 13-8　会阴、阴道裂伤

3. 心理-社会支持状况　单纯会阴裂伤,如及时缝合止血,无不良影响;会阴、阴道裂伤较重者,出血则较多,产妇可出现大量失血表现;如修补缝合困难及影响肛门括约肌功能者,产妇多表现烦躁、焦虑,担心术后愈合及影响正常生活。

4. 辅助检查　评估血常规、血型及出凝血时间。

5. 处理原则和主要措施　发现会阴、阴道裂伤应按解剖关系及时缝合,预防感染及血肿形成。

【常见护理诊断/问题】

1. 有排便失禁的危险　与会阴、阴道Ⅲ、Ⅳ度裂伤损伤肛门括约肌有关。

2. 有感染的危险　与修补缝合手术操作及粪便污染有关。

3. 组织完整性受损　与裂伤程度及愈合情况有关。

4. 焦虑　与担心术后愈合情况及对正常生活的影响有关。

【护理目标】

1. 产妇能自主控制排便。

2. 产妇术后无感染发生,体温、恶露、伤口无异常。

3. 产妇会阴、阴道裂伤口按解剖关系缝合,伤口愈合良好。

4. 产妇能描述自己的焦虑,并陈述心理和生理舒适感有所增加。

【护理措施】

1. 预防会阴、阴道裂伤

(1)妊娠早期进行阴道检查,及时发现软产道异常,及早处理。对阴道有严重的瘢痕性狭窄者,临产后可考虑尽早以剖宫产术结束分娩。

(2)提高助产技能,严密观察产程进展,熟悉分娩机制,掌握正确的保护会阴方法,指导产妇正确运用腹压,避免胎儿娩出过快。

(3)严格掌握会阴切开缝合术适应证、切开时机、切开的方法。如会阴体过紧、胎儿过大、枕后位、初产妇行助产术之前均应行会阴切开。会阴切开后仍应注意保护会阴,防止切口延长。

(4)高位产钳术和困难的中位产钳术易引起产妇软产道损伤和新生儿颅内出血等母儿并发症,应避免使用,以剖宫产娩出胎儿。

2. 按解剖关系及时缝合伤口　分娩过程中严密观察会阴、阴道裂伤及伤口流血情况,一且发现异常立即报告医生,及时行阴道检查,发现会阴、阴道裂伤后应按解剖关系及时缝合。

(1)缝合应在胎盘娩出后进行,避免如需做宫腔内操作,影响探查及裂伤愈合。

(2)缝合时应有充分的光线照明,缝合前先将1块带尾纱布垫放入阴道,以便阻挡子宫内流出的血液并清楚暴露伤口。

(3)缝合时仔细认清解剖关系,以处女膜痕为标志,整齐对合组织,逐层缝合,不留空隙或无效腔,彻底止血,严格无菌操作,以预防感染及血肿形成。

(4)缝线不宜过紧、过密,以免影响组织的血液供应;避免遗留较多的缝线异物,以免影响伤口的愈合。

(5)如阴道前壁撕裂处接近尿道口,可于缝合前放置导尿管,辨认清楚尿道,避免损伤尿道。

(6)阴道黏膜伤口一般用0~00号可吸收线做连续或间断缝合,第一针缝线一定要缝在阴道撕裂顶端的上方,以保证彻底止血;尿道口附近的黏膜撕裂要用000号可吸收线做间断缝合;肌肉组织可用0~00号可吸收线作间断缝合;皮肤和皮下组织用1号或0号细丝线做间断缝合或可吸收线皮内缝合。

(7)修补Ⅲ、Ⅳ度裂伤时,查清裂伤情况,辨明解剖关系,按层次由深至浅缝合。缝合前须消毒伤口,局部浸润麻醉后进行修补。如有直肠壁裂伤,须先行直肠修补术。用00号可吸收线间断缝合直肠壁裂口,注意不要穿透直肠黏膜。用鼠齿钳寻找、钳夹与拉拢肛门括约肌的两个断端,以0号或1号可吸收线或粗丝线"8"字缝合,然后用00可吸收线缝合肛提肌、会阴深浅横肌以及球海绵体肌等组织,并逐层缝合阴道黏膜、会阴皮肤及皮下组织。

(8)缝合完毕取出阴道内纱布垫,常规检查阴道,对合伤口处皮肤。肛门指诊检查是否有缝线穿透直肠壁,如有穿透应立即拆除重缝,以防直肠阴道瘘和感染等并发症的发生。

(9)会阴小血肿可局部冷敷、压迫止血;血肿较大者,应切开并取出血块后结扎出血点,缝合血肿腔。阴道血肿应切开血肿,取出血块,找到出血点结扎止血后再用可吸收线间断缝合,不留无效腔;如找不到出血点且继续出血者,可先用纱布填塞压迫止血,等血止后,再缝合关闭无效腔。

3. 预防感染

(1)缝合过程中加强无菌操作,术后遵医嘱给予抗生素预防感染。

(2)术后密切观察会阴和阴道切口,有无渗血、血肿及感染等,会阴裂伤可在术后3~5天拆线,有感染提前拆线。

(3)保持会阴清洁干燥,每日用消毒液擦洗2次,便后及时擦洗,指导产妇应用消毒会阴垫,按时更换。

(4)会阴、阴道Ⅲ、Ⅳ度裂伤修补术后,伤口用无菌纱布或会阴垫覆盖,定时更换。

(5)术后给半流质无渣饮食,保持5日内不排便,可服用复方樟脑酊4ml,每日3次,连用3~5日。第5日给液体石蜡20~30ml口服润滑通便,如大便硬结可用"123灌肠液"(硫酸镁30ml、甘油60ml、水90ml)保留灌肠后排便。

4. 心理护理 对于较严重的会阴、阴道裂伤,给予产妇安慰和鼓励,增强术后愈合信心。

5. 健康指导 为产妇提供产褥期保健指导。

(1)产褥期需保持外阴清洁干燥,每日清洗外阴2次,勤换会阴垫,观察体温及恶露的情况。

（2）产褥期禁止阴道冲洗、盆浴及性生活，防止产褥感染的发生。

（3）会阴阴道Ⅲ、Ⅳ度裂伤者，术后需锻炼肛门括约肌功能，控制大便，避免腹泻及便秘。

（4）产后按时复查，以便及时发现问题，及时处理。

【护理评价】

1. 肛门括约肌损伤的产妇是否学会功能锻炼，是否能自主控制排便。

2. 产妇是否避免感染，体温、恶露、伤口是否正常。

3. 产妇会阴、阴道裂伤口是否按解剖关系缝合，伤口是否愈合良好。

4. 产妇焦虑是否减轻。

第五节　子宫内翻

子宫内翻（inversion of the uterus）是指子宫底部向宫腔内凹陷，其子宫内膜包括整个宫壁从宫颈口翻出，又称子宫翻出。根据内膜面向宫腔翻出的程度可分为不完全性和完全性子宫内翻。不全性子宫内翻是指当宫底内陷，宫底部内膜达到子宫下段或部分突出于宫颈外口。完全性子宫内翻是子宫内膜面完全突出于宫颈外口。如整个内翻子宫暴露于阴道口外者，称内翻子宫脱垂。若发生在分娩3日内称急性子宫内翻，较多见，常发生在第三产程或产后不久。若发生在分娩3日后或3日才发现者称为慢性子宫内翻。子宫内翻为产科罕见分娩期并发症，其发生后可引起产妇休克、失血、感染等严重并发症。

【病因】

1. 子宫肌肉发育异常和过度膨大　子宫肌发育不良、畸形，如多产、子宫神经分布异常，使子宫肌肉（尤其是宫底或宫角部）薄，其张力低下；子宫过度膨大如双胎、巨大儿、羊水过多，均可使产后子宫收缩软弱无力。

2. 外力　在受到外力牵拉或加压时子宫向内腔内陷，主要包括：

（1）第三产程处理不当，过早盲目牵拉脐带或用力挤压宫底，促使胎盘剥离。

（2）当胎盘植入或粘连时，胎盘未剥离或仅部分剥离时用力牵拉脐带，使胎盘植入部分的宫体与胎盘一起向宫腔内陷。

（3）脐带绕颈或脐带过短时，胎儿娩出可牵拉脐带，更常见于胎盘粘连、胎盘植入时发生子宫内翻。

（4）腹压异常，如剧烈咳嗽、打喷嚏、急产、站立分娩等，可引起薄弱子宫壁向宫腔内陷甚至经宫颈口翻出。

（5）合并黏膜下肌瘤，重力使部分宫体内陷。

【护理评估】

1. 健康史　评估与子宫内翻相关的相关病史，详细询问本次妊娠经过，有无子宫过度膨大的因素如双胎、羊水过多、巨大儿等腹压增高等因素；既往分娩次数、有无子宫畸形和合并黏膜下肌瘤等。

2. 身体状况

（1）症状：

1）急性完全性子宫内翻，发病突然，产妇主诉剧烈腹痛，随即立即陷于严重休克状态，休克与出血量不成比例，休克程度比实际出血量严重，主要是创伤所引起的神经性休克。未及时发现并抢救，往往在发病3~4小时内死亡。

2)少数患者在子宫翻出后无明显腹痛,只有腹部牵拉不适感,阴道坠胀感和排尿困难,无明显症状而被忽略时,则发生产褥期感染。

(2)体征:

1)腹部检查:轻症不完全性子宫内翻患者,在子宫底部可扪到向宫腔内的凹陷;严重的不完全性和完全性子宫内翻者,则摸不到宫底,可在耻骨联合上扪及一凹陷。

2)阴道检查:可见红色球状物自宫颈口脱出,其根部可触及宫颈环;严重时可见暗红色肿物脱出阴道口外;若胎盘未剥离,可见其附着于脱出之肿物表面,如已剥离则见粗糙的子宫内膜面。双合诊可触及耻骨上方的凹陷为穹隆,触不到宫底,还可在脱出的内翻子宫双侧宫角处可见到输卵管入口的凹陷处。

3. 心理-社会支持状况　产妇可因疼痛难忍烦躁不安、恐惧及焦虑,担心自己的健康状况。

4. 辅助检查　B型超声检查可了解有无子宫黏膜下肌瘤子宫颈口脱出、子宫脱垂、胎盘嵌顿等。

5. 处理原则和主要措施　一旦确诊后应立即处理,根据产妇情况,采取徒手还纳或子宫切除术。

【常见护理诊断/问题】

1. 潜在并发症:神经性休克与失血性休克。

2. 有感染的危险　与复位子宫宫腔操作有关。

3. 焦虑　担心自己的健康状况。

【护理目标】

1. 产妇休克得到控制和纠正。

2. 产妇无感染症状,血象正常。

3. 产妇情绪稳定,能积极配合治疗。

【护理措施】

1. 预防

(1)对子宫膨大过度,如双胎、羊水过多、巨大儿等产妇;或有过子宫内翻病史有可能再复发的产妇,接产时应特别注意,产后常规给予宫缩剂,既预防出血又可防止发生子宫内翻。

(2)正确处理第三产程,仔细观察胎盘剥离征象,在胎盘剥离之前或人工剥离胎盘时不强行牵扯脐带或用力挤压宫底,避免子宫壁凹陷或内翻。

(3)出现不明原因的产后休克并阴道流血不多,应及早做阴道检查,及时发现子宫内翻。

(4)产褥期应避免过度增高腹压,如有咳嗽、呕吐等应及时治疗;避免久站久蹲和体力劳动等。

2. 协助医生抢救配合　一旦确诊后应立即处理。

(1)立即给产妇氧气吸入,建立良好的两路静脉通道,加快输液、输血速度,准备麻醉用品及急救用药,产妇无休克时,遵医嘱先给哌替啶或吗啡;经阴道徒手还纳,将翻出的子宫复位,越早还纳效果越好。严密观察产妇生命体征,如血压、脉搏、呼吸、心率。

(2)如产妇已出现休克,应首先纠正神经性休克及失血性休克,给予输液、输血及止痛,抗生素预防感染,用生理盐水纱布覆盖翻出的子宫,待全身情况改善后再行还纳,避免强行还纳的刺激加重休克。

(3)如胎盘未剥离,则先行子宫还纳术,再行徒手剥离胎盘术;如胎盘已部分剥离则可先行剥离胎盘再还纳翻出的子宫。若宫颈环缩小,可在宫颈注射阿托品后,先剥离胎盘,待宫体收缩后,再行复位;若为植入胎盘则不能强行剥离,根据植入面积决定处理。

（4）复位必须在吸入全麻或静脉麻醉下进行。

1）手法复位:此法在急性子宫内翻且宫颈口未缩紧以前易成功(图13-9)。

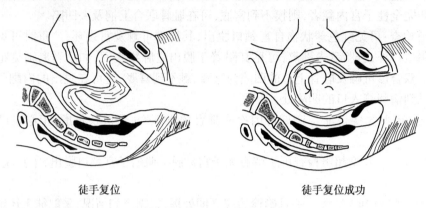

徒手复位　　　　　　　　　　　徒手复位成功

图13-9　子宫内翻经阴道徒手复位法

手术方法及步骤:消毒外阴、阴道;冲洗脱出的子宫内膜面;铺无菌巾;戴消毒手套,导尿;检查宫颈是否已形成缩复环,如已成宫颈环则在宫颈局部注射阿托品0.5mg或0.1%肾上腺素0.5ml;待宫颈松弛后,将内翻的子宫握在手中,从宫颈子宫体返折处向上推送子宫体部,当宫颈附近的宫体已复位后,用手指托住翻出之宫底部分缓缓送入或将手呈握拳状。全部复位后注射宫缩剂,手拳在宫腔内抵住宫底,以防再次翻出,待子宫收缩后手可退出。如子宫收缩差或宫底或宫角部肌张力差,复位后可再用宫腔填纱条支托子宫以防复发,48小时后取出纱条。

2）手术复位:手法复位失败或翻出时间长达数小时,宫颈已形成缩复环,经阴道复位困难,须经腹手术复位。

（5）如复位困难,脱出之子宫已有感染,或子宫呈坏死状,则行阴式或腹式子宫次全切除。

（6）术中及术后遵医嘱抗感染治疗,并保持外阴清洁,每日用0.5%的碘伏棉球擦洗外阴2次,并垫上消毒巾。

3. 心理护理　加强产褥期护理,与产妇介绍相关病情,提供心理支持,获得产妇及家属的配合,促进早日康复。

4. 健康指导

（1）重视孕期保健,定期产前检查,及早发现异常病情。

（2）讲解子宫内翻发生的危险因素,加强病理妊娠的自我监护。

（3）积极防治增加腹压的诱发因素。

【护理评价】

1. 产妇一般情况良好,恶露是否正常。

2. 出院时,产妇体温是否正常,白细胞计数是否正常,有无感染征象。

3. 出院时产妇情绪是否稳定,饮食、睡眠是否基本恢复正常。

第六节 产 科 休 克

休克(shock)是指机体有效循环血量减少、组织灌注不足,细胞代谢紊乱和功能受损的病理过程。产科休克(obstetrics shock)是指与妊娠、分娩有直接关系发生的休克,常见为失血性休克,其次为感染性休克或其他特殊原因所致的休克。

【病因及分类】

可根据引起休克的病因和休克发生时机体血流动力学的特点进行分类。

1. 根据引起休克的病因分类

(1)低血容量性休克(hypovolemic shock)指由于血容量减少引起的休克。最常见原因是失血、失液等。为最常见的产科休克,常见原因有:

1)产科出血性疾病:①妊娠期:不全流产、稽留流产、异位妊娠流产或破裂、前置胎盘、胎盘早剥等引起的出血,以及伴发内、外科出血性疾病如胃溃疡等。②分娩期:外阴、阴道静脉曲张破裂出血;阴道、宫颈损伤或子宫破裂;宫旁静脉丛破裂;帆状胎盘等引起的出血。③产后出血:子宫收缩不良、胎盘粘连或植入、胎盘滞留、凝血功能障碍等引起的出血。

2)体液丢失所致血容量不足:如剧烈呕吐、腹泻或过度利尿。

3)血液重分布:如创伤、炎症、腹压骤降引起腹腔内血管扩张,内脏瘀血使有效循环血量降低等。

(2)感染性休克(septic shock):严重的病原微生物感染,如病毒、细菌、螺旋体、真菌等感染均可引起休克。尤其是革兰阴性杆菌(如大肠杆菌)感染易发生休克。由细菌内毒素引起的休克称内毒素性休克(endotoxin shock),常见于严重的产褥感染、流产感染等。

(3)心源性休克(cardiogenic shock):妊娠或产褥期合并严重的器质性心脏病,如先天性心脏病、心肌梗死、弥漫性心肌炎、肺动脉栓塞、严重心律失常等引起的心功能衰竭;羊水栓塞引起的急性循环衰竭,均可导致心源性休克发生。

(4)过敏性休克(anapHylactic shock):某些过敏原,如血清制剂、药物等进入过敏体质者体内,引起速发型过敏反应而引起休克。如羊水栓塞可引起产科最严重的过敏性休克。

(5)神经源性休克(neurogenic shock):由于强烈的组织刺激、疼痛或精神因素而产生的反射性神经、血管虚脱,如人工流产综合征、人工剥离胎盘、子宫内翻等刺激子宫内膜感受器而引起的反射性休克。

2. 依据休克发生时机体血流动力学的特点分类

(1)低动力型休克(hypodynamic shock):亦称低排高阻型休克,是产科较常见的一类休克。血流动力学特点为外周血管阻力升高,心排血量降低。由于外周小血管收缩,回心血量减少和动脉压下降,毛细血管通透性增加,血浆渗入组织间隙,也可使血容量减少引起休克。因皮肤小血管收缩,皮肤温度降低,故也称"冷休克(cold shock)"。低血容量性休克、心源性休克和大多数感染性休克(革兰阴性菌感染)均属此型。

(2)高动力型休克(hyperdynamic shock):亦称高排低阻型休克,少见。其血流动力学特点为:心排血量高,外周血管阻力降低。感染灶释放出某些扩血管物质,使微循环扩张,外周阻力降低,血容量相对不足,机体代偿性地增加心排血量,以维持组织的血液灌注。皮肤血管扩张,血流量增多,皮肤温度升高,故也称为"暖休克(warm shock)"。仅部分感染性休克早期属此类。

【病理生理】

休克是一个全身性的病理过程,影响人体功能、代谢等各方面,其病理生理的基础是有效循环血量锐减、组织灌注不足和炎症介质释放,以及由此导致的微循环障碍、代谢改变及内脏器官继发性损害。

1. 休克的微循环变化　根据休克发展过程中微循环改变的顺序和特征,可将微循环变化分三个阶段。

(1)微循环收缩期(休克代偿期):休克早期,由于有效循环血量急剧减少,循环血容量降低、动脉血压下降,刺激主动脉弓和颈动脉窦压力感受器,引起血管舒缩中枢加压反射,交感-肾上腺轴兴奋导致儿茶酚胺释放和肾素、血管紧张素分泌增加,加快心脏和增加心排血量,选择性收缩外周和内脏小血管,血液重新分布,真毛细血管网内血流减少,开放了动、静脉短路和直捷通路,使回心血量增加。

(2)微循环扩张期:若休克继续进展,动静脉短路和直捷通路大量开放,流进毛细血管的血流继续减少,组织细胞因严重缺氧处于无氧代谢状态,出现能量不足,乳酸类代谢产物蓄积及舒血管介质的释放,引起毛细血管前括约肌舒张,后括约肌仍处于收缩状态,大量血液淤积在毛细血管,毛细血管网内静水压升高,管壁通透性增加,血浆外渗、血液浓缩和血液黏稠度增加,使回心血量进一步减少,心排血量继续下降,休克加重。

(3)微循环衰竭期(休克失代偿期):微循环内血液浓缩、血液黏稠度增加及酸性环境中血液的高凝状态,红细胞与血小板发生聚集并在血管内形成微血栓,甚至引起 DIC。由于凝血因子的消耗,纤维蛋白溶解被激活,出现广泛性出血。此时,组织的血液灌注不足,细胞处于严重缺氧和缺乏能量,同时酸性代谢产物和内毒素作用,细胞内的溶酶体破裂,释放多种水解酶,组织细胞自溶和死亡,导致广泛的组织损伤,多器官功能受损,促进休克进一步恶化。

2. 休克时主要脏器的病理变化　休克时,内脏器官处于持续缺氧、缺血状态,可发生变性、出血、坏死,导致器官功能障碍甚至衰竭。

(1)肺:低灌注和缺氧可损伤肺毛细血管的内皮细胞和肺泡上皮细胞。临床表现为进行性呼吸困难和缺氧。

(2)肾:休克时儿茶酚胺、抗利尿激素等分泌增加,引起肾血管收缩,肾血流量减少和肾小球滤过率降低,水、钠潴留等。由于肾血流重新分布,肾皮质血流锐减,肾小管上皮细胞缺血坏死,引起急性肾衰竭,出现少尿或无尿。

(3)心:休克时,冠状动脉灌流量减少,心肌缺血缺氧,引起心肌坏死和心功能衰竭。

(4)脑:休克晚期,持续性血压下降,脑灌注压和血流量下降,出现脑缺氧,进而出现脑细胞肿胀、血管壁通透性升高和血浆外渗,出现脑水肿和颅内压增高,意识障碍和脑疝。

(5)胃肠道:胃肠道黏膜缺血、缺氧引起急性糜烂出血性胃炎或溃疡;肠道内的细菌或毒素经淋巴或门静脉途径侵害机体,形成肠源性感染。

(6)肝:肝细胞缺血、缺氧,肝小叶中心区坏死,肝脏的解毒和代谢能力减弱,易发生内毒素血症,可出现黄疸、血清氨基转移酶升高、肝性脑病。

【产科休克的特点】

1. 多为孕产妇,出血、创伤和感染的部位多数局限于子宫及其附近器官和组织,如能及时去除病因,积极处理,多可迅速恢复。

2. 孕产妇微循环血量和组织间液体量较非妊娠状态明显增多,胎盘分泌类皮质激素,对失血有较强的耐受力。

3. 产妇子宫血流丰富,胎盘剥离处血窦多,宫缩时羊水、气体可经此进入血液引起羊水栓塞及空气栓塞。

4. 孕产妇血液呈现高凝状态,在各种休克因素的作用下易发生 DIC,加重休克。

5. 孕产妇处于免疫过敏状态,易发生Ⅰ型过敏反应,易引起过敏性休克。

6. 若临产前胎膜已破,宫口开大后,各种病原体易进入宫腔;而坏死的胎盘及胎儿组织有利于细菌的繁殖生长;胎盘剥离处血窦开放易将细菌的毒素吸收入血,可由局部感染发展成败血症,而许多抗生素又难以通过胎盘,尤其是被感染的胎盘,为抗休克治疗带来一定的困难。

【护理评估】

1. 健康史　评估与产科休克发生有关的病因,如产褥感染、大量失血、流产感染、妊娠合并心脏病、子宫内翻、羊水栓塞等;评估产妇有无贫血、重症肝炎、凝血功能障碍等内、外科疾病史。

2. 身体状况　根据发生休克的原因和个人体质的耐受性,休克的程度轻重有所不同,按微循环病理变化分期,有如下共同表现:

(1)休克代偿期:患者表现为中枢神经系统兴奋性增高,交感-肾上腺轴兴奋,表现为精神紧张、兴奋或烦躁不安;口渴;皮肤苍白;手足湿冷;呼吸急促;脉率增快;血压变化不大,脉压减少;尿量正常或减少。如此期能得到及时处理,休克可好转。

(2)休克抑制期:表现为神情淡漠反应迟钝、意识模糊或昏迷。口唇肢端发绀,四肢湿冷、脉搏细速、血压进行性下降。严重者全身皮肤、黏膜发绀家长或有花纹、四肢厥冷;脉搏微弱,血压测不出;尿量进行性减少,无尿;出现皮肤黏膜瘀斑、呕血、便血等 DIC 症状,严重患者出现进行性呼吸困难等急性呼吸窘迫综合征(ARDS)和多器官衰竭而死亡。

3. 心理-社会支持状况　休克起病急、病情重、变化快,在抢救中使用的监测和治疗仪器多,易使产妇和家属产生遭受死亡威胁的感觉,出现不同程度的紧张、焦虑和恐惧心理。

4. 辅助检查

(1)中心静脉压(CVP)测定:反映了右心房或者胸腔段腔静脉内压力的变化,可反映全身血容量与右心功能之间的关系,CVP 正常值为 $5 \sim 10cmH_2O$,如 CVP $< 5cmH_2O$ 时提示血容量不足;若 CVP $> 15cmH_2O$ 时提示心功能不全、静脉血管床过度收缩或肺循环阻力层高;CVP $> 20cmH_2O$ 时,提示有充血性心力衰竭。

(2)肺毛细血管楔压(PCWP):反映了肺静脉、左心房和左心室的功能状态,正常值为 $6 \sim 15mmHg$,若 $< 6mmHg$ 表示血容量不足,$> 15mmHg$ 提示左心房压力增高。

(3)心排血量(CO)和心脏指数(CI):心排血量是心率和每搏排出量的乘积。正常值为 $4 \sim 6L/min$。心脏指数是单位体表面积上的心排血量,正常值为 $2.5 \sim 3.5L/(min \cdot m^2)$

(4)动脉血气分析:判断酸碱平衡情况。动脉血氧分压(PaO_2)正常值为 $80 \sim 100mmHg$,动脉血二氧化碳分压($PaCO_2$)正常为 $36 \sim 44mmHg$。若 $PaCO_2$ 如 $> 45 \sim 50mmHg$,提示严重肺功能不全。若 $PaO_2 < 60mmHg$,吸入纯氧后仍无改善,则为急性呼吸窘迫综合征(ARDS)。

(5)动脉血乳酸盐测定:患者组织灌注不足可引起无氧代谢和高乳酸血症,监测用于估计休克及复苏的变化趋势,正常为 $1.0 \sim 1.5mmol/L$。其浓度越高,提示预后越差。

(6)胃肠黏膜内 pH 监测:休克时胃肠道较早处于缺血、缺氧状态,测量胃黏膜 pH,不但能反映该组织局部灌注和供氧的情况,也行发现隐匿性休克。正常值为 $7.35 \sim 7.45$。

（7）DIC 测定：怀疑 DIC 时，做血小板计数、血凝分析、纤维蛋白原含量、凝血酶原时间测定等。如下列五项检查中出现三项以上异常，结合临床有休克及微血管栓塞症状和出血倾向，便可诊断 DIC：血小板 $< 80 \times 10^9 /L$；凝血酶原时间比正常延长 3 秒以上；纤维蛋白原 $<1.5g/L$ 或呈进行性降低；3P 试验阳性；血涂片中破碎红细胞超过 2%。

（8）其他：根据病情需要，做心电图、X 线检查等。

5. 处理原则和主要措施　处理原则病因治疗与抗休克措施同时进行。有时休克病因不明，应先抢救休克，同时查找病因，因为病因治疗能阻断休克的发展，使休克逆转。各类休克的抢救目的都是纠正微循环，恢复组织灌流量，恢复细胞代谢。

【常见护理诊断/问题】

1. 体液不足　与急性大量失血、失液有关。

2. 气体交换不足　与肺萎缩、通气/血流比例失调、DIC 有关。

3. 体温异常　与感染、毒素吸收或体表灌注减少等有关。

4. 有感染的危险　与机体免疫力降低、留置导尿管和静脉导管等有关。

5. 有受伤的危险　与微循环障碍、烦躁不安、意识不清有关。

【护理目标】

1. 患者能维持体液容量，血压、脉搏稳定，皮肤转暖，末梢循环改善。

2. 患者呼吸通畅，呼吸平稳。

3. 患者体温维持正常范围。

4. 患者住院期间未发生新的感染或感染发生后被及时发现并处理。

5. 患者未发生意外损伤。

【护理措施】

1. 预防休克发生

（1）做好孕期保健工作，及时纠正贫血；妊娠晚期发生出血或严重贫血应住院观察治疗，做好输血准备。

（2）临产后应注意产妇的饮食、休息，防止精神过度疲惫，适时应用镇静剂。对呕吐严重者应补充液体和营养，防止脱水、酸中毒、电解质紊乱等。

（3）严密观察产程，防止急产和滞产；严格掌握手术助产指征，防止产伤；对经产妇、宫缩乏力、胎儿过大、贫血、双胎、妊娠期高血压疾病的产妇，产后应常规使用宫缩剂预防产后出血。

（4）对有妊娠合并症的产妇，产前应准备好抢救药品和器械，做好抢救准备，心脏病患者应在胎儿娩出后立即在子宫底放置沙袋等；如有出血倾向的应先建立好静脉通路，做好输血准备。

（5）注意无菌操作，如消毒不完善的接产和紧急情况下的手术产，应遵医嘱给予足量的抗生素预防感染，防止感染性休克发生。

2. 配合医生进行抢救　产科休克多因失血造成，补充血容量是救治休克关键措施，早期休克只要能控制出血并及早建立静脉输液，能收到较好的效果。

（1）补充血容量：可根据血压和脉率的变化来估计失血量，应抓紧时机及时增加静脉回流。静脉快速滴注平衡盐溶液和人工胶体液。其中胶体液更容易恢复血管内容量和维持血流动力学的稳定。若血红蛋白浓度 $>100g/L$ 则可不需输血；若 $<70g/L$ 可输浓缩红细胞；若在 $70 \sim 100g/L$ 时，可根据产妇代偿能力、一般情况和其他器官功能来决定是否输红细胞；急

性失血量＞总血量的 30% 可输全血。

（2）纠正酸碱平衡失调：酸性内环境对心肌、血管平滑肌和肾功能均有抑制作用。休克早期又可因过度换气引起低碳酸血症、呼吸性碱中毒，进而使组织缺氧加重。在使用碱性药物前需保证呼吸功能完整。

（3）血管活性药物的应用：在充分扩容的情况下，使用血管活性药物，以维持脏器灌注压。可以辅助扩容治疗，迅速改善循环和升高血压。

1）血管收缩剂：①α 受体阻滞剂，如多巴胺，最常用，小剂量可增强心肌收缩力，扩张肾和胃肠道等内脏器官血管；还可与其他缩血管药物合用。②去甲肾上腺素：能兴奋心肌，收缩血管，升高血压及增加冠状动脉血流量，常用 0.5～2mg 加入 5% 葡萄糖溶液 100ml 内静脉滴注。③间羟胺：常用 2～10mg 肌注或 2～5mg 静脉注射；也可用 10～20mg 加入 5% 葡萄糖溶液 100ml 内静脉滴注。

2）血管扩张剂：①酚妥拉明和酚卡明等，能解除去加肾上腺素所引起的小血管收缩和循环淤滞并增强左室收缩力。②抗胆碱能药：阿托品、山莨菪碱和东莨菪碱，可对抗乙酰胆碱所致平滑肌痉挛使血管舒张，从而改善微循环，同时还能稳定细胞膜。

3）强心药：在中心静脉压监护下，如补液量已足够，而动脉压仍不升高，可考虑使用强心剂。包括兴奋 α 和 β 肾上腺素能受体有强心功能的药物，如多巴胺等，可增强心肌收缩力，减慢心率。

（4）治疗 DIC 改善微循环：诊断明确的 DIC，可用肝素抗凝，按 1.0mg/kg 6 小时一次，还可使用抗纤溶药。

（5）皮质类固醇：用于感染性休克和其他较严重的休克。可以使血管扩张，降低外周阻力，改善微循环，增强心肌收缩力，增加心排血量，增进线粒体功能和防止白细胞凝集，减轻酸中毒。一般只用 1～2 次。

（6）其他药物使用：①钙通道阻断剂，保护细胞结构与功能；②吗啡类拮抗剂，改善组织血液灌流和防止细胞功能失常；③氧自由基清除剂，减轻缺血再灌注损伤中氧自由基对组织的破坏作用等。

3. 急救的护理

（1）补充血容量

1）体位：休克时应平卧位或头和躯干抬高 20°～30°、下肢抬高 15°～20°卧位。

2）补充血容量：建立 2 条静脉通道。必要时腔静脉插管，尽快补充血容量，纠正休克。

3）合理补液：先补给晶体增加回心血量和心排血量。以后根据情况补充胶体溶液。根据患者的心肺功能、失血量和血压、中心静脉压等调整补液速度。

4）使用抗休克裤：可通过对腹部和下肢施加可测量和可控制的压力，使体内有限的血液实现最优分配，迅速改善心、脑重要脏器的血供。

5）认真做好各种记录：包括出血量、尿量、输入量，并记录好持续心电监护的血压、心率、呼吸、血氧饱和度，以及体温、中心静脉压和用药情况。

（2）维持有效的气体交换

1）保持呼吸道通畅：清理口鼻分泌物、呕吐物、血迹或异物。

2）改善缺氧状态：行鼻导管给氧，提高动脉血氧浓度。严重呼吸困难者，可协助医生行气管插管或气管切开，可使用呼吸机辅助呼吸。

3）监测呼吸功能：密切观察产妇的呼吸频率、节律、深浅度及面唇色变化，动态监测动脉血气,了解缺氧程度。

（3）维持体温:采取保暖措施,禁忌体表加温,冬天对冰箱里取出的血液,最好复温以后再用,可减少输血反应。

（4）改善组织灌注:遵医嘱使用血管活性药物。在血容量补足的前提下才可使用。从低浓度、慢滴速开始,每 5～10 分钟监测一次,血压平稳后改 15～30 分钟监测一次。注意药液外渗,若注射部位出现红肿、疼痛,立即更换注射部位,用 0.25% 普鲁卡因封闭注射部位。

（5）预防感染:遵医嘱全身应用有效抗生素。严格无菌操作。保持皮肤干燥、清洁,注意受压部位的按摩、翻身等,预防压疮发生。鼓励患者深呼吸和有效咳嗽、必要时行雾化吸入,防止肺部感染。注意防治泌尿道感染,病情稳定后,应及时拔除尿管,自行排尿。保持外阴清洁,每日用 0.5% 的碘伏棉球擦洗外阴 2 次,会阴切口和腹部切口必要时可用红外线照射每日 2 次,每次 30 分钟。

（6）预防意外损伤:对烦躁不安或意识不清者,应采取安全防范措施。

4. **心理护理** 安慰产妇和家属,做好必要的解释工作,使其安心接受治疗和护理。抢救过程中做到严肃认真、细心沉稳、忙而不乱、快而有序,通过各种护理行为使患者和家属产生信任感和安全感,减轻焦虑和恐惧心理,树立战胜疾病的信心。

5. **健康指导** 注意休息,加强营养,多进食富含铁、蛋白质的食物。注意保持局部卫生,预防感染。加强随访,积极防治并发症。

【护理评价】

1. 产妇出院时生命体征是否平稳,全身状况是否得以改善。
2. 产妇体温是否维持正常,是否发生感染。
3. 产妇是否未发生压疮或意外受伤。

第七节　产科弥散性血管内凝血

弥散性血管内凝血（DIC）,是在许多疾病基础上,以微血管体系损伤为病理基础,凝血及纤溶系统被激活,导致全身微血管血栓形成,凝血因子大量消耗并激发纤溶亢进,引起全身出血及微循环衰竭的临床综合征。妊娠后由于凝血及纤溶系统发生变化,易于分娩时在某些病理状态下发生 DIC。

【病因】

1. **诱发产科 DIC 的生理因素**

（1）凝血功能变化:妊娠 16 周开始孕妇血液呈高凝状态,至分娩期达高峰。除Ⅺ、Ⅻ因子外多种因子增加,其中纤维蛋白原增加约 1 倍,凝血系统变化是为产后胎盘剥离后止血做准备。

（2）纤溶系统变化:由胎盘产生的纤溶抑制物使纤溶系统的功能在临产和分娩时降至最低。而在胎盘剥离后,纤溶活动又增强;同时,妊娠期肾上腺皮质激素分泌增加,红细胞易凝集,增加血小板释放功能和粘附性,血浆黏度及全血黏度上升,加重了妊娠期血液高凝状态,纤维蛋白降解物（FDP）进行性增加,至妊娠晚期,FDP 较非妊娠增加一倍以上,可抑制凝血系统活动,以弥补纤溶下降功能,并维持纤溶和凝血的动态平衡。

（3）妊娠期存在大量促凝物质:胎膜、胎盘、羊水及胎粪等均含有组织凝血活酶,可通过外源性凝血途径易发生 DIC。

(4)妊娠期子宫压迫静脉:妊娠期子宫增大,使下肢、盆腔静脉血液回流受阻,易形成血栓,同时胎盘产生的大量促凝因子也可促进血栓形成。

2. 产科 DIC 病因

(1)胎盘早剥:产科 DIC 病因中约 47% 是胎盘早剥造成的。其发病原因在于胎盘剥离处产生大量组织凝血活酶和胎盘后血肿消耗了相当数量的凝血因子,血肿局部压力增加使大量组织凝血活酶进入母体而诱发 DIC。胎盘剥离时间越久,剥离面越大,隐性出血越多 DIC 的病情越严重。

(2)羊水栓塞:羊水成分进入母血,造成 DIC 是产科 DIC 常见病因之一,羊水栓塞诱发的 DIC 往往凝血过程和纤溶过程相互交叉重叠。

(3)死胎稽留综合征:胎儿死于宫内稽留时间过久,引起 DIC,也称死胎稽留综合征。胎儿在子宫内死亡后,变性坏死的胎儿组织和胎盘组织,在分解过程中释放出组织凝血活酶,进入母血中,激发外源性凝血系统,导致 DIC 发生,其过程与胎盘早剥诱发 DIC 相似。一般胎儿死亡 5 周后约 1/4 患者发生 DIC,因此对死胎患者应尽快清除宫腔内容物。

(4)妊娠期高血压疾病:重度妊娠期高血压疾病患者,血液浓缩并呈高凝状态,又因胎盘缺血变性,坏死组织释放凝血活酶进入母血激发外源性凝血系统,引发慢性 DIC,孕妇血小板、纤维蛋白原、纤溶酶原均减少,而 FDP 增加,使患者产后有出血倾向。死亡病例尸检可发现肾、脑、肝等脏器微血管内有微血栓形成。妊娠期高血压疾病本身就有慢性 DIC,在此基础上如发生胎盘早剥、施行剖宫产术或其他诱因而由慢性 DIC 变为急性 DIC。

(5)产科大出血:产科失血性休克时血容量减少,脏器缺血、组织缺氧,如治疗不及时或休克时间长,最后可发生 DIC,而 DIC 本身又可促成出血不止,二者互为因果,形成恶性循环加重病情。

(6)围生期感染:流产感染、胎膜炎、产褥感染等其病原微生物的内毒素使血管内皮细胞受损伤,胶原组织暴露于血浆中而激活内源性凝血系统。细菌内毒素使血小板凝聚,释放血小板第Ⅲ因子促进凝血。感染如发展至休克阶段产生微循环障碍、血液淤滞、组织缺氧更促进 DIC 发生。

(7)其他原因:妊娠合并重症肝炎、肾炎、葡萄胎及药物引产都可导致 DIC 发生。尤其肝病、凝血因子合成受到影响,肝细胞受损伤时释放出大量凝血活酶样物质入母血,最易导致 DIC 发生。

【病理生理】

DIC 的病理生理发展过程可分为三期,但实际上往往病程呈跳跃型发展,分期不明显,有时出现重叠并存状态。

1. 高凝期 此期较为短暂,血液中血小板和凝血因子功能亢进。机体内、外源性凝血系统被激活,产生凝血酶,使纤维蛋白原转变成纤维蛋白,在全身各器官小血管形成纤维蛋白血栓,血小板因子Ⅲ和Ⅴ释放形成血小板血栓,引起栓塞和微循环障碍,红细胞受机械性损伤而溶血。此期主要表现为高凝状态。

2. 消耗性低凝期 主要是血液中血小板和凝血因子大量减少,引起消耗性低凝状态和出血。由于大量消耗纤维蛋白原、凝血酶原、凝血因子,从而妨碍了正常凝血过程的进行。产妇可有明显的出血表现。

3. 继发性纤溶亢进期 已被活化的第Ⅻ因子及凝血酶均能触发纤溶机制,使纤溶酶原活化因子含量显著增加,激发纤溶的发展。同时在纤溶的作用下,纤维蛋白原、纤维蛋白大量降解造成低纤维蛋白原血症。纤维蛋白降解产物(FDP)可在不同环节上阻碍凝血过程。此期患者表现为明显的出血。

【护理评估】

1. 健康史 评估易引起 DIC 的病史,如胎盘早剥、妊娠期高血压疾病、流产感染、产褥感染、羊水栓塞、死胎稽留综合征、妊娠合并重症肝炎及凝血功能障碍等。

2. 身体状况 产科 DIC 多突然发病,除原发病的表现,出现休克、个别或多器官功能衰竭表现及全身出血倾向。

(1)出血:最常见的早期症状之一,其特点为突发性阴道出血,流出血液可凝固成小凝块或出血不凝。同时还见广泛出血,如皮肤黏膜、伤口及穿刺部位和内脏出血,严重者发生颅内出血。

(2)休克或微循环衰竭:一过性或持续性血压下降,早期出现肾、肺、大脑等器官功能不全,肢体湿冷,少尿,呼吸困难,发绀及神志改变,休克程度与出血量常不成比例,顽固性休克时 DIC 病情严重、预后不良的征兆。

(3)微血管栓塞:因深部器官微血管栓塞导致器官衰竭,出现顽固性的休克、呼吸衰竭、意识障碍、颅内高压和肾衰竭等。但重者常会同时或相继出现两种或两种以上脏器功能障碍,形成多器官功能衰竭,是 DIC 引起患者死亡的重要原因。

(4)微血管病性溶血:进行性贫血,贫血程度与出血量不成比例,偶见皮肤、巩膜黄染。

3. 心理-社会支持状况 产科 DIC 发病急且凶险,产妇感到恐惧和焦虑,产妇有面临死亡的畏惧感。

4. 辅助检查 实验室检查是 DIC 诊断的一项重要依据,以下检测有三项以上异常:

(1)血小板计数 $<100 \times 10^9/L$ 或进行性下降,肝病、白血病患者血小板 $<50 \times 10^9/L$。

(2)血浆纤维蛋白原含量测定 $<1.5g/L$ 或进行性下降,或 $>4g/L$,白血病及其他恶性肿瘤 $<1.8g/L$,肝病 $<1.0g/L$。

(3)3P 试验阳性或血浆纤维蛋白降解物(FDP) $>20mg/L$,肝病、白血病(FDP) $>60mg/L$,或 D-二聚体水平升高或阳性。

(4)PT 缩短或延长超过正常对照 3 秒,肝病、白血病延长 5 秒以上,或 APTT 缩短或延长 10 秒以上。

5. 处理原则和主要措施 积极治疗原发病,可预防和去除引起 DIC 的病因,是防治 DIC 的根本。疏通被微血栓阻塞的微循环,增加其灌注量,对其有重要作用。在 DIC 高凝期和消耗性低凝期,可用肝素抗凝,建立新的凝血纤溶间的动态平衡。

【常见护理诊断/问题】

1. 活动无耐力 与病情重、体质虚弱有关。

2. 潜在并发症:休克和多器官功能衰竭。

【护理目标】

1. 患者出血、休克及时得到控制,病情稳定。

2. 患者一般状况良好,无并发症发生。

【护理措施】

1. 配合医生做好抢救治疗

(1)治疗基础疾病及消除诱因:原发病的治疗是 DIC 治疗的一项根本措施。如治疗胎盘早剥、死胎、妊娠期高血压疾病、感染性休克、羊水栓塞等,积极治疗原发病防止促凝物质继续进入母体血循环,是终止 DIC 病理过程的最为关键和根本的治疗措施。

(2)抗凝治疗:终止 DIC 病理过程,减轻器官损伤,重建凝血-抗凝平衡。常用肝素。

1)适应证:DIC 早期;血小板及凝血因子呈进行性下降;微血管栓塞表现明显;消耗性低凝期但病因短期内不能去除;在补充凝血因子情况下使用。羊水栓塞时应早期应用,流产感染、败血症、死胎稽留综合征引起 DIC,诊断明确者。

2)禁忌证:手术后或损伤创面未经良好止血者;近期有大咯血或有大量出血的活动性消化性溃疡;DIC 晚期患者有多重凝血因子缺乏及明显纤溶亢进。

3)使用方法:①普通肝素:每日 10 000 ~ 30 000U/d,一般 12 500U/d,每 6 小时用量不超过 5000U,静脉滴注,可使用 3 ~ 5 天。②低分子量肝素:常用 75 ~ 150IUAXa/(kg·d),一次或分两次皮下注射,连用 3 天。

4)监测:合适的肝素治疗可以使 APTT 延长 1.5 ~ 2.0 倍,如普通肝素过量可用鱼精蛋白中和,1mg 鱼精蛋白可对抗肝素 100U。

(3)替代治疗

1)新鲜冷冻血浆等血液制品:每次 10 ~ 15ml/kg。

2)血小板悬液:未出血患者血小板计数低于 $20 \times 10^9/L$,或存在活动性出血且血小板计数 $<50 \times 10^9/L$ 的患者。

3)纤维蛋白原:首次剂量 2.0 ~ 4.0g,静脉滴注,24 小时内给予 8.0 ~ 12.0,使血浆纤维蛋白原上升至 1.0g/L。

(4)其他治疗:不常规使用糖皮质激素,以下情况可以使用:基础疾病需糖皮质激素治疗者;感染-中毒休克并且 DIC 已经有效抗感染治疗者;并发肾上腺皮质功能不全者。

2. 密切观察产妇病情

(1)观察出血症状:可有广泛自发性出血,如皮肤黏膜瘀斑、伤口、注射部位渗血;内脏出血如呕血、便血、泌尿道出血、颅内出血、意识障碍等症状;应观察出血的部位、出血量。

(2)观察有无微循环障碍症状:微循环障碍可出现皮肤黏膜发绀缺氧、少尿、无尿、血压下降、呼吸循环衰竭等症状。

(3)观察有无血液高凝和栓塞症状:如静脉采血血液迅速凝固时应警惕高凝状态。内脏栓塞可引起相关症状,如肺栓塞引起呼吸困难、发绀;肾栓塞引起腰痛、血尿、少尿;脑栓塞引起头痛、昏迷等。

(4)观察有无黄疸溶血症状。

(5)观察原发性疾病的病情。

3. 出血时的护理

(1)遵医嘱给予补充凝血因子、抗凝剂、成分输血或抗纤溶药物治疗。

(2)严格掌握药物剂量,严密观察治疗效果,监测凝血时间等实验室各项指标,随时遵医嘱调整剂量。

4. 微循环衰竭的护理

(1)保持呼吸道通畅,给予氧气吸入,改善缺氧症状。

(2)意识障碍者要注意安全保护措施。

(3)定时监测产妇生命体征,观察尿量、尿色变化。

(4)遵医嘱给药,纠正酸中毒,维持水、电解质平衡。

(5)做好各项基础护理,预防发生并发症。

5. 正确采集血标本,协助实验室检查以判断病情变化和治疗效果。

6. **心理护理** 向产妇和家属介绍病情进展,取得产妇及家属的信任和配合,缓解产妇心理紧张。

7. **健康指导** 注意休息,加强营养,多进食富含铁、蛋白质的食物。注意保持局部卫生,预防感染。加强随访,积极防治并发症。

【护理评价】

1. 产妇出院时生命体征是否平稳。

2. 产妇有无发生感染及其他并发症。

(陈 敏)

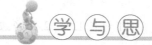

1. 李女士,26 岁,孕 1 产 1,妊娠 38 周顺产一活男婴,产后阴道流血增多达 8 小时,于晚 9 点急诊入院。既往妊娠 24 周时发生一次无痛性阴道流血,量较多,未治疗自行好转止血。今晨 7am 临产,11am 在当地医院自然分娩一 3500g 男婴,15 分钟后胎盘自然娩出,检查胎盘胎膜完整,之后阴道流血增多,并昏倒一次,约 1 分钟后自行苏醒,经输液及注射催产素于晚上 9 点送来急诊。查:BP 90/60mmHg,P 120 次/分,R 20 次/分。子宫软,宫底位于脐上 2 指,给予输液输血治疗后,晚 11 点转入病房。查血象:Hb 40g/L,WBC 14×10^9,N 0.87,L 0.13。

请问:

(1)该产妇的疾病诊断是什么? 其最有可能的病因是什么?

(2)请为产妇制订相应的护理措施。

2. 王女士,36 岁,第三胎妊娠 8 个月时曾去医院做 B 超,确定胎位异常,脐带绕颈,医生建议到医院分娩,足月分娩时,因自认为是第三胎,找当地接生婆接生。因宫缩较弱,于尚未破水前,肌注 15U 催产素,数分钟后宫缩增强,继而子宫强直收缩,约 15 分钟后,自觉心难受,呼吸困难,手脚发凉,颜面苍白,口唇发绀,口角和鼻腔流血,意识不清,约 30 分钟死亡。

尸检所见:部分胎盘边缘剥离,子宫壁大片状出血,胎儿发育良好,脐带绕颈 3 周,胎儿重 4.7kg,右心扩张,肺部淤血、水肿,各实质脏器淤血。病理组织可见:肺内血管高度扩张,部分血管内可见条状物,大部分肺泡内充满均一粉染水肿液体,血液离心后可见角化上皮细胞、胎粪等。

请问:

(1)患者死亡的最大可能原因是什么?

(2)如该患者在医院分娩,一旦出现同上发病时症状,应如何进行抢救和护理?

第十四章　正常产褥与正常新生儿

学习目标

1. 掌握产褥期妇女的临床表现；正常新生儿的护理评估及护理措施。
2. 熟悉产褥期、子宫复旧、恶露等概念；产褥期母体生殖、血液循环、乳房的生理变化和产褥期妇女的心理护理；正常新生儿常见的生理状态。
3. 学会产后子宫复旧的检查方法、恶露的观察、会阴及伤口恢复情况的观察、产后会阴的清洁消毒、乳房的护理及产后观察记录的填写；学会新生儿沐浴和新生儿抚触、新生儿游泳的正确方法和注意事项。
4. 具有与产妇换位思考的意识，尊重产妇，关爱母儿的健康；具有爱心、责任心，具有细心观察和护理新生儿的能力。

第一节　产褥期母体变化和心理变化

从胎盘娩出至产妇全身各器官除乳腺外恢复或接近正常未孕状态所需的一段时期，称产褥期（puerperium），一般为6周。在这段时间，产妇全身各系统尤其是生殖系统发生了较大的生理变化，需要一个适应过程。同时伴随着新生儿的出生，产妇及其家庭也经历着心理和社会的适应过程。了解这些适应过程对做好产褥期的保健、保证母婴健康具有重要意义。

【产褥期母体的生理变化】

1. 生殖系统的变化

（1）子宫：子宫是产褥期变化最大的器官。胎盘娩出后子宫逐渐恢复至未孕状态的过程，称为子宫复旧（involution of uterus）。主要表现为子宫体肌纤维的缩复、子宫内膜的再生、子宫颈恢复和子宫下段变化。

1）子宫体肌纤维缩复：子宫复旧不是肌细胞数目减少，而是肌细胞胞质中的蛋白质被分解排出，使细胞质减少致肌细胞缩小。被分解的蛋白及其代谢产物通过肾排出体外。随着肌纤维不断缩复，宫体逐渐缩小，于产后1周子宫缩小至约妊娠12周大小，在耻骨联合上方可扪及；于产后10日子宫降至骨盆腔内，腹部检查扪不到宫底；产后6周，子宫恢复到正常非孕期大小。子宫重量也逐渐减少，分娩结束时约为1000g，产后1周约为500g，产后2周约为300g，产后6周恢复至50~70g。

2）子宫内膜再生：胎盘、胎膜从蜕膜分离排出后，遗留的蜕膜发生变性、坏死、脱落，形成恶露的一部分自阴道排出；接近肌层的子宫内膜基底层逐渐再生新的功能层。约于产后第 3 周,除胎盘附着部位外,宫腔表面均由新生内膜修复。胎盘附着部位全部修复需至产后 6 周。若在新生内膜修复期间,胎盘附着面因复旧不良出现血栓脱落,可引起晚期产后出血。

3)子宫下段及宫颈变化:产后由于子宫下段肌纤维缩复,逐渐恢复为非孕时的子宫峡部。胎盘娩出后,子宫颈松软、壁薄、形成皱襞,子宫颈外口呈环状如袖口。产后 2 ~ 3 日,宫口仍可容纳 2 指。产后 1 周,宫颈内口关闭,宫颈管复原。产后 4 周,子宫颈完全恢复至非孕时形态。由于子宫颈外口 3 点及 9 点处在分娩时发生轻度裂伤,使初产妇的子宫颈外口由产前的圆形(未产型)变为产后的"一"字形横裂(已产型)。

(2)阴道:分娩后阴道腔扩大,阴道黏膜皱襞因过度伸展而减少甚至消失,致使阴道壁松弛及肌张力低。阴道壁肌张力于产褥期逐渐恢复,阴道腔逐渐缩小,约在产后 3 周重新出现黏膜皱襞,但阴道于产褥期结束时仍不能完全恢复至未孕时的紧张度。

(3)外阴:分娩后的外阴轻度水肿,于产后 2 ~ 3 日内自行消退。会阴部血液循环丰富,若有轻度撕裂或会阴切口缝后,均能在产后 3 ~ 4 日内愈合。处女膜在分娩时撕裂形成残缺痕迹称处女膜痕。

(4)骨盆底组织:盆底肌及其筋膜,因分娩过度扩张使弹性减弱,且常伴有肌纤维部分断裂。若能于产褥期坚持做产后健身操,盆底肌有可能恢复至接近未孕状态。若盆底肌及其筋膜发生严重断裂造成骨盆底松弛,加之于产褥期过早参加重体力劳动;或者分娩次数过多,加之间隔时间短,盆底组织难以完全恢复正常,可导致阴道壁膨出,甚至子宫脱垂。

2. 乳房

(1)泌乳生理:乳房的主要变化是泌乳。妊娠期孕妇体内雌激素、孕激素、胎盘生乳素升高,使乳腺发育及初乳形成。随着胎盘剥离排出,产妇血中胎盘生乳素、雌激素、孕激素水平急剧下降,抑制下丘脑分泌的催乳激素抑制因子释放,在催乳激素作用下,乳汁开始分泌。婴儿吸吮乳头时,由乳头传来的感觉信号,经传入神经纤维抵达下丘脑,通过抑制下丘脑分泌的多巴胺及其他催乳激素抑制因子,致使腺垂体催乳激素呈脉冲式释放,促进乳汁分泌。吸吮动作还能反射性地引起神经垂体释放缩宫素,缩宫素使乳腺腺泡周围的肌上皮收缩,使乳汁从腺泡、小导管进入输乳导管和乳窦而喷出乳汁,此过程又称为喷乳反射。

(2)影响乳汁分泌的因素:影响乳汁分泌的因素很多,吸吮是保持不断泌乳的关键;不断排空乳房,也是维持泌乳的重要条件。此外,乳汁分泌还与产妇的营养、睡眠、情绪和健康状况密切相关,故保证产妇休息、足够睡眠和营养丰富的饮食,并避免精神刺激至关重要。

(3)母乳成分:母乳喂养对母儿均有益处。哺乳有利于产妇生殖器官及有关器官组织得以更快恢复,同时母乳中含有丰富的营养物质,有助于新生儿抵抗疾病的侵袭。

1)初乳:指产后 7 日内分泌的乳汁。因含 β 胡萝卜素而呈淡黄色,含较多有形物质故质稠。初乳中含蛋白质和矿物质较成熟乳多,尤其是分泌型 IgA,脂肪和乳糖含量较成熟乳少,极易消化,是新生儿早期理想的天然食物。

2)过渡乳:指产后 7 ~ 14 日分泌的乳汁。蛋白质含量逐渐减少,脂肪和乳糖含量逐渐增多。

3)成熟乳:指产后 14 日以后分泌的乳汁。呈白色,蛋白质占 2% ~ 3%,脂肪约占 4%,糖类占 8% ~ 9%,无机盐占 0.4% ~ 0.5%,还有维生素等。

初乳及成熟乳均含有大量免疫抗体,故母乳喂养的新生儿患肠道感染者甚少。由于多数药物可经母血渗入乳汁中,故产妇于哺乳期用药时,应考虑药物对新生儿有无不良影响。

3. 血液及循环系统　妊娠期循环血容量增加,于产后 2~3 周循环血量又恢复至未孕状态。但在产后最初 3 日内,由于子宫缩复和子宫胎盘血液循环停止,大量血液从子宫涌入体循环,加之妊娠期潴留的组织间液回吸收,使血容量增加 15%~25%。特别是产后 24 小时,心脏负担明显加重。

产褥早期血液仍处于高凝状态,有利于胎盘剥离面形成血栓,减少产后出血量。纤维蛋白原、凝血酶、凝血酶原于产后 2~4 周内降至正常。血红蛋白水平于产后 1 周左右回升。白细胞总数于产褥早期仍较高,可达 $(15~30)×10^9/L$,中性粒细胞增多,淋巴细胞稍减少。血小板数增多。红细胞沉降率于产后 3~4 周降至正常。

4. 消化系统　妊娠期胃肠肌张力及蠕动力均减弱,胃液中盐酸分泌减少,产后需 1~2 周逐渐恢复。产后 1~2 日内产妇常感口渴,喜进流食或半流食,但食欲不佳,以后逐渐好转。产褥期间卧床时间长,缺少运动,肠蠕动减弱,加之腹肌及盆底肌松弛,容易便秘。

5. 泌尿系统　妊娠期体内潴留的多量水分主要经肾排出,故产后 1 周尿量增多。妊娠期发生的肾盂及输尿管扩张,产后需 2~8 周恢复正常。在产褥期,尤其在产后 24 小时内,由于膀胱肌张力降低,对膀胱内压的敏感性降低,加之外阴切口疼痛、不习惯卧床排尿、器械助产、区域阻滞麻醉,均可能增加尿潴留的发生。

6. 内分泌系统　分娩后,雌激素及孕激素水平急剧下降,至产后 1 周时已降至未孕时水平。胎盘生乳素于产后 6 小时已不能测出。催乳激素水平因是否哺乳而异,哺乳产妇的催乳激素于产后下降,但仍高于非孕时水平,吸吮乳汁时催乳激素明显增高;不哺乳产妇的催乳激素于产后 2 周降至非孕时水平。

月经复潮及排卵时间受哺乳影响,不哺乳产妇通常在产后 6~10 周月经复潮,平均在产后 10 周左右恢复排卵。哺乳产妇的月经复潮延迟,有的在哺乳期月经一直不来潮,平均在产后 4~6 个月恢复排卵。产后较晚恢复月经者,首次月经来潮前多有排卵,故哺乳产妇未见月经来潮却有受孕的可能。

7. 腹壁　妊娠期出现的下腹正中线色素沉着,在产褥期逐渐消退。初产妇腹壁紫红色妊娠纹变成银白色陈旧妊娠纹。腹壁皮肤受妊娠子宫增大的影响,部分弹性纤维断裂,腹直肌呈不同程度分离,产后腹壁明显松弛,腹壁紧张度需在产后 6~8 周恢复。

【产褥期母体的心理变化】

产后产妇需要从妊娠期和分娩期的不适、疼痛、焦虑中恢复,需要接纳家庭新成员及新家庭,这一过程称为产褥期心理调适。此期产妇的心理处于脆弱和不稳定状态,并且面临着潜意识的内在冲突以及为人母所需的情绪调整等问题,随之而来是家庭关系的改变、经济来源的需求,以及家庭、社会支持系统的寻求。因此,产褥期心理调适的指导和支持是十分重要的。

1. 产褥期妇女的心理变化　产褥期妇女的心理变化与分娩经历、婴儿性别、伤口愈合、体态恢复、婴儿哺乳和健康问题等因素的变化有关。表现为:希望、高兴、满足感、幸福感、乐观、压抑及焦虑。有的产妇可能因为胎儿娩出后生理上的排空而感到心理空虚;因为理想中母亲角色与现实中母亲角色的差距而发生心理冲突;因为新生儿外貌及性别与理想中的不相吻合而感到失望;因为现实中母亲太多的责任而感到恐惧;也因为丈夫注意力转移到新生儿而感到失落等。

2. 影响产褥期妇女心理变化的因素　许多因素能影响产褥期妇女的心理变化如：产妇的一般情况、产褥期的恢复、是否有能力胜任母亲的角色、家庭环境和家庭成员的支持等。

（1）产妇的一般情况：产妇的年龄和身体状况影响产褥期妇女的心理调适。

1）年龄：年龄小于 18 岁的妇女，由于本身在生理、心理及社会等各方面发展尚未成熟，在母亲角色的学习上会遇到很多困难，影响其心理适应。年龄大于 35 岁的妇女，虽然心理及社会等方面发展比较成熟，但体力和精力下降，容易出现疲劳感，在事业和母亲的角色之间的转换上也会面临更多的冲突，对心理适应有不同程度的影响。

2）身体状况：产妇在怀孕时的体格是否健康、妊娠过程中有无出现并发症、是否是手术产都会影响产妇的身体状况，对心理适应也会发生不同程度的影响。

（2）产妇对分娩经历的感受：产妇对分娩过程的感受与产妇所具有的分娩知识、对分娩的期望、分娩的方式及分娩过程支持的获得有关。当产妇对在产房的期望与实际的表现有较大的差异时，会影响其日后的自尊。

（3）社会支持：社会支持系统不仅提供心理的支持，同时也提供物质资助。稳定的家庭经济状况、亲朋好友的帮助，特别是家人的理解与帮助，有助于产妇的心理适应，使其能更好地照顾新生儿。

3. 产褥期妇女的心理调适　主要表现在两方面：确立家长与孩子的关系和承担母亲角色的责任，根据美国心理学家 Rubin 研究结果，产褥期妇女的心理调适过程一般分为以下 3 个时期：

（1）依赖期：产后 1~3 日。表现为产妇的很多需要是通过别人来满足的，如对孩子的关心、喂奶、抚触等，同时产妇喜欢用语言表达对孩子的关心，较多地谈论自己妊娠和分娩的感受。较好的妊娠和分娩经历、满意的产后休息、丰富的营养和较早较多地与孩子间的目视及身体接触将有助于产妇较快地进入第二期。在依赖期，丈夫及家人的关心帮助，医务人员的悉心指导是极为重要的。

（2）依赖-独立期：产后 3~14 日。产妇表现出较为独立的行为，开始注意周围的人际关系，主动参与活动，学习和练习护理自己的孩子，亲自喂奶而不需要帮助。但这一时期容易产生压抑，可能因为分娩后产妇感情脆弱，太多的母亲责任，因新生儿诞生而产生爱的被剥夺感，痛苦的妊娠和分娩过程，糖皮质激素和甲状腺素处于低水平等因素造成。由于这一压抑的感情和参与新生儿的护理，使产妇极为疲劳，反而加重压抑。消极者可表现为哭泣，对周围漠不关心，停止应该进行的活动等。应及时提供护理、指导和帮助，促使产妇纠正这种消极情绪。家人加倍地关心产妇；提供婴儿喂养和护理知识，耐心指导并帮助产妇护理和喂养自己的孩子；鼓励产妇表达自己的心情并与其他产妇交流等，均能提高产妇的自信心和自尊感，促进其接纳孩子、接纳自己，从而平稳地应对压抑状态。

（3）独立期：产后 2 周~1 个月。这一时期新家庭形成。产妇、家人和婴儿已成为一个完整的系统，形成新的生活形态。夫妇两人甚至加上孩子共同分享欢乐和责任，开始恢复分娩前的家庭生活包括夫妻生活。此期，产妇及其丈夫会承受更多的压力，如兴趣与需要、事业与家庭间的矛盾，哺育孩子、承担家务及维持夫妻关系中各种角色的矛盾等。

第二节　产褥期临床表现及护理

夏女士,32 岁,初产妇,2 天前顺产一男婴,社区医疗保健工作人员小李到夏女士家做产后第一次访视工作,发现夏女士宫底在脐下 2 指,恶露呈红色,量多,有臭味,触诊子宫有压痛。

工作任务:

1. 夏女士最可能发生了什么情况?

2. 为确诊应做哪些检查?

3. 确诊后应给予什么护理措施?

【产褥期的临床表现】

1. 生命体征

(1)体温:产后的体温多数在正常范围内。若产程延长致过度疲劳时,体温可在产后 24 小时内略升高,一般不超过 38℃。产后 3 ~ 4 日因乳房血管、淋巴管极度充盈,乳房胀大,伴 37.8 ~ 39℃ 发热,称为泌乳热,一般在产后 16 小时内自行恢复。

(2)脉搏:由于胎盘循环停止和卧床休息等因素,产后脉搏略缓慢,60 ~ 70 次 / 分,于产后 1 周恢复正常。

(3)呼吸:产后腹压降低,膈肌下降,妊娠期的胸式呼吸变为腹式呼吸,呼吸深而慢,14 ~ 16 次 / 分。

(4)血压:正常产妇血压无明显变化。妊娠期高血压疾病产妇,产后血压明显降低。

2. 子宫复旧　胎盘娩出后,子宫迅速收缩,子宫圆而硬,宫底平脐或脐下一指。产后第 1 日略上升至脐平,以后每日下降 1 ~ 2cm,产后 10 日子宫降入骨盆腔,此时下腹部触不到宫底。

3. 产后宫缩痛　在产褥早期因子宫收缩引起下腹部阵发性剧烈疼痛,称为产后宫缩痛。于产后 1 ~ 2 日出现,持续 2 ~ 3 日自然消失。经产妇宫缩痛较初产妇明显,哺乳时反射性缩宫素分泌增多使疼痛加重。不需特殊用药。

4. 恶露　产后随子宫蜕膜的脱落,含有血液及坏死的蜕膜组织经阴道排出,称为恶露(lochia)。根据其颜色、内容物及时间不同分为以下 3 种:

(1)血性恶露(lochia rubra):因含大量血液而得名,色鲜红,量多,有时有小血块。镜下见多量红细胞、坏死蜕膜及少量胎膜。血性恶露持续 3 ~ 4 日。

(2)浆液恶露(lochia serosa):因含多量浆液得名,色淡红。镜下见较多坏死蜕膜组织、宫腔渗出液、宫颈黏液,少量红细胞及白细胞,且有细菌。浆液恶露持续 10 日左右。

(3)白色恶露(lochia alba):因含大量白细胞,色泽较白得名,质黏稠。镜下见大量白细胞、坏死蜕膜组织、表皮细胞及细菌等。白色恶露约持续约 3 周。

5. 排泄

(1)褥汗:产褥早期,皮肤排泄功能旺盛,借以排泄孕期体内潴留的水分,故排出大量的汗液,尤以夜间睡眠及初醒时明显,不属病态。产后1周好转。

(2)排尿增多和排尿困难:产后2~3日内,由于机体排出妊娠时潴留的液体,产妇往往多尿。但因分娩过程中膀胱受压使其黏膜水肿、充血,肌张力降低,加之会阴切口疼痛,产后容易发生排尿困难,特别是产后第1次排尿,容易发生尿潴留及尿路感染。

(3)便秘:产褥期因卧床时间长、活动少,肠蠕动减弱,腹直肌及骨盆底肌松弛,产妇容易发生便秘。

6. 会阴伤口 分娩时因会阴部撕裂或侧切缝合,于产后3日内可出现局部水肿、疼痛,拆线后自然消失。

7. 乳房改变

(1)乳房胀痛:产后哺乳延迟或未及时排空乳房,产妇可出现乳房胀痛,触摸乳房时有坚硬感,并有明显触痛。

(2)乳头皲裂:哺乳产妇尤其是初产妇在最初几日哺乳后容易产生乳头皲裂,表现为乳头红、裂开,有时有出血,哺乳时疼痛。大多是因为产前乳头准备不足或产后哺乳姿势不当引起。

8. 产褥中暑 产褥期因高温环境使体内余热不能及时散发,引起中枢性体温调节功能障碍的急性热病,称为产褥中暑,表现为高热、水电解质紊乱,循环衰竭和神经系统功能损害等。本病虽不多见,但起病急骤,发展迅速,处理不当能遗留严重后遗症,甚至死亡。

9. 其他改变

(1)体重减轻:产后由于胎儿、胎盘的娩出,羊水的流失及产时失血,产妇体重约减轻6kg。产后第1周,因为子宫复旧,恶露、汗液及尿液的大量排出,体重又下降4kg左右。

(2)疲乏:由于产程中的不适及用力,产后医务人员的频繁观察,护理新生儿及哺乳导致睡眠不足,使得产妇在产后最初几天感到疲乏,表现为精神不振,自理能力降低及不愿亲近孩子。

(3)产后压抑:主要表现为易哭、易激惹、忧虑、不安,有时喜怒无常,一般2~3日后自然消失,有时可持续达10日。

(4)下肢静脉血栓形成:少见。由于产妇的血液处于高凝状态,加之产后疲劳虚弱、切口疼痛致卧床时间较多,使得下肢静脉血液循环缓慢,血液易淤积于静脉内,形成静脉血栓。表现为下肢体表温度下降或感觉麻木,患侧肢体有胀痛感。

【护理评估】

1. 健康史 包括对妊娠前、妊娠过程和分娩过程的评估。

(1)妊娠前:产妇的身体健康状况,有无慢性疾病。

(2)妊娠期:有无妊娠期并发症史或合并症史。

(3)分娩期:分娩过程是否顺利、产后出血量、会阴撕裂程度、新生儿Apgar评分等。

2. 身体状况

(1)生命体征

1)体温:多在正常范围,产后3~4日出现的发热可能与泌乳热有关,但需要排除其他因素尤其是感染引起的发热。

2)脉搏:每分钟60~70次。脉搏过快应考虑发热、产后出血引起休克的早期症状等病理。

3)呼吸:每分钟14~16次。

4）血压:平稳。妊娠期高血压疾病孕妇产后血压明显降低或恢复正常。

（2）产后出血量:产后出血总量一般不超过300ml。如阴道流血量多或血块大于1cm,用聚血器放于产妇臀下,以准确评估出血量。如阴道流血量不多,但子宫收缩不良、宫底上升者,提示宫腔有积血。如产妇自觉肛门坠胀,多有阴道后壁血肿。子宫收缩好,但有鲜红色恶露持续流出,多提示有软产道损伤。

（3）生殖系统

1）子宫:胎盘娩出后,子宫圆而硬,宫底在脐下一指。产后第1日略上升至平脐,以后每日下降1～2cm,产后10日子宫降入骨盆腔,此时腹部检查于耻骨联合上方扪不到宫底。

每日应在同一时间评估产妇的宫底高度。评估前,嘱产妇排尿后平卧,双膝稍屈曲,腹部放松,解开会阴垫,注意隐私及保暖。先按摩子宫使其收缩后,再测耻骨联合上缘至宫底的距离。正常子宫圆而硬,位于腹部中央。子宫质地软应考虑是否存在产后宫缩乏力。子宫偏向一侧应考虑是否有膀胱充盈。子宫不能如期复原常提示异常。

2）恶露:每日应观察恶露的量、颜色及气味。常在按压子宫底的同时观察恶露的情况。正常恶露有血腥味,但无臭味,持续4～6周,总量为250～500ml。若子宫复旧不全,宫腔内残留胎盘、多量胎膜或合并感染时,表现为恶露增多,血性恶露持续时间延长并有臭味。

3）会阴:阴道分娩者产后会阴有轻度水肿,一般在产后2～3日自行消退。会阴部有缝线者,如出现疼痛加重、局部红肿、硬结及分泌物应考虑会阴伤口感染。

4）宫缩痛:评估产妇疼痛反应程度。

（4）排泄

1）排尿:评估产后4小时是否排尿。第1次排尿后需评估尿量,如尿量少,应再次评估膀胱的充盈情况,预防尿潴留。同时充盈的膀胱可影响子宫的有效收缩,引起子宫收缩乏力,导致产后出血。

2）排便:产妇在产后1～2日多不排大便,主要是因为产后卧床时间长,加之进食较少,但也要评估是否有产后便秘的症状。

（5）乳房

1）乳房的类型:评估有无乳头平坦、内陷。

2）乳汁的质和量:初乳呈淡黄色,质稠,产后3日每次哺乳可吸出初乳2～20ml。过渡乳和成熟乳呈白色。乳量是否充足主要评估两次喂奶之间婴儿是否满足、安静,婴儿尿布24小时湿6次以上,大便每日几次,体重增长理想等内容。

3）乳房胀痛及乳头皲裂:评估乳房出现胀痛的原因,当触摸乳房时有坚硬感,并有明显触痛,则提示产后哺乳延迟或没有及时排空乳房。评估乳头皲裂的原因,当初产妇因孕期乳房护理不良或哺乳方法不当,或在乳头上使用肥皂及干燥剂等,容易发生乳头皲裂。

3. 心理-社会支持状况

（1）心理状态:产妇在产后2～3日内发生的轻度或中度的情绪反应称为产后压抑。产后压抑的发生可能与产妇体内雌、孕激素水平的急剧下降、产后的心理压力及疲劳等因素有关。因此,要注意评估产妇的以下心理状态。

1）产妇对分娩经历的感受:是舒适或痛苦,直接影响产后母亲角色的获得。

2）产妇的自我形象:包括自己形体的恢复,孕期不适的恢复等,关系到是否接纳孩子。

3）母亲的行为:评估母亲的行为是属于适应性的还是不适应性的。母亲满足孩子的需要并表现出喜悦,积极有效地锻炼身体,学习护理孩子的知识和技能为适应性行为。相反,母亲不愿接触孩子,不亲自喂养孩子,不护理孩子或表现出不悦、不愿交流、食欲差等为不适应性行为。

4)对孩子行为的看法:评估母亲是否认为孩子吃得好,睡得好又少哭就是好孩子,因而自己就是一个好母亲;而长哭,哺乳困难,常常需要换尿布的孩子是坏孩子,自己则是一个坏母亲。母亲能正确理解孩子的行为将有利于建立良好的母子关系。

5)其他影响因素:研究表明,产妇的年龄、健康状况、社会支持系统、经济状况、性格特征、文化背景等因素影响产妇的产后心理状态。

(2)社会支持:良好的家庭氛围,有助于家庭各成员角色的获得,有助于建立多种亲情关系。相反,各种冲突将不利于各种亲情关系的发展。

4. 辅助检查 除进行产后常规体检外,必要时进行血、尿常规检查、药物敏感试验等。如产后留置导尿者需做尿常规检查,以监测有无尿路感染。

5. 处理原则和主要措施 提供信息、相关知识、咨询服务、心理支持和帮助,促进舒适、健康和正常的适应过程,预防并发症。

【常见护理诊断/问题】

1. 有体液不足的危险 与分娩时液体摄取减少导致血液浓缩及产时失血有关。

2. 尿潴留 与产时损伤、卧床休息及不习惯床上大小便有关。

【护理目标】

1. 产妇生命体征平稳。

2. 产妇产后 24 小时内未出现尿潴留。

【护理措施】

1. 一般护理

(1)提供良好的环境:保持室温 22 ~ 24℃,湿度 50% ~ 60%。室内光线充足,定时通风换气,注意避免对流风直接吹到产妇身上而受凉。保持床单位的清洁、整齐、干燥,因产妇有恶露,出汗多,要及时更换会阴垫、衣服、被单等。

(2)生命体征:每日测体温、脉搏、呼吸及血压,如体温超过 38℃,应加强观察并查找原因,向医生汇报。

(3)保证产妇有足够的营养和睡眠:饮食应为高蛋白的平衡饮食,不需增加脂肪的摄入量。护理工作应不打扰产妇的休息。

(4)保持大小便通畅:特别是产后 4 小时要鼓励产妇排尿,以防子宫收缩欠佳而发生产后出血。若不能自行排尿,用热敷、暗示、针灸、药物等方法,必要时导尿。鼓励产妇早期下床活动及做产后操,多饮水,多吃含纤维素的食物,以保持大便通畅。

(5)适当活动:可增加血液循环,促进伤口愈合,增强食欲,预防下肢静脉血栓形成,促进康复。由于产妇产后盆底肌肉松弛,应避免负重劳动或蹲位活动,以防止子宫脱垂。

2. 专科护理

(1)产后 2 小时内的护理:产后 2 小时内极易发生严重并发症,如产后出血、子痫、产后心力衰竭等,故应在产房严密观察生命体征、子宫收缩情况及阴道流血量,并注意宫底高度及膀胱是否充盈等。若产后 2 小时一切正常,将产妇连同新生儿送回病房,仍需勤观察。

(2)观察子宫复旧及恶露:产后认真评估子宫复旧恶露性状。如发现异常,应及时排空膀胱、按摩腹部(子宫部位)、按医嘱给予子宫收缩剂。如恶露有异味,常提示有感染的可能,配合做好血及组织培养标本的收集及抗生素应用。产后当天禁用热水袋外敷止痛,以避免子宫肌肉松弛造成出血过多。

(3)会阴护理:

1)会阴及会阴伤口的冲洗:用0.05%聚维酮碘液或0.2%苯扎溴铵(新洁尔灭)擦洗或冲洗外阴,每日2~3次。擦洗的原则为从上到下、由内向外,会阴切口单独擦洗,擦过肛门的棉球和一次性镊子应丢弃。勤换会阴垫,大便后用水清洗,保持会阴部清洁。

2)会阴伤口的观察:会阴部有缝线者,应每日观察伤口有无渗血、血肿、水肿、红肿、硬结及分泌物,嘱产妇健侧侧卧。

3)会阴伤口异常的护理:①水肿者,用50%硫酸镁湿热敷,产后24小时可用红外线照射外阴。②有血肿者,小的血肿24小时后可湿热敷或远红外线照射,大的血肿需配合医生切开处理。③有硬结者,则用大黄、芒硝外敷或用95%乙醇湿热敷。④会阴切口疼痛剧烈或有肛门坠胀感者,应及时报告医生,以排除阴道壁及会阴部血肿。⑤伤口感染者,应提前拆线引流,定时换药。

(4)乳房护理:具体护理方法见本章第三节。

(5)预防产褥中暑:处理原则是立即改变高温和不通风环境,迅速降温,及时纠正水电解质紊乱及酸中毒。其中迅速降低体温是抢救成功的关键。应做好卫生宣教,破除旧风俗习惯,居室保持通风,避免室温过高,产妇衣着应宽大透气,有利于散热,以舒适为宜。

3.心理护理

(1)建立良好亲子关系:产妇入休息室后,热情接待,让产妇充分休息。当产妇诉说分娩经历或不愉快时,耐心听取,积极回答问题。了解产妇对孩子与新家庭的看法和想法。尊重产妇的风俗习惯,提供正确的产褥期生活方式。

(2)母婴同室:让产妇更多地接触自己的孩子,在产妇获得充分休息的基础上,让其多抱孩子,逐渐参与孩子的日常生活护理,培养母子感情。

(3)提供帮助:在产后3天内,为避免产妇劳累,主动为产妇及孩子提供日常生活护理。

(4)提供自我护理及新生儿护理知识:培养技能,给予新生儿喂养、沐浴指导,观察新生儿不适及常见问题指导等。同时给予产妇自我护理指导,如饮食、休息、活动的指导;常见问题如褥汗、乳房胀痛、宫缩痛等的处理方法,以减少产妇的困惑及无助感。

(5)指导丈夫及家人:鼓励和指导丈夫及家人参与新生儿护理活动,培养新家庭观念。

4.健康指导

(1)一般指导:产妇居室应清洁通风,合理饮食保证充足的营养。注意休息,合理安排家务及婴儿护理。注意个人卫生和会阴部清洁,保持良好的心境,适应新的家庭生活方式。

(2)适当活动:经阴道自然分娩的产妇,产后6~12小时内即可起床做轻微活动,于产后第2日可在室内走动。行会阴侧切或剖宫产的产妇,可适当推迟活动时间。

(3)产褥期保健:产褥期保健操(图14-1)可促进腹壁、盆底肌肉张力的恢复,避免腹壁皮肤过度松弛,预防尿失禁、膀胱直肠膨出及子宫脱垂。根据产妇的情况,运动量由小到大循序渐进进行。一般在产后第2日开始,每1~2日增加1节,每节做8~16次。出院后继续做保健操直至产后6周。

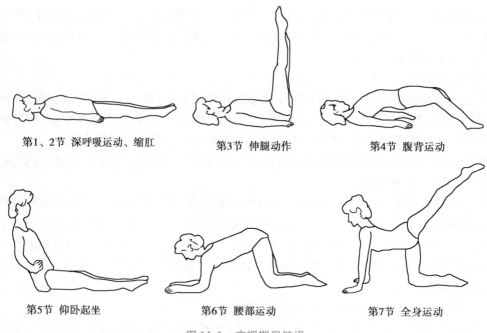

第1、2节 深呼吸运动、缩肛　　　　第3节 伸腿动作　　　　第4节 腹背运动

第5节 仰卧起坐　　　　第6节 腰部运动　　　　第7节 全身运动

图 14-1　产褥期保健操

第 1 节　仰卧、深吸气,收紧腹部,然后呼气。

第 2 节　仰卧,两臂直放于身旁,进行缩肛与放松动作。

第 3 节　仰卧,两臂直放于身旁,双腿轮流上举和并举,与身体呈直角。

第 4 节　仰卧,髋与腿放松,分开稍屈,脚底放在床上,尽力抬臀部及背部。

第 5 节　仰卧坐起。

第 6 节　跪姿,双膝分开,肩肘垂直,双手平放床上,腰部进行左右旋转动作。

第 7 节　全身运动,跪姿,双臂支撑在床上,左右腿交替向背后高举。

5. 计划生育指导　产褥期内禁忌性生活。产后 42 日起应采取避孕措施,原则是哺乳者以工具避孕为宜,非哺乳者可选用药物避孕。

6. 产后检查　包括产后访视和产后健康检查两部分。

(1)产后访视:产妇出院后,可由社区医疗保健人员在产妇出院后 3 日内、产后 14 日、产后 28 日分别做 3 次产后访视,了解产妇及新生儿健康状况。内容包括:①产妇饮食、睡眠、大小便情况;②检查乳房,了解哺乳情况;③观察子宫复旧及恶露情况;④观察会阴伤口、剖宫产腹部伤口等,若发现异常应给予及时指导。

(2)产后健康检查:告知产妇于产后 42 日带孩子一同去医院进行一次全面检查,了解产妇全身情况,特别是生殖器官的恢复情况及新生儿发育情况。产后健康检查,包括全身检查和妇科检查。全身检查主要是测血压,脉搏,查血、尿常规。妇科检查主要了解盆腔内生殖器官是否已恢复至未孕状态。

【护理评价】

1. 产妇血压、脉搏是否保持正常。

2. 产妇产后是否能及时排尿、排便。

3. 产妇喂养后是否感到舒适,新生儿体重增长是否正常。

4. 产妇在护士的指导下能否积极参与新生儿护理及自我护理,表现出自信和满足。

第三节 母乳喂养

母乳含有婴儿出生后4~6个月内所需的全部营养物质,是婴儿必需的理想营养食品。

世界卫生组织已将保护、促进和支持母乳喂养作为卫生工作的重要环节。母乳喂养对母婴健康均有益。

1. **对婴儿有益** ①提供营养及促进发育:母乳中所含营养物质最适合婴儿的消化吸收,生物利用率高,其质与量随婴儿生长和需要发生相应改变。②提高免疫功能,抵御疾病:母乳中含有丰富的免疫球蛋白和免疫细胞,有吞噬、对抗、抑制病毒和细菌的作用,可预防呼吸道和肠道疾病。③有利于牙齿的发育和保护:吸吮时的肌肉运动有助于面部正常发育,且可预防因奶瓶喂养引起的龋齿。④通过喂哺,婴儿频繁地与母亲皮肤接触,可增进母子感情。母婴间情感联系对婴儿建立和谐、健康的心理有重要作用。

2. **对母亲有益** ①有助于防止产后出血:吸吮刺激使催乳激素产生的同时促进缩宫素的产生,缩宫素使子宫收缩,减少产后出血。②哺乳期闭经:哺乳者的月经复潮排卵较不哺乳者延迟,母体内的蛋白质、铁和其他营养物质通过产后闭经得以储存,有利于产后恢复,有利于延长生育间隔。③降低母亲患乳腺癌、卵巢癌的危险性。④母乳直接从乳腺分泌,温度适宜,不污染,喂哺方便,经济。

【母乳喂养的评估】

母乳喂养产妇的评估包括三方面:生理因素、心理因素和社会因素。

1. **生理因素** 评估产妇是否有影响母乳喂养的生理因素,如:①严重的心脏病、子痫、肝炎急性期、艾滋病;②营养不良;③会阴或腹部创口的疼痛;④乳房的类型、有无乳房胀痛、乳头皲裂及乳腺炎;⑤使用某些药物,如麦角新碱、可待因、安乃近、安定、巴比妥类。

2. **心理因素** 评估产妇是否有影响母乳喂养的心理因素,如:①不良的分娩体验;②分娩及产后疲劳;③失眠或睡眠欠佳;④自尊紊乱;⑤缺乏信心;⑥焦虑;⑦压抑。

3. **社会因素** 评估产妇是否有影响母乳喂养的社会因素,如:①得不到医护人员或丈夫及家人的关心、支持;②工作负担过重;③婚姻问题;④青少年母亲;⑤单身母亲;⑥母婴分离;⑦知识缺乏(营养知识、喂养知识);⑧离家工作。

同时应观察其喂养动作,判断是否喂养得当。如果适当,喂奶时可听见吞咽声,母亲有泌乳的感觉,喂奶前乳房丰满,喂奶后乳房较柔软,婴儿尿布24小时湿6次及以上,大便每天若干次。两次喂奶之间,婴儿满足、安静,体重增长理想。

【母乳喂养指导】

1. **一般护理指导**

(1)饮食:为促进乳汁分泌,满足泌乳活动所消耗的热能及婴儿生长发育的需要,产妇在产褥期及哺乳期所需要的能量和营养成分较未孕时高。产妇的营养供给原则:①热量:每日应多摄取2100kJ(500kcal),但总量不要超过8370~9620kJ/d(2000~2300kcal/d)。②蛋白质:每日增加蛋白质20g。③脂肪:控制食物中总的脂肪摄入量,保持由脂肪提供的热量不超过总热量的25%,每天胆固醇的摄入量应低于300mg。④无机盐类:补充足够的钙、铁、硒、碘等必需的无机盐。⑤饮食中应有足够的蔬菜、水果及谷类。⑥锻炼:产妇营养过剩可造成产后肥胖,进行适当的锻炼以维持合理的体重。

(2)休息与活动:为产妇提供一个舒适的环境,保证充分的休息,适当活动,做到劳逸结合,教会产妇与婴儿同步休息,生活有规律。

（3）保持心情愉快:因情绪因素能影响乳汁的分泌;产妇应该保持乐观,情绪稳定。

2. 喂养方法指导

（1）哺乳时间:原则是按需哺乳。提倡早吸吮即产后半小时内开始哺乳。此时新生儿处于警觉状态,也是吸吮反射最强烈的时刻,早吸吮既可以使新生儿吸收营养丰富的初乳,又可以促进产妇乳汁的分泌。产后一周内是母体泌乳的过程,哺乳次数应多,每1~3小时1次,最初哺乳时间短,只需3~5分钟,以后逐渐延长,但不超过15~20分钟,以免使乳头浸泽、皲裂而导致乳腺炎。

（2）哺乳体位:喂哺婴儿的正确姿势也很重要。母亲可以选择坐着或者躺着的体位进行喂哺,但必须采用使自己感到轻松、舒适。抱婴儿时应注意使婴儿面向乳房,鼻子对着乳头,婴儿的腹部要紧贴母亲,托住婴儿的肩背部,而不只是托着头或后脑勺,头和身体呈直线,颈部不要扭曲。

（3）婴儿与母亲乳房的正确含接:在喂哺前先将乳头触及婴儿口唇,诱发觅食发射,当婴儿口张大、舌向下的一瞬间,迅速将乳头和乳晕一起柔和地塞入婴儿口中。当含接正确时,可见婴儿的嘴及下颏部紧靠乳房,婴儿的嘴张得很大,在婴儿上唇上面可看到部分乳晕,但在下唇外较少见到,婴儿吸吮动作缓慢而有力,婴儿显得轻松愉快,母亲不感到乳头疼痛。母亲拇指轻轻放在乳房上方,其余四指并拢贴在乳房下的胸壁上,用示指托住乳房的底部手不应离乳头太近(2cm左右)。

（4）哺乳方法:哺乳时,先挤压乳晕周围组织,挤出少量乳汁以刺激婴儿吸吮,然后把乳头和大部分乳晕放在婴儿口中,用一手扶托并挤压乳房,协助乳汁外溢,防止乳房堵住新生儿鼻孔。哺乳结束时,示指轻压婴儿下颏,避免在口腔负压情况下拉出造成乳头疼痛损伤。哺乳后,挤出少许乳汁涂在乳头和乳晕上。

（5）注意事项:①每次哺乳应两侧乳房交替进行,吸空一侧乳房后再吸另一侧乳房。并挤尽剩余乳汁,以促进乳汁分泌、预防乳腺管阻塞及两侧乳房大小不等的情况。②每次喂哺后,应将新生儿直立轻拍背部1~2分钟,排出胃内空气,以防溢乳。③哺乳时如果婴儿吸吮姿势不正确或母亲感到乳头疼痛应重新吸吮。④哺乳期以10个月至1年为宜。

 知识链接

手法挤奶

挤奶对于母乳喂养的建立和维持都极有益,手法挤奶不需要设备,随时随地可以进行,产后1~2日内就应该教会母亲挤奶的技术。

手法挤奶时,将拇指放在乳头、乳晕上方,示指放在乳头、乳晕下方,与拇指相对,其他手指托住乳房。将拇指和示指向胸壁方向轻压,再相对轻挤乳晕下面的乳窦部位各个方向都要挤到,手指的动作应类似于滚动,反复一压一放,将乳窦乳汁挤出。

经常挤奶,可增加乳汁分泌,若奶量不足,可以每小时挤一次,来增加泌乳量。挤奶还可以缓解乳房肿胀,帮助婴儿含接,解除乳腺管阻塞和乳汁淤积。在婴儿还没学会吸吮凹陷的乳头时,婴儿生病时或低体重儿不能吸吮时,可使婴儿能吃到母乳。

【乳房的护理】

乳房应保持清洁、干净,经常擦洗。

1. 一般护理

(1)每次哺乳前产妇应洗净双手,然后用清水洗净乳头和乳晕,并柔和地按摩乳房,刺激泌乳反射。切忌用肥皂或酒精之类擦洗,以免引起局部皮肤干燥、皲裂。

(2)乳头处如有痂垢,先用油脂浸软后,再用温水洗净。

(3)每次哺乳时应让新生儿吸空乳汁。

(4)如乳汁充足,孩子吸不完时,应用手法挤奶或用吸乳器将剩乳吸出,以免乳汁淤积影响乳汁再生,并预防乳腺管阻塞及两侧乳房大小不一等情况。

(5)如吸吮不成功,则指导产妇将母乳挤出后喂养。

(6)哺乳期使用适当的胸罩,避免过松或过紧。

2. 乳头平坦及凹陷护理　有些产妇的凹陷乳头,一旦受到刺激乳头会呈扁平或向内回缩,婴儿很难吸吮到乳头,可指导产妇做以下练习:

(1)乳头伸展练习:将两示指平行地放在乳头两侧,慢慢地由乳头向两侧外方拉开,牵拉乳晕皮肤及皮下组织,使乳头向外突出。随后将两示指分别放在乳头上、下侧,将乳头向上、向下纵形拉开。此练习重复多次,做满15分钟,每日2次。

(2)乳头牵拉练习:用一手托乳房,另一手的拇指和中、示指抓住乳头向外牵拉,重复10~20次,每日2次。

(3)佩戴乳头罩:从妊娠7个月起佩戴,对乳头周围组织起稳定作用。柔和的压力,可使内陷乳头外翻,乳头经中央小孔保持突起。

此外,可指导产妇改变多种喂奶姿势和使用假乳套以利于婴儿含住乳头,也可利用吸乳器进行吸引。在婴儿饥饿时,先吸吮平坦的一侧,因为此时婴儿的吸吮力强,易吸住乳头和大部分乳晕。

3. 乳房胀痛护理　产后3日内,因淋巴和静脉充盈,乳腺管不畅,乳房胀,有硬结,触之疼痛,还可有轻度发热。一般于产后1周乳腺管畅通后自然消失,也可用下列方法缓解:

(1)尽早哺乳:一般产后半小时内开始哺乳,促进乳汁畅流。

(2)外敷乳房:哺乳前热敷乳房,促使乳腺管畅通。但在两次哺乳间冷敷乳房以减少局部充血、肿胀。

(3)按摩乳房:哺乳期按摩乳房,从乳房边缘向乳头中心按摩,可使乳腺管畅通,同时减少疼痛。

(4)佩戴乳罩:乳房肿胀时,产妇戴合适的具有支托性的乳罩,可减轻乳房充盈时的沉重感。

(5)服用药物:可口服维生素 B_6 或散结通乳的中药,常用方剂为柴胡(炒)、当归、王不留行、木通、漏芦各15g,水煎服。

4. 乳腺炎护理　如产妇乳房局部出现红、肿、热、痛,或有痛性结节,提示患有乳腺炎。炎症初期,哺乳前湿热敷乳房3~5分钟并按摩乳房,轻轻拍打和抖动乳房。哺乳时先哺患侧,因饥饿时的婴儿吸吮力最强,有利于吸通乳腺管。每次哺乳应吸空乳汁,增加喂哺的次数,每次至少喂20分钟,哺乳后充分休息,饮食清淡。

5. 乳头皲裂护理

(1)轻者可继续哺乳

1）母亲取正确、舒适且松弛的喂哺姿势，哺前湿热敷乳房和乳头 3～5 分钟，同时按摩乳房，挤出少量乳汁使乳晕变软易被婴儿含吮。

2）先在损伤轻的一侧乳房哺乳，以减轻对另一侧乳房的吸吮力。

3）让乳头和大部分乳晕含吮在婴儿口内。

4）增加喂哺的次数，缩短每次喂哺的时间。

5）喂哺后，挤出少许乳汁涂在乳头和乳晕上，短暂暴露，因乳汁具有抑菌作用且含有丰富蛋白质，能起修复表皮的作用。

（2）疼痛严重者，可用吸乳器吸出喂给新生儿或用乳头罩间接哺乳，在皲裂处涂抗生素软膏或 10% 复方安息香酸酊，于下次喂奶时洗净。

6. 催乳护理　如产妇乳汁分泌不足，应指导其正确的哺乳方法，按需哺乳、夜间哺乳，调节饮食，鼓励产妇树立信心。此外，可选用下列方法催乳：①中药涌泉散或通乳丹加减，用猪蹄 2 只炖烂吃肉喝汤；②针刺合谷、外关、少泽、膻中等穴位。

7. 退乳护理　因病或其他原因不适宜哺乳的或需终止哺乳的应尽早退奶。最简单的退奶方法就是停止哺乳，少进汤类食物，不排空乳房。目前不推荐雌激素或溴隐亭退奶。其他退奶方法有：①生麦芽 60～90g，水煎服，每日 1 剂，连服 3～5 日，配合退奶；②芒硝 250g 分装于两个布袋内，敷于两侧乳房并包扎固定。湿硬后及时更换再敷，直至乳房不胀为止。

第四节　正常新生儿护理

情景导入

新生儿，男，6 天前经阴道分娩，体重 3300g，Apgar 评分 10 分，生命体征正常，一般状况良好，今日要随母出院。助产士在对母亲做出院宣教时发现产妇眉头紧锁，询问原因得知：因为新生儿脐带残端仍未脱落，产妇担心出院后处理不当造成感染，引起败血症。

工作任务：

1. 该新生儿脐带未脱落是否正常？

2. 如何指导产妇观察护理脐带？

足月新生儿系指孕龄满 37 周至不足 42 周，身长 ≥45cm，出生体重 ≥2500g 的新生儿。新生儿期系指胎儿出生后断脐到满 28 日的这段时间，此期是胎儿逐渐适应子宫外生活的过渡时期，必须根据新生儿生理特点细心照料及处理。

【正常新生儿生理特点】

1. 体温　新生儿体温调节中枢发育不完善，皮下脂肪少，体表面积相对较大，保温能力差、散热快，易受外界温度的影响，所以体温不稳定，应注意保暖。

2. 皮肤黏膜　新生儿出生时体表覆盖一层白色乳酪状胎脂，它具有保护皮肤、减少散热的作用。新生儿皮肤薄嫩，易受损伤而发生感染。

3. 呼吸系统　新生儿肋间肌肉较弱，呼吸主要靠膈肌运动，呼吸表浅而频率较快，新生儿代谢快，需氧量多，约 40～60 次／分，以腹式呼吸为主，2 日后降至每分钟 20～40 次／分，可有呼吸节律不齐。

4. 循环系统 新生儿耗氧量大,故心率较快,睡眠时平均心率为 120 次 / 分,醒时可增至 140 ~ 160 次 / 分,且易受啼哭、吸乳等因素影响而发生波动,范围为 90 ~ 160 次 / 分。

5. 消化系统 新生儿吞咽功能已经完善,但是其胃呈水平位,容量少,贲门括约肌发育较差,幽门括约肌发育较好,易发生呕吐和溢乳。消化道面积相对较大,肠管壁薄,通透性高,有利于大量的流质及乳汁中营养物质的吸收,但也使肠腔内毒素及消化不全产物容易进入血循环,引起中毒症状和过敏现象。

6. 泌尿系统 新生儿一般生后不久即排尿。由新生儿肾单位数量与成人相似,肾小球滤过功能、浓缩功能较成人低,容易发生水、电解质紊乱;输尿管较长,弯曲度大,容易受压或扭转而发生尿潴留或泌尿道感染。新生儿肾脏的稀释功能尚可,而排磷功能较差,因此易导致低钙血症。

7. 神经系统 新生儿大脑皮质及锥体束尚未发育成熟,故新生儿动作慢而不协调,肌张力稍高,哭闹时可有肌强直;大脑皮质兴奋性低,睡眠时间长;眼肌活动不协调,对明暗有感觉,具有凝视和追视能力,有角膜反射及视、听反射;味觉、触觉、温觉较灵敏,痛觉、嗅觉、听觉较迟钝;有吸吮、吞咽、觅食、握持、拥抱等先天性反射活动。

8. 免疫系统 新生儿在胎儿期从母体获得多种免疫球蛋白,主要是 IgG、IgM、IgA,故出生后 6 个月内具有抗传染病的免疫力,如麻疹、风疹、白喉等。

【护理评估】

1. 健康史

(1)既往史:了解母亲既往妊娠史,有无特殊家族史。

(2)本次孕产史:本次妊娠的经过,胎儿生长发育的情况,分娩经过,产程中胎儿情况。

(3)新生儿出生日期、时间、性别、体重、Apgar 评分,出生后检查有无异常等。

(4)新生儿记录是否完整,包括母亲手印、新生儿脚印是否清晰,新生儿腕带固定是否可靠。

2. 身体状况

(1)一般检查:观察新生儿发育、反应、肌张力、哭声等,检查时注意保暖,可让父母在场以便指导。

(2)皮肤、黏膜:正常新生儿皮肤红润,观察皮肤有无黄染、青紫、苍白、脓疱、水疱、弥漫性或鳞屑状皮疹,有无海绵状血管瘤或色素不足等。观察口腔黏膜是否完整。

(3)身高、体重:测量新生儿头顶最高点至脚跟的距离,正常身高为 45 ~ 55cm;体重应在沐浴后裸体测量,正常新生儿体重为 2500 ~ 4000g,体重≥4000g 为巨大儿,见于父母身材高大、过期妊娠或妊娠期糖尿病等;体重 < 2500g 为低出生体重儿,容易发生并发症。

(4)生命体征:新生儿一般测腋下温度,正常为 36 ~ 37.2℃,体温低于 36℃ 常见于室温过低、低体重儿或感染等,体温超过 37.5℃ 常见于室温过高、保暖过度或脱水热;新生儿心率较快,一般为 110 ~ 160 次 / 分,若心率持续≥160 次 / 分或≤110 次 / 分应警惕先天性心脏病;新生儿呼吸正常为 40 ~ 60 次 / 分,母亲产时使用麻醉剂、镇静剂可使呼吸减慢,室温过高可使呼吸加快,若持续呼吸过快可见于呼吸窘迫综合征或膈疝。

(5)头面部:观察头颅的外形、大小、形状、有无产瘤、血肿及头皮破损,检查囟门大小和紧张度,有无颅骨骨折和缺损;眼睛有无水肿和脓性分泌物,巩膜有无黄染或出血点;鼻尖有无粟粒疹,鼻翼有无扇动;口腔外观有无唇腭裂,口腔内有无鹅口疮或牙龈粟粒点;外耳有无畸形等。

(6)颈部:观察颈部对称性、位置、活动度和肌张力。

(7)胸部:观察胸廓形态是否对称,有无畸形,是否出现三凹征;触诊两侧的锁骨是否连续、对称;听诊心脏了解心率、心律,有无杂音;听诊肺部了解呼吸音是否清晰,有无干湿啰音等。

(8)腹部:观察腹部外形是否正常,脐带残端有无渗血或脓性分泌物;触诊肝、脾大小;听诊肠鸣音是否正常。

(9)脊柱及四肢:检查脊柱发育是否正常;评估四肢长短、形状、有无畸形(如指、趾畸形),检查活动度是否正常,有无骨折或关节脱位。

(10)肛门及外生殖器:检查肛门有无闭锁或肛裂;外生殖器有无异常,男婴睾丸是否已降至阴囊,女婴大阴唇是否完全遮盖小阴唇等。

(11)肌张力及活动情况:正常新生儿肌张力好,反应灵敏,哭声响亮,若肌张力及哭声异常提示神经系统损伤,若出现嗜睡应给予刺激引起啼哭后再评估。

(12)反射:通过观察各种反射了解新生儿神经系统的发育情况。正常新生儿在其出生时就存在一些先天性的反射活动,有些是持久存在的,如觅食、吸吮、吞咽等反射;有些则随着小儿发育逐渐减退,出生后数月消失的,如拥抱反射、握持反射等。各种反射活动该出现时不出现、出现后不能及时消退或反射不对称都提示神经系统异常。

3. 心理-社会支持状况 通过亲子互动,观察母亲与新生儿的沟通方式与效果,评估母亲是否有喂养及护理新生儿的能力。

4. 辅助检查 通过测体重、身长、头围、胸围、腹围等评估新生儿的生长发育情况。

5. 处理原则和主要措施 维持新生儿正常的生理状态,满足生理需求,为预防异常分娩新生儿的出血,出生后可予维生素 K_1 2mg 肌内注射。

【常见护理诊断/问题】

1. 有窒息的危险 与呕吐、呛奶有关。

2. 有体温改变的危险 与缺乏体脂、体温调节中枢发育不完善有关。

3. 有感染的危险 与免疫功能不成熟及皮肤黏膜屏障功能低下有关。

4. 营养失调:低于机体需要量 与喂养不当有关。

【护理目标】

1. 尽快解除窒息。

2. 新生儿生命体征正常。

3. 新生儿未发生感染。

4. 新生儿的营养供应满足其生长需要。

【护理措施】

1. 一般护理

(1)环境:房间安静无污染,光线充足、空气流通,室温保持在 24~26℃,相对湿度保持在 50%~60%。使新生儿体温维持在腋下温度 36~37.2℃。一个床单元所占面积不应少于 6m²。

(2)安全措施

1)新生儿出生后,在其病历上印上其右脚脚印及其母亲右手示指指印。

2)新生儿右侧手腕上系上写有母亲姓名、床号、住院号、婴儿性别的腕带。每项有关新生儿的操作前后应认真核对。

3）新生儿床应铺有床垫、配有床围,床上不放危险物品,以防发生意外伤害。

（3）预防感染

1）房间配有手消毒液,接触新生儿前要消毒双手,若带菌者应谢绝接触新生儿。

2）新生儿患有脓疱疮、脐部感染等传染性疾病时,应采取相应的消毒隔离措施。

3）新生儿室要建立健全的消毒隔离制度,定期检查消毒质量。

（4）生命体征:监测新生儿体温、心率、呼吸情况。每日测 4 次体温,由于新生儿体温调节功能不健全,若室温升高,包裹过多,蓝光灯治疗及哭闹等均可使体温升高;若室温过低,洗澡时裸露时间过长等均可使体温降低;若有感染时,体温也可偏离正常范围。因此,无论体温过高或过低,均应报告医生,寻找原因,及时处理。哺乳后新生儿置于侧卧位,避免物品遮挡口鼻或压迫胸部,保持呼吸道通畅,以免引起吸入性肺炎或窒息。

2. 喂养 新生儿喂养方法有:母乳喂养、人工喂养和混合喂养。世界卫生组织提倡母乳喂养,正常足月新生儿鼓励早哺乳,一般生后半小时内即可让母亲怀抱新生儿使其吸吮,以促进乳汁分泌,并可预防低血糖。乳汁分泌不足或其他原因不能及时哺乳者,可指导母亲进行混合喂养,即用牛奶、配方奶粉或其他代乳品补充母乳不足。喂养方法应先试喂 5% ~ 10% 葡萄糖水,吸吮吞咽功能良好者给予配方乳,但每次应先哺母乳,待乳汁吸尽后,再补充其他代乳品。每日要按需哺乳,以喂奶后安静、无呕吐及腹胀,足月儿体重增加 15 ~ 30g/d,早产儿 10 ~ 15g/d 为标准。人工喂养时,奶具要专用并严格消毒。

3. 沐浴 沐浴能清洁皮肤,促进舒适,利于评估身体状况,增进母子间的情感交流。具体沐浴方法详见本章第四节。

4. 脐部护理 脐部是新生儿体表的一个创面,是细菌入侵的一个门户,脐带残端一般在生后 3 ~ 7 日脱落。每日沐浴前应观察脐带残端是否干燥、有无分泌物,脐轮有无红肿;沐浴后常规消毒。若脐部有分泌物则消毒后涂 2.5% 碘酊使其干燥;若肉芽组织增生,可用 2.5% 硝酸银溶液烧灼;脐带脱落后保持脐部清洁干燥;若有感染及时报告医生,使用抗生素治疗。

5. 皮肤护理 新生儿出生后 6 小时内用无菌软纱布蘸消毒植物油将头皮、耳后、面部、颈部及其他皱褶处胎脂及血迹轻轻擦净,注意保持皮肤完整性。为避免造成新生儿低体温,一般在出生 24 小时以后每日沐浴一次,以清洁皮肤。

6. 五官护理

（1）眼的护理:每天沐浴时用消毒小毛巾自内眦到外眦清洁。若有眼睛发红、肿胀、分泌物多,可能为眼结膜炎,可用金霉素或红霉素眼膏涂双眼,每 4 小时一次,护理完毕后即消毒双手,以免交叉感染。若有脓性分泌物需进一步检查病原体。

（2）口腔护理:新生儿口腔黏膜柔嫩,不宜擦洗,以免损伤而引起感染。若口腔黏膜上有点状白点,或融合成斑,不易擦去时,要考虑是鹅口疮,多为白色念珠菌感染所致。于哺乳后半小时,用 2% 碳酸氢钠清洗口腔后涂制霉菌素混悬液,每日 3 次。哺乳前母亲必须洗净双手

（3）耳的护理:主要是清洁耳道及耳后,防止泪水、奶水、呕吐物、沐浴水流入耳道或耳后,避免局部皮肤糜烂及感染。

（4）鼻的护理:新生儿呕吐时,呕吐物易从鼻孔溢出,造成鼻孔堵塞而致呼吸困难。可用小棉签蘸温开水轻轻擦拭鼻腔,将块状物取出,保持呼吸道通畅。

7. 臀部护理　为保护新生儿臀部皮肤,应及时更换尿布,避免尿布长时间与皮肤接触,尿布上的尿素经细菌分解产生氨,刺激皮肤出现尿布疹。大便后及时用温水洗净臀部,揩干后涂鞣酸软膏,避免粪便中的刺激物刺激皮肤引起红臀。尿布必须兜住整个臀部及外阴,并且松紧适宜,不宜垫橡皮或塑料布。一旦出现红臀或尿布疹,应保持臀部干燥,可用红外线照射 10 ~ 20 分钟,每日 2 ~ 3 次。若臀部表皮糜烂、脱落,可用消毒植物油或鱼肝油纱布敷于患处。

8. 免疫接种　目前我国新生儿常规免疫接种包括卡介苗和乙肝疫苗。

(1)卡介苗接种

1)接种卡介苗的目的:是预防儿童结核病。

2)制剂:致病性牛结核杆菌经人工培养变为不致病的活菌疫苗。

3)方法:是出生后 12 ~ 24 小时内,在左上臂三角肌下端外缘皮内,局部皮肤用 75% 酒精消毒,待干后绷紧皮肤,注入 0.1ml(其中含 0.05mg 菌苗),使形成 2 ~ 3mm 直径的皮丘。

4)注意事项:早产儿或难产儿,体温在 37.5℃ 以上的新生儿,以及有其他疾病暂缓接种;对疑有先天性免疫缺陷的新生儿必须禁忌接种卡介苗;若为出生 2 个月后接种者应先做结核菌素试验,阴性才能接种并只能接种一次。卡介苗接种 2 ~ 3 周后,接种部位会出现红肿硬结,接着中间出现脓疱或溃疡,2 ~ 3 个月后局部脓痂脱落,留下一个永久性圆形瘢痕。如果接种后局部出现红肿、脓疱、严重(溃疡,并有腋下淋巴结肿大,甚至形成脓肿,应及时去医院就诊。

(2)乙肝疫苗接种

1)接种乙肝疫苗的目的:是预防儿童乙型肝炎。

2)制剂:有重组酵母乙肝疫苗 5μg 和中国仓鼠卵母细胞乙型肝炎疫苗 10μg 两种。

3)方法:出生后 24 小时内、1 个月、6 个月各接种 1 次。部位在右上臂三角肌行肌内注射。接种方式包括主动免疫和联合免疫:HBsAg 阴性母亲所生的新生儿用主动免疫,注射上述两种制剂中的一种;HBsAg 阳性或 HBsAg/HBeAg 双阳性母亲所生的新生儿用联合免疫,即联合应用特异性高效免疫球蛋白 HBIG ≥ 100U 和乙肝疫苗。

4)注意事项:乙肝疫苗接种后一般没有反应,个别有局部轻度红肿、疼痛症状,但很快会消退。

知识链接

新生儿疾病筛查

新生儿疾病筛查是指在新生儿期对严重危害新生儿健康的先天性、遗传性疾施行专项检查、提供早期诊断和治疗的母婴保健技术。我国现阶段主要包括:

1. 听力筛查　通过耳声发射、自动听性脑干反应和声阻抗等电生理学检测,在新生儿出生后自然睡眠或安静的状态下进行的客观、快速和无创的检查,早期发现有听力障碍者,及时给予干预,减少对语言发育和其他神经精神发育的影响。干预措施是针对病因进行相应的药物治疗、手术治疗、配戴助听器、人工耳蜗植入手术以及听觉、言语训练及康复指导等。

2. **遗传代谢性疾病筛查**　主要筛查的是苯丙酮尿症和先天性甲状腺功能减退症。新生儿出生72小时后至7日之内,并充分哺乳,采足底血进行滤纸干血片检测,苯丙酮尿症以苯丙氨酸作为筛查指标,先天性甲状腺功能减退症以促甲状腺素作为筛查指标以血清促甲状腺素、游离三碘甲状腺原氨酸、游离甲状腺素浓度为确诊指标,尽早发现异常儿,给予干预。干预措施是苯丙酮尿症治疗应进行低苯丙氨酸饮食治疗。先天性甲状腺功能减退症采用甲状腺素替代疗法,定期随诊,评估体格和智能发育情况。

9. **心理护理**　尽早将新生儿放在母亲身旁,通过皮肤接触、早吸吮、母亲的爱抚、目光的交流等提升新生儿的安全感,满足感。

10. **健康指导**　向父母亲宣教新生儿的喂养、预防接种、疾病筛查等相关知识,使其尽快进入育儿角色。

【护理评价】

1. 新生儿窒息是否解除。

2. 新生儿生命体征是否正常。

3. 新生儿是否发生感染。

4. 新生儿的营养供应是否满足其生长需要。

第五节　新生儿沐浴、游泳及抚触

一、新生儿沐浴

【目的】

沐浴能清洁皮肤,促进舒适,利于评估身体状况,增进母子间的情感交流。

【沐浴准备】

沐浴前将室温调在26~28℃,避免对流风,水温调在38~42℃。沐浴前不喂奶,新生儿出生后体温未稳定前不宜沐浴。操作者需修剪指甲,摘掉手表、戒指,洗手同时需要准备新生儿干净的浴巾、衣物、包被、聚维酮碘溶液(碘伏)或75%酒精、棉签、沐浴液、爽身粉等。

【沐浴方法】

医院以淋浴为主,家庭以盆浴为主。淋浴的具体步骤如下:

1. 松解包布,脱去衣服,用大毛巾包裹新生儿。

2. 擦洗面部。用浸湿的小方巾由内眦到外眦擦洗眼睛,更换方巾的部位以同法擦洗另一眼睛;然后擦洗双耳,擦耳时由内向外;最后擦洗面部,顺序是:从额部→鼻翼→面部→下颌。洗面部时禁用肥皂水或沐浴液。

3. 清洗头部。抱起婴儿,将婴儿身体挟于操作者左侧腋下,左手托着婴儿枕部,拇指和中指分别将婴儿双耳廓向前折,堵住外耳道,防止水流入耳内。右手先用水淋湿头发,再将洗发液涂于手上,洗头、颈、耳后,然后用流水冲洗、擦干。

4. 洗全身。解开大毛巾,去除尿布。将新生儿颈部枕于操作者左侧肘部,操作者左手握住新生儿左上臂,右手握住其双足,抱起放于沐浴垫上,淋湿全身,右手涂沐浴液依次洗颈部→腋下→上肢→手→胸→腹→下肢→脚→腹股沟→会阴;左右手交接婴儿,使新生儿俯卧在操作者的右前臂,右手握住新生儿的左上臂,左手同法洗新生儿后项、背部、臀部,随洗随冲净。注意洗净皮肤皱褶处。

5. 洗毕,迅速将新生儿抱出,用大毛巾包裹全身,吸干水分,用干棉签蘸干脐窝,用聚维酮碘溶液或75%酒精棉签自脐部中央向周围环形擦拭两遍。同时观察皮肤情况,检查全身各部位,涂爽身粉。为婴儿垫上尿布,穿好衣服,必要时剪指甲。

【注意事项】

1. 每个新生儿沐浴前后操作者均应洗手,避免交叉感染。

2. 动作轻快,注意保暖,减少暴露。

3. 避免将水误入眼、耳、口、鼻内;头顶部有皮脂结痂时,可涂液状石蜡浸润,次日轻轻梳掉结痂,再清洗。

4. 通过语言和非语言方式与新生儿进行情感交流。

5. 密切观察新生儿的反应及全身皮肤有无异常。

二、新生儿游泳

新生儿游泳是指新生儿出生24小时后,由经过专门培训的护理人员操作和监护下进行的一项全新的新生儿保健活动,是以水为载体的新生儿的自主活动和被动抚触,可反射性引起全身反应,有益于新生儿体重的恢复及正常睡眠节律的建立。通过温柔地刺激新生儿的视觉、听觉、触觉、动觉、平衡觉,间接地作用到新生儿身体各个系统,促进新生儿身心的健康发育,有利于早期智力发育。

【目的】

促进神经系统的发育,改善睡眠状况,促进消化和吸收,促进身心健康,增加免疫力。

【游泳前准备】

1. 评估　评估婴儿反应、皮肤、脐部结扎情况,测体温。

2. 人员准备　着装整洁,修剪指甲,洗手。

3. 用物准备　一婴一巾一水一薄膜、水温计、打气筒、各型号泳圈、泳圈消毒液、防水护脐贴、浴巾、室温计、棉签、护脐消毒液。摆放整齐,便于操作。游泳圈使用前进行安全检查。

4. 环境准备　关闭门窗,调节室温至28℃左右,播放轻柔音乐。

【操作步骤】

1. 打开包被检查新生儿有否异常,核对新生儿的胸卡和手圈、性别,准确无误后,正确给新生儿脐部贴防水护脐贴,解除尿片,做游泳前体操。

2. 根据新生儿出生天数,选择合适的游泳圈。一人抱住新生儿,用一只手托着新生儿头、颈、背部,另一手固定使新生儿头稍向后仰,另一人掰开泳圈开口处从新生儿颈前部套入游泳圈,认真检查新生儿下颏部是否放在下颏槽内,下颌是否垫托在预设位置(将泳圈的内圈紧贴双下颌部位),然后扣紧安全扣和安全带。抱新生儿的工作人员托着新生儿头颈背部的手不改变,另一手托着新生儿臀部,要逐渐且缓慢入水,让新生儿有一个适应过程,完全放松。

3. 游泳时间为10~15分钟,同时进行水中抚触(游泳操),并与婴儿进行情感和语言交流。

4. 泳毕用大毛巾包好新生儿,打开泳圈搭扣,缓慢取下泳圈,轻柔地取下防水护脐贴。

5. 用碘伏消毒脐带,包好护脐带,按要求给予新生儿抚触。

【注意事项】

1. 游泳期间必须一对一全程看护。

2. 游泳圈使用前要进行安全检查,包括型号是否匹配、保险按扣是否牢固、游泳圈有无漏气且必须选择专供婴儿游泳的双层双气道充气的双保险用品。

3. 新生儿哭闹、饥饿或进食1小时内,不宜游泳。

4. 当在游泳中发现新生儿面色苍白、全身发抖,必须停止游泳,以免发生不良后果。

5. 新生儿游泳前脐部须贴防水护脐贴。游泳毕要迅速擦干水迹、保温,并取下护脐贴,用碘伏消毒脐部两次,再用一次性护脐带包扎。

6. 为防止交叉感染,游泳池内套一次性薄膜,做到一人一水一薄膜。

 知识链接

婴儿游泳的起源与发展

婴儿游泳起源于20世纪60年代,在21世纪初风靡全球。俄罗斯著名的产科医生柴可夫斯基曾采用科学的"水中分娩法"让孕妇在水中直接分娩婴儿,或将刚出生几分钟婴儿直接放入水中,让其自由活动。经过追踪观察发现,这些身体及早与水接触的婴儿发育良好,体格健壮,头脑聪明。受这一发现启发,世界各地先后开始关注婴儿游泳。数年前,美国纽约罗伯特夫妇创办了一个婴儿游泳基地,每年有3000多名出生仅3个月的婴儿参加游泳训练。日本也有婴儿游泳学校几十所,并定期举行婴儿游泳比赛。科学家通过大量的临床实践,于2002年将婴儿游泳的时间提前到新生儿期。目前,国内大多数中心城市的数十万名0~1岁的婴儿在医院游泳中心、婴儿游泳馆、家庭内进行婴儿游泳训练。

三、新生儿抚触

新生儿抚触是护理人员或父母用双手科学地、有技巧地对新生儿进行全身按摩,让温暖柔和的刺激通过皮肤感受器传输到中枢神经系统,产生良好的生理和心理效应,利于新生儿的生长发育,是近年来逐渐受到关注和重视的一项新生儿护理技术。

【目的】

1. 抚触能促进皮肤的血液循环和新陈代谢。

2. 胸部抚触能改善呼吸、循环系统功能,使新生儿呼吸平稳。

3. 腹部抚触能促进婴儿对食物的消化、吸收和排泄,增加新生儿的食量,加快体重的增长。

4. 四肢及背部抚触能增加四肢运动的协调性,增强肢体的触觉反应和灵活性,舒缓背部肌肉。

5. 抚触能促进新生儿大脑和智力发育,稳定情绪,减少哭闹,增加睡眠。

6. 抚触能增强机体的免疫力,提高应激能力。

7. 抚触能促进母子情感交流,有助于母性的唤起,也使孩子有安全感。

【抚触前准备】

1. 环境准备　调节室温在 26～28℃,安静、清洁,播放舒缓的音乐。

2. 准备的物品　干毛巾、尿片、更换的衣物、婴儿润肤油。

3. 人员的准备　操作者抚触前应剪指甲,取下戒指、手表,用肥皂清洗双手,将婴儿润肤油涂于掌心,轻轻摩擦温暖双手,以润滑肌肤,防止新生儿皮肤干燥。

新生儿出生 1 日后开始抚触,安排在午睡后或晚睡前,在 2 次喂奶之间,每日 2～3 次,每次 10～15 分钟。

【操作步骤】

抚触体位一般是先仰卧后俯卧,顺序是头面部→胸部→腹部→上肢→下肢→背部。每一个动作重复做6次。

1. 头面部抚触　操作者两拇指指腹从新生儿前额眉心向两侧推压,再从下颌部中央向两侧耳垂滑动,使上下唇形成微笑状,这样可以舒缓脸部因吸吮、啼哭所造成的紧绷。然后两手指腹从前额发际抚向脑后,最后两中指分别在耳后乳突部轻压一下。

2. 胸部抚触　双手放在新生儿的两侧肋缘,先是右手由左侧肋缘滑向新生儿的右肩部,然后是左手由右侧肋缘滑向新生儿的左肩部,在胸部划成一个大的交叉。

3. 腹部抚触　两手依次从新生儿的右下腹向上腹再向左下腹移动(呈顺时针方向划半圆)。

4. 上肢的抚触　双手先捏住新生儿的一只胳膊,交替从上臂到手腕轻轻挤捏,再按摩手掌和每个手指。对侧,方法相同。

5. 下肢的抚触　双手从新生儿一侧的股部至脚踝轻轻挤捏,再按摩足底及脚趾。对侧,方法相同。

6. 背部抚触　将新生儿俯卧在床上,头偏向一侧,以脊椎为中分线,双手放置于脊椎两侧,往相反方向重复移动双手,从背部上端逐渐移至臀部。然后从头顶部沿脊柱抚触至骶部、臀部。

【注意事项】

1. 抚触力度适中,以新生儿舒适为宜,避免过轻或过重。

2. 抚触过程中观察新生儿的反应,如果新生儿疲劳、哭闹、饥饿,应暂停或减少抚触时间。

3. 胸部抚触时避开双侧乳头,腹部抚触时避开脐部和膀胱,四肢抚触时,如果新生儿四肢弯曲,不要强迫其伸直,以免关节脱位。

4. 婴儿润肤油不能接触新生儿的眼睛,也不能直接倒在新生儿的身上。

5. 抚触者应怀有愉悦的心情,满怀爱心去抚触新生儿,这样才会将良好的信息传递给新生儿,自然会使其更加安静、舒适。

 知识链接

婴儿抚触的起源与发展

对婴儿按摩研究,最早记载是1940年 Ribble 的临床观察研究记录,他观察到如果婴儿在出生数周经常得到母亲的按摩,呼吸和循环功能得到促进,婴儿浅而不完全的呼吸会变得比较平稳。到20世纪50年代末,Harlow在试验中偶然发现饥饿的小猕猴宁可要可以抚摸的母猴替身品,而不要食物。这结果使心理学界大为震惊,并为今后进行有关婴儿抚触的研究奠定了基础。1991年美国强生公司资助建立了世界上第一个对按摩进行基础和应用研究的专门机构——抚触科研中心(TRI)。1995年,婴儿抚触这一全新的婴儿护理概念进入中国,随即得到中华医学会儿科学分会、中华医学会围产医学分会及中华护理学会的认可和推荐,并与强生公司联手在中国范围内积极推广抚触项目的开展,并取得了良好的效果。

(苏小明)

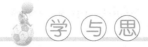

1. 25岁产妇,顺产第3天,查体:体温37.9℃,双乳胀痛、有硬结,子宫底高度脐下3横指,腹部无压痛,会阴伤口无肿胀及压痛,恶露暗红,有血腥味无臭味。

请问:

(1)该产妇体温升高最可能的原因是什么?

(2)此时最主要的护理措施是什么?

2. 新生儿,女,出生第2天,食奶后呕吐,排黄绿色糊状便,检查时安静,不哭闹,生命体征正常,腹部平软。

请问:

(1)该新生儿的现象是否正常?

(2)预防新生儿呕吐应采取哪些护理措施?

3. 新生儿,男,出生体重3400g,生后第3天,沐浴后测体重3300g,产妇质疑是否测量有误。

请问:

(1)作为责任护士,应如何向产妇解释这种现象?

(2)新生儿还有哪些常见的特殊生理状态?

第十五章 产褥期并发症

学习目标

1. 掌握产褥感染、产褥病率、晚期产后出血的概念;产褥感染、晚期产后出血的护理评估及护理措施。
2. 熟悉产褥感染、晚期产后出血的病因、预防。
3. 了解产后精神障碍的病因、表现及护理。
4. 具有良好的沟通能力,运用语言和非语言沟通技巧,关爱母儿健康。

第一节 产 褥 感 染

情景导入

王女士,33 岁,在妊娠 38 周时,因产程较快,在家中分娩。产后第 9 天,出现寒战、发热,小腹胀痛,恶露有臭味,自行口服头孢类抗生素,效果不明显,到医院就诊。

工作任务:

1. 刘女士最可能发生了什么情况?
2. 为确诊应行哪些检查?
3. 确诊后应给予哪些护理措施?

产褥感染(puerperal infection)是指分娩期及产褥期生殖道受病原体侵袭,在产褥期引起的生殖器官局部或全身的炎症变化。产褥感染是常见的产后并发症,是产妇死亡的四大原因之一。分娩 24 小时后的 10 日内,每日测口温 4 次,有 2 次达到或超过 38℃者,称产褥病率(puerperal morbidity)。

产褥病率最常见的原因是产褥感染,此外,还有泌尿系统感染、上呼吸道感染、急性乳腺炎等感染性疾病。

【概述】

1. 病因

(1)感染途径:分内源性感染与外源性感染。

1)内源性感染:正常孕妇的生殖道内或其他部位寄生的病原体,多数并不致病,当机体抵抗力下降,出现感染诱因时可致病。

2)外源性感染:由外界的病原体侵入生殖道引起的感染,常由被污染的衣物、用具、各种手术诊疗器械或妊娠晚期不洁性交、盆浴等,将致病菌带入生殖道引起感染。

(2)病原体:引起产褥感染病原体有需氧菌、厌氧菌、支原体、衣原体等,种类繁多,且为混合感染,许多非致病菌也在特定环境下也可以致病。厌氧菌是产褥感染最常见的病原体。

2. 病理类型及临床表现 产褥感染多以发热、疼痛、恶露改变为主要症状。由于感染部位、机体反应程度、病原体种类不同,其临床表现也不同。

(1)急性外阴、阴道、宫颈炎:以局部红、肿、热、痛为主,全身反应轻,体温多不超过38℃。外阴伤口感染表现为局部疼痛、灼热,伤口红肿、发硬,有脓性分泌物;阴道与宫颈感染表现为黏膜充血、溃疡、脓性恶露增多,感染部位较深时,可导致阴道旁结缔组织炎。宫颈裂伤感染可向宫旁深部蔓延,引起盆腔结缔组织炎。

(2)急性子宫内膜炎、子宫肌炎:为最常见的病理类型,两者常伴发。子宫内膜炎一般在产后3~4天,表现为低热,下腹痛、恶露多、混浊有臭味;子宫复旧不全有压痛。子宫肌炎者全身症状重,寒战、高热,体温可高达40℃,脉搏加快,血白细胞增多。

(3)急性盆腔结缔组织炎、急性输卵管炎:病原体经淋巴、血行扩散至宫旁组织而引起盆腔结缔组织炎,累及输卵管可致输卵管炎。表现为持续高热、寒战、下腹痛,全身不适,子宫复旧不全,一侧或双侧下腹痛。严重者侵及整个盆腔,可形成"冰冻骨盆",全腹压痛,输卵增粗或呈腊肠状肿块。

(4)急性盆腔腹膜炎及弥漫性腹膜炎:在上述病变基础上,炎症继续发展、扩散而成。临床表现为全身中毒症状,如寒战、高热、全腹剧痛,伴呕吐、腹胀;腹部压痛、反跳痛明显伴肌紧张。若脓肿波及肠管、膀胱时,可出现腹泻、里急后重、排尿困难。治疗不彻底可发展成为盆腔炎性疾病后遗症时可导致不孕。

(5)血栓性静脉炎:多发生于产后1~2周,常表现为盆腔血栓性静脉炎与下肢血栓性静脉炎两类,单侧多见。盆腔血栓性静脉炎常继发子宫内膜炎后,临床表现为寒战、高热并反复发作,症状可持续数周。下肢血栓性静脉炎,病变多在股静脉、腘静脉及大隐静脉,表现为弛张热,下肢持续性疼痛,局部静脉压痛或触及硬索状,使血液回流受阻,引起下肢水肿,皮肤发白,习称"股白肿"。彩色超声多普勒检查可协助诊断。

(6)脓毒血症及败血症:是产褥感染最严重阶段。表现为寒战、持续高热,体温高达40℃以上,全身明显中毒症状,甚至出现感染性休克,可危及生命。

【护理评估】

1. 健康史 了解妊娠、分娩经过,有无营养不良、孕期贫血、慢性疾病、胎膜早破、产科手术操作、产程延长、滞产、产后出血等诱发因素的存在;了解产妇个人卫生习惯等。

2. 身体状况

(1)症状:评估产妇全身情况,有无发热,发热类型,是否伴寒战、恶心、呕吐;有无腹胀、腹痛;有无下肢水肿、持续性疼痛等;观察恶露的量、性质、气味,会阴伤口情况。

(2)体征:检查阴道、宫颈有无炎性表现,检查子宫复旧情况,有无压痛、轮廓不清,宫颈有无举痛,阴道后穹隆是否饱满、有无触痛。

3. 心理-社会支持状况 了解产妇的情绪及心理情况,评估产妇及家属是否有焦虑、沮丧等情绪。

4. 辅助检查

(1)血常规:白细胞计数升高。

(2)后穹隆穿刺:急性盆腔腹膜炎时,直肠子宫陷凹脓肿形成,后穹隆穿刺有脓液。

(3)确定病原体:阴道、宫颈分泌物后穹隆穿刺液培养阳性,血细菌培养阳性。

(4)B型超声、彩色多普勒超声、CT、磁共振成像等:检查子宫及盆腔组织,了解感染部位及病变情况。对感染形成的炎性包块、脓肿及静脉血栓做出定位和定性诊断。

5. 处理原则和主要措施　支持疗法,抗生素治疗,手术治疗,血栓静脉炎的治疗。

【常见护理诊断/问题】

1. 体温过高　与感染因素存在有关。

2. 焦虑　与担心疾病预后、母子分离有关。

3. 舒适度减弱　与疼痛、高热有关。

【护理目标】

1. 产妇感染得到控制,体温正常,白细胞计数正常。

2. 产妇情绪稳定,焦虑明显减轻或消失。

3. 产妇疼痛减轻或消失,舒适感增强。

【护理措施】

1. 生活护理

(1)休息:患者卧床休息,取半卧位或将床头抬高以便于恶露排出、盆腔炎症局限。如为血栓性静脉炎,应绝对卧床休息2周左右。

(2)饮食:增强营养,给予高热量、高蛋白、高维生素、易消化的食物,保证足够的液体摄入,保持大小便通畅,减轻盆腔充血,以利于子宫复旧,必要时少量输血,纠正贫血,提高机体抵抗力。

2. 局部护理　保持外阴清洁、干燥,取半卧位,用0.05%聚维酮碘擦洗外阴,每日2次,大、小便后及时擦洗。外阴伤口感染者早期行红外线照射,每日2次,每次20～30分钟;脓肿已形成者应提前拆线引流;盆腔脓肿可经腹或后穹隆切开引流。产妇用物及时消毒、更换。严格做好床边隔离措施,防止交叉感染。

3. 疼痛、高热的护理　协助患者采取合适的体位。下肢血栓性静脉炎产妇应抬高患肢,局部保暖、湿热敷,以增加血液回流,减轻肿胀,以支架支撑衣被等覆盖物,防止摩擦引起疼痛。体温高达39℃者应采取有效的物理降温措施,鼓励产妇多饮水,遵医嘱补液,促进毒素排泄,认真记出入量,维持机体水、电解质平衡。

4. 用药护理　遵医嘱正确使用抗生素,严格遵守药物配伍原则。注意抗生素使用的时间间隔,维持血液中有效药物浓度。

5. 心理护理　向产妇及家属讲解病情变化,耐心解答产妇及家属的疑问,减轻其心理焦虑。说明应用抗生素的必要性和注意事项,指导产妇自我护理技巧,提供母婴接触的机会,鼓励家属为产妇提供有力的社会支持。

6. 健康教育　加强孕期指导,临产前2个月禁止性生活及盆浴。嘱患者养成良好的个人卫生习惯,保持会阴部清洁,便后及时清洁会阴,勤换会阴垫。告诉产妇有异常及时就诊。指导产妇定时挤奶、吸奶维持泌乳,感染控制后可继续哺乳。

【护理评价】

1. 产妇情绪是否稳定,焦虑是否减轻或消失。

2. 产妇感染是否得到控制,体温及白细胞计数是否正常。

3. 产妇疼痛是否减轻或消失,舒适感是否增强。

第二节 晚期产后出血

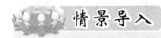

> 30 岁初产妇,孕 40 周,因"骨盆狭窄、胎儿窘迫"行剖宫产术,术中胎盘、胎膜无残留,出血不多,手术顺利,术后 5 天出院,血性恶露持续不尽。10 天后突然出现阴道大量流血,伴暗红色血块,急诊入院。
>
> **工作任务:**
>
> 1. 此时护士对该产妇应重点评估的内容有哪些?
>
> 2. 其紧急的处理措施是什么?

晚期产后出血(late puerperal hemorrhage)是指分娩 24 小时后,在产褥期内发生的子宫大量出血。产后 1~2 周发病最常见,亦有迟至产后 6 周发病。

常见病因有:

1. 胎盘、胎膜残留 为阴道分娩最常见的原因,多见于产后 10 天左右,残留的胎盘组织发生变性、坏死、机化,当坏死组织脱落时,暴露基底部血管,引起大出血。

2. 蜕膜残留 蜕膜多在产后 1 周内脱落,并随恶露排出。若蜕膜剥离不全,长时间残留,可致子宫复旧不全,继发子宫内膜炎症,引起出血。

3. 子宫胎盘附着面感染或复旧不全 子宫胎盘附着面血管在分娩后即有血栓形成,继而血栓机化,出现玻璃样变,血管上皮增厚,管腔变窄、堵塞,子宫内膜逐渐修复,此过程需 6~8 周。若胎盘附着面复旧不全可引起血栓脱落,血窦重新开放,导致子宫出血。多发生在产后 2 周左右,表现为突然大量阴道流血,检查发现子宫大而软,宫口松弛,阴道及宫口有血块堵塞。

4. 感染 以子宫内膜炎多见,炎症引起胎盘附着面复旧不良和子宫收缩欠佳,血窦关闭不全导致子宫出血。

5. 剖宫产术后子宫切口裂开 引起切口愈合不良造成出血的原因主要有:子宫下段横切口两端切断子宫动脉向下斜行分支,造成局部供血不足;横切口选择过低或过高;缝合技术不当;切口感染。常见切口感染导致肠线溶解脱落,血窦重新开放,引起大量阴道出血。由于近年多采取子宫下段横切口剖宫产,横切口裂开引起大量出血病例有所增加。

6. 其他 产后子宫滋养细胞肿瘤、子宫黏膜下肌瘤等,也可引起晚期产后出血。

【护理评估】

1. 健康史 了解产妇病史、分娩史,若为阴道分娩,应注意产程进展及产后恶露变化,有无反复或突然阴道流血病史;若为剖宫产,应了解手术指征、术式及术后恢复情况。

2. 身体状况

(1)症状

1)阴道流血:胎盘胎膜残留、蜕膜残留引起的阴道流血多在产后 10 日发生。胎盘附着部位复旧不良常,发生在产后 2 周左右,可以反复多次阴道流血,也可突然大量阴道流血。剖宫产子宫切口裂开或愈合不良所致的阴道流血多在术后 2～3 周发生,常常是子宫突然大量出血,可导致失血性休克。

2)腹痛和发热:常合并感染,伴恶露增加且有恶臭味。

3)全身症状:继发性贫血,严重者因失血性休克危及生命。

(2)体征:子宫复旧不佳,可扪及子宫增大、变软、宫口松弛,有时可触及残留组织和血块;伴有感染者子宫明显压痛。

3. 心理-社会支持状况　因阴道反复流血、腹痛、发热,会使产妇产生焦虑、抑郁情绪;若突然发生的阴道大量出血,常使产妇惊慌失措,紧张、恐惧;不能很好照顾新生儿,影响正常哺乳而烦躁不安。

4. 辅助检查

(1)血常规:了解感染与贫血情况。

(2)B 型超声检查:了解子宫大小、宫腔内有无残留物、子宫切口愈合状况等。

(3)病原菌和药物敏感试验:以便选择有效的广谱抗生素。

(4)病理检查:宫腔刮出物或切除子宫标本应送病理检查。

5. 处理原则和主要措施

(1)止血:给予宫缩剂及支持疗法,同时应用抗生素;严重者也可行剖腹探查。

(2)刮宫:疑有胎盘、胎膜、蜕膜残留或胎盘附着部位复旧不良,在静脉通道输液、做好输血准备下行刮宫术。刮宫时操作轻柔,以防子宫穿孔,刮出物应送病理检查,以明确诊断;术后继续用抗生素及子宫收缩剂。

【常见护理诊断/问题】

1. 感染的危险　与失血后机体抵抗力下降及手术操作有关。

2. 组织灌注量不足　与阴道大量出血有关。

3. 疲乏　与失血性贫血、产后体质衰弱有关。

4. 恐惧　与阴道出血多,担心生命安危有关。

【护理目标】

1. 产妇无感染症状,体温、恶露正常。

2. 产妇低血容量迅速得到纠正,生命体征平稳。

3. 产妇主诉疲劳感觉减轻。

4. 产妇主动配合临床治疗与护理,恐惧明显减轻。

【护理措施】

1. 一般护理　保持病房安静、舒适,保证产妇充足的休息和睡眠;给予高蛋白、高维生素、高热量等易消化的食物,增强机体的抗病能力。

2. 观察病情变化　观察产妇全身情况,密切观察生命体征、子宫复旧、阴道出血情况,一旦阴道出血增多或出现出血性休克的早期征兆(产妇皮肤、黏膜发白,四肢厥冷、尿量减少等)应及时通知医生,并做好抢救休克准备。

3. 治疗配合　遵医嘱进行相关检查,查明出血原因,并配合医生采取止血措施。如:应用宫缩剂;发现大块胎盘胎膜残留,应在输液输血的情况下配合完成清宫术,刮出物送病理检查;如为子宫切口裂开,保守治疗无效,需做好剖腹探查术准备。一旦出现休克,应积极配合医生采取有效的急救措施,建立良好的静脉通路进行输液、输血、补充血容量。

4. 预防感染　产后应仔细检查胎盘、胎膜,注意是否完整,若有残缺应及时取出;剖宫产时合理选择切口位置,避免子宫下段横切口两侧角部撕裂并合理缝合;严格无菌操作,术后应用抗生素预防感染。

5. 心理护理　产妇因阴道出血时间长、出血量多,心情非常紧张,护士应主动安慰产妇,使产妇保持安静;向产妇及家属做好解释工作,解除产妇及家属不安、焦虑等不良情绪。允许家属陪伴,给予产妇关爱及关心,增加安全感。

6. 健康指导　指导产妇加强营养,多吃含蛋白质、含铁食物,注意休息,避免过度劳累。教会产妇做好产褥期保健,指导会阴护理,保持会阴清洁,避免产褥感染,督促产妇早期下床活动,以促进子宫复旧。

【护理评价】

1. 产妇有无感染症状,体温、恶露是否正常。

2. 产妇低血容量是否迅速得到纠正,生命体征是否平稳。

3. 产妇疲劳感是否减轻,生活是否能够自理,血红蛋白是否恢复正常。

4. 产妇是否主动配合临床治疗与护理,恐惧是否明显减轻。

第三节　产后精神障碍

情景导入

　　王女士,30 岁,结婚 2 年。婚后意外怀孕,1 个月前顺利分娩 3500g 的男婴。在家人的精心呵护下,母子健康。孩子满月后,家人发现王女士发生一些变化,她白天无精打采,缺少笑容,晚上睡不着觉,怕声响和亮光,烦躁、易发脾气,对什么都没兴趣,不思茶饭,奶水明显减少,总担心孩子会生病,怀疑自己能否把孩子养大,甚至有抱孩子去跳楼、一起死去的念头。望着王女士日益消瘦的面庞,家人都很着急,带领王女士到医院就诊。

工作任务:

1. 王女士怎么了?

2. 王女士最主要的护理诊断是什么?

3. 该如何对王女士进行护理?

　　产后精神障碍多由产褥期心理方面异常引起,最近研究认为产后精神障碍的主要原因并非是器质性改变,而是心理动力方面的因素,即产褥期心理紊乱造成的。WHO 把产褥期有关的精神和行为紊乱分为轻度和重度两类,前者是指产褥期抑郁,亦称产后抑郁症(postpartum depression),后者是指产后精神病(postpartum psychosis)。本节主要阐述产后抑郁症。

　　产后抑郁症是指产妇在产褥期内出现的抑郁症状,是一组非精神病性抑郁症状群,是产褥期精神综合征中最常见的一种类型。国内报道产后一周内南方地区发病率约为 15.6%,北方地区发病率约为 7.6%,通常在产后 6 周出现症状,表现为易激惹、恐惧、焦虑、沮丧和对自身及婴儿健康过度担忧,重者常失去生活自理及照顾婴儿的能力,有时还会陷入错乱或嗜睡状态。

　　产后抑郁症患者预后良好,约 70% 患者于 1 年内治愈,仅极少数患者持续 1 年以上。但再次妊娠复发率约20%;且可能对第二代的认知能力有一定的影响。

产后抑郁症发生的确切原因还不清楚,目前认为可能与下列因素有关:

1. **生物学因素** 产后24小时体内激素水平急剧变化,目前认为雌孕激素水平的降低严重影响了产妇的情绪,这与雌孕激素具有稳定精神神经的作用有关。

2. **社会-心理因素** 产妇对婴儿的期待,对即将承担母亲角色尚不适应,既新鲜又恐惧,对照顾婴儿的一切事务都需要从头学起,这一切都将对产妇造成心理压力,导致过度紧张及情绪紊乱。还有部分产妇存在重男轻女的思想,生了女婴后感到失望,担心受到丈夫及其家人的歧视。还有的产妇因婴儿有生理缺陷或意外死亡心情沮丧,觉得对不起家人,出现强烈的自卑感。此外,睡眠不足,身体疲惫以及对自己现状不满,缺少他人关怀和支持等心理问题都是导致产后抑郁症的原因。

3. **遗传因素** 通过对家族遗传史及双胎的追踪性研究发现,一级亲属中有情绪异常相关疾病的女性发生产后抑郁症的概率比普通人群的发生率明显增高。其对某些心理障碍疾病具有易感性,以自我为中心或成熟度不高,敏感、好强、认真和固执的性格特征会加重产后心理的不稳定状况。

除此以外,有学者研究发现,产后抑郁还可能与以下因素有关:与分娩有关的身体创伤及心理创伤史;产前及产时焦虑;新生儿窒息或有异常情况人工喂养;精神抑郁病史;吸烟;低自尊;经济状况低下;低社会支持;计划外或非意愿怀孕;单亲母亲或婚姻关系差等。

【护理评估】

1. **健康史** 评估分娩后产妇的精神状态情况,了解既往是否有心理疾病,精神疾病等病史。

2. **身体状况** 当前世界各国对产后抑郁症至今尚无统一的诊断标准。美国精神病学会(1994年)在《精神疾病的诊断与统计手册》一书中,制定了产后抑郁症的诊断标准(表15-1)。

表15-1 产后抑郁症的诊断标准

---

1. 在产后2周内出现下列5条或5条以上的症状,必须具备①、②两条:

(1)情绪抑郁。

(2)对全部或多数活动明显缺乏兴趣或愉悦。

(3)体重显著下降或增加。

(4)失眠或睡眠过度。

(5)精神运动性兴奋或阻滞。

(6)疲劳或乏力。

(7)遇事皆毫无意义或自罪感。

(8)思维力减退或注意力不集中。

(9)反复出现想死亡的想法。

2. 在产后4周内发病。

---

3. **心理-社会支持状况** 产褥期妇女情感处于脆弱阶段,特别是产后1周情绪变化更为明显,心理处于严重不稳定状态;产妇对即将承担母亲角色的不适应,造成心理压力,常感到心情压抑、沮丧、情绪低落,甚至焦虑、恐惧、易怒,自我评价降低,自暴自弃、自责、负罪,或表

现对身边的人充满敌意、戒心；对生活缺乏信心，觉得生活无意义。

4. 辅助检查　必要时可应用心理测量仪，如用产后抑郁量表等对产妇的心理状态进行评估，评估产妇心理障碍的严重程度。

5. 处理原则和主要措施　需要进行两方面的治疗，一是心理治疗；二是药物治疗。心理治疗能有效减轻抑郁症状，通过主动与产妇交流，尽可能消除致病的心理因素；给予产妇关心、体贴和精心照顾，指导其养成良好睡眠习惯；调整好家庭和社会关系，来自丈夫与长辈的帮助有利于产妇树立生活信心。

对于中重度产后抑郁、焦虑患者，可给予药物干预。应用抗抑郁药，主要选择5-羟色胺再吸收抑制剂和三环类抗抑郁药，如帕罗西丁、舍曲林、氟西丁、阿米替林等。

【常见护理诊断/问题】

1. 个人应对无效　与情绪抑郁、心理沮丧有关。

2. 有精神困扰的危险　与自我评价降低、丧失生活信心有关。

【护理目标】

1. 产妇抑郁症状消除，生理、心理舒适感增加。

2. 产妇进入母亲角色，主动关心、照顾婴儿。

【护理措施】

加强对产妇的照顾是缓解产后抑郁症最有效的方法。

1. 加强与产妇沟通　了解产妇在妊娠前及妊娠时是否有情绪低落的情况，正确评估产妇的心理状况；尽可能地让产妇说出心中的焦虑，进行情感的宣泄。使产妇保持良好的情绪，认识到产褥期生理变化对情绪的影响，让产妇有充分的思想准备。一旦情绪波动较大，尽量的自我克制，同时要善于调节，例如听音乐、与周围的人聊天等。

2. 积极向产妇宣传和普及产褥期的心理卫生知识　及时进行母乳喂养指导，给产妇讲新生儿正常的生理发育过程，尽量减轻他们照顾孩子的压力。出院后，在做好常规产后检查、了解生殖器官恢复状况的同时，也应注意观察产妇的心理变化，以便及时发现问题，适时开导产妇，保持产妇心理卫生健康。

3. 营养指导　宣传产后营养的重要性，鼓励进食高蛋白、高热量、高碳水化合物，多食鲜的鱼虾肉、蔬菜及水果等，忌食辛辣等刺激性食物，避免摄入过多碳水化合物，造成产妇绪波动。

4. 鼓励产妇适当的活动　正常分娩产妇于产后6~8小时就可以坐起，24小时后可以下床适当活动，如在室内走动等，还可以在床上做一些简单的、活动量小的康复体操或做轻微的家务劳动，如照顾婴儿；难产、高危产妇和剖宫产产妇应适当推迟下床活动的时间。也可以鼓励产妇在室外适当活动，呼吸新鲜空气，暂时抛开喂奶、换尿布等烦琐工作，有时情绪就会有很大的改善。

5. 药物治疗　适应于心理治疗无效或较重的抑郁症患者。产褥期应用抗抑郁药的选择应在专科医师的指导下，以不影响母乳喂养为最佳选择，如严重患者需要选用透过乳汁的抗抑郁症药，可考虑暂时停止母乳喂养，首选药物可考虑用5-羟色胺再吸收抑制剂。

6. 预防重度产后抑郁症　加强妊娠期、分娩期及产褥期的健康教育，可有效地预防重度产后抑郁症的发生。首先通过提供必要的教育，认识产后抑郁症的早期症状和体征，有利于早期发现并及时处理；鼓励家属注意观察产妇的身体变化、饮食营养、睡眠等状况，同时要以亲切温和的态度与语言和产妇交流，以调节产妇的情绪，使产妇在分娩后处于最佳的心理状态。其次,可以帮助产妇了解如何表达内心的烦躁和焦虑,达到情绪的宣泄。这种方式可以提高产妇的整体精神健康状态,从而有可能预防或减少重度产后抑郁症发生的可能。

【护理评价】

1. 产妇是否情绪稳定,生活信心增强,主动配合医护人员的治疗与护理。

2. 产妇是否能正确进行母乳喂养,并掌握护理婴儿的技巧。

(苏小明)

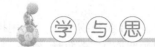
学 与 思

1. 李女士,孕足月,因"臀位,胎膜早破"行剖宫产分娩一活男婴,新生儿体重 3.5kg,Apgar 评分 10 分,胎盘、胎膜娩出完整,无胎盘胎膜粘连,手术顺利。术后第二天,体温 37℃,子宫脐上 2 指,血性恶露,量中等。术后 5 天出院。出院后一直阴道不规则流血,褐色,自诉无异味,淋漓不尽,量少。术后 13 天突然出现阴道大量流血,伴血块,暗红色,量约 600ml,急诊以"晚期产后出血,失血性贫血"收入院。

请问:

(1)该产妇的护理诊断有哪些?

(2)为预防感染,应做好哪些护理措施?

2. 王女士,30 岁,以"孕 1 产 1 孕 40 周,胎膜早破"之诊断入院。临产进入第二产程,胎儿呈持续性枕后位,胎头吸引术助产,产后出血不多。产后第 6 天体温 37.8~38.6℃,两乳房稍胀,无肿块,宫底脐下 1cm,轻压痛,血性恶露,量多有臭味,会阴切开伤口已愈合。

请问:

(1)该产妇的主要病因是什么?

(2)目前该产妇的主要护理诊断是什么?

(3)针对护理诊断应给予哪些护理措施?

3. 28 岁初产妇,产后第 4 日,体温 39.5℃,血性恶露量多、有臭味,宫底脐下 1 横指、宫体压痛明显。乳房胀痛,无硬结,有少量乳汁分泌。

请问:

(1)该产妇体温升高最可能的原因是什么? 如何进行护理?

(2)该产妇最佳的体位是什么?

4. 初产妇,妊娠 39 周时,突然发生阴道流液,由家人紧急送到医院就诊。12 小时后经阴道分娩,因胎盘部分残留曾行宫腔探查术。产后 5 天发热。检查:体温 40℃,脉搏 105 次/分,血压 110/75mmHg;宫底位于脐下 2 横指,下腹压痛明显;血性恶露,有臭味。

请问:

(1)该产妇体温升高最可能的原因是什么?

(2)目前该产妇的主要护理诊断是什么? 应给予哪些护理措施?

(3)该产妇最佳的体位是什么?

第十六章 产科新进展

第一节 无保护接生

【概述】

无保护接生是与传统保护会阴接生方法所不同的一种补充型接生方法,主要注重于左手对胎头拨露、着冠以及仰伸过程中速度的良好控制,以达到减轻会阴裂伤程度及减少会阴侧切率。娩出过程均遵循分娩机转。

不同方法接生的目的均可将会阴裂伤的程度降低,有效的降低会阴侧切率,减少会阴伤口出血及缝合,减轻产妇产后会阴疼痛感,促进伤口愈合。无保护接生的临床意义:①自然充分的拨露、仰伸、扩张、受力均匀、裂伤程度轻;②减少会阴裂伤程度,降低会阴侧切率;③减轻助产士的工作强度。

【护理评估】

1. 健康史 了解产程进展和胎儿宫内情况,了解第一产程的经过及处理。

2. 身心状况 了解子宫收缩的持续时间、间歇时间、强度和胎心情况,询问产妇有无便意感,观察胎头拨露和着冠情况,评估会阴局部情况,结合预计胎儿大小正确有效的指导。评估产妇目前的心理状态,有无焦虑、急躁、恐惧情绪,对正常分娩有无信心。

3. 相关检查 胎儿监护仪检查胎心率及其基线变化,及时发现异常情况并及时处理。

【常见护理诊断/问题】

1. 疼痛 与宫缩及胎头拨露压迫会阴组织有关。

2. 有受伤的危险 与会阴裂伤及新生儿产伤等有关。

【预期目标】

1. 产妇能正确使用腹压,不适感减轻。

2. 产妇无会阴裂伤或裂伤程度轻,新生儿没有发生头颅血肿、锁骨骨折等产伤。

【护理措施】

1. 接生前准备

（1）密切监测胎心：此期宫缩频而强，需密切监测胎儿有无急性缺氧，持续胎心监护仪监测胎心，如发现胎心减慢，应立即行阴道检查，尽快结束分娩。

（2）充分了解产妇的宫缩情况，与产妇进行全面细致的沟通，告诉接生的过程及无创接生的好处，取到产妇的良好配合，共同完成分娩过程。

（3）指导产妇屏气：指导产妇运用腹压，方法是让产妇双足蹬在产床脚踏上，两手握产床把手，宫缩时深吸气屏住，然后如排便样向下屏气以增加腹压，到不能屏气时立刻换气，宫缩时大约用2~3次。宫缩间歇时，产妇全身放松，调整呼吸成深呼吸状态，等待下次宫缩做屏气动作，以加速产程进展。

2. 接生准备 初产妇宫口开全，经产妇宫口开大4cm且宫缩强而规律，应将产妇送入分娩室做好接生准备。让产妇仰卧于产床上，两腿屈曲分开露出外阴部，在臀下放便盆或吸水产妇垫，用消毒棉球蘸0.9%的氯化钠擦洗外阴部，顺序是由外至内，由上而下，依次阴阜、大腿内上1/3、大阴唇、小阴唇、会阴及肛门周围。然后用无菌棉球蘸0.5%碘伏消毒外阴，顺序由内至外，由上而下，依次阴裂至阴道口、小阴唇、大阴唇、阴阜、大腿内上1/3、会阴及肛门周围。接生者按无菌操作常规洗手，穿手术衣后戴手套，打开产包，铺好消毒巾，准备接生。

3. 接生

（1）接生要领：指导产妇均匀用力，控制胎头娩出的速度，胎头着冠后指导产妇在宫缩间歇期缓慢用力帮助胎头通过阴道口，娩肩时也要注意控制好速度。

（2）接生步骤：胎头拨露至会阴后联合紧张时开始控制胎头娩出的速度。宫缩时，以左手或双手控制胎头，宫缩间歇时放松，和产妇沟通指导用力。胎头娩出速度控制以每次宫缩时胎头娩出增大不超过0.5~1cm为宜，注意宫缩的强度和用力的大小。胎头双顶径娩出时，指导产妇均匀用力，对于产力过强的产妇指导宫缩间歇期缓慢娩出。双顶径娩出时不要刻意协助胎头仰伸，容易造成小阴唇内侧裂伤。双顶径娩出后，按顺序娩出额、鼻、口、颏时速度可较前略快。胎头娩出后，挤净口鼻的羊水，不要急于娩肩，可等一阵宫缩或稍等片刻用辅助力助娩。双手托住胎头，嘱孕妇均匀用力，不要将前肩用力下压，以免增加会阴裂伤程度。前肩娩出后，双手托住胎头轻轻上抬缓慢娩出后肩，产力较强的产妇娩后肩时嘱暂不用力。双肩娩出后，双手协助胎体及下肢以侧位娩出（图16-1）。

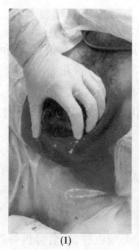
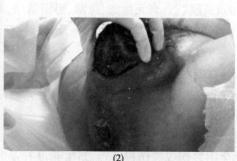

(1)　　　　　　　　　　　　　(2)

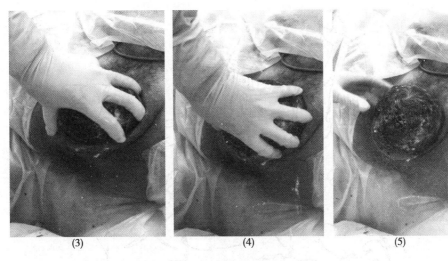

<table>
<tr><td>(3)</td><td>(4)</td><td>(5)</td></tr>
</table>

图 16-1　无保护接生步骤

（3）会阴裂伤的诱因：会阴水肿、会阴过紧缺乏弹力，耻骨弓过低，胎儿过大胎儿娩出过快等均易造成会阴撕裂，接生者在接生前应作正确判断。

（洪　瑛）

第二节　自由体位分娩和水中分娩

一、自由体位分娩

自由体位分娩：指在分娩过程中，产妇采取自感舒适的体位，而不是传统的膀胱截石位分娩。

自由分娩体位包括：坐位分娩、手膝位、侧卧位、站位、蹲位等（图 16-2）。选择不同体位的意义：①在待产时，帮助产妇选择一个舒适的体位，使她的分娩能够顺利进行；②如果产妇感觉疲劳，侧卧位比较舒服；③如果产妇感觉背痛，手膝位对缓解疼痛有帮助；④最重要的是尊重产妇的愿望，她感觉怎样舒服，就怎样做；⑤孕期在孕妇学校里，帮助产妇选择，练习各种体位。

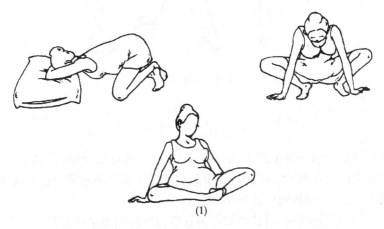

(1)

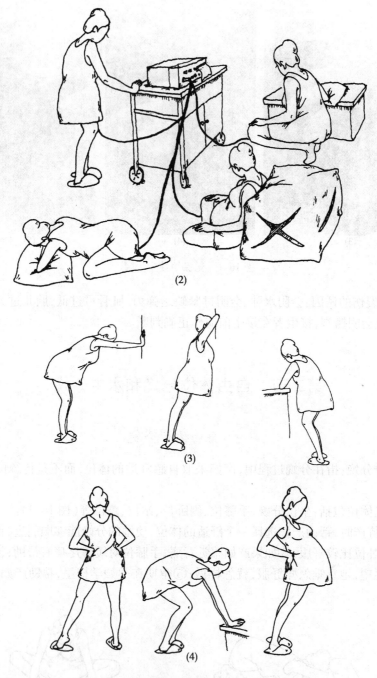

图 16-2　各种自由体位

二、水　中　分　娩

　　水中分娩只是顺产的一种生产方式,给产妇多了一种自然分娩方式的选择。其定义是新生儿娩出时完全浸没在水中。在此过程中新生儿的头部必须是完全浸没在水中直到身体全部在水下娩出,随后立即将新生儿抱出水面。

　　为了减轻产妇的分娩疼痛,可让产妇在浴缸或按摩缸的温水中浸泡,至宫口基本开全时产妇再回到产床上完成分娩,这种方式称为"水中待产(labour in water)"。

（一）水中分娩的意义

1. 孕妇在水中比较放松和舒适,可以加速产程。在温暖的浴缸中不会感到重心引力在拽着她,能够减少身体内部引起紧张的激素(去甲肾上腺素和儿茶酚胺)的释放。使体内产生疼痛抑制因子(内啡肽),能补充体力。产妇在生理和心理上同时放松,疼痛减轻,产妇将注意力集中到产程上,加速了产程。

2. 水能增加会阴组织弹性,减少会阴严重裂伤和会阴侧切的发生率。国外研究统计学数字表明,水中分娩会阴侧切率较低、会阴裂伤率较低且程度较轻。

3. 水中分娩的母亲把她的宁静感也传给了水中分娩的孩子,母亲的情感能被婴儿感受到。因为母亲分泌的和她情感相关的激素被婴儿吸收了,如果妈妈的产程是容易和轻松的,孩子的诞生也是轻松的,婴儿不会在产道中受到较多折磨。

（二）婴儿在水中如何呼吸

在生后的最初数秒钟,婴儿处于水中,他不可能开始呼吸,仍然通过脐带继续接受来自母体的养分。

（三）母亲在水中是否会感染

需要防范的措施是确保浴缸中的水是清洁的。在分娩中所有的东西是向下向外的,婴儿沿着产道下降,水中的细菌不会向上逆行进入子宫。事实上阴道内和周围的细菌浓度已经被水稀释,减少了感染发生的可能性。但是孕妇进入水中之前,应该先进行淋浴。

（四）产妇何时进入水中

产妇临产宫口开大3cm后,就可入水。最好是产妇宫口开大5cm以上进入水中,可以缩短以后的产程,宫缩会更有效,宫口展平、开全得更快。水中胎盘娩出可有两种方式:①允许产妇停在浴缸中娩出胎盘;②让产妇站起来或离开浴缸娩出胎盘。

（五）预防感染

如果产妇有血液传播性病原体,如人类免疫缺陷病毒和乙肝病毒阳性,是不允许水中分娩的。

目前鉴于医院分娩量过大,助产士配备不足,尚不能全面开展自由体位分娩和水中分娩。

（洪　瑛）

第三节　妇女盆底功能障碍性疾病与防治介绍

盆底功能障碍性疾病(PDF)是指当盆底组织受到损伤,盆腔脏器发生病理改变和功能障碍,出现的一系列临床相关症状。常见的为尿失禁、盆腔脏器脱垂、慢性疼痛、排便功能障碍性疾病等。

女性盆底功能障碍是一种常见但尚未被充分认识的疾病,是中老年妇女一种比较常见的疾病,其发生与盆底缺陷、盆底支持松弛密切相关,常见原因为分娩造成的盆底支持结构损伤。如其损伤不能及时恢复,随着患者年龄的增加,身体生理功能的下降,所产生的并发症也会越来越严重,即使采用外科手术治疗,治疗效果也不尽如人意。此外,有关流行病学调查显示,女性盆底功能障碍还与肥胖、绝经、呼吸系统疾病、盆腔手术和便秘等有关。由于社会关注度低,盆底功能障碍的科普宣传缺乏,患者因害羞等因素,导致目前对这类疾病的重视不够,医院的诊断与治疗缺乏统一标准。

一、尿　失　禁

尿失禁是一种可以得到客观证实、不自主的经尿道漏尿现象,并由此给患者带来社会活动的不便和个人卫生方面的困扰。多数研究认为尿失禁的发生与分娩、年龄以及肥胖有关。与未产妇相比,阴道单产风险是 3.891 倍,阴道多产风险是 4.366 倍。此外有国外研究报道,便秘、饮酒、绝经、呼吸系统疾病、盆腔手术尤其是全子宫切除手术史均为其发病的危险因素。

(一) 压力性尿失禁

1. 定义　喷嚏、咳嗽或劳动、运动等腹压增高时出现不自主的尿液自尿道口漏出。中国成年女性患病率为 18.9% ,在 50~59 岁年龄段患者发病率最高,为 28.0%。

2. 分度

(1)主观分度:多采用 Ingelman Sundberg 分度法:①轻度,尿失禁发生在咳嗽和打喷嚏时,不需要使用尿垫;②中度,尿失禁发生在跑跳、快走等日常活动时,需要使用尿垫;③重度,轻微活动、平卧体位改变时发生尿失禁。

(2)客观分度:采用尿垫试验,推荐 1 小时尿垫试验。我国常用的为:①轻度:0g < 1 小时漏尿量 <2g;②中度:2g≤1 小时漏尿量 <10g;③中度:10g≤1 小时漏尿量 <50g;④极重度:50g≤1 小时漏尿量。

3. 病因

(1)多产、阴道分娩和会阴侧切是压力性尿失禁的高危因素:妊娠和分娩过程中,胎先露对盆底肌肉过度压迫,使用胎头吸引器和臀位牵引等阴道手术分娩,产后腹压增高等均为常见原因。

(2)尿道、阴道手术:阴道前后壁修补术、宫颈癌根治术、尿道憩室切除术等均可破坏尿道膀胱正常解剖结构的支持造成压力性尿失禁。

(3)功能障碍:先天性膀胱尿道周围组织支持不足或神经支配不健全,为青年女性和未产妇的发病原因。绝经后妇女由于雌激素减退导致尿道及膀胱三角区黏膜下静脉变细,血液供应减少和黏膜上皮退化,尿道和膀胱的上皮组织张力减退,尿道及周围盆底肌肉萎缩。绝经前发病多见于营养不良、体质虚弱、尿道膀胱颈肌肉及筋膜萎缩而导致。

(4)盆腔肿物:当盆腔内有巨大肿物,导致腹压增加,膀胱尿道交接处位置降低而出现。

(5)体重:其发生与患者的体重指数过大及腹型肥胖有关。

(6)周期性压力性尿失禁:月经后半期由于黄体酮使尿道松弛,其症状明显。

4. 诊断

(1)病史:明确患者漏尿症状的频率、多少、原因和改善或加重漏尿的现象,询问尿失禁对患者生活的特殊影响、引起烦恼的严重程度。询问对尿失禁有直接影响的全身性疾病。了解患者产科及妇科病史等。

(2)体格检查

1)全身检查:包括与尿失禁相关及可能影响下尿路功能的全身疾病的检查,如心血管功能不全、肺部疾患、隐性神经疾病、腹部包块及运动能力;详细的神经系统检查等。

2)盆腔检查:明确患者有无盆腔包块、盆腔器官脱垂及阴道萎缩。阴道前后壁有无膨出及程度,有无子宫脱垂及程度等。

3)特殊辅助检查:可采用压力试验、指压试验、残余尿测定、尿常规分析、尿垫试验、棉签试验、排尿日记等方法辅助诊断。

4) 深入检查:①X 线检查:膀胱尿道造影可以了解尿道角度的变化、膀胱尿道位置及膀胱颈的改变。②磁共振成像:在软组织的判别上可产生清晰的图像。③排空膀胱尿道图:用于测定膀胱颈、膀胱基底部的位置及尿失禁的程度。④膀胱镜:在出现血尿、脓尿、尿路刺激症状但无法明确病因,特别是排除膀胱肿瘤的患者中推荐使用。⑤膀胱肌电图:测定膀胱压力随膀胱提及的变化情况,用于区分尿失禁的类型。⑥超声:用于检查压力性尿失禁,对下尿路的形态及动态变化进行评价。⑦尿动力学检查:在膀胱充盈和排空过程中测定表示膀胱和尿道功能的各种生理指标。

5. 非手术治疗

(1) 生活方式干预:包括减轻体重、戒烟、禁止饮用含咖啡因饮料、生活起居规律、避免强体力劳动(包括提拎和搬动重物)、避免参加增加腹压的体育活动等。

(2) 膀胱训练:是通过改变排尿习惯调节膀胱功能,通过指导患者记录每日的饮水和排尿情况,填写膀胱功能训练表,有意识延长排尿间隔,使患者学会通过抑制尿急而延迟排尿。

(3) 盆底肌肉锻炼:指患者有意识的对以耻骨、尾骨肌肉群为主的盆底肌肉群进行自主性收缩锻炼,增强尿道的阻力,从而加强控尿能力。内容:反复进行缩紧肛门的动作,每次收紧不少于 3 秒,然后放松,连续做 15 ~ 30 分钟为一组锻炼,每日进行 2 ~ 3 组锻炼,或者刻意不分组,自择时段每日做 150 ~ 200 次,6 ~ 8 周为一疗程。副作用及禁忌:少数患者可出现下腹不适和阴道出血,患有神经源性尿失禁、重度盆腔器官脱垂及精神障碍的患者进行训练需谨慎。患有严重尿路感染、生殖道感染、下尿路梗阻的患者不宜进行,月经期暂不进行。

(4) 盆底电磁刺激:利用磁脉冲能穿透达到组织深部,进入会阴周围并启动神经脉冲,引起盆底肌肉收缩的原理,从而增强盆底肌肉力量,提高尿道关闭压来改善控尿能力。其不良反应有下腹部及下肢疼痛不适,但发生率低。

(5) 药物治疗:可采用:①α_1- 肾上腺素能激动剂:通过对会阴部运动神经 α_1-肾上腺能受体作用,刺激尿道和膀胱颈部平滑肌收缩,提高尿道出口阻力,改善控尿能力,代表有盐酸米多君,由于副作用较大,不主张长期终身服药。②三环抗抑郁药:能减低膀胱收缩并增加膀胱出口阻力达到控尿目的,代表药是丙米嗪。③局部雌激素治疗:其治疗机制可为多方面,包括刺激尿道上皮的生长、增加尿道黏膜下静脉丛血供,影响膀胱尿道旁的结缔组织的功能,增加支持盆底结构的肌肉的张力。

(6) 抗尿失禁子宫托:其在设计上有一个位于中线的把手或尿道旁有一叉状物,在耻骨后支撑尿道。

(7) 射频治疗及其他:利用射频电磁能的振荡发热使膀胱颈和尿道周围局部结缔组织变性,导致胶原沉积、支撑尿道和膀胱颈的结缔组织挛缩,结果抬高了尿道周围阴道旁结缔组织,恢复并稳定尿道和膀胱颈的正常解剖位置,从而达到控尿目的。

6. 手术治疗

(1) 适应证:①中、重度解剖型压力性尿失禁;②尿道内括约肌障碍引起的压力性尿失禁;③保守治疗失败压力性尿失禁。

(2) 禁忌证:①伴尿道原因的排空困难;②膀胱逼尿肌不稳定;③严重的心、肝、肺、肾等疾病。

(3) 方式:①阴道无张力尿道中段悬吊带术;②耻骨后膀胱尿道悬吊术;③膀胱颈旁填充剂注射;④Kelly 手术。

（二）急迫性尿失禁

1. 定义　有强烈的尿意后，尿液不能由意志控制而经尿道漏出者。

2. 分类

（1）运动急迫性尿失禁：尿动力学检查可见逼尿肌非自主性收缩，即不稳定膀胱。

（2）感觉急迫性尿失禁：仅有急迫性尿失禁而尿动力学检查无逼尿肌非自主性收缩，没有不稳定膀胱。

3. 临床表现　尿急、急迫性尿失禁、尿频、夜尿增多。另外可出现排尿困难等排尿期症状。

4. 尿动力学检查　区分压力性尿失禁、急迫性尿失禁和混合性尿失禁以及急迫性尿失禁的类型。

（1）尿流率测定：正常值＞20ml/s。

（2）充盈性膀胱测压：确定膀胱压力与容量及其相互关系。

（3）尿道压力测定：确定尿道关闭功能。

（4）漏尿电压测定：是尿液从尿道口溢出时的膀胱压力。

5. 治疗

（1）感觉急迫性尿失禁的治疗：采取病因治疗，也可以同时对症治疗。

（2）运动急迫性尿失禁的治疗：病因治疗、药物治疗、膀胱灌注治疗、膀胱肉毒素注射、膀胱训练、电刺激治疗、手术治疗。

（三）混合性尿失禁

1. 定义　患者除了压力性尿失禁，还有尿急和（或）急迫性尿失禁的症状，是最常见的尿失禁，也最常见于女性。

2. 体格检查　侧重于尿失禁的分类上，是否有尿道的高活动性特别重要。注意是否有膀胱出口部梗阻。

3. 尿动力学检查　尿流率多正常，无残余尿。尿流率低者常见于合并有膀胱出口梗阻。

4. 治疗　轻度混合性尿失禁对手术和非手术治疗有效。如混合性尿失禁以急迫性尿失禁成分为主，首先治疗急迫性尿失禁，可采用行为治疗、药物治疗和电刺激治疗。如混合性尿失禁以压力性尿失禁成分为主，首先采用手术治疗，先治疗压力性尿失禁。如混合性尿失禁不合并尿道活动过度，可采用尿道充填剂注射治疗压力性尿失禁。如合并有尿道活动过度，应实施尿道吊带悬吊术。

二、盆腔器官脱垂

（一）概述

1. 定义　盆腔器官脱垂是指盆腔器官和与其相邻的阴道壁突入阴道或从阴道脱出，包括解剖学上的改变和症状两个方面。

2. 盆腔器官脱垂发生的危险因素

（1）妊娠与阴道分娩：妊娠期间盆腔结缔组织为适应妊娠而过度延伸和腹内压增加所致；还可因阴道分娩时直接损伤盆腔内筋膜支持结构和阴道壁，直接或间接破坏盆底肌肉和神经有关。其他产科因素如巨大儿、产程延长、会阴侧切、肛门括约肌损伤、硬膜外麻醉、产钳助产，以及催产素的使用等都作为其发生因素。

（2）年龄及绝经状态：年龄是最显著的危险因素之一。年轻妇女出现盆腔器官脱垂，其遗传疾病、严重的产伤以及慢性增加的腹内压等可以是原因所在。有研究表明,绝经后低雌激素水平是导致发生盆腔器官脱垂的常见原因之一。

(3)慢性腹内压增加:引起慢性腹内压增加的因素有很多,如长期便秘,呼吸道疾病、肥胖以及长期负重等。此外,长期便秘与器官脱垂发生有密切的关系。

3. 临床表现

(1)子宫脱垂:轻度患者无自觉症状,中度以上的患者可出现腰骶部酸痛或下坠感,阴道内脱出物,站立过久或劳累后症状明显,卧床休息后症状减轻。重度患者可伴有阴道前壁膨出,患者可出现排尿、排便困难,甚至出现尿潴留、便秘等。脱垂的子宫颈或阴道壁长期摩擦,可出现子宫颈或阴道溃疡和脓性分泌物。

(2)阴道前壁脱垂:轻者常无症状,重者可感下坠、腰酸,自觉有肿物自阴道脱出,向下用力或积尿时肿物增大,卧床休息及排尿后缩小或消失,严重时可出现排尿困难和残余尿,可并发尿路感染。

(3)阴道后壁脱垂:轻者可无症状,严重时可出现下坠感、腰酸及排便困难。

(二) 无症状性脱垂

1. 病因

(1)分娩损伤:分娩过程中软产道及其周围的盆底组织极度扩张,肌纤维拉长或撕裂。产后过早参加体力劳动,影响盆底组织张力的恢复。

(2)支持组织疏松薄弱:绝经后雌激素减低,盆底组织萎缩退化而薄弱,盆底组织先天发育不良。

2. 生活干预

(1)保持足够的水分摄入并且在规律的间隔时间内排空膀胱。

(2)建议排便费力的妇女增加纤维的摄入。

(3)应该避免一过性或慢性的腹腔内压力增高。

(4)超重者减轻体重。

(5)临床上还应该确保处理好伴发疾病。

(三) 症状性脱垂

1. 临床表现

(1)症状:有阴道口组织堵塞或有组织物脱出阴道,也会出现一些伴随症状。如:盆腔压迫感或坠胀感、尿路症状等。

(2)体格检查:重点在盆腔检查,当患者以膀胱截石位进行检查时,首先应看外阴和阴道,特别是脱垂阴道的暴露上皮有无溃疡或糜烂。评价盆腔器官脱垂的患者,主张将盆腔分为不同的区域,分别代表不同的缺陷。评估前盆腔和后盆腔可使用单叶窥阴器检查:即单检查前盆腔时,窥阴器放在阴道后壁向下牵拉。检查后盆腔时,把窥阴器放在阴道前壁向上牵拉。在评价后盆腔缺陷时三合诊检查也可同时使用,用于区分阴道后壁缺损和肠疝或者两者同时存在。

(3)辅助检查

1)膀胱功能评估:清洁尿或者插管所得的尿液标本行感染相关的检查、残余尿测定,以及作为门诊膀胱内压测定的一部分行膀胱感觉的评估。

2)尿流动力学检查:可以测定逼尿肌功能的数据。

3)影像学检查:不作为常规检查。包括测定膀胱功能的荧光透视检查、怀疑肠套叠或者直肠黏膜脱垂的患者可以行排粪造影检查。

2. 分类

(1)前盆腔组织缺陷:主要指阴道前壁的膨出,同时合并或不合并尿道及膀胱膨出。阴道前壁松弛可发生在阴道下段,即膀胱输尿管间隙的远端,也可发生在阴道上端,即输尿管间隙的近端。临床上两种膨出常并存,其中前膀胱膨出与压力性尿失禁密切相关,后膀胱膨出为真性膀胱膨出。重度膀胱膨出可出现排尿困难,有时还需将膨出的膀胱复位才能排空膀胱。

(2)中盆腔组织缺陷:以子宫和阴道穹隆脱垂及肠膨出、子宫直肠陷凹疝为特征。

(3)后盆腔组织缺陷:指直肠膨出和会阴体组织的缺陷。

3. 治疗

(1)手术治疗:适用于保守治疗效果不佳或不愿意保守治疗的患者。

(2)非手术治疗法:包括保守性的行为疗法、盆底肌肉锻炼和放置子宫托。其目标为:预防脱垂加重,减轻症状的严重程度,增加盆底肌肉的强度、耐力和支持力,避免或者延缓手术干预。

(3)子宫托的使用:是子宫脱垂的非手术治疗的一线治疗方法,主要优点为并发症少,经过学习后,患者能自己操作。

1)分类:子宫托能在阴道穹隆部对盆腔器官提供支持的作用。分为支撑型和填充型。①环形子宫脱:为常用的支撑型子宫托,适合Ⅰ度和Ⅱ度有症状的脱垂患者。②填充型:适用于Ⅲ度和Ⅳ度脱垂的患者。

2)并发症:包括阴道分泌物增多、异位、出血、感染和可能脱落的现象,或者因子宫托太大导致溃疡或刺激。阴道脱垂复位后,可能出现新发压力性尿失禁或原有症状加重,其他罕见但更严重的并发症,包括膀胱阴道瘘、直肠阴道瘘、小肠嵌压、肾积水和脓尿等。

三、慢性盆腔疼痛

1. 定义 骨盆以及骨盆周围组织器官持续6个月及以上的周期性或非周期性的疼痛,导致机体功能紊乱,或者需要进行药物或手术治疗的一组综合征。慢性疼痛患者疼痛的产生可来源于生殖系统、泌尿系统等。

2. 病因

(1)妇科良性疾病:子宫内膜异位症、慢性盆腔炎性疾病、盆腔粘连、盆腔静脉淤血综合征、子宫腺肌症、遗留卵巢综合征、残留卵巢综合征、子宫平滑肌瘤、输卵管子宫内膜异位症、肿瘤、输卵管结核、子宫切除术后输卵管脱垂。

(2)消化系统疾病:肠易激综合征、炎性肠病或其他原因引起的结肠炎、感染性肠道疾病、慢性不全性肠梗阻、肿瘤、慢性便秘、疝气等。

(3)泌尿系统疾病:间质性膀胱炎、反复泌尿系感染、尿道憩室、慢性尿道综合征、膀胱肿瘤、放射性膀胱炎。

(4)骨骼肌肉系统疾病:纤维肌痛、腹壁肌筋膜疼痛、盆底肌痛、躯体形态发育异常、尾骨疼痛及背部疼痛。

(5)神经系统疾病:神经卡亚综合征,神经瘤。

(6)全身性疾病:结缔组织病、偏头痛、淋巴瘤及心理因素均可引起。

3. 诊断

(1)病史采集:了解疼痛的性质、部位、有无放射和严重程度、加重或减轻的因素、既往治疗情况、有无抑郁症状、既往妇科病史及手术史、家族史等。

（2）体格检查:腹部检查、骨骼肌肉检查、盆腔检查。

（3）其他辅助检查:阴道分泌物涂片检查、血常规检查、尿常规和尿培养、经阴道 B 超检查、CT、MRI 等影像学检查、腹腔镜检查等。

4. 治疗

（1）药物治疗:非甾体类抗炎药物是治疗慢性盆腔疼痛减轻疼痛的一线药物。痛经或疼痛在黄体或月经期加重的患者可给予激素类制剂抑制排卵或月经。对于难治性疼痛,治疗包括三环类抗抑郁药物治疗、降低血清中去甲肾上腺素水平及阿片药物治疗。

（2）物理治疗:可恢复组织和关节柔韧性,提高动作和肌体技能,恢复力量和协调性,降低神经系统激惹性,恢复功能,是腹壁、盆底或下背部疼痛的肌筋膜疼痛患者的重要治疗方法。

（3）手术治疗:中线性疼痛,可以做骶前神经切断。子宫切除术对部分病因引起的慢性盆腔疼痛有效。

四、排便功能障碍性疾病

（一）大便失禁

1. 定义 不自主的排出气体、液体粪便和固体粪便。分为:①轻度:不自主排出气体或液体粪便。②重度:不自主排出固体粪便。

2. 病因

（1）全身性疾病:腹泻、内分泌因素、免疫因素、神经系统因素。

（2）解剖和结构异常:括约肌断裂、括约肌去神经支配、

（3）功能性肠道紊乱:功能性大便失禁、肠易激综合征。

3. 诊断

（1）病史:询问排便习惯,如排便的频率和性状,症状持续时间和严重程度以及加重的因素。询问腹泻和便秘交替等情况,发现全身性疾病或功能性病因。询问患者所采用的适应性行为,目前的治疗情况。

（2）体格检查

1）神经系统检查:评价颅神经功能、下肢感觉和肌力及诱发下肢反射,球海绵体肌反射,缩肛反射是神经系统检查的重要组成部分。

2）肌肉的力量:在静息和主动收缩时评价盆底肌肉的力量,持续时间和向前的提升力。还应注意松弛这些肌肉的能力和触诊时是否有压痛。

3）阴道支持:评估阴道后壁的情况。

4）肛门直肠检查:可发现盆腔器官膨出、瘘、肛裂、痔疮等结构异常或既往的损伤。应在静息、打喷嚏和用力时分别做检查。

（3）特殊的辅助检查

1）肛管内超声:可以得到肛门内外括约肌准确的图像。可以评估肌肉的连续性和厚度,是目前检查肛门括约肌缺陷的最佳方法。

2）肌电图:用于评价肛门外括约肌的神经肌肉功能的完整性及盆底神经病变。

3）肛门测压法:用于定量肛门括约肌的功能,可为括约肌损伤提供间接证据。静息压力降低提示肛门内括约肌损伤,最大主动收缩时压力降低提示肛门外括约肌损伤。

4）直肠镜检:直肠镜检查在大便失禁的诊断上有重要意义。可发现肛门直肠的病变。

4. 治疗

（1）非手术治疗：通过改变粪便性状或调整排便行为，最大程度地强化控便机制。可以通过：①饮食调整：避免摄入易产生稀便和腹泻的食物，增加纤维摄入；②药物治疗：如使用止泻药等；③行为治疗法，即通过传入和传出训练两种机制改善患者的控便。

（2）手术治疗：括约肌重叠缝合成形术、股薄肌括约肌形成术、人工括约肌术等。

（二）功能性便秘

1. 临床表现　排便困难和大便干硬。

2. 诊断

（1）病史：重点关注便秘症状出现和持续的时间，排便用力的情况，排便不尽症状以及是否需要推压肛周、会阴体或阴道后壁协助排空粪便。有无继发性原因导致的便秘。还要询问用药史。

（2）体格检查：肛门直肠检查有临床意义。可以明确瘘或痔疮导致的便秘，或者其他疼痛明显的病变导致患者排便潴留从而发生便秘。

（3）特殊检查：包括消化道动力检查（球囊逼出试验、肛门直肠测压法）、结肠传输试验、排粪造影。

3. 治疗

（1）非手术治疗：可采用：①饮食治疗：增加纤维摄入，增加结肠的运动，降低传输时间和增加排便频率；②药物治疗：使用泻剂和促进肠道动力药物；③行为疗法：规律排便行为结合泻剂加强胃结肠反射、促进蠕动。

（2）手术治疗：可行阴道后壁修补术、局部定点修补术等。

（陈　敏）

第四节　新产程和新产程图研究进展

近些年来剖宫产率在世界范围内呈上升趋势，已经引起了产科学界及社会公众的热切关注与担忧。产程延长和停滞是剖宫产的主要指征之一，但事实上，剖宫产率的升高并没有降低围生儿的死亡率，反而增加了母婴并发症和医疗费用。

剖宫产率的升高，其原因众多，但重要的一点是对产程认识的不足和控制不够，应用了不当的产程干预措施；产程中忽略了其进展及对胎儿的影响。产程时限的正确判断对于早期识别难产、减少不必要的产科干预及降低剖宫产率有着非常重要的意义。

（一）产程图的起源和介绍

1. 产程图介绍　产程图是将分娩中各种因素相互作用过程进行汇总，以一张图表的形式记录下来，用于评估产程进展与宫颈扩张、胎头下降程度以及分娩时限，目的在于及时发现产程进展是否顺利，并能显示在产程中遇到困难的阶段，能帮助医生和助产士识别偏离正常的分娩进展以改善胎儿或产妇结局，降低滞产率及减少不良围生结局的发生，保障了母儿的安全。

2. 产程图的起源　1951 年，开始应用宫颈扩张曲线记录观察产程的情况，称为宫颈图。1954 年，Friedman 博士首先开始深入研究产程进展：他当时根据美国 500 例单胎足月初产妇的产程时限进行回顾性分析总结，首先介绍了应用宫颈扩张曲线记录观察产程的经验，认为该曲线可以估计产妇的预后。此后于 1955 年和 1978 年先后发表了用统计学原理研究分析并描述分娩时限与宫口扩张之间的关系为 S 形的曲线,系统地描绘了产程图。

　　Friedman 博士将临产标志定义为以规律宫缩的出现,以时间为横坐标,以宫口扩张为纵坐标,第一产程分为潜伏期及活跃期 2 个时期,潜伏期自规律宫缩到宫口扩张 2.5cm,平均为 8.6 小时,最长时限为 20.6 小时。活跃期为宫口扩张 2.5cm 至宫口开全,平均为 4.9 小时,最长时限为 11.7 小时,活跃期又分为加速期、最大加速期和减速期 3 个阶段。活跃期的宫口扩张速度低限为 1.2cm/h,如小于此认为是产程进展过缓,应当给予积极处理。

　　1972 年英国 Phillpott 医生对 624 名非洲产妇进行前瞻性研究,并为产科工作人员制订了一个简单、明了、可用于判定能否发现产程异常的标志,产程图上标记了警戒线和处理线:以宫口扩张 4cm 处为起点,预计 6 小时后将扩张至 10cm,故在产程监测图中 4~10cm 期间相距 6 小时处画一斜线即为警戒线,越过此线,则提示可能有产程异常;在警戒线右侧相距 4 小时处并与其相平行的另一斜线为处理线;两线之间为警戒区,一旦越过这条处理线,产程可能异常,就会采取相应的干预,如人工破膜或者小剂量缩宫素,或者两者均有。1978 年各国产科学家提出评价产程最重要的是宫颈扩张与胎头下降,不能完全以宫缩的强弱判断产程,并不断完善产程图(图 16-3)。

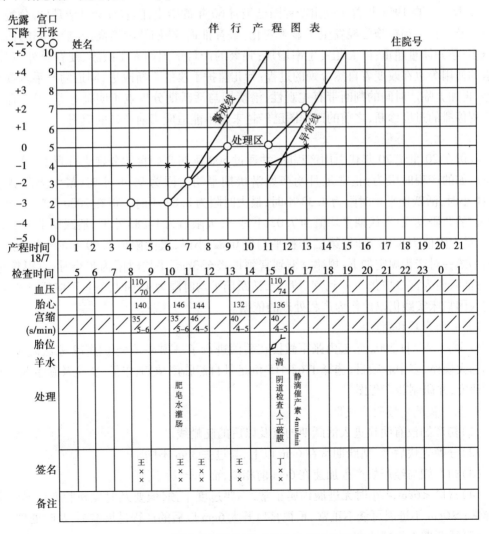

图 16-3　伴行型产程图(警戒线和处理线示意图)

3. 产程图的修订 自 1994 年世界卫生组织(WHO)倡导产程图用以发现异常产程、避免产程延长,并在原产程图基础上积极进行改良。

(1)第 1 版产程图:规定同于 Phillpott 提出的产程图,包括警戒线、处理线,并且在产程图上记录胎头下降情况、胎心率、产科干预措施等,其目的在于如果是在医疗资源缺乏的地区,可有 4 小时将孕妇转运到有条件的医院机构进行处理,若曲线跨越处理线就意味着宫颈扩张速率 <0.64cm/h。

(2)第 2 版产程图:2000 年 WHO 发表的第 2 版产程图首先去除了潜伏期,直接将活跃期起始定在 4cm,原因在于临床上很难观察到潜伏期与活跃期的分界,如包含了潜伏期易使用更多的产程干预。而有些经产妇人群,4cm 以下完全可能处于未临产状态,故直接将活跃期起点设在 4cm。

(3)第 3 版产程图:2006 年 WHO 对第 3 版产程图再次进行改进与简化,采用颜色分区:警戒线左边是正常产程,为绿色区域;处理线右侧提示产程异常,为红色区域;两者之间黄色区域则需要提高警惕;此产程图上不再体现胎先露下降情况;删了大部分文字记录。但是胎先露下降异常可影响产程进展。

4. 局限 自 1954 年首次提出产程图已经有 60 年的历史,随着社会日新月异,分娩人群特点以及产程干预措施已经发生了显著变化:婚育推迟、孕妇孕龄增高,高龄产妇的比例越来越多;孕妇体重超重;巨大儿发生率增加;频繁的产科干预如人工破膜、硬脊膜外麻醉、催产素的使用等也在改变着自然分娩的过程;胎儿监护手段的不断改进;阴道助产手术逐渐减少等,再加上临产时间的判断带有主观性,潜伏期与活跃期分界点不明确等等,对产程延长和产程停滞的过度诊断,之前的产程图已经越来越不能适应当前产科的应用。

(二)我国产程研究

我国在 20 世纪 70 年代引用产程图,并通过 500 例初产妇自然分娩进行观察,统计出我国孕产妇的产程时限为:正常足月初产妇潜伏期平均时限为 9.08 小时,最大界限数值为 22.41 小时,活跃期平均时限为 4.33 小时,最大时限为 8.83 小时。但在 2000 年通过 500 例初产妇的调研发现:潜伏期平均值为 7.02 小时,最大限值为 14.83 小时,活跃期平均值 3.30 小时,最大限值为 8.06 小时,第二产程平均值 0.82 小时,最大限值 2.90 小时。因此,我国教科书统一对产程规定如下:规律宫缩到宫颈扩张至 3cm,平均时限为 8 小时,不得超过 16 小时;活跃期为宫口扩张 3cm 到宫口开全,活跃期平均时限为 4 小时,最长不应超过 8 小时。目前我国临床实践仍以此作为产程处理的依据。

(三)新产程和新产程图

1. 新产程 自 2002 年起由张军教授在美国进行了一项涉及全美国 19 家医院 23 万例孕妇的大规模、多中心项目,选择了 62 415 例足月自然临产孕妇,单胎,头位及新生儿正常者进行研究,并研制新产程图。

2. 新产程的主要研究成果

(1)初产妇没有明显进入活跃期的点及以后的陡峭线。

(2)分娩先快后慢,活跃期常在 6cm 以上,与过去 3cm 不同。

(3)初产妇与经产妇产程加速在 6cm 前相似,而 6cm 后不同。

(4)宫口 <6cm,4 小时无进展仍属正常,不要过度干预,但要及时发现胎方位异常及产力异常;>6cm 不进展可能不正常,重视宫口开大 6cm 以后的产程进展监测,及时处理。

(5)活跃期末无减速期。

（6）第二产程 2.8 小时，麻醉 3.6 小时。

（7）建议宫口在 4cm、5cm、>6cm 无明显扩张的时期为 6 小时、3 小时、2 小时。可作为活跃期停滞提供新诊断标准。减少干预，减少宫口开大 6cm 前的剖宫产。

（8）使用阶梯状产程图：初产妇入院后记录宫口扩张情况，分别以 2cm、3cm、4cm、5cm 为起点，用第 95 百分位数线取代 WHO 的处理线，产程不超过右侧线视为正常（图 16-4，见文末彩图）。

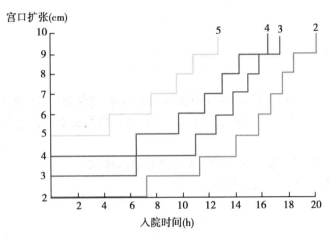

图 16-4　阶梯状产程图

3. 新产程标准与处理　2014 年中华医学会妇产科学分会产科学组在综合国内外相关领域文献资料的基础上，结合美国国家儿童保健和人类发育研究所、美国妇产科医师协会、美国母胎医学会等提出的相关指南及专家共识，对新产程的临床处理达成共识《新产程标准及处理的专家共识（2014）》。

类别	诊断标准及处理
第一产程	
潜伏期	潜伏期延长（初产妇 >20 小时，经产妇 >14 小时）不作为剖宫产指征 破膜后且至少给予缩宫素静脉滴注 12～18 小时，方可诊断引产失败 在除外头盆不称及可疑胎儿窘迫的前提下，缓慢但仍然有进展（包括宫口扩张及先露下降的评估）的第一产程不作为剖宫产指征
活跃期	以宫口扩张 6cm 作为活跃期的标志 活跃期停滞的诊断标准：当破膜且宫口扩张 ≥6cm 后，如宫缩正常，而宫口停滞扩张 ≥4 小时可诊断活跃期停滞；如宫缩欠佳，宫口停止扩张 ≥6h 可诊断活跃期停滞。活跃期停滞可作为剖宫产的指征
第二产程	1. 第二产程延长的诊断标准 （1）对于初产妇，如行硬脊膜外阻滞，第二产程 ≥4 小时，产程无进展（包括胎头下降、旋转）可诊断第二产程延长；如无硬脊膜外阻滞，第二产程 ≥3 小时，产程无进展可诊断。 （2）对于经产妇，如行硬脊膜外阻滞，第二产程 ≥3 小时，产程无进展可诊断（包括胎头下降、旋转）可诊断第二产程延长；如无硬脊膜外阻滞，第二产程 ≥2 小时，产程无进展则可诊断。

续表

类别	诊断标准及处理
第二产程	2. 由经验丰富的医师和助产士进行的阴道助产是安全的,鼓励对阴道助产技术进行培训 3. 当胎头下降异常时,在考虑阴道助产或剖宫产之前,应对胎方位进行评估,必要时进行手转胎头到合适的胎方位

（陈　敏）

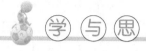

学　与　思

王女士,孕1产0,孕40周,出现规律性宫缩5小时,持续20~30秒,间歇3~5分钟,宫口扩张3cm,胎头"S=0",胎心140次/分。产前检查9次均正常。她想自然分娩。

请问：

（1）作为导乐,在待产室如何帮助王女士选择自由体位?

（2）在无保护接生中,应注意哪些?

第十七章 产前筛查、产前诊断、胎儿干预

学习目标

1. 熟悉产前筛查的时间、产前诊断的对象及常用方法。
2. 了解胎儿干预的方法。

第一节 产前筛查

遗传筛查(genetic screen)包括对成人、胎儿及新生儿遗传性疾病筛查三种,对胎儿的遗传筛查又称产前筛查(prenatal screen),为本节主要阐述内容。产前遗传筛查是通过可行的方法,对一般妊娠妇女进行筛查,发现子代具有患遗传性疾病高风险的可疑人群。筛查出可疑者进一步确诊,是预防遗传性疾病出生的重要步骤。产前筛查是减少缺陷儿出生,提高人口素质的一个重要方面。从理论上讲,要防止缺陷胎儿出生,需对每一例妊娠妇女孕育的胎儿作遗传病或先天性畸形的产前诊断,但这需要投入大量人力、物力和财力,通常采用经济、简便、无创伤及安全的生化检测进行产前筛查,可达到事半功倍的效果。

遗传筛查方案应符合以下标准:①被筛查疾病在被筛查人群中应有较高的发病率并严重影响健康,筛查出后有治疗或预防的方法;②筛查方法应是非创伤性的、容易实施且性价比好;③筛查方法应统一,易推广,易为被筛查者接受,被筛查者应自愿参与,做到知情选择;为被筛查者提供全部有关的医学信息和咨询服务。建立相应的质量控制系统对于保证筛查的质量、提高检出率十分重要。

(一) 非整倍体染色体异常

非整倍体染色体异常产前筛选检查的目的是通过化验孕妇的血液,来判断胎儿患病的危险程度,如果结果显示高风险,就应进行确诊性的检查。

大约有8%的受精卵是非整倍体染色体畸形的胎儿,其中50%在妊娠早期流产,占死胎和新生儿死亡的7%～8%。存活下来但伴有缺陷的染色体畸形占新生儿的0.64%。以唐氏综合征为代表的染色体疾病是产前筛查的重点,根据检查方法可分为孕妇血清学检查和超声检查,根据筛查时间可分为孕早期和孕中期筛查。

1. 妊娠中期筛查 妊娠中期的血清学筛查通常采用三联法,即甲胎蛋白(AFP)、人绒毛膜促性腺激素(hCG)和游离雌三醇(E_3)。唐氏综合征患者 AFP 降低、hCG 升高、E_3 降低,根

据三者的变化,结合孕妇年龄、孕龄等情况,计算出唐氏综合征的风险度。当风险阈值设定为35岁孕妇的风险度(妊娠中期为1:280)时,阳性率约为5%,能检出60%~75%的唐氏综合征和部分其他非整倍体染色体畸形。

血清学筛查还有一些改良方法,如应用AFP和hCG两项指标;应用β-hCG取代hCG;应用抑制素作为第4个指标。有把孕妇血清学检查和超声检测胎儿颈项透明层、长骨长度等指标结合在一起的筛查方案。

2. 妊娠早期筛查 有条件的医疗机构可采用妊娠早期筛查,在妊娠早期进行唐氏综合征筛查有很多优势,阳性结果的孕妇有更长的时间进行进一步确诊和处理。妊娠早期筛查的方法包括孕妇血清学检查、超声检查或者二者结合。常用的血清学检查的指标有β-hCG和妊娠相关血浆蛋白A(pregnancy associated plasma protein A,PAPP-A)。超声检查的指标有胎儿颈项透明层和胎儿鼻骨。联合应用血清学和NT的方法,对唐氏综合征的检出率在85%~90%。但NT检测者需经过专门技术培训,建立相应的质量控制体系。

3. 染色体疾病的高危因素 可使胎儿发生染色体风险增加之高危因素如下:

(1)孕妇年龄大于35岁的单胎妊娠。妊娠中期发生21-三体综合征的风险为1:280,发生非整倍体畸形的风险为1:132;在妊娠晚期发生21-三体的风险为1:384,发生非整倍体畸形的风险为1:204。

(2)孕妇年龄大于31岁的双卵双胎妊娠。在双卵双胎中其中一胎发生21-三体的风险比单胎高,风险约为1:190。

(3)夫妇中一方染色体易位。下一代发生异常的风险应根据异常染色体的位置、父母性别差异等具体分析。由于有部分异常胎儿流产或死亡,存活的异常胎儿发生的风险低于理论风险。在平衡易位中,子代发生异常的风险在5%~30%,伴有不孕症的患者,由于不孕症易导致胚胎发育停滞或死胎,存活子代发生异常的风险率为0~5%。

(4)夫妇中一方染色体倒置。子代发生染色体异常的风险取决于异常染色体位置、倒置染色体的大小等。新生儿出生后检测到染色体异常的风险在5%~10%。

(5)夫妇非整倍体异常。21-三体或47,XXX的女性和47,XXY的男性具有生育能力,子代出现非整倍体的风险为30%。男性为21-三体或47,XXY者往往不孕。

(6)前胎常染色体三体史。曾妊娠过一次常染色体三体的妇女,再次妊娠发生染色体畸形的风险约为1:100,或更高(根据年龄计算)。

(7)前胎X染色体三体(47,XXX或47,XXY)者,多余的X染色体可能来自母系或父系,再次发生染色体非整倍体畸形的风险也为1:100。前胎为47,XYY或45,X者,再次妊娠发生畸形的风险不增加,因为多余的Y染色体来自于父系,父系的错误很少重复。

(8)前胎染色体三倍体。复发的风险为1%~5%。

(9)妊娠早期反复流产。妊娠早期流产的主要原因之一是非整倍体畸形,夫妇染色体畸形(如易位、倒置)亦可导致妊娠早期流产。因此建议检测夫妇的染色体。

(10)产前超声检查发现胎儿存在严重的结构畸形。不管孕妇的年龄或血清学筛查是否异常,该胎儿发生染色体畸形的风险大大提高。

知识链接

非整倍体染色体异常的产前血清学筛查

1. 筛查指标　在空腹状态下,抽取孕妇血清,检测母体血清中妊娠相关血浆蛋白 A(pregnancy associated plasma protein A,PAPP-A)、游离 β-hCG(早期两项),或甲型胎儿蛋白(fetoprotein A,AFP)、绒毛膜促性腺激素(hCG)和游离雌三醇(uE$_3$)(中期三项)的指标。各项指标的单位采用正常孕妇在该孕周的中位数的倍数来表示。结合孕妇预产期、体重、年龄和孕周,计算出危险度,这样可以查出 60%～70% 的唐氏综合征患儿。

2. 检测方法　在母血清产前筛查多项指标的检测中,一般采用放射免疫、酶联免疫、时间分辨免疫荧光法、化学发光方法等。早孕期筛查时间为 10～14 周,孕中期筛查时间为 16～21 周。

3. 注意事项　在产前筛查时,孕妇需要提供详细的个人资料,包括出生年月、末次月经、体重、是否有糖尿病、是否双胎、是否吸烟、是否有异常妊娠史等,由于筛查的风险率统计中需要根据上述因素作一定的校正。孕周需要采用胎儿超声指标(头臀长或双顶径)矫正。

（二）神经管畸形

1. 血清学筛查　约95%的神经管畸形(NTDs)患者无家族史,但90%患者的血清和羊水中的 AFP 水平升高,因此血清的 AFP 可作为 NTDs 的筛查指标。筛查应在妊娠 14～22 周进行,以中位数的倍数(multiple of the median,MOM)为单位。如果以 2.0MOM 为 AFP 正常值的上限,筛查的阳性率为 3%～5%,敏感性至少 90%,阳性预测值为 2%～6%。影响孕妇血清AFP 水平的因素包括孕龄、孕妇体重、种族、糖尿病、死胎、多胎、胎儿畸形、胎盘异常等。

2. 超声筛查　99%的 NTDs 可通过妊娠中期的超声检查获得诊断,而且 3%～5% 的NTDs 患者因为非开放性畸形,羊水 AFP 水平在正常范围,因此孕妇血清 AFP 升高但超声检查正常的患者不必检查羊水 AFP。

3. 高危因素　神经管畸形无固定的遗传方式,但存在高危因素,对高危人群妊娠期要重点观察,加强产前筛查和诊断。

（1）神经管畸形家族史:约5%的 NTDs 有家族史。如果直系亲属中有一位 NTDs 患者,胎儿发生畸形的风险约为 2%～3%,如果患者 >1 人,风险相应增加。

（2）暴露在特定的环境中:妊娠 28 日内暴露在特定的环境下,可能导致 NTDs。1 型糖尿病患者中的高血糖可能是 NTDs 的高危因素。高热可使 NTDs 的发病风险升高 6 倍。某些药物如抗惊厥药卡马西平和丙戊酸使畸形的风险明显增加;氨基蝶呤、异维 A 酸等可能与无脑儿或脑膨出等发病有关。

（3）与 NTDs 有关的遗传综合征和结构畸形:某些遗传综合征包括有 NTDs 的表现,如Meckel-Gruber 综合征、Roberts-SC 海豹肢畸形、Jarco-Levin 综合征、脑积水-无脑回-视网膜发育不良-脑膨出综合征(hydrocephalus-agyria-retinal dysplasia-encephalocele syndromes,HARDE)。

（4）NTDs 高发的地区如中国东北、印度等地的发病率约为 1%，在低发地区为 0.2%。饮食中缺乏叶酸-维生素是 NTDs 的高发因素。

（5）在 NTDs 患者中发现，抗叶酸受体抗体的比例增高。

（三）胎儿结构畸形筛查

在妊娠 18～24 周期间，通过超声对胎儿的各器官进行系统筛查，目的是发现严重致死性畸形无脑儿、严重脑膨出、严重开放性脊柱裂、严重胸腹壁缺损并内脏外翻、单腔心、致死性软骨发育不良等疾病。建议所有孕妇在此时期均进行一次系统胎儿超声检查，胎儿畸形的产前超声检出率约为 50%～70%。漏诊的主要原因为：①超声检查受孕周、羊水、胎位、母体腹壁薄厚等多种因素的影响，许多器官可能无法显示或显示不清。②部分胎儿畸形的产前超声检出率极低，如房间隔缺损、室间隔缺损、耳畸形、指/趾异常、肛门闭锁、食管闭锁、外生殖器畸形、闭合性脊柱裂等。③还有部分胎儿畸形目前还不能为超声所发现，如甲状腺缺如、先天性巨结肠等。

注意事项：①某些部位如果显示欠佳，可在其后 2～4 周内再复查一次。②因胎位、羊水、母体等因素的影响，在超声检查中不能很好地显示清楚，超声报告应说明哪些结构显示欠清。③胎儿畸形的产前超声图像种类繁多，而且同一畸形在不同的妊娠阶段，其图像也可能不同，再加上仪器的局限性和胎儿、母体方面的影响因素。因此，漏诊往往不可避免。④胎儿畸形的筛查和诊断要做到知情同意。

（四）先天性心脏病

大部分的先天性心脏病（congenital heart defects）无遗传背景，发病率约为 0.7%。有条件的单位可在妊娠 18～24 周行先天性心脏病的超声筛查，四腔心切面、左心室流出道及主动脉长轴切面、右心室流出道及肺动脉长轴切面检查可筛查出大部分的严重的先天性心脏畸形。但是，部分心脏血流异常，特别是发育不良或闭锁等疾病往往在妊娠晚期出现。某些单纯性的瓣膜病变无法产前诊断，如室间隔缺损、房间隔缺损等。因此，对于怀疑心脏血流异常的高危胎儿［如左（右）心脏发育不良、主动脉狭窄、主动脉瓣或肺动脉瓣狭窄等］，在妊娠 20～22 周常规心脏超声心动图检查后，在妊娠晚期应该复查。

第二节　产前诊断

产前诊断（prenatal diagnosis）又称宫内诊断（intrauterine diagnosis）或出生前诊断（antenatal diagnosis），指在胎儿出生之前应用各种先进的检测手段，影像学、生物化学、细胞遗传学及分子生物学等技术，了解胎儿在宫内的发育状况，如观察胎儿有无畸形，分析胎儿染色体核型，监测胎儿的生化检查项目和基因等，对先天性和遗传性疾病作出诊断，为胎儿宫内治疗（手术、药物、基因治疗等）及选择性流产创造条件。

（一）产前诊断的对象

根据 2003 年卫生部《产前诊断技术管理办法》，孕妇有下列情形之一者，需要建议其进行产前诊断检查：

1. 羊水过多或者过少。

2. 胎儿发育异常或者胎儿有可疑畸形。

3. 孕早期时接触过可能导致胎儿先天缺陷的物质。

4. 夫妇一方患有先天性疾病或遗传性疾病，或有遗传病家族史。

5. 曾经分娩过先天性严重缺陷婴儿。

6. 年龄≥35 周岁。

7. 有不良孕产史,如有 3 次以上不良孕产史,包括流产、早产、死胎、死产等。

（二）产前诊断的疾病

1. 染色体异常 包括染色体数目异常和结构异常两类。染色体数目异常包括整倍体和非整倍体;结构异常包括染色体部分缺失、易位、倒位、环形染色体等。

2. 性连锁遗传病 以 X 连锁隐性遗传病居多,如红绿色盲、血友病等。致病基因在 X 染色体上,携带致病基因的男性必定发病,携带致病基因的女性为携带者,生育的男孩可能一半是患病,一半为健康者;生育的女孩表型均正常,但可能一半为携带者,故判断为男胎后,应行人工流产终止妊娠。

3. 遗传性代谢缺陷病 多为常染色体隐性遗传病。因基因突变导致某种酶的缺失引起代谢抑制,代谢中间产物累积而出现临床表现。除极少数疾病在早期用饮食控制法（如苯丙酮尿症）、药物治疗（如肝豆状核变性）外,至今尚无有效治疗方法。

4. 先天性结构畸形 其特点是有明显结构改变,如无脑儿、脊柱裂、唇腭裂、先天性心脏病、髋关节脱臼等。

（三）产前诊断常用的方法

1. 胎儿超声检查 妊娠期胎儿超声检查可以发现许多严重的结构畸形以及各种细微的变化,逐渐成为产前诊断重要的手段之一。超声诊断的出生缺陷必须存在以下特点:①出生缺陷必须存在解剖异常。超声诊断是从形态学观察,因此胎儿必须存在解剖上的畸形,且畸形必须明显到足以让超声影像所分辨和显现。②超声诊断与孕龄有关。有些畸形可在妊娠早期获得诊断（如脊柱裂、全前脑、右位心、联体双胎等）;有些迟发性异常在妊娠晚期才能诊断（如脑积水、肾盂积水、多囊肾等）;还有些异常的影像学改变在妊娠早期出现,以后随访时消失。③胎儿非整倍体畸形往往伴有结构畸形,如果超声发现与染色体疾病有关的结构畸形,应建议行胎儿核型分析。

2. 羊膜腔穿刺 对妊娠 16~20 周孕妇,先用超声检查胎儿及胎盘定位。然后在局麻和严格无菌条件下经腹穿刺进入羊膜腔抽取羊水 20~30ml 进行以下检测:

（1）甲胎蛋白（AFP）测定:可了解有无开放性神经管缺陷。

（2）羊水细胞酶的测定:主要用于诊断先天性代谢缺陷。

（3）羊水细胞培养染色体核型分析:可诊断由染色体异常引起的疾病。

（4）羊水细胞性染色体检查:用于控制与性别有关的严重遗传患儿的出生。

在超声引导下羊水穿刺的并发症很少见,约有 10%~20% 的孕妇可发生阴道见红或羊水泄漏,绒毛膜羊膜炎的发生率在 0.1~1% 以下,导致流产的风险在 0.5% 左右。随着羊膜腔穿刺技术的不断提高,其操作已具有较高的安全性和可靠性。主要并发症有出血、感染、损伤等。操作者经验丰富,可大大降低其并发症。

3. 胎儿磁共振成像（MRI）检查 20 世纪 90 年代初期,回波平面成像等快速 MRI 成像技术得以发展,使胎儿 MRI 成像成为可能。MRI 的优点在于可通过多平面重建及大范围扫描,使得对复杂畸形的观察更加容易。胎儿 MRI 检查的主要指征是对不确定的超声检查发现作进一步评估。

在胎儿中枢神经系统,MRI 优良的组织分辨能力,很好地显示脑部的成熟与结构的关系,可以很好地区别和诊断中枢神经系统的畸形。在胎儿颈部肿块,MRI 可以帮助评估胎儿气道,以便于在出生时做好合理的预案。在胎儿胸部疾病,MRI 在胸部畸形诊断中最常用的是先天性膈疝的诊断,MRI 则可以直接分辨肝脏疝入的部位和程度。在胎儿盆腹腔畸形中,MRI 不同的信号强度有助于区分近端和远端小肠。

4. 绒毛细胞染色体检查　在妊娠早期(孕 8～12 周)用内套探针芯的塑料管,在 B 超的指引下,自宫口沿宫壁入内吸取绒毛细胞进行细胞培养染色体分析,用以诊断染色体异常疾病;也可用以检查 X 及 Y 性染色体及 X 连锁遗传病的产前诊断。此项技术比羊膜腔穿刺时间提前 8 周左右,可避免中期引产,减少孕妇焦虑与负担。

5. 胎儿镜检查　主要可进行以下检查:

(1)直接观察胎儿体表:观察体表各个部位,如手、足、大关节、五官及外生殖器等有无畸形。一般可在妊娠 16～17 周进行。

(2)采取胎儿血液:诊断胎儿血液系疾病、鉴定血型,进行染色体核型分析。

(3)进行胎儿皮肤活检:通过胎儿皮肤组织细胞培养,诊断某些先天性疾病。

(4)开展宫内治疗:及早纠正胎儿异常情况使宫内诊断从被动的终止妊娠向积极治疗迈进。

6. 孕妇血清学检查　采用生化或放免技术测定孕妇血清中甲胎蛋白(AFP)含量,用于诊断神经系统发育异常,如脊柱裂、脑脊膜膨出等。

7. 孕妇血清生化指标筛查唐氏综合征(DS)　孕早期、中期血清中多种生化指标改变与唐氏综合征(DS)胎儿有关,目前最为确定的指标有 4 个即妊娠相关血浆蛋白(PAPP-A)、AFP、uE_3(母血清游离雌三醇)等。PAPP-A 目前作为一项重要指标用于 DS 胎儿的早期筛查。DS 妊娠早期母血清中 hCG、β-hCG 上升不明显,妊娠中期明显升高,而 β-hCG 在妊娠早、中期均为高水平状态,故目前多采用 β-hCG 作为妊娠早、中期 DS 的筛查指标。DS 妊娠时,母血清 uE_3 也有所下降。

8. 脐静脉穿刺取胎血检测　妊娠 18～20 周,B 超指引经母腹壁采集胎儿脐静脉血,对胎儿进行产前诊断和治疗。可用于胎儿遗传性血红蛋白病等血液性疾病的产前诊断以及对胎儿弓形体、风疹、巨细胞病毒感染等的诊断。

9. 外周血分离胎儿细胞　从孕 5 周以后,胎儿细胞即可通过胎盘屏障进入母体血循环。进入母体血循环的胎儿细胞主要有三种:滋养叶细胞、淋巴细胞、胎儿有核红细胞。本法可用于诊断染色体病,如 21-三体综合征;诊断代谢性疾病;同时也可通过单克隆抗体技术、基因体外扩增技术和 FISH 技术诊断基因病,如地中海贫血。胎儿细胞的检查对于胎儿是一非创伤性诊断技术,容易被孕妇及家属接受。

10. 植入前诊断　是在体外人工授精的基础上发展起来的一门新技术。胚胎植入前诊断可在胚胎发育早期的极体、卵裂球和胚泡阶段进行。主要采用的方法是 DNA 诊断技术(PCR、基因测序和原位杂交技术)和蛋白及酶代谢的测定。植入前诊断避免在孕早期及中期进行有创性的产前检查和选择性终止妊娠的可能。

(四)产前诊断后的处理

经过产前诊断,对确诊为先天性畸形的胎儿应采取相应的措施,如选择人工流产或早期治疗,以防止缺陷儿的出生。

第三节　胎儿干预

一旦产前发现胎儿畸形,父母有以下几种选择:①终止妊娠或继续妊娠。②安排孕妇在拥有儿科专家的三级医疗机构分娩,使先天性畸形的新生儿有条件在出生时即得到治疗。③为了避免胎儿畸形导致宫内损害进一步恶化,医源性早产也是一种治疗选择。④随着对产前发现的胎儿疾病发病机制和病理生理的进一步理解,胎儿干预正成为另一个选择之一。本节重点描述胎儿干预的方法和指征。

（一）宫内分流手术

可以行胎儿分流术的疾病有尿路梗阻、胸腔积液、先天性肺气道畸形等。重度尿路梗阻的胎儿足月娩出时常合并严重肾盂积水、膀胱发育不良和肺发育不全而无法存活。对于尿路梗阻患儿采用宫内膀胱羊膜腔引流术,可以使婴儿存活率升高,羊水量恢复正常,肺发育不良的比例降低。对胸腔积液的胎儿行胸腔羊膜腔引流术,使胎儿胸腔持续减压利于肺部扩张,有利于肺部代偿性生长,避免因肺发育不全导致的新生儿死亡。羊膜腔引流术还可用于治疗胎儿先天性肺气道畸形、腹腔巨大囊肿等疾病。

（二）胎儿心脏疾病的治疗

孕妇胶原血管病患者的抗体穿过胎盘后,易导致胎儿发生完全性心脏传导阻滞,进一步导致心衰、水肿和死亡。类固醇可以降低孕妇抗体效价,减少对胎儿传导系统和心肌的进行性损伤;β受体激动剂可以增加胎儿心率。如果以上两种方法无效,可安装胎儿心脏起搏器。胎儿室间隔完整的肺动脉闭锁或严重的主动脉狭窄,可导致血流受阻,进而影响胎儿肺循环或体循环的发育,继发性心脏发育不良是死亡的主要原因。理论上讲,宫内解除结构梗阻利于心脏正常发育。目前常用的方法为胎儿球囊瓣膜成形术,其疗效有待于进一步评估。

（三）胎儿镜手术

1. 诊断性胎儿镜（fetoscope）　随着经皮穿刺技术的发展,胎儿镜可用于直接经腹进入羊膜腔内,并可以活检胎儿组织。如进行性退行性肌营养不良是一种常见的X连锁隐性遗传病,当怀疑胎儿可能患有该疾病时,可在胎儿镜下活检。

2. 治疗性胎儿镜

（1）下尿路梗阻:胎儿下尿路梗阻可导致进行性羊水过少、肺发育不全和囊性肾发育不良,常见病因包括后尿道瓣膜、尿道闭锁、尿道发育不全。妊娠中期解除梗阻可避免肾功能恶化改善新生儿存活率和肾功能预后。常用的手术方式是胎儿镜下胎儿手术、膀胱羊膜腔引流术将尿液从膀胱引流到羊膜腔,或者胎儿膀胱镜下采用激光消融后尿道瓣膜,同时放置尿路支架。

（2）先天性膈疝:是发生在横膈的简单的解剖学缺损,但严重的患儿可能因为严重肺发育不全而导致出生后无法存活。生理学研究发现闭塞胎儿气管有利于胎儿肺发育。目前的治疗方法是在胎儿镜下行腔内球囊气管闭塞术,其手术效果有待于进一步评估。

（3）羊膜带综合征（amniotic band syndrome, ABS）:是一组散在的先天性畸形(包括肢体、颜面部和躯干),表现为束带征、并指/趾乃至宫内截肢,也会有颜面部、内脏和体壁复合缺失。束带常影响四肢,但也能缠绕脐带以致胎死宫内。在胎儿损失不可逆前,采用胎儿镜羊膜束带松解术可以挽救肢体和生命。

（4）单绒毛膜双胎合并症

1）单绒毛膜双胎一胎畸形:单绒毛膜双胎妊娠中一胎畸形的发病风险增高,如无脑儿、脐膨出、胃肠道闭锁/狭窄较为常见。对另一个健康胎儿来说,风险不仅来自于异常胎儿死亡带来的风险,也来自于早产的风险。目前可选择的治疗方法有胎儿镜下脐带结扎或超声引导下胎内脐血管射频治疗。

2)双胎反向动脉灌注:仅发生在单绒毛膜双胎中,循环异常血量的增加逐渐加重了泵血儿心脏负担,易造成心力衰竭。如果不处理,50%~75%的泵血儿将死亡。目前可选择的手术有脐带结扎、凝固治疗和射频治疗。

3)双胎输血综合征:如果不予治疗,严重双胎输血综合征患儿的死亡率接近100%。目前治疗方法有胎儿镜下激光凝固吻合支血管。该方法是目前最有效的方法,可提高胎儿存活率,降低存活胎儿的神经系统并发症。

(四)开放性胎儿手术

子宫开放性手术对于孕妇和胎儿均有很大风险,需谨慎选择。最近打开和关闭妊娠子宫的技术创新最大限度地降低了对母亲健康的风险和对未来生育功能的影响。开放性手术的关键技术有以下几方面:减少子宫肌层出血的缝订装置;子宫切开后注入生理盐水以防脐带受压;胎儿手术时采用小型的脉搏血氧仪监测胎儿的血氧饱和度;关闭子宫后羊膜腔内灌注含苯唑西林的温生理盐水;以及手术后的抑制宫缩治疗。

可行开放性胎儿手术的胎儿畸形包括后尿道瓣膜、先天性肺囊性腺瘤样畸形、先天性膈疝、无心胎畸形、骶尾部畸胎瘤、胎儿颈部肿块等。其疗效有待于进一步评估。

(五)产时子宫外处理

产时子宫外处理(ex-utero intrapartum treatment,EXIT)技术的核心原则是在进行胎儿治疗的同时保持子宫低张状态和子宫胎盘循环,在维持子宫胎盘循环的情况下暴露胎儿颈部,解除气管梗阻,直至气管插管使气道畅通。目前 EXIT 技术的适应证包括胎儿颈部巨大肿块、胎儿纵隔或肺部肿块、先天性高位气道阻塞综合征(congenital high airway obstruction syndrome,CHAOS)以及需立即行体外膜肺氧合(extracorporeal membrane oxygenation,ECMO)技术的先天性心脏病。

(苏小明)

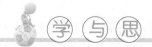

李女士,33 岁,第一胎生育一唐氏综合征的新生儿,现在想生育第二个孩子。与丈夫一起到医院优生门诊进行咨询。

请问:

(1)在第二次妊娠前,她需要做哪些检查?

(2)在第二次妊娠后她还需要做哪些检查?

第十八章 围生医学

学习目标

1. 掌握围生期的概念。
2. 熟悉妊娠晚期、分娩期、产褥期的保健要点。

围生医学(perinatology)是研究在围生期内对围生儿及孕产妇卫生保健的一门科学,对降低围生期母儿死亡率和病残儿发生率、保障母儿健康具有重要意义。围生医学主要研究胚胎发育、胎儿、新生儿及孕产妇生理、病理和疾病诊断与防治,宫内诊断、宫内治疗及矫治,遗传因素影响。围生医学的发展关系到母儿的健康和出生人口素质,孕产妇及围生儿死亡率的高低是国际上衡量一个国家和地区的医学、卫生和文化水平的重要指标。

第一节 围生期保健概述

随着围生医学的发展,围生保健也日益受到重视,因此,加强围生期保健是我们每个产科、儿科医务工作者应有的责任。

(一)围生期与围生期保健

1. 围生期

(1)定义:围生期(perinatal period)是指围绕分娩前后的一段时期,妇女要经历妊娠、分娩和产褥期等一系列的生理变化过程,也就是新生儿出生前后的一段时期。

(2)围生期时限界定有4种方法,我国主要采用Ⅰ:

围生期Ⅰ:从妊娠满28周或胎儿体重≥1000g至新生儿出生后7日。

围生期Ⅱ:从妊娠满20周或胎儿体重≥500g至新生儿出生后28日。

围生期Ⅲ:从妊娠满28周或胎儿体重≥1000g至新生儿出生后28日。

围生期Ⅳ:从受精卵着床和胚胎形成开始至新生儿出生后7日。

2. 围生期保健 围生期保健主要包括妊娠期、分娩期、产褥期等各期的保健。综合运用围生医学的理论、技术和方法,发展并充实孕产妇系统保健的内容,在分娩前后对孕产妇和胎儿、婴儿提供优质保健服务,以保护母婴安全,提高人口素质。

(二)围生期保健的目标

1. 初期目标 降低孕产妇和围生儿的死亡率。

2. 中期目标 降低母婴发病率及远期致残率。

3. 最终目标　提高出生人口素质。

（三）围生期保健组织机构与工作要求

1. 建立健全三级妇幼保健网　农村三级妇幼保健网是指由县、乡、村医疗保健机构；城市三级网是指由医学院校的教学医院及省级医疗保健机构和地、市级医疗保健机构、区级医疗保健机构、街道医疗保健机构组成的医疗保健服务网络。各级医疗保健机构的职责：

（1）一级（乡、街道）医疗保健机构：负责发现早孕、建卡、早期筛查高危妊娠、及时转移、负责跟踪、报告、产后访视、结案等。乡卫生院及区医院还应处理正常妊娠和分娩。

（2）二级（县、区级）医疗保健机构：应具一定床位、技术力量及设备，除能处理正常孕产外，接受一级会诊及转诊，处理并发症，以及应急抢救，负责对一级医院的培训。

（3）三级（省市级）医疗保健机构：全面负责本地区内孕产妇与新生儿并发症防治，并负责基层医务人员的培训、业务指导，同时负责本地区围生保健质量检查，定期检查分析孕产妇及围生儿死亡原因，针对原因制定对策。

2. 建立优生咨询门诊、围生保健门诊及高危门诊和病房。

3. 做好围生期保健资料的收集、整理、分析与反馈。

4. 严格执行各项操作规范，提高产科质量。

5. 加强医疗卫生宣传教育，普及围生期保健知识。

6. 加强培训及指导，提高服务水平及服务质量。

7. 建立孕产妇死亡、围生儿死亡评审制度，开展基层孕产妇缺陷监测。

（四）围生各期保健内容

妊娠各期及产褥期的保健要求、一般监护、特殊监护、健康教育与咨询等内容见表 18-1。

表 18-1　围生各期保健内容

时间	保健要求	一般监护	特殊监护	健康咨询
妊娠早期	尽早发现孕妇 识别与处理妊娠合并症 预防胎儿畸形	第一次产前检查：建卡、初筛高危，测量基础血压，血、尿常规、肝功能等试验检查	TORCH 筛查 绒毛细胞核型分析 B 超	早孕生理特点 早孕保健指导 心理疏导
妊娠中期	定期产前检查 监测胎儿宫内生长发育情况 加强营养指导 胎教和孕妇体操	产前检查 进一步筛查高危 绘制妊娠图 血、尿常规、肝功能等实验室检查	B 超 AFP 测定 羊水细胞核型分析 酶测定 胎儿血型测定	营养指导 胎教 孕妇体操 心理指导
妊娠晚期	按时产前检查 做好家庭自我监护 预防和处理妊娠并发症 做好分娩准备	产前检查 高危筛查 胎动计数 听胎心	胎儿安危监测 胎盘功能监测 胎儿成熟度监测	健康教育 家庭指导 自我监护 分娩准备指导 母乳喂养知识宣传

续表

时间	保健要求	一般监护	特殊监护	健康咨询
分娩期	转变产时服务模式 减少不必要的医学干预 提高接产质量,做好"五防一加强":防滞产、防感染、防出血、防窒息、防产伤、加强高危妊娠的产时监护和处理 重视初生儿的处理	监测胎心 观察宫缩 绘制产程图 Apgar 评分	胎儿酸碱状态监测 胎心电子监护 羊水性状监测 新生儿复苏	分娩指导 心理指导
产褥期	预防产后出血 预防产褥感染 重视心理保健 产后访视 产后检查	观察产妇血压、体温、脉搏、恶露及子宫复旧等情况 观察新生儿精神、呼吸、皮肤颜色、睡眠、哭声、哺乳及大小便等情况	新生儿疾病筛查 预防接种	营养指导 卫生指导 运动指导 新生儿护理指导 母乳喂养指导

（五）围生期保健工作重点

围生期保健工作的重点是对高危孕妇进行管理。产前检查时进行高危评分可以筛查出高危孕妇,进行专册登记,并根据高危妊娠的程度进行分级管理。基层医院或保健机构应及时将高危个案转到上级医疗保健机构进行密切随访、重点监护和及时处理,积极做好高危向中、低危转化的工作。高危妊娠管理流程见图 18-1。

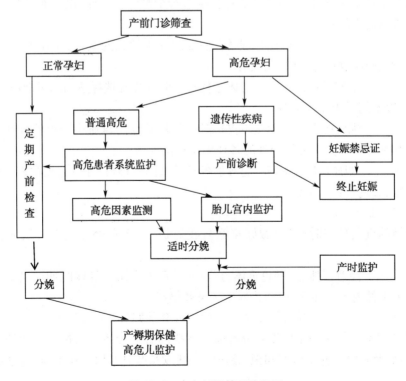

图 18-1　高危妊娠管理流程图

第二节 妊娠期保健

妊娠是一个正常的生理过程,也是一个有潜在危险的时期。每个孕妇均有发生妊娠并发症的可能,甚至有死亡的危险。因此,积极预防、早期发现、早期诊断、早期处理妊娠并发症在妊娠保健工作中尤为重要。

(一)妊娠早期保健

妊娠早期是胎儿在母体子宫内发育的关键时期,尤其是在受精后的 3 ~ 8 周,是致畸敏感期。

1. 健康教育 要加强孕妇的营养指导,膳食应以清淡少油腻为主;妊娠早期要注意劳逸结合,保证充足的睡眠;冬季要常晒太阳。注意个人卫生,勤洗澡、勤洗外阴,勤换衣服,衣着要宽大舒适。

2. 保护胚胎 对预防出生缺陷有重要意义。胎儿的生长发育受原生环境(大环境)、次生环境(小环境)和宫内环境(微环境)的三重影响。大环境、小环境和微环境中各种有害的物理、化学、生物等因素,母体的营养、疾病、所服药物、不良心理因素及生活方式等,都可能直接或间接地影响胚胎或胎儿生长发育。

3. 重视阴道流血症状 早孕闭经后出现阴道流血症状时,应警惕有异位妊娠或葡萄胎的可能,孕妇必须予以足够重视,及时到医院就诊,避免贻误病情。

4. 心理指导 孕妇应保持情绪稳定,正确对待妊娠期一系列的身体变化。家庭成员特别是丈夫更应体贴、关心孕妇,帮助其保持良好的心理状态,愉快地度过妊娠早期。

(二)妊娠中期保健

此期胎儿生长迅速,可根据孕妇的具体情况进行个别保健指导,也可通过孕妇学校对孕妇及其家人进行健康教育。

1. 加强孕妇的营养指导 按照合理膳食的要求安排孕妇的饮食,保证摄入足够的蛋白质、碳水化合物、脂肪、维生素和矿物质等。

2. 运动指导 孕妇可根据自己的身体条件和平时的爱好选择适当的运动项目。运动不能剧烈,时间以不超过半小时为宜。

3. 胎教指导 现代医学认为胎儿不仅每时每刻从胎盘的母血中获得营养和氧气,而且其感觉器官和神经系统能对母体内外的各种刺激作出反应。

4. 心理指导 鼓励丈夫与孕妇一起参加各种类型的培训班,如一起到孕妇学校听课,了解更多的妊娠、分娩及育儿常识。

(三)妊娠晚期保健

此期保健的重点是按时产检,做好家庭自我监护,预防和处理妊娠并发症,做好分娩准备。

1. 健康教育 注意多休息,避免重体力劳动,避免上夜班。妊娠晚期应当节制性生活,在预产期前 1 个月内不宜性交,以防止发生感染及早产。

2. 指导家庭自我监护 从妊娠第 28 周开始,教会孕妇自数胎动次数。

3. 分娩准备教育 帮助孕妇做好分娩前的物质和心理准备。通过孕妇学校、导乐访视等方式,向孕妇及其家人介绍分娩知识、临产的症状以及产时常用医疗干预(包括剖宫产)的利弊。

4. **母乳喂养指导** 介绍母乳喂养的优点及方法,并协助孕妇做好母乳喂养的身心准备。

第三节 分娩期保健

(一) 保护、支持和促进自然分娩

分娩是一个正常的生理过程,是人类的一种本能行为。多数产妇和婴儿都能参与并完成分娩过程。

1. **自然分娩对胎儿的好处**

(1)子宫有规律的收缩使胎儿胸廓受到有节奏地挤压,有利于胎儿肺泡的扩张和出生后建立正常的呼吸。同时也促使胎肺产生肺泡表面活性物质,促进胎肺成熟,使出生后的肺泡富有弹性、容易扩张,减少了新生儿呼吸窘迫综合征的发生。

(2)分娩时有规律的宫缩及产道的挤压,可将胎儿呼吸道内的羊水和黏液排挤出来,降低了新生儿并发湿肺及吸入性肺炎的可能性。

(3)胎儿体内肾上腺皮质激素分泌增多,可促进免疫因子的产生从而增强胎儿出生后机体的抗病能力。

2. **自然分娩对产妇的好处**

(1)分娩时的阵痛使孕妇大脑产生内啡肽,这是一种比吗啡作用更强的化学物质,可给产妇带来强烈的欣快感有利于自然分娩。

(2)产妇垂体分泌的催产素不但能促进产程的进展,还能促进母亲产后乳汁的分泌,在促进母婴协同方面也有一定的作用。

(二) 转变产时服务模式,减少不必要的医疗干预

WHO 提倡在分娩过程中应减少不必要的医疗干预,如有需要可采用的非药物镇痛方法有:①家庭化分娩环境;②播放产妇平时喜欢听的音乐,并哼唱歌曲;③按摩和深呼吸;④采用自由体位,避免平卧位;⑤热敷和温水浴;⑥生物物理疗法等。

(三) 提高接产质量,做好"五防一加强"

"五防一加强"即防滞产、防感染、防出血、防产伤、防窒息,加强高危妊娠的产时监护和产程处理。

1. **防滞产** 大多数产妇对分娩都有不同程度的恐惧感,这种精神状态可能直接影响产程的进展。在产程中医务人员应该给予产妇心理支持,安慰、鼓励产妇,关心其饮食及大小便情况。逐步推广导乐陪伴分娩,采用非药物镇痛方法等措施可以减轻其疼痛和紧张情绪,使产妇对自然分娩树立信心,以促进自然分娩的顺利进行。产程中应密切观察产妇的宫缩情况,发现异常时应及时查找原因,及时处理。

2. **防感染** 注意保持环境清洁,定期消毒产房空气,接生器械和敷料均应严格消毒。助产时应严格执行无菌操作规程,接生者的手、产妇的会阴和婴儿脐带均应严格消毒。产妇合并胎膜早破、贫血、产时出血多、手术产者及早产、窒息的新生儿均应给予抗生素预防感染。为预防新生儿破伤风,在没有严格执行新法接生的农村应给母子注射破伤风类毒素。

3. **防产伤** 分娩过程尤其是在难产过程中,如处理不当可造成产妇或新生儿产伤,故应严格掌握手术指征,提高接产人员技术操作水平,减少发生产伤的机会。注意防止滞产发生,避免因产程过长使组织充血水肿。产后必须常规检查外阴、阴道、宫颈和阴道穹隆有无撕裂,以便及早发现软产道损伤并及时缝合。

4. 防出血　有产后出血倾向的高危产妇应提前住院，纠正贫血，积极治疗各种原发疾病。临产后密切监测产程进展，及时纠正宫缩乏力，预防产程延长，并做好配血输血准备。手术产的出血明显增多，故应严格掌握手术指征。第三产程应及时、正确的娩出胎盘，并常规检查胎盘胎膜是否完整，及时处理胎盘剥离不全或残留。产后应常规仔细检查软产道有无裂伤，若有裂伤应立即缝合。产后可常规注射宫缩剂以预防产后出血，产妇应继续留在产房密切观察2小时。

5. 防窒息　加强产时监护及处理是预防新生儿窒息的关键，产程中应密切监测胎儿，及时发现胎儿窘迫，及时处理。在胎头娩出后应立即吸尽口鼻的黏液。在胎儿娩出后，再次清理呼吸道，使其畅通后才能刺激呼吸。发生新生儿窒息时，复苏一定要及时、准确，复苏后应加强护理。

6. 加强高危妊娠的产时监护和产程护理　高危孕妇应提前住院待产，积极治疗，并合理选择分娩方式，适时终止妊娠。待产期间应密切观察产妇和胎儿的情况，必要时请相关科室的医生配合处理。

（四）重视初生儿的处理，实施早接触、早吸吮

1. 保暖　由于新生儿体温调节功能还不够完善，因此，应立即并迅速地将其全身擦干，防止散热，注意新生儿的保暖。

2. 呼吸道处理　断脐后继续清理新生儿的呼吸道。用新生儿吸痰管吸净新生儿口、鼻、咽部的羊水及黏液，使其呼吸道畅通后才能刺激呼吸。

3. 预防感染　新生儿脐带的处理要注意无菌操作。用5%蛋白银溶液滴眼可预防新生儿眼结膜炎，尤其是预防淋球菌性结膜炎。

4. Apgar评分　胎儿娩出后1分钟内，根据新生儿皮肤颜色、心率、刺激后的反应、肌肉张力及呼吸情况等五项指标进行Apgar评分，判断其有无窒息及窒息的严重程度，以指导治疗以及判断预后。

5. 早接触、早吸吮　在脐带结扎后，如新生儿无异常情况，即可进行早接触、早吸吮。早接触、早吸吮有利于促进母婴感情的联结，有利于促进母亲子宫收缩，减少产后出血的发生率，有利于提高母乳喂养的成功率。

第四节　产褥期保健

分娩后产妇的精力和体力消耗较大，抵抗力下降，且产后子宫颈口尚未关闭，宫腔内有胎盘剥离后的创面，加上恶露是细菌的良好培养基，使产褥期容易发生感染和其他疾病，故应加强产褥期监护和保健指导。

（一）产褥期监护与指导

1. 预防产后出血　约80%的产后出血发生在产后2小时内，故分娩后除常规注射缩宫素外，产妇还应继续留在产房观察2小时，严密监护血压、脉搏、阴道出血及子宫收缩情况。

2. 预防产褥感染　产妇转入病房后每日至少查房2次。每日在同一时间让产妇排空膀胱后检查其宫底高度、宫缩情况及有无压痛，观察恶露的量、性状及气味，检查会阴或腹部伤口有无渗出、红肿及压痛，检查乳房有无红肿、硬结、乳头皲裂，及时发现和治疗产褥感染。

3. 心理保健　医护人员要与产妇建立良好的人际关系，做好其心理保健工作，及早发现和识别产妇的心理问题及其危险因素，尽早进行心理干预。

4. 保健指导

（1）健康教育：产后休养环境要安静、舒适、清洁，避免过多的探视。

（2）营养指导：产褥期饮食宜清淡、高营养、易消化吸收。

（3）适当运动：尽早活动及做产后保健操有助于产后体力和体型的恢复，避免或减少静脉栓塞的发生。顺产后6～12小时即可下床活动，产后第2日可在室内随意走动，并做产后保健操。行会阴侧切手术或剖宫产术的产妇可根据身体情况适当推迟下床活动时间。

（4）母乳喂养指导：母乳为婴儿最理想的食物。

（二）产后访视

产后常规应访视3～4次，可在出院后的3日内、产后14日和28日各访视一次，高危者酌情增加访视次数。

1. 对母亲的访视内容

（1）了解产前、产时、产后的母婴状况。

（2）访问母亲一般情况，包括精神、睡眠、饮食及大小便等。

（3）测量体温、脉搏，必要时测量血压。

（4）检查子宫复旧及恶露情况，注意腹部有无压痛，观察恶露的量、性状及气味，检查外阴有无红肿及伤口愈合情况。

（5）检查乳房及乳头情况，包括乳房充盈程度、乳量多少、有无红肿硬结、乳头有无皲裂等。

（6）了解母乳喂养情况，进行母乳喂养方法指导。

（7）指导新生儿护理及科学育儿方法。

（8）指导产后性生活及避孕方法。

2. 对新生儿的访视内容

（1）观察并询问新生儿精神、呼吸、皮肤颜色、睡眠、哭声、哺乳和大小便情况。

（2）测量新生儿体重，判断喂养、生长发育情况并予以指导。

（3）测量新生儿体温，注意皮肤黄染出现的时间、程度及消退情况。检查新生儿的脐带是否脱落，脐周有无红肿、出血及渗出。

（4）发现新生儿异常应及时处理，必要时速转医院处理。

（5）督促按时进行预防接种。

（三）产后健康检查

一般在产后42日，母婴一起到医疗保健机构进行全面的健康检查。

1. 产妇一般健康情况　测血压、查尿蛋白、检查乳房及乳头、查腹壁紧张度。妇科检查会阴裂伤愈合情况、宫颈情况、子宫大小和位置，盆底支持力及有无盆腔脏器脱垂。

2. 婴儿健康状况　观察婴儿面色、精神、吸吮、哭声等情况。

3. 指导哺乳期保健，宣传科学育儿知识和进行计划生育措施指导。

第五节　围生保健质量评价

围生保健质量可衡量一个国家、一个地区的经济、文化与卫生水平，是妇幼保健工作的重要指标。

（一）与围生保健工作有关的概念、定义

1. 活产 指出生时具有任何生命征象（心跳、呼吸、脐带波动或随意肌收缩）之一。

2. 死胎 指临产前胎儿已死亡（胎心、胎动消失），出生时未见任何生命征象。

3. 死产 指临产前尚有生命征象（不论任何监测方法证明），临产后生命征象消失，且出生时无生命征象者。

4. 早期新生儿 指出生后 7 日内的新生儿。

5. 围生儿 指孕满 28 周（或出生体重达 1000g 及以上，或身长 ≥35cm）分娩的活胎、死胎、死产和 7 日内的新生儿均称为围生儿。

6. 围生儿死亡 指围生期内的死胎、死产及 7 日内新生儿的死亡。

7. 新生儿 产后 28 日内的婴儿。

8. 婴儿 出生至 1 周岁内的婴儿。

9. 低出生体重儿 指出生时体重不足 2500g 的新生儿，包括早产儿及小于胎龄儿。

10. 小于胎龄儿 指出生时体重在该孕周（胎龄）应有体重的第 10 百分位数以下或较平均数低 2 个标准差以下者，也称发育受限儿或生长低下儿。

11. 出生缺陷 是指出生时就存在的人类胚胎（胎儿）在形态结构功能和代谢方面的异常。

12. 先天畸形 是指肉眼可见的结构和形态异常为主要特征的出生缺陷儿。

13. 孕产妇死亡 指妇女从妊娠开始至产后 42 日内各种原因造成的死亡，不论妊娠时间和部位，包括内外科原因、计划生育手术、宫外孕及葡萄胎死亡者，但不包括意外原因（如车祸、中毒等）造成的死亡。

（二）评价围生保健工作的指标

指标是评价的工具，用数字来衡量某一情况的程度，可以直接或间接地反映出该情况的变化。常用指标有：

1. 妇女保健效果统计指标

（1）孕产妇死亡率 = 年内孕产妇死亡数 ÷ 年内孕产妇总数 ×10 万/10 万

（2）早期新生儿死亡率 = 期内生后 7 日内新生儿死亡数 ÷ 同期活产数 ×1000‰

（3）新生儿死亡率 = 期内生后 28 日内新生儿死亡数 ÷ 同期活产数 ×1000‰

（4）围生儿死亡率 =（孕 28 足周以上死胎、死产数 + 生后 7 日内新生儿死亡数）÷（孕 28 足周以上死胎、死产数 + 活产数）×1000‰

2. 孕产期保健工作统计指标

（1）住院分娩率 = 期内住院分娩的产妇数 ÷ 期内分娩产妇数 ×100%

（2）孕产妇产前检查覆盖率 = 期内接受一次及以上产前检查的产妇数 ÷ 期内孕妇总数 ×100%

（3）产后访视率 = 期内产后访视的产妇数 ÷ 同期产妇总人数 ×100%

3. 产科保健质量统计指标

（1）妊娠期高血压疾病发生率 = 期内患病人数 ÷ 同期产妇总人数 ×100%

（2）产后出血率 = 期内产后出血人数 ÷ 同期产妇总人数 ×100%

（3）产褥感染率 = 期内产褥感染人数 ÷ 同期产妇总人数 ×100%

（4）会阴破裂率 = 期内会阴破裂人数 ÷ 同期产妇总人数 ×100%

（吴 芳）

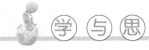

张女士,28岁,公司职员,结婚一年。既往月经规律,今天早上自己用妊娠试纸测出"＋",心里很激动。但听周围朋友说怀孕早期也要做各种检查,今天早上9点来医院优生门诊咨询。

请问:

(1)优生门诊的助产士小王应告知张女士妊娠早期应做哪些检查?

(2)如果张女士家一直都有养宠物的习惯,张女士还应做哪项特殊检查?

第十九章 产科常用手术及护理配合

学习目标

1. 掌握会阴切开缝合术、胎头吸引术、手取胎盘术、臀位助产术的术前准备、操作要领、注意事项和术后护理及晚期妊娠引产的方法和注意事项。
2. 熟悉产钳术、剖宫产术的术前准备及术后护理。
3. 了解宫颈环扎术的手术适应证。
4. 培养良好的职业素养，能对产科手术患者进行全面的评估及护理。

第一节 晚期妊娠引产

妊娠满 28 周以后，由于母体或胎儿方面的原因，用人工的方法诱发子宫收缩而终止妊娠的手段，称为晚期妊娠引产术。

【适应证】

1. 母体方面

（1）某些妊娠合并症，如妊娠合并心脏病、慢性高血压、肾病、糖尿病等，病情无法控制，继续妊娠将危及母、儿生命。

（2）子痫前期、轻型胎盘早剥、边缘性前置胎盘等，胎儿已成熟。

（3）足月妊娠胎膜破裂 24 小时未临产者。

（4）过期妊娠或预防过期妊娠，妊娠已达 41 周以上者。

（5）急性羊水过多出现压迫症状者。

（6）精神社会因素（非医学原因）。

2. 胎儿方面

（1）死胎。

（2）胎儿畸形（脑积水、无脑儿）。

（3）胎儿生长受限、母儿血型不合。

【禁忌证】

1. 晚期妊娠引产的绝对禁忌证和阴道分娩禁忌证　包括：①前置胎盘（尤其是中央性前置胎盘）或重型胎盘早剥；②脐带脱垂；③明显头盆不称，不能经阴道分娩者；④胎儿不能耐受阴道分娩者；⑤孕妇不能耐受分娩负荷者：如心功能衰竭、重型肝肾疾病、子痫前期（重度）、合并脏器损伤等；⑥子宫手术史：包括经典子宫切口，子宫整形或肌瘤剥除近宫腔，子宫穿孔史;⑦软产道异常:包括宫颈浸润癌、宫颈水肿、产道阻塞、某些生殖道感染(如疱疹感染活动期、HPV 感染等)。

2. 因某些产科并发症和合并症引产的相对禁忌证　包括:①子宫下段横切口剖宫产史;②臀位;③先露尚未入盆;④多胎妊娠;⑤经产妇;⑥孕妇心脏病或子痫前期合并多胎妊娠。

【术前准备】

1. 与孕妇及家属签署引产知情同意书。

2. 严格掌握引产指征。

【宫颈条件对引产成败的影响】

宫颈条件对引产结局有重要影响。评价宫颈条件通常采用 Bishop 评分,包括:宫颈管消失度、宫颈软硬度、宫颈位置、宫口开大情况、先露高低五项指标。因此对宫颈条件不成熟的孕妇,需要先促宫颈成熟,如果宫颈 Bishop 评分 >8 分,则引产易成功;如果宫颈条件不成熟,Bishop 评分 <4 分,则容易发生引产失败、产程延长,阴道助产率、剖宫产率和母婴患病率增加。促宫颈成熟的方法同时也可以诱发宫缩,与引产方法不能截然分开。

【方法及注意事项】

促宫颈成熟与引产方法包括非药物方法和药物方法。非药物方法安全有效且价格低廉,但起效时间长,常超过 12～18 小时,常用的有机械性扩张(子宫颈扩张球囊)、破膜引产、人工剥离胎膜术,但容易并发感染,较少用。药物方法有缩宫素、前列腺素制剂等,临床常用。

1. 子宫颈扩张球囊　适用于单胎、头位、无阴道分娩禁忌证、无严重妊娠合并症。对宫颈不成熟的孕妇使用子宫颈扩张球囊能自然地、渐进地扩张宫颈并诱发宫缩。宫颈的成熟和扩张通过球囊在宫颈水平由内口和外口提供温和持久的扩张力而实现。孕妇取膀胱截石位(注意保暖和遮挡),宫颈后位者可取头低脚高位。常规会阴冲洗,铺无菌巾,行阴道检查了解宫颈成熟程度。用无菌钳将子宫颈扩张球囊放置宫颈管后抽吸生理盐水各80ml 注入两球囊,固定游离的导管。放置后行胎儿监测 30min,如正常可随意活动,按照产科常规观察胎心及宫缩;否则需持续监测,并给予相应处理。取出子宫颈扩张球囊的时机:破膜、进入活跃期后自行脱出、放置 12 小时后、孕妇反应不适、有发热或感染者。若配合人工破膜者应观察羊水的性状、颜色、气味,即时听取胎心音。1 小时后如无临产宫缩则予静脉滴注缩宫素。

2. 人工破膜引产　人工破膜刺激宫缩,配合使用缩宫素可以缩短产程,其优点是成功率高、可以观察羊水性状,在宫颈成熟的孕妇中成功率可达 88%。缺点是可能引起脐带脱垂或受压、母婴感染、前置血管破裂和胎儿损伤。临产前破膜应行阴道拭子,证明无阴道感染或无霉菌、滴虫感染方可进行,破膜前检查是否有脐带先露,听胎心,在宫缩间歇期破膜(图19-1),并避免羊水急速流出引起脐带脱垂或胎盘早剥。取

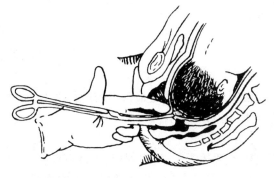

图 19-1　人工破膜术

臀高位,常规消毒铺巾,先用手指触及前羊膜囊以手指作引导,另一手持有齿钳或穿刺针破膜,破膜后再次听胎心,观察羊水性状和胎心变化情况。如羊水粪染、胎心明显异常,短期内

不能结束分娩者,应及时行剖宫产术。

3. **缩宫素** 缩宫素是最常用的引产药物,子宫肌层对缩宫素的反应取决于宫颈条件、子宫的敏感性、人体对缩宫素的清除速率、妊娠周数和原有子宫收缩情况。如果宫颈 Bishop 评分 >4 分时可以直接用缩宫素引产。

(1)方法:从低浓度开始,先静脉给 0.9% 氯化钠液,调整滴速为 4 ~ 5 滴/分,然后以 2.5U 缩宫素加入 0.9% 氯化钠液中配成 0.5% 浓度进行滴注。根据宫缩强弱进行调整。通常不超过 60 滴/分。维持宫腔内压力达 50 ~ 60mmHg,宫缩间隔时间 2 ~ 3 分钟,持续 40 ~ 60 秒。对于不敏感者,可适当增加缩宫素剂量。

(2)注意事项:①应严格掌握适应证及禁忌证,用药前应全面询问病史、体检、阴道检查及宫颈评分,排除头盆不称。②滴注时应有专人密切观察宫缩、血压、脉搏以及胎心率变化。每 15 分钟记录一次。有条件者可以使用胎儿电子监护仪。在滴注的过程中,如发现宫缩强度持续 1 分钟以上,或胎心音有变化,应立即停止滴注。缩宫素在母体血液中的半衰期为 2 ~ 3 分钟,停药后能迅速好转,必要时可以加用镇静剂以抑制其作用,以免发生子宫破裂或胎儿窘迫。③由于缩宫素有抗利尿作用,使水的重吸收增加,可出现少尿,须警惕水中毒的发生,所以一次引产输液量不宜超过 1000ml。重度子痫前期或心脏病孕妇则应注意滴速不可过快。④如孕妇出现胸闷、气急、寒战、皮疹甚至休克,应立即停止用药并立即配合抢救。⑤若当日引产不成功,第二天可重复进行,但三日后应考虑其他引产方法。

4. **前列腺素制剂** 用于宫颈条件不成熟的孕妇引产,成功率较高,可缩短阴道分娩时间并减少缩宫素的使用。

(1)方法:给药途径为口服、静滴及局部用药(放置于阴道后穹隆)。其中以阴道用药最为安全。①前列腺素 E_2 制剂:为含 PGE_2 天然形式的地诺前列酮,其引产成功率为 41.4%。在美国已通过 FDA 认可用于孕晚期引产。可将含有 3ml 的 PGE_2 栓剂塞入阴道后穹隆,如无效,次日再放一枚。②卡孕栓:即国产的 PG_{05},用法和 PGE_2 一样。

(2)注意事项:①孕妇患有严重的合并症,如心脏病、急性肝肾疾病、青光眼、癫痫、哮喘、严重贫血者禁用。②注意副反应:如恶心、呕吐、腹泻,可给予维生素 B_6、阿托品、甲氧氯普胺;如心动过速、头痛,可给予镇静剂;如血压下降一般可以在短期内恢复;如出现皮肤点状出血可以静脉滴注氢化可的松;如出现宫缩过强则应立即停药,并给予宫缩抑制剂如硫酸沙丁胺醇口服,或前列腺素抑制剂吲哚美辛,以对抗由前列腺素引起的强直性子宫收缩。

第二节 会阴切开缝合术

会阴切开缝合术是最常用的产科手术,常用的有会阴侧斜切开术(图 19-2)和会阴正中切开术(图 19-3)两种。

【适应证】
1. 会阴体过长、组织硬韧、发育不良者。
2. 初产妇行产钳、胎吸或臀位助产术时。
3. 妊娠合并心脏病、高血压等疾病,须缩短第二产程者。
4. 早产、胎儿窘迫、巨大胎儿。
5. 未生育的妇女作妇科阴道手术,需扩大手术视野者。

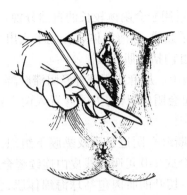

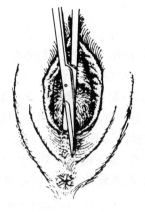

图 19-2　会阴侧斜切开术　　　　　　　　　　　　图 19-3　会阴正中切开术

【禁忌证】

1. 出血倾向难以控制。

2. 胎儿较小、前次分娩会阴完整的经产妇。

【术前准备】

1. 与孕妇沟通会阴切开缝合术的目的和必要性,取得其信任和配合。

2. 用物准备　器械包(弯盘一个,止血钳 3 把,组织镊 1 把,组织剪 2 把、侧切剪 1 把、线剪 1 把,持针器 1 把,纱布数块,带尾纱条一块),无菌产包 1 个(手术大单 1 块,大毛巾 1 块,小治术疗单 1 块,小毛巾,大小中单各 1 块),圆针角针各 1 枚,1 号丝线 1 团,治疗巾 2 块,0 号可吸收线 1 条,利多卡因 10ml,生理盐水 10ml,20ml 注射器一个,长穿刺针头 1 个,无菌碘伏棉球若干,无菌手套若干副)等。

【麻醉】

会阴阴部神经阻滞麻醉(图 19-4)和会阴局部浸润麻醉(图 19-5):确认一侧坐骨结节和肛门连线中间做局麻皮丘。插入阴道内的一手示指触及坐骨棘作为引导,另一手持 7 号局麻针,装有 0.5% ~1% 普鲁卡因或 0.25% ~0.5% 利多卡因 10ml 和生理盐水 10ml,在坐骨结节和肛门连线的中点处做局麻皮丘,再将针刺向坐骨棘内侧约 1cm 处,阻滞股后侧皮神经的会阴支。将针边退边注射麻药,退至皮下在需切开的大小阴唇部及会阴体皮下作扇形注射,可松弛盆底肌肉。做正中切开时行局部会阴麻醉,但防止刺入直肠及血管内。

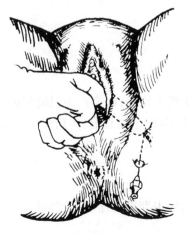

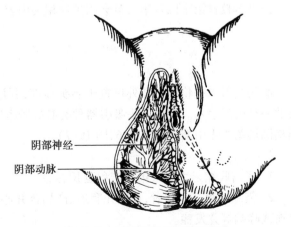

阴部神经————

阴部动脉————

图 19-4　会阴阴部神经阻滞麻醉　　　　　　　　图 19-5　会阴神经局部浸润麻醉

【手术方式和步骤】

1. **会阴正中切开术**（median episiotomy） 适用于会阴体较长的自然分娩。被切开的组织有皮肤及皮下脂肪、阴唇系带、处女膜环及阴道黏膜、球海绵体肌。此术式出血少，易缝合，术后局部反应小，愈合好。缺点为易延裂而使肛门括约肌断裂。

（1）切开：胎头拨露时即予消毒外阴，铺好无菌巾。局麻或阴部神经阻滞麻醉下，胎头一着冠，趁宫缩间歇将两手指沿会阴后联合中间撑起会阴体，将剪刀一叶置入两手指之间，待一阵宫缩高峰后，剪开会阴体达 2～3cm。

（2）缝合：皮下组织较厚者用 2-0 可吸收线间断缝合阴道黏膜及黏膜下组织，对齐处女膜环。皮下组织较薄者可连同皮肤用丝线间断缝合或 2-0 可吸收线皮内连续缝合。

2. **会阴侧斜切开**（mediolateral episiotomy）：切开的肌肉包括球海绵体肌，会阴浅、深横肌，用于阴道手术产时可切开肛提肌的耻骨阴道肌，甚至耻骨直肠肌部分。

（1）切开：一般临床上以左侧斜切开为主，自阴唇后联合正中向左或右斜向 45°在胎儿娩出前 5～10 分钟一次剪开，会阴体高度膨隆时则略向上呈 60°角，娩出胎儿后可自然恢复为 45°，皮肤切口长约 3～5cm。盐水纱布压切口止血，有活动出血点应即缝扎止血。

（2）缝合：缝合时解剖层次要对好。在阴道内填带尾线纱条以防宫腔血液流出妨碍视野，但缝合完毕后须取出。注意：①阴道黏膜及肌层组织较厚者用 2-0 号可吸收线间断或连续缝合肌层，从切口顶端上方 0.5cm 处开始，从最内最深处开始彻底关闭无效腔，对齐各层组织解剖关系直至处女膜环。阴道壁较薄者可用丝线间断缝合，缝合后清点丝线针数。②缝合外阴皮肤及皮下组织可用 1 号丝线间断缝合或 2-0 可吸收线皮内连续缝合。注意要深带皮下组织，缝扎松紧要适度。

【注意事项】

1. 严格无菌操作。

2. 估计切开后 5～10 分钟内胎儿可娩出时为宜。

3. 根据会阴条件、胎儿大小、是否手术助产等决定切口大小。

4. 切口缝合应以使解剖层次对齐、不留无效腔、彻底止血和针距适中为原则。

5. 术后常规作直肠指诊，如有缝线穿透直肠壁，应拆除重新缝合；对可疑缝线穿过直肠壁者应及时肛查拆除重新缝合。

【术后护理】

详见本教材第十四章第二节会阴护理相关内容。

第三节 胎头吸引术

胎头吸引术是将吸引器外口置于胎头顶部，利用负压吸引原理，配合产力，协助娩出胎头的一种助产手术。常用胎头吸引器种类有硅胶喇叭形吸引器、金属直形、牛角形空筒和金属扁圆形胎头吸引器等（图 19-6，图 19-7）。

【适应证】

1. 子宫收缩乏力导致第二产程延长者。

2. 需缩短第二产程者，如胎儿窘迫、产妇合并心脏病、妊娠期高血压疾病、肺结核、严重贫血或哮喘等并发症。

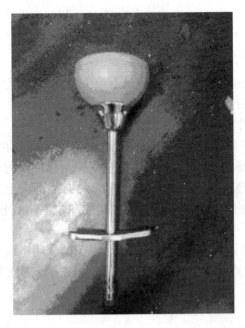

图 19-6　硅胶喇叭形吸引器

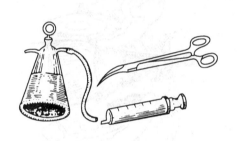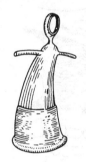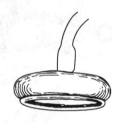

(1)直形空筒胎头吸引器　　　　　(2)牛角形空筒胎头吸引器　　　　(3)金属扁圆形胎头吸引器

图 19-7　常见的胎头吸引器

3. 轻度头盆不称需要旋转牵出胎头者。

【禁忌证】

胎儿不适宜从阴道分娩者,如严重头盆不称,产道阻塞、产道畸形、子宫脱垂、子宫颈癌。

【术前准备】

1. 严格把握胎头吸引指征　　只能用于头先露,活胎,宫口已开全或接近开全,胎头双顶径已达坐骨棘平面,无头盆不称,胎膜已破,胎膜未破应先行人工破膜术。

2. 与孕妇及家属签署手术知情同意书,解释胎头吸引的目的和必要性及相关手术风险,取得其配合。

3. 用物准备　　胎头吸引器一个,50ml 注射器一个或电动负压吸引器,血管钳 2 把,一次性吸引管 1 根,新生儿抢救物品。余同会阴切开缝合术。

【麻醉】

行单侧或双侧阴部神经阻滞麻醉。

【手术步骤】

1. 取膀胱截石位。

2. 外阴消毒、铺巾、导尿排空膀胱。

3. 阴道检查了解宫颈口是否开全,确定是否为头先露,顶骨为最低点,双顶径是否达坐骨棘水平或以下,确定胎方位。

4. 对初产妇需行会阴切开术。

5. 放置胎头吸引器 将吸引杯口缘涂润滑油。左手中、示指伸入阴道,掌侧向下,撑开阴道后壁,右手持吸引器将杯下缘向下压,紧贴左手中示指伸入阴道后壁(图19-8),然后,左手中示指撑开右侧阴道壁,使吸杯滑入阴道右侧壁内,继而向上撑开阴道前壁,将吸杯上缘紧贴左手中示指滑入阴道前壁,最后以右手示指撑开左侧阴道壁使吸杯完全滑入阴道内并紧贴胎头。

6. 检查吸引器 一手固定吸引器,另一手示、中指伸入阴道内,沿吸引杯边缘与胎头衔接处触摸一周排除阴道壁或宫颈组织嵌入,调整吸引器牵引横柄与胎头矢状缝一致,作为旋转胎头标记(图19-9)。

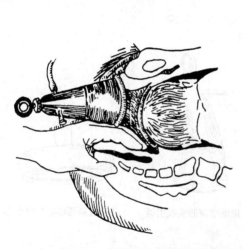
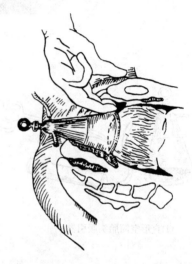

图19-8 放置胎头吸引器 图19-9 检查胎头吸引器附着位置

7. 抽吸负压 用橡皮导管连接抽吸器或吸引器。金属吸引器用50ml注射器缓慢抽出空气150~200ml空气,形成负压(图19-10)。

8. 牵引吸引器 宫缩屏气用力时同步牵引。牵引的方法有握式和拉式。牵引的方向应循产轴的方向,先往下牵引保持胎头俯屈。当胎头枕部达耻骨联合下缘时,向外向上牵引使胎头仰伸娩出(图19-11)。此时应注意保护会阴。

9. 取下吸引器 胎头双顶径牵出阴道后可松解导管,解除负压,取下吸引器,相继娩出胎体。

【注意事项】

1. 严格掌握适应证。

2. 吸引器安装正确,应避开囟门。

3. 吸引器内负压不超过400mmHg,过大易致头皮损伤;负压不足吸引器易脱落。

4. 第一次吸引器牵引失败,应寻找失败的原因。吸引器滑脱不应超过2次,牵引时间不宜过长,一般在 10 分钟内娩出为宜,若失败,应改用其他手术方式。

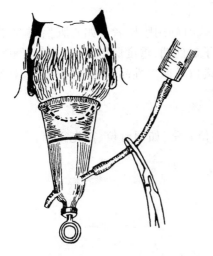

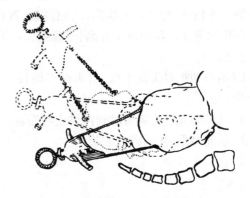

图 19-10　抽吸空气形成负压　　　　　　　　图 19-11　胎头牵引

第四节　产　钳　术

产钳术(obstetrical forceps delivery)是指使用产钳牵引胎头协助娩出胎儿的手术。根据放置产钳时胎头在盆腔内位置的高低分为:①出口产钳:胎头双顶径达骨盆底,先露部在阴道口。②低位产钳:指胎头骨质部分已达坐骨棘水平以下,矢状缝在骨盆出口前后径上。③中位产钳:指胎头双顶径已超过骨盆入口,但未达坐骨棘水平。④高位产钳:指双顶径未达骨盆入口平面。中、高位产钳已经被剖宫产所代替,低位产钳和出口产钳较常用,现简单介绍。

【产钳的构造】

目前常用的是短弯型产钳。产钳由左、右两叶组成,每叶又分钳匙、钳胫、钳锁及钳柄四部分。左叶是术者左手握之放置到产妇骨盆的左侧,右侧则放置右侧骨盆。右叶扣在左叶之上。钳匙中央有一狭长的卵圆形窗孔,是夹持胎头的部分。两叶产钳交合处为钳锁。钳锁钳匙之间为钳胫。术者握持部分为钳柄。目前常用的是短弯型和臀位后出头产钳(图 19-12)。

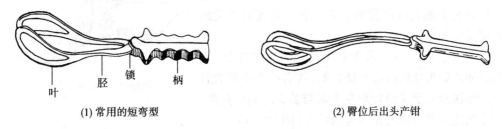

　　叶　　胫　锁　　柄

(1) 常用的短弯型　　　　　　　　　　　　　　(2) 臀位后出头产钳

图 19-12　产钳

【适应证】

1. 同胎头吸引术。

2. 估计胎头吸引术因阻力大可能失败者。

3. 颏前位或臀位后出胎头娩出困难者。

4. 产妇需缩短第二产程，或全身情况不宜在分娩时施用腹压者。如心脏疾病者，急性或慢性肺部疾病或其他疾病导致肺功能减退，重度子痫前期，重度肝脏、肾脏疾病、癫痫、精神分裂症等精神、神经系统疾病，产妇高热、器官衰竭以及原发性高血压、动脉硬化、妊娠期高血压疾病等在产程中血压升高，子痫或先兆子痫等。

【禁忌证】

1. 绝对和相对头盆不称，胎头没有衔接。胎方位异常，如颏后位、额先露、高直位或其他胎位异常。

2. 严重胎儿窘迫需短时间内终止妊娠者。

3. 胎儿畸形、死胎需行毁胎术。

4. 宫口未开全。

【术前准备】

1. 严格把握手术指征，排除禁忌证，胎膜未破应先行人工破膜术。

2. 与孕妇及家属签署手术知情同意书，解释产钳术的目的和必要性及相关手术风险，取得其配合。

3. 用物准备　无菌产钳1副，余同胎头吸引术。

【麻醉】

单侧或双侧阴部神经阻滞麻醉。

【手术步骤】

1. 取膀胱截石位，外阴消毒、铺巾、导尿、阴道检查、会阴切开后左右钳叶外面涂润滑剂。

2. 放置左叶产钳　术者左手执笔式持左钳柄，使钳叶下垂，钳匙凹面朝头。右手涂润滑剂紧贴左侧阴道壁伸入，触及左侧胎耳，使左钳叶紧贴右手掌面伸入胎头与手掌之间的间隙，当钳匙缓缓伸入时，钳柄亦由垂直渐向下的同时，左手握钳柄逆时针旋转，将左钳匙放置在左耳前的面颊部(图19-13)，使产钳的纵轴与胎头的顶颏径相平行，钳叶的尖端最好在上下颌间的咬肌前。放置左钳时，最好不要放在左耳上(使左耳置左钳孔内)，以免影响右叶产钳的正确放置。放置完毕交助手固定其位置。

3. 放置右叶产钳　术者右手执笔式持右钳柄，左手四指伸入胎头与阴道右后壁之间，将右叶产钳按放置左叶产钳法沿左手掌滑行至左手掌与胎头之间的间隙，使左钳匙放置在右钳匙相对应的位置(图19-14)。

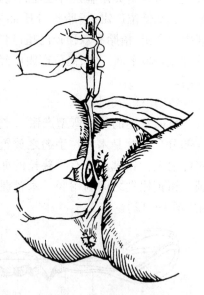

图 19-13　放置左叶产钳

4. 扣合钳锁　如两叶产钳位置正确，钳锁容易扣合(图19-15)，如钳锁不能扣合，则提示产钳位置不当，可先用左手中、示指调整右钳匙，使钳锁合拢，如扣合仍有困难，则应取出产钳，再次检查胎方位后重新放置。

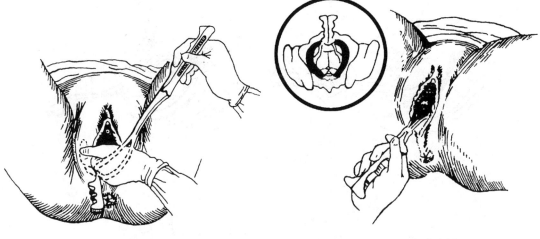

| 图 19-14 放置右叶产钳 | 图 19-15 扣合产钳 |

5. **检查钳匙** 术者以右手示指伸入阴道内,检查钳匙与胎头之间是否有软产道组织或脐带夹入,产钳是否放置于胎耳前。

6. **试牵引产钳** 目的是防止正式牵引时产钳滑脱。术者左手紧握钳柄右手固定于左手背部,其示指抵住胎头,向下、向外缓慢牵引(图 19-16)。如示指始终抵着胎头表示产钳无滑脱可能,如示指指尖远离胎头,则表示产钳已滑脱,应重新检查放置。

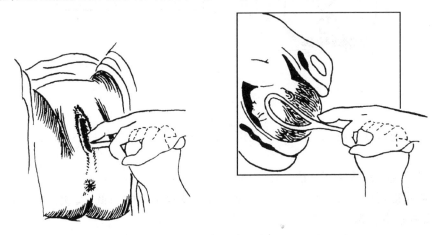

图 19-16 试牵引产钳

7. **牵引产钳** 于宫缩时轻轻并拢钳柄,左手手掌向上,右手手掌向下,中、示指均放在钳柄下面钩住横突部,以坐姿,靠臂力缓缓向下、向外牵引,当胎头枕骨结节越过耻骨弓时,逐渐将钳柄向上、向外提,使胎头逐渐仰伸而娩出,牵引过程中助手应协助保护会阴。如一次宫缩不能娩出胎头时,可稍放松钳锁,以缓解产钳对胎头的压力,按产轴方向进行牵引(图 19-17)。

8. **卸下产钳** 当胎头双顶径牵出后,松解锁扣,按放置产钳的相反方向取出右、左叶产钳(图 19-18),随之按分娩机转娩出胎体。

【术后护理】

1. 如因产程长,胎头压迫膀胱颈部较久,可发生尿潴留,术后应酌情留置导尿管开放 24

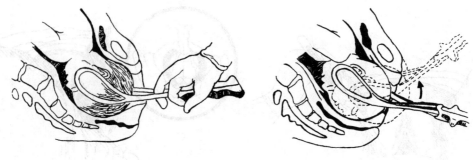

图 19-17　牵引产钳

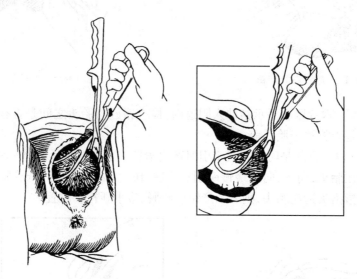

图 19-18　卸下产钳

小时。

2. 产后常规探查产道,如有宫颈或阴道裂伤,应立即缝合。

【注意事项】

1. 正确掌握手术适应证及禁忌证。

2. 阴道检查要仔细,正确了解胎头骨质最低部及双顶径的高低、矢状缝方向和胎耳,可指引钳匙放在胎儿两侧面颊部。

3. 在放置钳叶时,遇有阻力而不能向深处插入时,可能钳端嵌在阴道穹隆部,此时切勿强行推进钳叶,必须取出检查原因,否则可能引起严重的阴道壁损伤。

4. 放置产钳后,如钳锁不易合拢,其原因可能是:胎方位为枕横位或放置产钳位置不正,使一叶钳匙放在胎头乳突部,另一匙在颈部;或一叶钳匙放在胎头额部,另一匙在枕部。在此种情况下,如用力合拢钳锁及牵引,则可引起胎儿严重脑幕撕裂、颅内出血、面神经麻痹或眼球损伤及产道严重撕裂,甚至子宫破裂。因此,发现钳柄不能合拢,应查明原因,再做适当调整及处理。

5. 牵引产钳时用力要均匀、适当,速度不宜过快,也不能将钳柄左右摇晃。

6. 牵引有困难(即胎头不见下降)时,其原因可能为:①牵引方向不正确;②骨盆与胎头不相称;③不适合的胎头方位,注意切勿用强力牵引,必须查出原因进行纠正,否则易致胎儿及产道损伤。

7. 牵引时产钳滑脱,其原因可能为:①产钳放置位置不正确,钳叶位置较浅或径线不合适;②胎头过大或过小。不论在什么情况下,产钳滑脱对胎儿及产道都可引起严重损伤,所以在扣合产钳时,必须检查钳叶位置深浅,是否紧贴胎头。并应做试牵,有滑脱可能时立即停止牵引,重新检查胎头方位及放置产钳。

8. 当胎头大径即将娩出时,应减慢牵引,与助手协作,保护会阴,防止会阴撕裂。

第五节　手取胎盘术

用人工的方法使胎盘从子宫内剥离称手取胎盘术。

【适应证】

1. 胎儿经阴道娩出后30分钟胎盘仍未娩出者。

2. 胎儿娩出后不到30分钟,胎盘部分剥离引起子宫出血。

3. 既往有胎盘粘连史,或此次为全麻下阴道手术分娩者,可在胎儿娩出后即行手剥离术。

【术前准备】

1. 物品准备　无菌手套1副,导尿管1根,长柄镊2把,缩宫素1支,5ml注射器2支,阿托品及哌替啶各1支,干棉球、棉签及纱布若干。

2. 与患者沟通手术的目的及必要性,取得其信任及配合,并签字。

3. 肌注哌替啶100mg,静脉麻醉或气管内全身麻醉,个别亦可不给麻醉,但须对产妇交待清楚,以便配合。

4. 输液,缩宫素10U缓慢静注、肌注或经宫颈注射。必要时备血。

【手术步骤】

1. 患者取膀胱截石位,再次消毒外阴及外露脐带,撤换无菌巾,术者更换无菌手套及手术衣,导尿。

2. 术者左手牵脐带,右手涂滑润剂,五指合拢成圆锥状,沿脐带进入阴道及宫腔,摸清胎盘边缘。左手经腹壁下压宫底,宫腔内的右手手掌展开,四指并拢,手背紧贴宫壁,以手掌尺侧缘缓慢将胎盘从边缘逐渐自宫壁剥离(图19-19)。开始时手指和胎盘间有一层柔滑的胎膜相隔,以后胎膜被撑破,手指直接与胎盘母面和宫壁接触,一般剥离无困难。若遇阻力,应内外两手配合仔细剥离,遇少许索状粘连带时可用手指断开。粘连面广而紧,不能用手剥离者,可能为胎盘粘连或植入,应立即停止手术。

3. 估计胎盘已剥离,将胎盘握于手中,左手牵拉脐带,胎盘即可娩出。

4. 检查胎盘和胎膜有无缺损,并伸手进入宫腔检查,清除残留组织,亦可用卵圆钳在手指引导下夹取,或用大号刮匙刮除。

5. 最后检查子宫收缩及出血情况。

【术后护理】

1. 密切观察患者的生命体征,注意子宫收缩及阴道流血情况。

2. 术后常规遵医嘱给予抗生素及缩宫素治疗。

【注意事项】

1. 操作需轻柔,切忌强行剥离或用手抓挖子宫壁。

2. 当剥离困难时或有似树根样扎进宫壁的组织,应考虑植入性胎盘,立即停止操作,不可强行剥离。

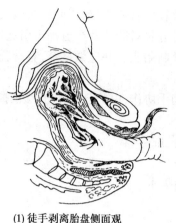

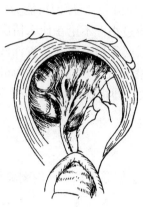

(1) 徒手剥离胎盘侧面观　　　　　　　(2) 徒手剥离胎盘正面观

图 19-19　手取胎盘术

第六节　臀位助产术

臀位助产术是当胎臀自然娩出至脐部后,由助产者协助娩出胎儿肩部以上部分,是最常见的臀位助娩方法。胎儿臀小于头,臀位分娩时胎臀可在宫口尚未开全时娩出,使未经变形的后出胎头嵌顿,且因先露部不规则使前羊膜囊受到的压力不均匀容易发生胎膜破裂导致脐带脱垂,造成对胎儿的损害。

【适应证】

1. 死胎或估计胎儿于出生后难于存活者。

2. 具备下列条件者　孕龄≥34 周、单臀或完全臀位、估计胎儿体重 2000～3500g(尤其是经产妇)、胎头无仰伸、骨产道及软产道无异常且无其他剖宫产指征。

3. 无下列禁忌证而孕妇及其家属要求施行者。

【禁忌证】

1. 骨盆狭窄或软产道异常。

2. 足先露。

3. 估计胎儿体重 >4000g。

4. B 超见头先露但是胎头极度仰伸。

5. B 超提示脐带先露或隐性脐带脱垂。

6. 妊娠合并症或并发症如妊娠期高血压疾病、糖尿病等。

【术前准备】

1. 产妇膀胱截石位,外阴消毒,导尿。

2. 双侧阴部神经阻滞麻醉。

3. 初产臀位或会阴较紧的经产妇,须作较大的会阴切开。

4. 作好新生儿复苏抢救准备。

5. 物品准备　接产包及后出头产钳。

【助娩步骤及方法】

1. 娩出臀与下肢

（1）单臀先露：单臀先露时胎儿双侧髋关节屈曲，臀部先露，形态规则，伸直的下肢增大了躯干的周径，并可保护脐带免于受压，双上肢交叉于胸前，胎头俯屈，伸直的下肢压于上肢之上。随宫缩加强，臀部和股部将宫颈和阴道充分扩张，助产时不必堵阴道口，而立足于"扶"的手法，即当臀部暴露于阴道口时，可行会阴切开，助产者双手扶持逐渐娩出的胎臀，躯干及下肢，随胎体下降，握持点逐渐上移，使胎儿保持下肢伸直的姿势，防止其脱出阴道外（图19-20）。

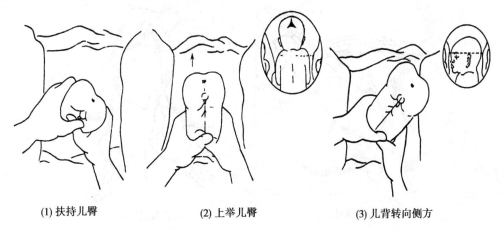

(1) 扶持儿臀　　　　　(2) 上举儿臀　　　　　(3) 儿背转向侧方

图 19-20　单臀先露助产法

（2）完全臀先露：当胎儿下肢及臀部自然娩出至脐部，用消毒巾裹住胎臀，双手握住胎儿髋关节，拇指放置在骶部，其余四指握持髋部，保持胎儿背部向上方向，使胎儿成俯卧姿势，双肩径与骨盆入口斜径或横径一致，以便通过骨盆入口（图19-21），当肩胛下角露出后，将胎背转向母体侧方，胎儿前肩即下降至耻骨联合下。

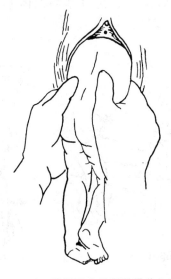

图 19-21　胎儿双肩径通过骨盆入口

2. 娩出上肢与胎肩

（1）滑脱法：术者一手握持胎儿双足，上提胎体，使左肩显露于会阴，再用左手示、中指伸入阴道，由胎儿后肩沿上臂至肘关节处，协助后臂及肘关节沿胸前滑出阴道，然后将胎体放低，前肩自然由耻骨弓下娩出［图19-22（1）］。

（2）旋转胎体法：术者双手握住胎臀，两手拇指在背侧，另四指在腹侧（不可压腹部），将胎背逆时针旋转，同时稍向下牵拉，使右肩及右臂从耻骨弓下自然娩出［图19-22（2）］。然后再将胎背顺时针旋转，娩出左肩及左臂。

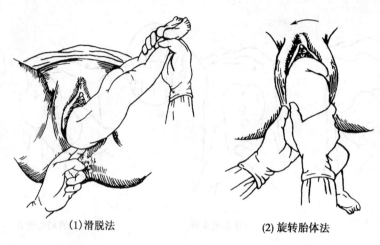

(1) 滑脱法　　　　　　　　　　(2) 旋转胎体法

图 19-22　娩出上肢与胎肩

3. 娩出胎头　先将胎背转向正前方，使胎头矢状缝与骨盆出口前后径一致，术者将胎体骑跨在左前臂上，左手中指伸入胎儿口内压住下颌，示指和无名指扶于两侧上颌骨，使胎头俯屈，右手中指抵住胎儿枕部，使示指和无名指置于胎儿双肩及锁骨上（不可放于锁骨上窝，以免损伤臂丛神经），使胎头俯屈，两手协同用力，沿产轴向下牵引胎头（图19-23）。当胎头枕部到达耻骨联合之下时，即可以其为支点，术者将胎体上举，上提胎头，使胎儿之颏、口、鼻、眼、额及顶部相继娩出（图19-24）。

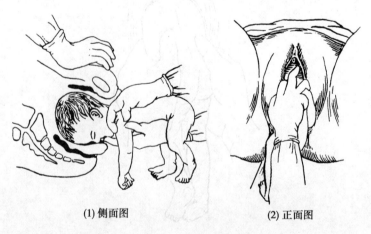

(1) 侧面图　　　　　　　　　　(2) 正面图

图 19-23　胎头牵出法

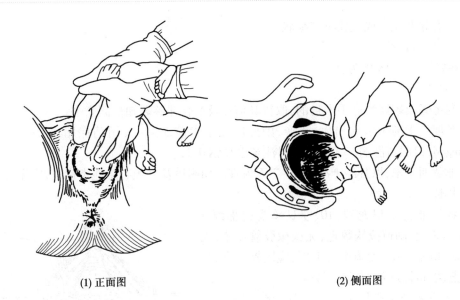

(1) 正面图　　　　　　　　　(2) 侧面图

图 19-24　胎头即将娩出

【术后护理】

1. 产后检查软产道,如有宫颈、阴道裂伤应即刻缝合。

2. 全面彻底检查新生儿有无股骨、肱骨骨折及颅内出血,臂神经损伤。

【注意事项】

1. 胎儿大小估计迄今尚无可靠方法,即使按 B 超测量值推算仍有 ±15% 误差率,故估计的胎儿体重仅供参考。

2. 产程中应尽量保持胎膜完整,除非在胎儿即将娩出时,一般不作人工破膜。出现胎膜破裂时应及时听胎心并作阴道检查了解有无脐带脱垂。

3. 臀位临产后羊水中混有胎粪并不提示胎儿有缺氧,因胎儿腹部受压可能会有粪便排出。

4. 产程中出现以下情况应考虑改行剖宫产术　①宫缩乏力,产程进展缓慢;②胎儿窘迫;③脐带脱垂胎儿尚存活,需适时进行剖宫产者;④宫口开全后先露位置仍高,估计经阴道分娩有困难者。

5. 接近第二产程时,在阴道口见到胎臀或胎足,应消毒外阴做阴道检查了解宫颈扩张情况,即使宫口已开全仍应用无菌治疗巾在宫缩时堵臀,促使胎臀下蹲以充分扩张阴道,直至冲力甚大,估计胎臀即将娩出时才准备接产。

6. 胎儿脐部娩出后一般应于 5～10 分钟内结束分娩,以免因脐带受压时间过长而致新生儿缺氧。

第七节　宫颈环扎术

宫颈环扎术治疗的目的是修复宫颈,并建立正常宫颈内口的功能,使妊娠能维持至晚期。

【适应证】

1. 宫颈内口松弛而反复发生流产、早产者。

2. 有宫颈手术史如宫颈扩张、宫颈部分切除,为继续维持妊娠者。

【禁忌证】

1. 孕妇有合并症,如妊娠期高血压疾病,胎儿畸形等。

2. 已有先兆流产或先兆早产症状。

【手术时间】

选在妊娠 14~18 周为宜。

【术前准备】

1. 与患者及家属沟通手术目的,取得其信任及配合并签署知情同意书。

2. 孕期手术易于引起出血、流产,因此应在手术前 3~5 天用药保胎,如肌注黄体酮 20~30mg/d,口服镇静剂。术前半小时注苯巴妥钠 0.1g。

3. 非孕期手术,以月经干净后 3~7 天为宜。如阴道及宫颈有急性炎症时,应先行治疗,治愈后手术。

4. 物品准备 尼龙线、10 号双丝线或棉线 1 团,宫颈钳 2 把、阴道拉钩数把,无菌橡胶管 4 个,无菌巾 4 块、巾钳 4 把、无菌手套 1 副,窥阴器 1 个、长镊子 2 把,纱布棉球若干,消毒液等。

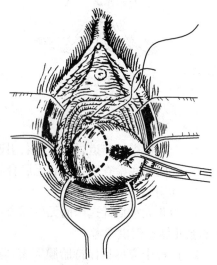

图 19-25 缝合宫颈右侧壁

【手术方法及步骤】

1. 准备 患者排空膀胱,取膀胱截石位。常规消毒、铺巾、局部麻醉。

2. 暴露宫颈 用单叶阴道拉钩将后壁拉开,暴露宫颈后消毒阴道、宫颈。

3. 缝合宫颈右侧壁 以宫颈钳夹持宫颈左侧,并向左侧牵拉,用大圆针、双 10 号丝线或 4 号尼龙线套以 2~2.5cm 长乳胶管,靠近阴道穹隆部宫颈内口,自宫颈 1 点处进针,在约 5 点处出针,穿透宫颈前唇及相对应的后唇,暂不打结(图 19-25)。

4. 缝合宫颈左侧壁 将宫颈牵向右侧,用同样的方法缝合宫颈左侧壁(图 19-26)。

5. 打结 宫颈左侧缝线绕过宫颈在对侧打结;宫颈右侧缝线绕过宫颈在左侧打结(图 19-27)。以结扎及关闭宫颈内口为宜,不可过紧,以免组织坏死。

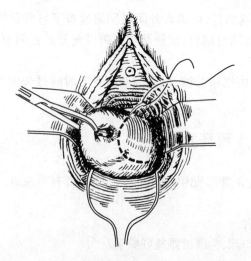

图 19-26 缝合宫颈左侧壁

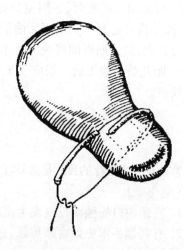

图 19-27 向对侧打结

【术后护理】

1. 术后预防性应用抗生素。如有感染症状体征出现,应拆除缝线。

2. 术后卧床休息,禁止性生活。必要时较长时间卧床。

3. 术后应用宫缩抑制剂,密切观察有无流产或分娩发动征兆。

【注意事项】

妊娠达37周后或足月妊娠临产前应剪除缝线。妊娠任何时期如发生流产或分娩发动时,应嘱产妇迅速来医院就诊。无效制止时应拆除缝线,以免带缝线流产或分娩,使宫颈甚至阴道穹隆、子宫撕裂。

第八节　剖宫产术

剖宫产术是指妊娠≥28周,切开腹壁与子宫壁,取出体重1000g以上的胎儿及其附属物的手术。

【适应证】

1. 母体方面

(1)产妇合并全身性疾病未能控制者,如妊娠期高血压疾病,心脏病、糖尿病、高龄初产、胎儿珍贵、巨大儿。

(2)产道异常如骨盆狭窄、骨盆畸形或软产道梗阻。

(3)胎位异常如横位、胎头高直后位、初产妇臀位等估计不能从阴道分娩者。

(4)有先兆子宫破裂征象者。

(5)产前出血,如前置胎盘、胎盘早剥有大量阴道出血或内出血者。

(6)产力异常如原发或继发宫缩乏力经处理无效者。双胎妊娠可适当放宽指征。

(7)多次多种方法引产失败。

(8)瘢痕子宫。

2. 胎儿方面

(1)胎儿窘迫或胎盘功能明显减退者,羊水过少不能在短时间内从阴道分娩者。

(2)脐带脱垂胎心音良好,估计短时间内不能经阴道分娩者。

【禁忌证】

1. 死胎。

2. 胎儿畸形。

3. 子宫下段形成不良。

【术前准备】

1. 与患者及家属沟通手术目的,取得其信任及配合并签署知情同意书。

2. 若为选择性剖宫产,术前晚进流食,术日晨禁食。

3. 交叉配血试验,备血,药物敏感试验。

4. 术前监测胎心,必要时作好新生儿复苏的准备或请儿科医生进手术室协助抢救。

5. 带无菌导尿包进手术室(待麻醉成功后由手术室护士导尿)。

【体位】

一般为仰卧位,如出现血压下降、胎儿窘迫可稍向左倾斜10°~15°。

【麻醉】

1. 产妇无并发症者可选用单次硬膜外麻醉、腰麻或联合麻醉。

2. 产妇并发有子痫前期、心脏病、癫痫、精神病等,宜采用连续硬膜外麻醉以减少刺激。

3. 椎管内麻醉禁忌者选全身麻醉。

【术后护理】

1. 术后一般护理同其他开腹手术。

2. 按相应麻醉术后护理常规。全麻则应专人护理,去枕平卧,头转向一侧,及时清除呕吐物及呼吸道分泌物,避免吸入性肺炎。硬膜外麻醉患者平卧 6 小时,术后 12～24 小时改半卧位,以利恶露排出,一般情况良好者,鼓励尽早下床活动。

3. 保留尿管,长期开放并观察尿量、尿色 24 小时。特殊情况可延长尿管使用时间。

4. 注意观察切口及阴道流血情况,出血多时及时向医生汇报。

5. 术后半小时内婴儿与母亲早接触,早吸吮,早开奶(在助产士协助下进行)。

6. 会阴及乳房的护理同一般产后护理。

7. 遵医嘱输液及给予抗生素预防感染。

8. 新生儿在手术室处理完毕后,填写新生儿记录,按高危新生儿护理。产妇术后 6～12 小时进流质饮食,根据胃肠功能恢复情况改半流质及普通饮食。

9. 术后严格避孕 2 年。

【注意事项】

1. 术前监护胎心,消毒皮肤前再次监测胎心。

2. 术前酌情做阴道检查,判定有无短时间内阴道分娩的可能。

3. 术中取仰卧或侧卧 30°～40° 位,以防仰卧位低血压综合征。

4. 胎儿娩出后,子宫肌内注射缩宫素,预防产后出血。

5. 术后消毒外阴,手指扩张阴道同时轻轻挤压子宫,以排出宫腔内积血。

（吴　芳）

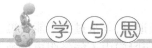

1. 廖女士,30 岁,经产妇,因停经 40 周,B 超发现胎盘钙化 5 天要求引产入院。患者孕期无阴道流血、腹痛等不适,产检正常。5 天前行 2 次彩超提示胎盘钙化,经再三考虑要求引产而入院。

请问:

(1)廖女士是否具备引产指征?

(2)引产的方法及注意事项是什么?

(3)术后护理措施有哪些?

2. 梁女士,35 岁,G_2P_1,停经 37 周,产后阴道流血 1 小时入院。患者孕期产检无异常发现。于 3 小时前出现下腹阵痛,1 小时前在来医院途中分娩,阴道流血,无明显腹痛、头晕及乏力等。检查:心率 120 次/分,血压 86/52mmHg,急性面容,苍白,心肺听诊无异常,下腹轻压痛、无反跳痛。产科检查:子宫硬而圆,平脐,会阴 II 度裂伤,流血不止,宫颈未见明显裂伤及出血,胎盘胎膜完整。新生儿皮肤红润,哭声响亮,四肢活动,心率 130 次/分,未断脐。

请问:

(1)该患者的医疗诊断是什么?

(2)新生儿该如何处理?

(3)如何行会阴裂伤缝合术?

3. 黄女士,37 岁,初产妇,产检未发现异常,阴道分娩后 30 分钟胎盘仍未剥离。

请问:

(1)初步判断该产妇出现什么情况,原因可能是什么?

(2)请您做好手取胎盘术术前准备及协助医生手术(简述手术步骤)。

4. 刘女士,30 岁,G_4P_1,有 3 次自然流产史,曾探查为宫颈内口松弛。现孕 14 周,要求行宫颈内口环扎术而入院。检查:血压 110/60mmHg,脉搏 84 次/分,腹软,无压痛,无宫缩。宫高耻骨联合上 3cm,B 超提示胎心搏动好,心率 138 次/分。

请问:

(1)如何为该患者做好术前准备?

(2)如何协助医生行宫颈内口环扎术?

(3)术后护理措施及注意事项有哪些?

5. 王女士,G_1P_0,孕 34 周,血压 160/96mmHg,尿蛋白(+ +),双下肢水肿,突发下腹剧烈疼痛 4 小时入院。检查子宫硬如板状,孕妇贫血貌,胎心 112 次/分,胎位不清。阴道仅见少量流血,宫颈扩张 1cm。

请问:

(1)该孕妇是否具备紧急剖宫产术的手术指征,具体是什么?

(2)对该孕妇该如何进行剖宫产术前准备及术后护理?

第二十章 助产相关法律法规

《中华人民共和国母婴保健法》

中华人民共和国主席令（第33号）

第一章 总 则

第一条 为了保障母亲和婴儿健康，提高出生人口素质，根据宪法，制定本法。

第二条 国家发展母婴保健事业，提供必要条件和物质帮助，使母亲和婴儿获得医疗保健服务。

国家对边远贫困地区的母婴保健事业给予扶持。

第三条 各级人民政府领导母婴保健工作。

母婴保健事业应当纳入国民经济和社会发展计划。

第四条 国务院卫生行政部门主管全国母婴保健工作，根据不同地区情况提出分级分类指导原则，并对全国母婴保健工作实施监督管理。

国务院其他有关部门在各自职责范围内，配合卫生行政部门做好母婴保健工作。

第五条 国家鼓励、支持母婴保健领域的教育和科学研究，推广先进、实用的母婴保健技术，普及母婴保健科学知识。

第六条 对在母婴保健工作中做出显著成绩和在母婴保健科学研究中取得显著成果的组织和个人，应当给予奖励。

第二章 婚前保健

第七条 医疗保健机构应当为公民提供婚前保健服务。

婚前保健服务包括下列内容：

（一）婚前卫生指导：关于性卫生知识、生育知识和遗传病知识的教育；

（二）婚前卫生咨询：对有关婚配、生育保健等问题提供医学意见；

（三）婚前医学检查：对准备结婚的男女双方可能患影响结婚和生育的疾病进行医学检查。

第八条 婚前医学检查包括对下列疾病的检查：

（一）严重遗传性疾病；

（二）指定传染病；

（三）有关精神病。

经婚前医学检查,医疗保健机构应当出具婚前医学检查证明。

第九条　经婚前医学检查,对患指定传染病在传染期内或者有关精神病在发病期内的,医师应当提出医学意见;准备结婚的男女双方应当暂缓结婚。

第十条　经婚前医学检查,对诊断患医学上认为不宜生育的严重遗传性疾病的,医师应当向男女双方说明情况,提出医学意见;经男女双方同意,采取长效避孕措施或者施行结扎手术后不生育的,可以结婚。但《中华人民共和国婚姻法》规定禁止结婚的除外。

第十一条　接受婚前医学检查的人员对检查结果持有异议的,可以申请医学技术鉴定,取得医学鉴定证明。

第十二条　男女双方在结婚登记时,应当持有婚前医学检查证明或者医学鉴定证明。

第十三条　省、自治区、直辖市人民政府根据本地区的实际情况,制定婚前医学检查制度实施办法。

省、自治区、直辖市人民政府对婚前医学检查应当规定合理的收费标准,对边远贫困地区或者交费确有困难的人员应当给予减免。

第三章　孕产期保健

第十四条　医疗保健机构应当为育龄妇女和孕产妇提供孕产期保健服务。

孕产期保健服务包括下列内容:

（一）母婴保健指导:对孕育健康后代以及严重遗传性疾病和碘缺乏病等地方病的发病原因、治疗和预防方法提供医学意见;

（二）孕妇、产妇保健:为孕妇、产妇提供卫生、营养、心理等方面的咨询和指导以及产前定期检查等医疗保健服务;

（三）胎儿保健:为胎儿生长发育进行监护,提供咨询和医学指导;

（四）新生儿保健:为新生儿生长发育、哺乳和护理提供医疗保健服务。

第十五条　对患严重疾病或者接触致畸物质,妊娠可能危及孕妇生命安全或者可能严重影响孕妇健康和胎儿正常发育的,医疗保健机构应当予以医学指导。

第十六条　医师发现或者怀疑患严重遗传性疾病的育龄夫妻,应当提出医学意见。育龄夫妻应当根据医师的医学意见采取相应的措施。

第十七条　经产前检查,医师发现或者怀疑胎儿异常的,应当对孕妇进行产前诊断。

第十八条　经产前诊断,有下列情形之一的,医师应当向夫妻双方说明情况,并提出终止妊娠的医学意见:

（一）胎儿患严重遗传性疾病的;

（二）胎儿有严重缺陷的;

（三）因患严重疾病,继续妊娠可能危及孕妇生命安全或者严重危害孕妇健康的。

第十九条　依照本法规定施行终止妊娠或者结扎手术,应当经本人同意,并签署意见。本人无行为能力的,应当经其监护人同意,并签署意见。

依照本法规定施行终止妊娠或者结扎手术的,接受免费服务。

第二十条　生育过严重缺陷患儿的妇女再次妊娠前,夫妻双方应当到县级以上医疗保健机构接受医学检查。

第二十一条　医师和助产人员应当严格遵守有关操作规程,提高助产技术和服务质量,预防和减少产伤。

第二十二条　不能住院分娩的孕妇应当由经过培训合格的接生人员实行消毒接生。

第二十三条　医疗保健机构和从事家庭接生的人员按照国务院卫生行政部门的规定，出具统一制发的新生儿出生医学证明；有产妇和婴儿死亡以及新生儿出生缺陷情况的，应当向卫生行政部门报告。

第二十四条　医疗保健机构为产妇提供科学育儿、合理营养和母乳喂养的指导。

医疗保健机构对婴儿进行体格检查和预防接种，逐步开展新生儿疾病筛查、婴儿多发病和常见病防治等医疗保健服务。

第四章　技术鉴定

第二十五条　县级以上地方人民政府可以设立医学技术鉴定组织，负责对婚前医学检查、遗传病诊断和产前诊断结果有异议的进行医学技术鉴定。

第二十六条　从事医学技术鉴定的人员，必须具有临床经验和医学遗传学知识，并具有主治医师以上的专业技术职务。

医学技术鉴定组织的组成人员，由卫生行政部门提名，同级人民政府聘任。

第二十七条　医学技术鉴定实行回避制度。凡与当事人有利害关系，可能影响公正鉴定的人员，应当回避。

第五章　行政管理

第二十八条　各级人民政府应当采取措施，加强母婴保健工作，提高医疗保健服务水平，积极防治由环境因素所致严重危害母亲和婴儿健康的地方性高发性疾病，促进母婴保健事业的发展。

第二十九条　县级以上地方人民政府卫生行政部门管理本行政区域内的母婴保健工作。

第三十条　省、自治区、直辖市人民政府卫生行政部门指定的医疗保健机构负责本行政区域内的母婴保健监测和技术指导。

第三十一条　医疗保健机构按照国务院卫生行政部门的规定，负责其职责范围内的母婴保健工作，建立医疗保健工作规范，提高医学技术水平，采取各种措施方便人民群众，做好母婴保健服务工作。

第三十二条　医疗保健机构依照本法规定开展婚前医学检查、遗传病诊断、产前诊断以及施行结扎手术和终止妊娠手术的，必须符合国务院卫生行政部门规定的条件和技术标准，并经县级以上地方人民政府卫生行政部门许可。

严禁采用技术手段对胎儿进行性别鉴定，但医学上确有需要的除外。

第三十三条　从事本法规定的遗传病诊断、产前诊断的人员，必须经过省、自治区、直辖市人民政府卫生行政部门的考核，并取得相应的合格证书。

从事本法规定的婚前医学检查、施行结扎手术和终止妊娠手术的人员以及从事家庭接生的人员，必须经过县级以上地方人民政府卫生行政部门的考核，并取得相应的合格证书。

第三十四条　从事母婴保健工作的人员应当严格遵守职业道德，为当事人保守秘密。

第六章　法律责任

第三十五条　未取得国家颁发的有关合格证书的，有下列行为之一，县级以上地方人民

政府卫生行政部门应当予以制止,并可以根据情节给予警告或者处以罚款:

（一）从事婚前医学检查、遗传病诊断、产前诊断或者医学技术鉴定的;

（二）施行终止妊娠手术的;

（三）出具本法规定的有关医学证明的。

上款第（三）项出具的有关医学证明无效。

第三十六条 未取得国家颁发的有关合格证书,施行终止妊娠手术或者采取其他方法终止妊娠,致人死亡、残疾、丧失或者基本丧失劳动能力的,依照刑法第一百三十四条、第一百三十五条的规定追究刑事责任。

第三十七条 从事母婴保健工作的人员违反本法规定,出具有关虚假医学证明或者进行胎儿性别鉴定的,由医疗保健机构或者卫生行政部门根据情节给予行政处分;情节严重的,依法取消执业资格。

第七章 附 则

第三十八条 本法下列用语的含义:

指定传染病,是指《中华人民共和国传染病防治法》中规定的艾滋病、淋病、梅毒、麻风病以及医学上认为影响结婚和生育的其他传染病。

严重遗传性疾病,是指由于遗传因素先天形成,患者全部或者部分丧失自主生活能力,后代再现风险高,医学上认为不宜生育的遗传性疾病。

有关精神病,是指精神分裂症、躁狂抑郁型精神病以及其他重型精神病。

产前诊断,是指对胎儿进行先天性缺陷和遗传性疾病的诊断。

第三十九条 本法自1995年6月1日起施行。

附:刑法有关条款

第一百三十四条 故意伤害他人身体的,处三年以下有期徒刑或者拘役。

犯前款罪,致人重伤的,处三年以上七年以下有期徒刑;致人死亡的,处七年以上有期徒刑或者无期徒刑。本法另有规定的,依照规定。

第一百三十五条 过失伤害他人致人重伤的,处二年以下有期徒刑或者拘役;情节特别恶劣的,处二年以上七年以下有期徒刑。本法另有规定的,依照规定。

《中华人民共和国母婴保健法实施办法》

中华人民共和国国务院令（第308号）

第一章 总 则

第一条 根据《中华人民共和国母婴保健法》（以下简称母婴保健法）,制定本办法。

第二条 在中华人民共和国境内从事母婴保健服务活动的机构及其人员应当遵守母婴保健法和本办法。

从事计划生育技术服务的机构开展计划生育技术服务活动,依照《计划生育技术服务管理条例》的规定执行。

第三条 母婴保健技术服务主要包括下列事项:

（一）有关母婴保健的科普宣传、教育和咨询；

（二）婚前医学检查；

（三）产前诊断和遗传病诊断；

（四）助产技术；

（五）实施医学上需要的节育手术；

（六）新生儿疾病筛查；

（七）有关生育、节育、不育的其他生殖保健服务。

第四条 公民享有母婴保健的知情选择权。国家保障公民获得适宜的母婴保健服务的权利。

第五条 母婴保健工作以保健为中心，以保障生殖健康为目的，实行保健和临床相结合，面向群体、面向基层和预防为主的方针。

第六条 各级人民政府应当将母婴保健工作纳入本级国民经济和社会发展计划，为母婴保健事业的发展提供必要的经济、技术和物质条件，并对少数民族地区、贫困地区的母婴保健事业给予特殊支持。

县级以上地方人民政府根据本地区的实际情况和需要，可以设立母婴保健事业发展专项资金。

第七条 国务院卫生行政部门主管全国母婴保健工作，履行下列职责：

（一）制定母婴保健法及本办法的配套规章和技术规范；

（二）按照分级分类指导的原则，制定全国母婴保健工作发展规划和实施步骤；

（三）组织推广母婴保健及其他生殖健康的适宜技术；

（四）对母婴保健工作实施监督。

第八条 县级以上各级人民政府财政、公安、民政、教育、劳动保障、计划生育等部门应当在各自职责范围内，配合同级卫生行政部门做好母婴保健工作。

第二章 婚 前 保 健

第九条 母婴保健法第七条所称婚前卫生指导，包括下列事项：

（一）有关性卫生的保健和教育；

（二）新婚避孕知识及计划生育指导；

（三）受孕前的准备、环境和疾病对后代影响等孕前保健知识；

（四）遗传病的基本知识；

（五）影响婚育的有关疾病的基本知识；

（六）其他生殖健康知识。

医师进行婚前卫生咨询时，应当为服务对象提供科学的信息，对可能产生的后果进行指导，并提出适当的建议。

第十条 在实行婚前医学检查的地区，准备结婚的男女双方在办理结婚登记前，应当到医疗、保健机构进行婚前医学检查。

第十一条 从事婚前医学检查的医疗、保健机构，由其所在地设区的市级人民政府卫生行政部门进行审查；符合条件的，在其《医疗机构执业许可证》上注明。

第十二条 申请从事婚前医学检查的医疗、保健机构应当具备下列条件：

（一）分别设置专用的男、女婚前医学检查室，配备常规检查和专科检查设备；

（二）设置婚前生殖健康宣传教育室；

（三）具有符合条件的进行男、女婚前医学检查的执业医师。

第十三条 婚前医学检查包括询问病史、体格及相关检查。

婚前医学检查应当遵守婚前保健工作规范并按照婚前医学检查项目进行。婚前保健工作规范和婚前医学检查项目由国务院卫生行政部门规定。

第十四条 经婚前医学检查，医疗、保健机构应当向接受婚前医学检查的当事人出具婚前医学检查证明。

婚前医学检查证明应当列明是否发现下列疾病：

（一）在传染期内的指定传染病；

（二）在发病期内的有关精神病；

（三）不宜生育的严重遗传性疾病；

（四）医学上认为不宜结婚的其他疾病。

发现前款第（一）项、第（二）项、第（三）项疾病的，医师应当向当事人说明情况，提出预防、治疗以及采取相应医学措施的建议。当事人依据医生的医学意见，可以暂缓结婚，也可以自愿采用长效避孕措施或者结扎手术；医疗、保健机构应当为其治疗提供医学咨询和医疗服务。

第十五条 经婚前医学检查，医疗、保健机构不能确诊的，应当转到设区的市级以上人民政府卫生行政部门指定的医疗、保健机构确诊。

第十六条 在实行婚前医学检查的地区，婚姻登记机关在办理结婚登记时，应当查验婚前医学检查证明或者母婴保健法第十一条规定的医学鉴定证明。

第三章 孕产期保健

第十七条 医疗、保健机构应当为育龄妇女提供有关避孕、节育、生育、不育和生殖健康的咨询和医疗保健服务。

医师发现或者怀疑育龄夫妻患有严重遗传性疾病的，应当提出医学意见；限于现有医疗技术水平难以确诊的，应当向当事人说明情况。育龄夫妻可以选择避孕、节育、不孕等相应的医学措施。

第十八条 医疗、保健机构应当为孕产妇提供下列医疗保健服务：

（一）为孕产妇建立保健手册（卡），定期进行产前检查；

（二）为孕产妇提供卫生、营养、心理等方面的医学指导与咨询；

（三）对高危孕妇进行重点监护、随访和医疗保健服务；

（四）为孕产妇提供安全分娩技术服务；

（五）定期进行产后访视，指导产妇科学喂养婴儿；

（六）提供避孕咨询指导和技术服务；

（七）对产妇及其家属进行生殖健康教育和科学育儿知识教育；

（八）其他孕产期保健服务。

第十九条 医疗、保健机构发现孕妇患有下列严重疾病或者接触物理、化学、生物等有毒、有害因素，可能危及孕妇生命安全或者可能严重影响孕妇健康和胎儿正常发育的，应当对孕妇进行医学指导和下列必要的医学检查：

（一）严重的妊娠合并症或者并发症；

（二）严重的精神性疾病；

（三）国务院卫生行政部门规定的严重影响生育的其他疾病。

第二十条 孕妇有下列情形之一的，医师应当对其进行产前诊断：

（一）羊水过多或者过少的；

（二）胎儿发育异常或者胎儿有可疑畸形的；

（三）孕早期接触过可能导致胎儿先天缺陷的物质的；

（四）有遗传病家族史或者曾经分娩过先天性严重缺陷婴儿的；

（五）初产妇年龄超过 35 周岁的。

第二十一条 母婴保健法第十八条规定的胎儿的严重遗传性疾病、胎儿的严重缺陷、孕妇患继续妊娠可能危及其生命健康和安全的严重疾病目录，由国务院卫生行政部门规定。

第二十二条 生育过严重遗传性疾病或者严重缺陷患儿的，再次妊娠前，夫妻双方应当按照国家有关规定到医疗、保健机构进行医学检查。医疗、保健机构应当向当事人介绍有关遗传性疾病的知识，给予咨询、指导。对诊断患有医学上认为不宜生育的严重遗传性疾病的，医师应当向当事人说明情况，并提出医学意见。

第二十三条 严禁采用技术手段对胎儿进行性别鉴定。对怀疑胎儿可能为伴性遗传病，需要进行性别鉴定的，由省、自治区、直辖市人民政府卫生行政部门指定的医疗、保健机构按照国务院卫生行政部门的规定进行鉴定。

第二十四条 国家提倡住院分娩。医疗、保健机构应当按照国务院卫生行政部门制定的技术操作规范，实施消毒接生和新生儿复苏，预防产伤及产后出血等产科并发症，降低孕产妇及围产儿发病率、死亡率。

没有条件住院分娩的，应当由经县级地方人民政府卫生行政部门许可并取得家庭接生员技术证书的人员接生。高危孕妇应当在医疗、保健机构住院分娩。

第四章 婴 儿 保 健

第二十五条 医疗、保健机构应当按照国家有关规定开展新生儿先天性、遗传性代谢病筛查、诊断、治疗和监测。

第二十六条 医疗、保健机构应当按照规定进行新生儿访视，建立儿童保健手册(卡)，定期对其进行健康检查，提供有关预防疾病、合理膳食、促进智力发育等科学知识，做好婴儿多发病、常见病防治等医疗保健服务。

第二十七条 医疗、保健机构应当按照规定的程序和项目对婴儿进行预防接种。

婴儿的监护人应当保证婴儿及时接受预防接种。

第二十八条 国家推行母乳喂养。医疗、保健机构应当为实施母乳喂养提供技术指导，为住院分娩的产妇提供必要的母乳喂养条件。

医疗、保健机构不得向孕产妇和婴儿家庭宣传、推荐母乳代用品。

第二十九条 母乳代用品产品包装标签应当在显著位置标明母乳喂养的优越性。

母乳代用品生产者、销售者不得向医疗、保健机构赠送产品样品或者以推销为目的有条件地提供设备、资金和资料。

第三十条 妇女享有国家规定的产假。有不满 1 周岁婴儿的妇女，所在单位应当在劳动时间内为其安排一定的哺乳时间。

第五章　技 术 鉴 定

第三十一条　母婴保健医学技术鉴定委员会分为省、市、县三级。

母婴保健医学技术鉴定委员会成员应当符合下列任职条件：

（一）县级母婴保健医学技术鉴定委员会成员应当具有主治医师以上专业技术职务；

（二）设区的市级和省级母婴保健医学技术鉴定委员会成员应当具有副主任医师以上专业技术职务。

第三十二条　当事人对婚前医学检查、遗传病诊断、产前诊断结果有异议，需要进一步确诊的，可以自接到检查或者诊断结果之日起15日内向所在地县级或者设区的市级母婴保健医学技术鉴定委员会提出书面鉴定申请。

母婴保健医学技术鉴定委员会应当自接到鉴定申请之日起30日内作出医学技术鉴定意见，并及时通知当事人。

当事人对鉴定意见有异议的，可以自接到鉴定意见通知书之日起15日内向上一级母婴保健医学技术鉴定委员会申请再鉴定。

第三十三条　母婴保健医学技术鉴定委员会进行医学鉴定时须有5名以上相关专业医学技术鉴定委员会成员参加。

鉴定委员会成员应当在鉴定结论上署名；不同意见应当如实记录。鉴定委员会根据鉴定结论向当事人出具鉴定意见书。

母婴保健医学技术鉴定管理办法由国务院卫生行政部门制定。

第六章　监 督 管 理

第三十四条　县级以上地方人民政府卫生行政部门负责本行政区域内的母婴保健监督管理工作，履行下列监督管理职责：

（一）依照母婴保健法和本办法以及国务院卫生行政部门规定的条件和技术标准，对从事母婴保健工作的机构和人员实施许可，并核发相应的许可证书；

（二）对母婴保健法和本办法的执行情况进行监督检查；

（三）对违反母婴保健法和本办法的行为，依法给予行政处罚；

（四）负责母婴保健工作监督管理的其他事项。

第三十五条　从事遗传病诊断、产前诊断的医疗、保健机构和人员，须经省、自治区、直辖市人民政府卫生行政部门许可。

从事婚前医学检查的医疗、保健机构和人员，须经设区的市级人民政府卫生行政部门许可。

从事助产技术服务、结扎手术和终止妊娠手术的医疗、保健机构和人员以及从事家庭接生的人员，须经县级人民政府卫生行政部门许可，并取得相应的合格证书。

第三十六条　卫生监督人员在执行职务时，应当出示证件。

卫生监督人员可以向医疗、保健机构了解情况，索取必要的资料，对母婴保健工作进行监督、检查，医疗、保健机构不得拒绝和隐瞒。

卫生监督人员对医疗、保健机构提供的技术资料负有保密的义务。

第三十七条　医疗、保健机构应当根据其从事的业务，配备相应的人员和医疗设备，对从事母婴保健工作的人员加强岗位业务培训和职业道德教育，并定期对其进行检查、考核。

医师和助产人员(包括家庭接生人员)应当严格遵守有关技术操作规范,认真填写各项记录,提高助产技术和服务质量。

助产人员的管理,按照国务院卫生行政部门的规定执行。

从事母婴保健工作的执业医师应当依照母婴保健法的规定取得相应的资格。

第三十八条　医疗、保健机构应当按照国务院卫生行政部门的规定,对托幼园、所卫生保健工作进行业务指导。

第三十九条　国家建立孕产妇死亡、婴儿死亡和新生儿出生缺陷监测、报告制度。

第七章　罚　　则

第四十条　医疗、保健机构或者人员未取得母婴保健技术许可,擅自从事婚前医学检查、遗传病诊断、产前诊断、终止妊娠手术和医学技术鉴定或者出具有关医学证明的,由卫生行政部门给予警告,责令停止违法行为,没收违法所得;违法所得5000元以上的,并处违法所得3倍以上5倍以下的罚款;没有违法所得或者违法所得不足5000元的,并处5000元以上2万元以下的罚款。

第四十一条　从事母婴保健技术服务的人员出具虚假医学证明文件的,依法给予行政处分;有下列情形之一的,由原发证部门撤销相应的母婴保健技术执业资格或者医师执业证书:

(一)因延误诊治,造成严重后果的;

(二)给当事人身心健康造成严重后果的;

(三)造成其他严重后果的。

第四十二条　违反本办法规定进行胎儿性别鉴定的,由卫生行政部门给予警告,责令停止违法行为;对医疗、保健机构直接负责的主管人员和其他直接责任人员,依法给予行政处分。进行胎儿性别鉴定两次以上的或者以营利为目的进行胎儿性别鉴定的,并由原发证机关撤销相应的母婴保健技术执业资格或者医师执业证书。

第八章　附　　则

第四十三条　婚前医学检查证明的格式由国务院卫生行政部门规定。

第四十四条　母婴保健法及本办法所称的医疗、保健机构,是指依照《医疗机构管理条例》取得卫生行政部门医疗机构执业许可的各级各类医疗机构。

第四十五条　本办法自公布之日起施行。

《母婴保健专项技术服务许可及人员资格管理办法》

(1995 年 8 月 7 日卫生部发布)

第一条　根据《中华人民共和国母婴保健法》第三十二条和第三十三条的规定制定本办法。

第二条　凡开展《中华人民共和国母婴保健法》规定的婚前医学检查、遗传病诊断、产前诊断、施行结扎手术和终止妊娠手术技术服务的医疗保健机构,必须符合本办法规定的条件,经卫生行政部门审查批准,取得《母婴保健技术服务执业许可证》。

第三条　施行结扎手术、终止妊娠手术的审批，由县级卫生行政部门负责；婚前医学检查的审批，由设区的市级以上卫生行政部门负责；遗传病诊断、产前诊断以及涉外婚前医学检查的审批，由省级卫生行政部门负责。

　　第四条　申请开展婚前医学检查、遗传病诊断、产前诊断以及施行结扎手术和终止妊娠手术的医疗保健机构，必须同时具备下列条件：

　　（一）符合当地医疗保健机构设置规划；

　　（二）取得《医疗机构执业许可证》；

　　（三）符合《母婴保健专项技术服务基本标准》；

　　（四）符合审批机关规定的其他条件。

　　第五条　申请婚前医学检查、遗传病诊断、产前诊断以及施行结扎手术和终止妊娠手术许可的医疗保健机构，必须向审批机关，提交《母婴保健技术服务执业许可申请登记书》并交验下列材料：

　　（一）《医疗机构执业许可证》及其副本；

　　（二）有关医师的《母婴保健技术考核合格证书》；

　　（三）审批机关规定的其他材料。

　　申请母婴保健专项技术服务应向审批机构交纳审批费。收费标准由各省、自治区、直辖市卫生行政部门会同当地物价管理部门规定。

　　第六条　审批机关受理申请后，应当在60日内，按照本办法规定的条件及《母婴保健专项技术服务基本标准》进行审查和核实。经审核合格的，发给《母婴保健技术服务执业许可证》；审核不合格的，将审核结果和理由以书面形式通知申请人。

　　第七条　《母婴保健技术服务执业许可证》的有效期为三年，有效期满继续开展母婴保健专项技术服务的，应当按照本办法规定的程序，重新办理审批手续。

　　第八条　申请变更《母婴保健技术服务执业许可证》的许可项目的，应当依照本办法规定的程序重新报批。

　　第九条　医疗保健机构应当把《母婴保健技术服务执业许可证》悬挂在明显处所。

　　第十条　凡从事《中华人民共和国母婴保健法》规定的婚前医学检查、遗传病诊断、产前诊断、施行结扎手术和终止妊娠手术以及家庭接生技术服务的人员，必须符合《母婴保健专项技术服务基本标准》的有关规定，经考核合格，取得《母婴保健技术考核合格证书》、《家庭接生员技术合格证书》。

　　第十一条　从事遗传病诊断、产前诊断技术服务人员的资格考核，由省级卫生行政部门负责；从事婚前医学检查技术服务人员的资格考核，由设区的市级以上卫生行政部门负责；结扎手术和终止妊娠手术以及从事家庭接生技术服务人员的资格考核，由县级以上地方卫生行政部门负责。

　　母婴保健技术人员资格考核内容由卫生部规定。

　　第十二条　母婴保健技术人员资格考核办法由各省、自治区、直辖市卫生行政部门规定。

　　第十三条　经考核合格，取得《母婴保健技术考核合格证书》的卫生技术人员，不得私自或者在未取得《母婴保健技术服务执业许可证》的机构中开展母婴保健专项技术服务。

　　第十四条　《母婴保健技术服务执业许可证》和《母婴保健技术考核合格证书》、《家庭接生员技术合格证书》应当妥善保管，不得出借或者涂改，禁止伪造、变造、盗用以及买卖。

第十五条　《母婴保健技术服务执业许可证》和《母婴保健技术考核合格证书》、《家庭接生员技术合格证书》遗失后，应当及时报告原发证机关，并申请办理补发证书的手续。

第十六条　本办法实施前已经开展婚前医学检查、遗传病诊断、产前诊断以及施行结扎手术和终止妊娠手术的医疗保健机构，应当在本办法施行后的 6 个月内，按照本办法的规定补办审批手续。

第十七条　本办法实施前已经开展婚前医学检查、遗传病诊断、产前诊断以及施行结扎手术和终止妊娠手术的医师，经考核认定，发给《母婴保健技术考核合格证书》。已从事家庭接生的人员，经考核认定，发给《家庭接生员技术合格证书》。具体办法由省、自治区、直辖市卫生行政部门规定。

第十八条　《母婴保健技术服务执业许可证》和《母婴保健技术考核合格证书》和《家庭接生员技术合格证书》由卫生部统一印制。

第十九条　本办法由卫生部负责解释。

第二十条　本办法自发布之日起施行。

《医疗事故处理条例》

中华人民共和国国务院令（第 351 号）

第一章　总　则

第一条　为了正确处理医疗事故，保护患者和医疗机构及其医务人员的合法权益，维护医疗秩序，保障医疗安全，促进医学科学的发展，制定本条例。

第二条　本条例所称医疗事故，是指医疗机构及其医务人员在医疗活动中，违反医疗卫生管理法律、行政法规、部门规章和诊疗护理规范、常规，过失造成患者人身损害的事故。

第三条　处理医疗事故，应当遵循公开、公平、公正、及时、便民的原则，坚持实事求是的科学态度，做到事实清楚、定性准确、责任明确、处理恰当。

第四条　根据对患者人身造成的损害程度，医疗事故分为四级：

一级医疗事故：造成患者死亡、重度残疾的；

二级医疗事故：造成患者中度残疾、器官组织损伤导致严重功能障碍的；

三级医疗事故：造成患者轻度残疾、器官组织损伤导致一般功能障碍的；

四级医疗事故：造成患者明显人身损害的其他后果的。

具体分级标准由国务院卫生行政部门制定。

第二章　医疗事故的预防与处置

第五条　医疗机构及其医务人员在医疗活动中，必须严格遵守医疗卫生管理法律、行政法规、部门规章和诊疗护理规范、常规，恪守医疗服务职业道德。

第六条　医疗机构应当对其医务人员进行医疗卫生管理法律、行政法规、部门规章和诊疗护理规范、常规的培训和医疗服务职业道德教育。

第七条　医疗机构应当设置医疗服务质量监控部门或者配备专（兼）职人员，具体负责监督本医疗机构的医务人员的医疗服务工作，检查医务人员执业情况，接受患者对医疗服务的投诉,向其提供咨询服务。

第八条 医疗机构应当按照国务院卫生行政部门规定的要求,书写并妥善保管病历资料。

因抢救急危患者,未能及时书写病历的,有关医务人员应当在抢救结束后6小时内据实补记,并加以注明。

第九条 严禁涂改、伪造、隐匿、销毁或者抢夺病历资料。

第十条 患者有权复印或者复制其门诊病历、住院志、体温单、医嘱单、化验单(检验报告)、医学影像检查资料、特殊检查同意书、手术同意书、手术及麻醉记录单、病理资料、护理记录以及国务院卫生行政部门规定的其他病历资料。

患者依照前款规定要求复印或者复制病历资料的,医疗机构应当提供复印或者复制服务并在复印或者复制的病历资料上加盖证明印记。复印或者复制病历资料时,应当有患者在场。

医疗机构应患者的要求,为其复印或者复制病历资料,可以按照规定收取工本费。具体收费标准由省、自治区、直辖市人民政府价格主管部门会同同级卫生行政部门规定。

第十一条 在医疗活动中,医疗机构及其医务人员应当将患者的病情、医疗措施、医疗风险等如实告知患者,及时解答其咨询;但是,应当避免对患者产生不利后果。

第十二条 医疗机构应当制定防范、处理医疗事故的预案,预防医疗事故的发生,减轻医疗事故的损害。

第十三条 医务人员在医疗活动中发生或者发现医疗事故、可能引起医疗事故的医疗过失行为或者发生医疗事故争议的,应当立即向所在科室负责人报告,科室负责人应当及时向本医疗机构负责医疗服务质量监控的部门或者专(兼)职人员报告;负责医疗服务质量监控的部门或者专(兼)职人员接到报告后,应当立即进行调查、核实,将有关情况如实向本医疗机构的负责人报告,并向患者通报、解释。

第十四条 发生医疗事故的,医疗机构应当按照规定向所在地卫生行政部门报告。

发生下列重大医疗过失行为的,医疗机构应当在12小时内向所在地卫生行政部门报告:

(一)导致患者死亡或者可能为二级以上的医疗事故;

(二)导致3人以上人身损害后果;

(三)国务院卫生行政部门和省、自治区、直辖市人民政府卫生行政部门规定的其他情形。

第十五条 发生或者发现医疗过失行为,医疗机构及其医务人员应当立即采取有效措施,避免或者减轻对患者身体健康的损害,防止损害扩大。

第十六条 发生医疗事故争议时,死亡病例讨论记录、疑难病例讨论记录、上级医师查房记录、会诊意见、病程记录应当在医患双方在场的情况下封存和启封。封存的病历资料可以是复印件,由医疗机构保管。

第十七条 疑似输液、输血、注射、药物等引起不良后果的,医患双方应当共同对现场实物进行封存和启封,封存的现场实物由医疗机构保管;需要检验的,应当由双方共同指定的、依法具有检验资格的检验机构进行检验;双方无法共同指定时,由卫生行政部门指定。

疑似输血引起不良后果,需要对血液进行封存保留的,医疗机构应当通知提供该血液的采供血机构派员到场。

第十八条　患者死亡,医患双方当事人不能确定死因或者对死因有异议的,应当在患者死亡后 48 小时内进行尸检;具备尸体冻存条件的,可以延长至 7 日。尸检应当经死者近亲属同意并签字。

尸检应当由按照国家有关规定取得相应资格的机构和病理解剖专业技术人员进行。承担尸检任务的机构和病理解剖专业技术人员有进行尸检的义务。

医疗事故争议双方当事人可以请法医病理学人员参加尸检,也可以委派代表观察尸检过程。拒绝或者拖延尸检,超过规定时间,影响对死因判定的,由拒绝或者拖延的一方承担责任。

第十九条　患者在医疗机构内死亡的,尸体应当立即移放太平间。死者尸体存放时间一般不得超过 2 周。逾期不处理的尸体,经医疗机构所在地卫生行政部门批准,并报经同级公安部门备案后,由医疗机构按照规定进行处理。

第三章　医疗事故的技术鉴定

第二十条　卫生行政部门接到医疗机构关于重大医疗过失行为的报告或者医疗事故争议当事人要求处理医疗事故争议的申请后,对需要进行医疗事故技术鉴定的,应当交由负责医疗事故技术鉴定工作的医学会组织鉴定;医患双方协商解决医疗事故争议,需要进行医疗事故技术鉴定的,由双方当事人共同委托负责医疗事故技术鉴定工作的医学会组织鉴定。

第二十一条　设区的市级地方医学会和省、自治区、直辖市直接管辖的县(市)地方医学会负责组织首次医疗事故技术鉴定工作。省、自治区、直辖市地方医学会负责组织再次鉴定工作。

必要时,中华医学会可以组织疑难、复杂并在全国有重大影响的医疗事故争议的技术鉴定工作。

第二十二条　当事人对首次医疗事故技术鉴定结论不服的,可以自收到首次鉴定结论之日起 15 日内向医疗机构所在地卫生行政部门提出再次鉴定的申请。

第二十三条　负责组织医疗事故技术鉴定工作的医学会应当建立专家库。

专家库由具备下列条件的医疗卫生专业技术人员组成:

(一) 有良好的业务素质和执业品德;

(二) 受聘于医疗卫生机构或者医学教学、科研机构并担任相应专业高级技术职务 3 年以上。

符合前款第(一)项规定条件并具备高级技术任职资格的法医可以受聘进入专家库。

负责组织医疗事故技术鉴定工作的医学会依照本条例规定聘请医疗卫生专业技术人员和法医进入专家库,可以不受行政区域的限制。

第二十四条　医疗事故技术鉴定,由负责组织医疗事故技术鉴定工作的医学会组织专家鉴定组进行。

参加医疗事故技术鉴定的相关专业的专家,由医患双方在医学会主持下从专家库中随机抽取。在特殊情况下,医学会根据医疗事故技术鉴定工作的需要,可以组织医患双方在其他医学会建立的专家库中随机抽取相关专业的专家参加鉴定或者函件咨询。

符合本条例第二十三条规定条件的医疗卫生专业技术人员和法医有义务受聘进入专家库,并承担医疗事故技术鉴定工作。

第二十五条　专家鉴定组进行医疗事故技术鉴定,实行合议制。专家鉴定组人数为单数,涉及的主要学科的专家一般不得少于鉴定组成员的二分之一;涉及死因、伤残等级鉴定的,并应当从专家库中随机抽取法医参加专家鉴定组。

第二十六条 专家鉴定组成员有下列情形之一的,应当回避,当事人也可以以口头或者书面的方式申请其回避:

(一)是医疗事故争议当事人或者当事人的近亲属的;

(二)与医疗事故争议有利害关系的;

(三)与医疗事故争议当事人有其他关系,可能影响公正鉴定的。

第二十七条 专家鉴定组依照医疗卫生管理法律、行政法规、部门规章和诊疗护理规范、常规,运用医学科学原理和专业知识,独立进行医疗事故技术鉴定,对医疗事故进行鉴别和判定,为处理医疗事故争议提供医学依据。

任何单位或者个人不得干扰医疗事故技术鉴定工作,不得威胁、利诱、辱骂、殴打专家鉴定组成员。

专家鉴定组成员不得接受双方当事人的财物或者其他利益。

第二十八条 负责组织医疗事故技术鉴定工作的医学会应当自受理医疗事故技术鉴定之日起5日内通知医疗事故争议双方当事人提交进行医疗事故技术鉴定所需的材料。

当事人应当自收到医学会的通知之日起10日内提交有关医疗事故技术鉴定的材料、书面陈述及答辩。医疗机构提交的有关医疗事故技术鉴定的材料应当包括下列内容:

(一)住院患者的病程记录、死亡病例讨论记录、疑难病例讨论记录、会诊意见、上级医师查房记录等病历资料原件;

(二)住院患者的住院志、体温单、医嘱单、化验单(检验报告)、医学影像检查资料、特殊检查同意书、手术同意书、手术及麻醉记录单、病理资料、护理记录等病历资料原件;

(三)抢救急危患者,在规定时间内补记的病历资料原件;

(四)封存保留的输液、注射用物品和血液、药物等实物,或者依法具有检验资格的检验机构对这些物品、实物作出的检验报告;

(五)与医疗事故技术鉴定有关的其他材料。

在医疗机构建有病历档案的门诊、急诊患者,其病历资料由医疗机构提供;没有在医疗机构建立病历档案的,由患者提供。

医患双方应当依照本条例的规定提交相关材料。医疗机构无正当理由未依照本条例的规定如实提供相关材料,导致医疗事故技术鉴定不能进行的,应当承担责任。

第二十九条 负责组织医疗事故技术鉴定工作的医学会应当自接到当事人提交的有关医疗事故技术鉴定的材料、书面陈述及答辩之日起45日内组织鉴定并出具医疗事故技术鉴定书。

负责组织医疗事故技术鉴定工作的医学会可以向双方当事人调查取证。

第三十条 专家鉴定组应当认真审查双方当事人提交的材料,听取双方当事人的陈述及答辩并进行核实。

双方当事人应当按照本条例的规定如实提交进行医疗事故技术鉴定所需要的材料,并积极配合调查。当事人任何一方不予配合,影响医疗事故技术鉴定的,由不予配合的一方承担责任。

第三十一条 专家鉴定组应当在事实清楚、证据确凿的基础上,综合分析患者的病情和个体差异,作出鉴定结论,并制作医疗事故技术鉴定书。鉴定结论以专家鉴定组成员的过半数通过。鉴定过程应当如实记载。

医疗事故技术鉴定书应当包括下列主要内容：

（一）双方当事人的基本情况及要求；

（二）当事人提交的材料和负责组织医疗事故技术鉴定工作的医学会的调查材料；

（三）对鉴定过程的说明；

（四）医疗行为是否违反医疗卫生管理法律、行政法规、部门规章和诊疗护理规范、常规；

（五）医疗过失行为与人身损害后果之间是否存在因果关系；

（六）医疗过失行为在医疗事故损害后果中的责任程度；

（七）医疗事故等级；

（八）对医疗事故患者的医疗护理医学建议。

第三十二条　医疗事故技术鉴定办法由国务院卫生行政部门制定。

第三十三条　有下列情形之一的，不属于医疗事故：

（一）在紧急情况下为抢救垂危患者生命而采取紧急医学措施造成不良后果的；

（二）在医疗活动中由于患者病情异常或者患者体质特殊而发生医疗意外的；

（三）在现有医学科学技术条件下，发生无法预料或者不能防范的不良后果的；

（四）无过错输血感染造成不良后果的；

（五）因患方原因延误诊疗导致不良后果的；

（六）因不可抗力造成不良后果的。

第三十四条　医疗事故技术鉴定，可以收取鉴定费用。经鉴定，属于医疗事故的，鉴定费用由医疗机构支付；不属于医疗事故的，鉴定费用由提出医疗事故处理申请的一方支付。鉴定费用标准由省、自治区、直辖市人民政府价格主管部门会同同级财政部门、卫生行政部门规定。

第四章　医疗事故的行政处理与监督

第三十五条　卫生行政部门应当依照本条例和有关法律、行政法规、部门规章的规定，对发生医疗事故的医疗机构和医务人员作出行政处理。

第三十六条　卫生行政部门接到医疗机构关于重大医疗过失行为的报告后，除责令医疗机构及时采取必要的医疗救治措施，防止损害后果扩大外，应当组织调查，判定是否属于医疗事故；对不能判定是否属于医疗事故的，应当依照本条例的有关规定交由负责医疗事故技术鉴定工作的医学会组织鉴定。

第三十七条　发生医疗事故争议，当事人申请卫生行政部门处理的，应当提出书面申请。申请书应当载明申请人的基本情况、有关事实、具体请求及理由等。

当事人自知道或者应当知道其身体健康受到损害之日起1年内，可以向卫生行政部门提出医疗事故争议处理申请。

第三十八条　发生医疗事故争议，当事人申请卫生行政部门处理的，由医疗机构所在地的县级人民政府卫生行政部门受理。医疗机构所在地是直辖市的，由医疗机构所在地的区、县人民政府卫生行政部门受理。

有下列情形之一的，县级人民政府卫生行政部门应当自接到医疗机构的报告或者当事人提出医疗事故争议处理申请之日起7日内移送上一级人民政府卫生行政部门处理：

（一）患者死亡；

（二）可能为二级以上的医疗事故；

（三）国务院卫生行政部门和省、自治区、直辖市人民政府卫生行政部门规定的其他情形。

第三十九条 卫生行政部门应当自收到医疗事故争议处理申请之日起10日内进行审查，作出是否受理的决定。对符合本条例规定，予以受理，需要进行医疗事故技术鉴定的，应当自作出受理决定之日起5日内将有关材料交由负责医疗事故技术鉴定工作的医学会组织鉴定并书面通知申请人；对不符合本条例规定，不予受理的，应当书面通知申请人并说明理由。

当事人对首次医疗事故技术鉴定结论有异议，申请再次鉴定的，卫生行政部门应当自收到申请之日起7日内交由省、自治区、直辖市地方医学会组织再次鉴定。

第四十条 当事人既向卫生行政部门提出医疗事故争议处理申请，又向人民法院提起诉讼的，卫生行政部门不予受理；卫生行政部门已经受理的，应当终止处理。

第四十一条 卫生行政部门收到负责组织医疗事故技术鉴定工作的医学会出具的医疗事故技术鉴定书后，应当对参加鉴定的人员资格和专业类别、鉴定程序进行审核；必要时，可以组织调查，听取医疗事故争议双方当事人的意见。

第四十二条 卫生行政部门经审核，对符合本条例规定作出的医疗事故技术鉴定结论，应当作为对发生医疗事故的医疗机构和医务人员作出行政处理以及进行医疗事故赔偿调解的依据；经审核，发现医疗事故技术鉴定不符合本条例规定的，应当要求重新鉴定。

第四十三条 医疗事故争议由双方当事人自行协商解决的，医疗机构应当自协商解决之日起7日内向所在地卫生行政部门作出书面报告，并附具协议书。

第四十四条 医疗事故争议经人民法院调解或者判决解决的，医疗机构应当自收到生效的人民法院的调解书或者判决书之日起7日内向所在地卫生行政部门作出书面报告，并附具调解书或者判决书。

第四十五条 县级以上地方人民政府卫生行政部门应当按照规定逐级将当地发生的医疗事故以及依法对发生医疗事故的医疗机构和医务人员作出行政处理的情况，上报国务院卫生行政部门。

第五章 医疗事故的赔偿

第四十六条 发生医疗事故的赔偿等民事责任争议，医患双方可以协商解决；不愿意协商或者协商不成的，当事人可以向卫生行政部门提出调解申请，也可以直接向人民法院提起民事诉讼。

第四十七条 双方当事人协商解决医疗事故的赔偿等民事责任争议的，应当制作协议书。协议书应当载明双方当事人的基本情况和医疗事故的原因、双方当事人共同认定的医疗事故等级以及协商确定的赔偿数额等，并由双方当事人在协议书上签名。

第四十八条 已确定为医疗事故的，卫生行政部门应医疗事故争议双方当事人请求，可以进行医疗事故赔偿调解。调解时，应当遵循当事人双方自愿原则，并应当依据本条例的规定计算赔偿数额。

经调解，双方当事人就赔偿数额达成协议的，制作调解书，双方当事人应当履行；调解不成或者经调解达成协议后一方反悔的，卫生行政部门不再调解。

第四十九条　医疗事故赔偿,应当考虑下列因素,确定具体赔偿数额:

(一)医疗事故等级;

(二)医疗过失行为在医疗事故损害后果中的责任程度;

(三)医疗事故损害后果与患者原有疾病状况之间的关系。

不属于医疗事故的,医疗机构不承担赔偿责任。

第五十条　医疗事故赔偿,按照下列项目和标准计算:

(一)医疗费:按照医疗事故对患者造成的人身损害进行治疗所发生的医疗费用计算,凭据支付,但不包括原发病医疗费用。结案后确实需要继续治疗的,按照基本医疗费用支付。

(二)误工费:患者有固定收入的,按照本人因误工减少的固定收入计算,对收入高于医疗事故发生地上一年度职工年平均工资3倍以上的,按照3倍计算;无固定收入的,按照医疗事故发生地上一年度职工年平均工资计算。

(三)住院伙食补助费:按照医疗事故发生地国家机关一般工作人员的出差伙食补助标准计算。

(四)陪护费:患者住院期间需要专人陪护的,按照医疗事故发生地上一年度职工年平均工资计算。

(五)残疾生活补助费:根据伤残等级,按照医疗事故发生地居民年平均生活费计算,自定残之月起最长赔偿30年;但是,60周岁以上的,不超过15年;70周岁以上的,不超过5年。

(六)残疾用具费:因残疾需要配置补偿功能器具的,凭医疗机构证明,按照普及型器具的费用计算。

(七)丧葬费:按照医疗事故发生地规定的丧葬费补助标准计算。

(八)被扶养人生活费:以死者生前或者残疾者丧失劳动能力前实际扶养且没有劳动能力的人为限,按照其户籍所在地或者居所地居民最低生活保障标准计算。对不满16周岁的,扶养到16周岁。对年满16周岁但无劳动能力的,扶养20年;但是,60周岁以上的,不超过15年;70周岁以上的,不超过5年。

(九)交通费:按照患者实际必需的交通费用计算,凭据支付。

(十)住宿费:按照医疗事故发生地国家机关一般工作人员的出差住宿补助标准计算,凭据支付。

(十一)精神损害抚慰金:按照医疗事故发生地居民年平均生活费计算。造成患者死亡的,赔偿年限最长不超过6年;造成患者残疾的,赔偿年限最长不超过3年。

第五十一条　参加医疗事故处理的患者近亲属所需交通费、误工费、住宿费,参照本条例第五十条的有关规定计算,计算费用的人数不超过2人。

医疗事故造成患者死亡的,参加丧葬活动的患者的配偶和直系亲属所需交通费、误工费、住宿费,参照本条例第五十条的有关规定计算,计算费用的人数不超过2人。

第五十二条　医疗事故赔偿费用,实行一次性结算,由承担医疗事故责任的医疗机构支付。

第六章　罚　则

第五十三条　卫生行政部门的工作人员在处理医疗事故过程中违反本条例的规定,利用职务上的便利收受他人财物或者其他利益,滥用职权,玩忽职守,或者发现违法行为不予查处,造成严重后果的,依照刑法关于受贿罪、滥用职权罪、玩忽职守罪或者其他有关罪的规定,依法追究刑事责任;尚不够刑事处罚的,依法给予降级或者撤职的行政处分。

第五十四条　卫生行政部门违反本条例的规定,有下列情形之一的,由上级卫生行政部门给予警告并责令限期改正;情节严重的,对负有责任的主管人员和其他直接责任人员依法给予行政处分:

(一)接到医疗机构关于重大医疗过失行为的报告后,未及时组织调查的;

(二)接到医疗事故争议处理申请后,未在规定时间内审查或者移送上一级人民政府卫生行政部门处理的;

(三)未将应当进行医疗事故技术鉴定的重大医疗过失行为或者医疗事故争议移交医学会组织鉴定的;

(四)未按照规定逐级将当地发生的医疗事故以及依法对发生医疗事故的医疗机构和医务人员的行政处理情况上报的;

(五)未依照本条例规定审核医疗事故技术鉴定书的。

第五十五条　医疗机构发生医疗事故的,由卫生行政部门根据医疗事故等级和情节,给予警告;情节严重的,责令限期停业整顿直至由原发证部门吊销执业许可证,对负有责任的医务人员依照刑法关于医疗事故罪的规定,依法追究刑事责任;尚不够刑事处罚的,依法给予行政处分或者纪律处分。

对发生医疗事故的有关医务人员,除依照前款处罚外,卫生行政部门并可以责令暂停6个月以上1年以下执业活动;情节严重的,吊销其执业证书。

第五十六条　医疗机构违反本条例的规定,有下列情形之一的,由卫生行政部门责令改正;情节严重的,对负有责任的主管人员和其他直接责任人员依法给予行政处分或者纪律处分:

(一)未如实告知患者病情、医疗措施和医疗风险的;

(二)没有正当理由,拒绝为患者提供复印或者复制病历资料服务的;

(三)未按照国务院卫生行政部门规定的要求书写和妥善保管病历资料的;

(四)未在规定时间内补记抢救工作病历内容的;

(五)未按照本条例的规定封存、保管和启封病历资料和实物的;

(六)未设置医疗服务质量监控部门或者配备专(兼)职人员的;

(七)未制定有关医疗事故防范和处理预案的;

(八)未在规定时间内向卫生行政部门报告重大医疗过失行为的;

(九)未按照本条例的规定向卫生行政部门报告医疗事故的;

(十)未按照规定进行尸检和保存、处理尸体的。

第五十七条　参加医疗事故技术鉴定工作的人员违反本条例的规定,接受申请鉴定双方或者一方当事人的财物或者其他利益,出具虚假医疗事故技术鉴定书,造成严重后果的,依照刑法关于受贿罪的规定,依法追究刑事责任;尚不够刑事处罚的,由原发证部门吊销其执业证书或者资格证书。

第五十八条　医疗机构或者其他有关机构违反本条例的规定,有下列情形之一的,由卫生行政部门责令改正,给予警告;对负有责任的主管人员和其他直接责任人员依法给予行政处分或者纪律处分;情节严重的,由原发证部门吊销其执业证书或者资格证书:

（一）承担尸检任务的机构没有正当理由,拒绝进行尸检的;

（二）涂改、伪造、隐匿、销毁病历资料的。

第五十九条 以医疗事故为由,寻衅滋事、抢夺病历资料,扰乱医疗机构正常医疗秩序和医疗事故技术鉴定工作,依照刑法关于扰乱社会秩序罪的规定,依法追究刑事责任;尚不够刑事处罚的,依法给予治安管理处罚。

第七章 附 则

第六十条 本条例所称医疗机构,是指依照《医疗机构管理条例》的规定取得《医疗机构执业许可证》的机构。

县级以上城市从事计划生育技术服务的机构依照《计划生育技术服务管理条例》的规定开展与计划生育有关的临床医疗服务,发生的计划生育技术服务事故,依照本条例的有关规定处理;但是,其中不属于医疗机构的县级以上城市从事计划生育技术服务的机构发生的计划生育技术服务事故,由计划生育行政部门行使依照本条例有关规定由卫生行政部门承担的受理、交由负责医疗事故技术鉴定工作的医学会组织鉴定和赔偿调解的职能;对发生计划生育技术服务事故的该机构及其有关责任人员,依法进行处理。

第六十一条 非法行医,造成患者人身损害,不属于医疗事故,触犯刑律的,依法追究刑事责任;有关赔偿,由受害人直接向人民法院提起诉讼。

第六十二条 军队医疗机构的医疗事故处理办法,由中国人民解放军卫生主管部门会同国务院卫生行政部门依据本条例制定。

第六十三条 本条例自 2002 年 9 月 1 日起施行。1987 年 6 月 29 日国务院发布的《医疗事故处理办法》同时废止。本条例施行前已经处理结案的医疗事故争议,不再重新处理。

《中华人民共和国人口与计划生育法修正案》

（2001 年 12 月 29 日第九届全国人民代表大会常务委员会第二十五次会议通过 根据 2015 年 12 月 27 日第十二届全国人民代表大会常务委员会第十八次会议《关于修改〈中华人民共和国人口与计划生育法〉的决定》修正）

第一章 总 则

第一条 为了实现人口与经济、社会、资源、环境的协调发展,推行计划生育,维护公民的合法权益,促进家庭幸福、民族繁荣与社会进步,根据宪法,制定本法。

第二条 我国是人口众多的国家,实行计划生育是国家的基本国策。

国家采取综合措施,控制人口数量,提高人口素质。

国家依靠宣传教育、科学技术进步、综合服务、建立健全奖励和社会保障制度,开展人口与计划生育工作。

第三条 开展人口与计划生育工作,应当与增加妇女受教育和就业机会、增进妇女健康、提高妇女地位相结合。

第四条 各级人民政府及其工作人员在推行计划生育工作中应当严格依法行政,文明执法,不得侵犯公民的合法权益。

计划生育行政部门及其工作人员依法执行公务受法律保护。

第五条　国务院领导全国的人口与计划生育工作。

地方各级人民政府领导本行政区域内的人口与计划生育工作。

第六条　国务院计划生育行政部门负责全国计划生育工作和与计划生育有关的人口工作。

县级以上地方各级人民政府计划生育行政部门负责本行政区域内的计划生育工作和与计划生育有关的人口工作。

县级以上各级人民政府其他有关部门在各自的职责范围内,负责有关的人口与计划生育工作。

第七条　工会、共产主义青年团、妇女联合会及计划生育协会等社会团体、企业事业组织和公民应当协助人民政府开展人口与计划生育工作。

第八条　国家对在人口与计划生育工作中作出显著成绩的组织和个人,给予奖励。

第二章　人口发展规划的制定与实施

第九条　国务院编制人口发展规划,并将其纳入国民经济和社会发展计划。

县级以上地方各级人民政府根据全国人口发展规划以及上一级人民政府人口发展规划,结合当地实际情况编制本行政区域的人口发展规划,并将其纳入国民经济和社会发展计划。

第十条　县级以上各级人民政府根据人口发展规划,制定人口与计划生育实施方案并组织实施。

县级以上各级人民政府计划生育行政部门负责实施人口与计划生育实施方案的日常工作。

乡、民族乡、镇的人民政府和城市街道办事处负责本管辖区域内的人口与计划生育工作,贯彻落实人口与计划生育实施方案。

第十一条　人口与计划生育实施方案应当规定控制人口数量,加强母婴保健,提高人口素质的措施。

第十二条　村民委员会、居民委员会应当依法做好计划生育工作。

机关、部队、社会团体、企业事业组织应当做好本单位的计划生育工作。

第十三条　计划生育、教育、科技、文化、卫生、民政、新闻出版、广播电视等部门应当组织开展人口与计划生育宣传教育。

大众传媒负有开展人口与计划生育的社会公益性宣传的义务。

学校应当在学生中,以符合受教育者特征的适当方式,有计划地开展生理卫生教育、青春期教育或者性健康教育。

第十四条　流动人口的计划生育工作由其户籍所在地和现居住地的人民政府共同负责管理,以现居住地为主。

第十五条　国家根据国民经济和社会发展状况逐步提高人口与计划生育经费投入的总体水平。各级人民政府应当保障人口与计划生育工作必要的经费。

各级人民政府应当对贫困地区、少数民族地区开展人口与计划生育工作给予重点扶持。

国家鼓励社会团体、企业事业组织和个人为人口与计划生育工作提供捐助。

任何单位和个人不得截留、克扣、挪用人口与计划生育工作费用。

第十六条　国家鼓励开展人口与计划生育领域的科学研究和对外交流与合作。

第三章　生育调节

第十七条　公民有生育的权利，也有依法实行计划生育的义务，夫妻双方在实行计划生育中负有共同的责任。

第十八条　国家提倡一对夫妻生育两个子女。

符合法律、法规规定条件的，可以要求安排再生育子女。具体办法由省、自治区、直辖市人民代表大会或者其常务委员会规定。

少数民族也要实行计划生育，具体办法由省、自治区、直辖市人民代表大会或者其常务委员会规定。

夫妻双方户籍所在地的省、自治区、直辖市之间关于再生育子女的规定不一致的，按照有利于当事人的原则适用。

第十九条　实行计划生育，以避孕为主。

国家创造条件，保障公民知情选择安全、有效、适宜的避孕节育措施。实施避孕节育手术，应当保证受术者的安全。

第二十条　育龄夫妻自主选择计划生育避孕节育措施，预防和减少非意愿妊娠。

第二十一条　实行计划生育的育龄夫妻免费享受国家规定的基本项目的计划生育技术服务。

前款规定所需经费，按照国家有关规定列入财政预算或者由社会保险予以保障。

第二十二条　禁止歧视、虐待生育女婴的妇女和不育的妇女。

禁止歧视、虐待、遗弃女婴。

第四章　奖励与社会保障

第二十三条　国家对实行计划生育的夫妻，按照规定给予奖励。

第二十四条　国家建立、健全基本养老保险、基本医疗保险、生育保险和社会福利等社会保障制度，促进计划生育。

国家鼓励保险公司举办有利于计划生育的保险项目。

有条件的地方可以根据政府引导、农民自愿的原则，在农村实行多种形式的养老保障办法。

第二十五条　符合法律、法规规定生育子女的夫妻，可以获得延长生育假的奖励或者其他福利待遇。

第二十六条　妇女怀孕、生育和哺乳期间，按照国家有关规定享受特殊劳动保护并可以获得帮助和补偿。

公民实行计划生育手术，享受国家规定的休假；地方人民政府可以给予奖励。

第二十七条　在国家提倡一对夫妻生育一个子女期间，自愿终身只生育一个子女的夫妻，国家发给《独生子女父母光荣证》。

获得《独生子女父母光荣证》的夫妻，按照国家和省、自治区、直辖市有关规定享受独生子女父母奖励。

法律、法规或者规章规定给予获得《独生子女父母光荣证》的夫妻奖励的措施中由其所在单位落实的，有关单位应当执行。

获得《独生子女父母光荣证》的夫妻，独生子女发生意外伤残、死亡的，按照规定获得扶助。

在国家提倡一对夫妻生育一个子女期间,按照规定应当享受计划生育家庭老年人奖励扶助的,继续享受相关奖励扶助。

第二十八条 地方各级人民政府对农村实行计划生育的家庭发展经济,给予资金、技术、培训等方面的支持、优惠;对实行计划生育的贫困家庭,在扶贫贷款、以工代赈、扶贫项目和社会救济等方面给予优先照顾。

第二十九条 本章规定的奖励措施,省、自治区、直辖市和较大的市的人民代表大会及其常务委员会或者人民政府可以依据本法和有关法律、行政法规的规定,结合当地实际情况,制定具体实施办法。

第五章 计划生育技术服务

第三十条 国家建立婚前保健、孕产期保健制度,防止或者减少出生缺陷,提高出生婴儿健康水平。

第三十一条 各级人民政府应当采取措施,保障公民享有计划生育技术服务,提高公民的生殖健康水平。

第三十二条 地方各级人民政府应当合理配置、综合利用卫生资源,建立、健全由计划生育技术服务机构和从事计划生育技术服务的医疗、保健机构组成的计划生育技术服务网络,改善技术服务设施和条件,提高技术服务水平。

第三十三条 计划生育技术服务机构和从事计划生育技术服务的医疗、保健机构应当在各自的职责范围内,针对育龄人群开展人口与计划生育基础知识宣传教育,对已婚育龄妇女开展孕情检查、随访服务工作,承担计划生育、生殖保健的咨询、指导和技术服务。

第三十四条 计划生育技术服务人员应当指导实行计划生育的公民选择安全、有效、适宜的避孕措施。

对已生育子女的夫妻,提倡选择长效避孕措施。

国家鼓励计划生育新技术、新药具的研究、应用和推广。

第三十五条 严禁利用超声技术和其他技术手段进行非医学需要的胎儿性别鉴定;严禁非医学需要的选择性别的人工终止妊娠。

第六章 法 律 责 任

第三十六条 违反本法规定,有下列行为之一的,由计划生育行政部门或者卫生行政部门依据职权责令改正,给予警告,没收违法所得;违法所得一万元以上的,处违法所得二倍以上六倍以下的罚款;没有违法所得或者违法所得不足一万元的,处一万元以上三万元以下的罚款;情节严重的,由原发证机关吊销执业证书;构成犯罪的,依法追究刑事责任:

(一)非法为他人施行计划生育手术的;

(二)利用超声技术和其他技术手段为他人进行非医学需要的胎儿性别鉴定或者选择性别的人工终止妊娠的;

(三)进行假医学鉴定、出具假计划生育证明的。

第三十七条 伪造、变造、买卖计划生育证明,由计划生育行政部门没收违法所得,违法所得五千元以上的,处违法所得二倍以上十倍以下的罚款;没有违法所得或者违法所得不足五千元的,处五千元以上二万元以下的罚款;构成犯罪的,依法追究刑事责任。

以不正当手段取得计划生育证明的,由计划生育行政部门取消其计划生育证明;出具证明的单位有过错的,对直接负责的主管人员和其他直接责任人员依法给予行政处分。

第三十八条 计划生育技术服务人员违章操作或者延误抢救、诊治,造成严重后果的,依照有关法律、行政法规的规定承担相应的法律责任。

第三十九条 国家机关工作人员在计划生育工作中,有下列行为之一,构成犯罪的,依法追究刑事责任;尚不构成犯罪的,依法给予行政处分;有违法所得的,没收违法所得:

(一)侵犯公民人身权、财产权和其他合法权益的;

(二)滥用职权、玩忽职守、徇私舞弊的;

(三)索取、收受贿赂的;

(四)截留、克扣、挪用、贪污计划生育经费或者社会抚养费的;

(五)虚报、瞒报、伪造、篡改或者拒报人口与计划生育统计数据的。

第四十条 违反本法规定,不履行协助计划生育管理义务的,由有关地方人民政府责令改正,并给予通报批评;对直接负责的主管人员和其他直接责任人员依法给予行政处分。

第四十一条 不符合本法第十八条规定生育子女的公民,应当依法缴纳社会抚养费。

未在规定的期限内足额缴纳应当缴纳的社会抚养费的,自欠缴之日起,按照国家有关规定加收滞纳金;仍不缴纳的,由作出征收决定的计划生育行政部门依法向人民法院申请强制执行。

第四十二条 按照本法第四十一条规定缴纳社会抚养费的人员,是国家工作人员的,还应当依法给予行政处分;其他人员还应当由其所在单位或者组织给予纪律处分。

第四十三条 拒绝、阻碍计划生育行政部门及其工作人员依法执行公务的,由计划生育行政部门给予批评教育并予以制止;构成违反治安管理行为的,依法给予治安管理处罚;构成犯罪的,依法追究刑事责任。

第四十四条 公民、法人或者其他组织认为行政机关在实施计划生育管理过程中侵犯其合法权益,可以依法申请行政复议或者提起行政诉讼。

第七章 附 则

第四十五条 流动人口计划生育工作的具体管理办法、计划生育技术服务的具体管理办法和社会抚养费的征收管理办法,由国务院制定。

第四十六条 中国人民解放军执行本法的具体办法,由中央军事委员会依据本法制定。

第四十七条 本决定自 2016 年 1 月 1 日起施行。

《计划生育技术服务管理条例》

中华人民共和国国务院令(第 428 号)

第一章 总 则

第一条 为了加强对计划生育技术服务工作的管理,控制人口数量,提高人口素质,保障公民的生殖健康权利,制定本条例。

第二条 在中华人民共和国境内从事计划生育技术服务活动的机构及其人员应当遵守

本条例。

第三条　计划生育技术服务实行国家指导和个人自愿相结合的原则。

公民享有避孕方法的知情选择权。国家保障公民获得适宜的计划生育技术服务的权利。

国家向农村实行计划生育的育龄夫妻免费提供避孕、节育技术服务,所需经费由地方财政予以保障,中央财政对西部困难地区给予适当补助。

第四条　国务院计划生育行政部门负责管理全国计划生育技术服务工作。国务院卫生行政等有关部门在各自的职责范围内,配合计划生育行政部门做好计划生育技术服务工作。

第五条　计划生育技术服务网络由计划生育技术服务机构和从事计划生育技术服务的医疗、保健机构组成,并纳入区域卫生规划。

国家依靠科技进步提高计划生育技术服务质量,鼓励研究、开发、引进和推广计划生育新技术、新药具。

第二章　技术服务

第六条　计划生育技术服务包括计划生育技术指导、咨询以及与计划生育有关的临床医疗服务。

第七条　计划生育技术指导、咨询包括下列内容:

(一)生殖健康科普宣传、教育、咨询;

(二)提供避孕药具及相关的指导、咨询、随访;

(三)对已经施行避孕、节育手术和输卵(精)管复通手术的,提供相关的咨询、随访。

第八条　县级以上城市从事计划生育技术服务的机构可以在批准的范围内开展下列与计划生育有关的临床医疗服务:

(一)避孕和节育的医学检查;

(二)计划生育手术并发症和计划生育药具不良反应的诊断、治疗;

(三)施行避孕、节育手术和输卵(精)管复通手术;

(四)开展围绕生育、节育、不育的其他生殖保健项目。具体项目由国务院计划生育行政部门、卫生行政部门共同规定。

第九条　乡级计划生育技术服务机构可以在批准的范围内开展下列计划生育技术服务项目:

(一)放置宫内节育器;

(二)取出宫内节育器;

(三)输卵(精)管结扎术;

(四)早期人工终止妊娠术。

乡级计划生育技术服务机构开展上述全部或者部分项目的,应当依照本条例的规定,向所在地设区的市级人民政府计划生育行政部门提出申请。设区的市级人民政府计划生育行政部门应当根据其申请的项目,进行逐项审查。对符合本条例规定条件的,应当予以批准,并在其执业许可证上注明获准开展的项目。

第十条　乡级计划生育技术服务机构申请开展本条例第九条规定的项目,应当具备下列条件:

(一)具有1名以上执业医师或者执业助理医师;其中,申请开展输卵(精)管结扎术、早

期人工终止妊娠术的,必须具备1名以上执业医师;

（二）具有与申请开展的项目相适应的诊疗设备;

（三）具有与申请开展的项目相适应的抢救设施、设备、药品和能力,并具有转诊条件;

（四）具有保证技术服务安全和服务质量的管理制度;

（五）符合与申请开展的项目有关的技术标准和条件。

具体的技术标准和条件由国务院卫生行政部门会同国务院计划生育行政部门制定。

第十一条 各级计划生育行政部门和卫生行政部门应当定期互相通报开展与计划生育有关的临床医疗服务的审批情况。

计划生育技术服务机构开展本条例第八条、第九条规定以外的其他临床医疗服务,应当依照《医疗机构管理条例》的有关规定进行申请、登记和执业。

第十二条 因生育病残儿要求再生育的,应当向县级人民政府计划生育行政部门申请医学鉴定,经县级人民政府计划生育行政部门初审同意后,由设区的市级人民政府计划生育行政部门组织医学专家进行医学鉴定;当事人对医学鉴定有异议的,可以向省、自治区、直辖市人民政府计划生育行政部门申请再鉴定。省、自治区、直辖市人民政府计划生育行政部门组织的医学鉴定为终局鉴定。具体办法由国务院计划生育行政部门会同国务院卫生行政部门制定。

第十三条 向公民提供的计划生育技术服务和药具应当安全、有效,符合国家规定的质量技术标准。

第十四条 国务院计划生育行政部门定期编制并发布计划生育技术、药具目录,指导列入目录的计划生育技术、药具的推广和应用。

第十五条 开展计划生育科技项目和计划生育国际合作项目,应当经国务院计划生育行政部门审核批准,并接受项目实施地县级以上地方人民政府计划生育行政部门的监督管理。

第十六条 涉及计划生育技术的广告,其内容应当经省、自治区、直辖市人民政府计划生育行政部门审查同意。

第十七条 从事计划生育技术服务的机构施行避孕、节育手术、特殊检查或者特殊治疗时,应当征得受术者本人同意,并保证受术者的安全。

第十八条 任何机构和个人不得进行非医学需要的胎儿性别鉴定或者选择性别的人工终止妊娠。

第三章 机构及其人员

第十九条 从事计划生育技术服务的机构包括计划生育技术服务机构和从事计划生育技术服务的医疗、保健机构。

第二十条 从事计划生育技术服务的机构,必须符合国务院计划生育行政部门规定的设置标准。

第二十一条 设立计划生育技术服务机构,由设区的市级以上地方人民政府计划生育行政部门批准,发给《计划生育技术服务机构执业许可证》,并在《计划生育技术服务机构执业许可证》上注明获准开展的计划生育技术服务项目。

第二十二条 从事计划生育技术服务的医疗、保健机构,由县级以上地方人民政府卫生行政部门审查批准,在其《医疗机构执业许可证》上注明获准开展的计划生育技术服务项目,并向同级计划生育行政部门通报。

第二十三条 乡、镇已有医疗机构的,不再新设立计划生育技术服务机构;但是,医疗机构内必须设有计划生育技术服务科(室),专门从事计划生育技术服务工作。乡、镇既有医疗机构,又有计划生育技术服务机构的,各自在批准的范围内开展计划生育技术服务工作。乡、镇没有医疗机构,需要设立计划生育技术服务机构的,应当依照本条例第二十一条的规定从严审批。

第二十四条 计划生育技术服务机构从事产前诊断的,应当经省、自治区、直辖市人民政府计划生育行政部门同意后,由同级卫生行政部门审查批准,并报国务院计划生育行政部门和国务院卫生行政部门备案。

从事计划生育技术服务的机构使用辅助生育技术治疗不育症的,由省级以上人民政府卫生行政部门审查批准,并向同级计划生育行政部门通报。使用辅助生育技术治疗不育症的具体管理办法,由国务院卫生行政部门会同国务院计划生育行政部门制定。使用辅助生育技术治疗不育症的技术规范,由国务院卫生行政部门征求国务院计划生育行政部门意见后制定。

第二十五条 从事计划生育技术服务的机构的执业许可证明文件每三年由原批准机关校验一次。

从事计划生育技术服务的机构的执业许可证明文件不得买卖、出借、出租,不得涂改、伪造。

从事计划生育技术服务的机构的执业许可证明文件遗失的,应当自发现执业许可证明文件遗失之日起30日内向原发证机关申请补发。

第二十六条 从事计划生育技术服务的机构应当按照批准的业务范围和服务项目执业,并遵守有关法律、行政法规和国务院卫生行政部门制定的医疗技术常规和抢救与转诊制度。

第二十七条 县级以上地方人民政府计划生育行政部门应当对本行政区域内的计划生育技术服务工作进行定期检查。

第二十八条 国家建立避孕药具流通管理制度。具体办法由国务院药品监督管理部门会同国务院计划生育行政部门及其他有关主管部门制定。

第二十九条 计划生育技术服务人员中依据本条例的规定从事与计划生育有关的临床服务人员,应当依照执业医师法和国家有关护士管理的规定,分别取得执业医师、执业助理医师、乡村医生或者护士的资格,并在依照本条例设立的机构中执业。在计划生育技术服务机构执业的执业医师和执业助理医师应当依照执业医师法的规定向所在地县级以上地方人民政府卫生行政部门申请注册。具体办法由国务院计划生育行政部门、卫生行政部门共同制定。

个体医疗机构不得从事计划生育手术。

第三十条 计划生育技术服务人员必须按照批准的服务范围、服务项目、手术术种从事计划生育技术服务,遵守与执业有关的法律、法规、规章、技术常规、职业道德规范和管理制度。

第四章 监督管理

第三十一条 国务院计划生育行政部门负责全国计划生育技术服务的监督管理工作。

县级以上地方人民政府计划生育行政部门负责本行政区域内计划生育技术服务的监督管理工作。

县级以上人民政府卫生行政部门依据本条例的规定,负责对从事计划生育技术服务的医疗、保健机构的监督管理工作。

第三十二条　国家建立计划生育技术服务统计制度和计划生育技术服务事故、计划生育手术并发症和计划生育药具不良反应的鉴定制度和报告制度。

计划生育手术并发症鉴定和管理办法由国务院计划生育行政部门会同国务院卫生行政部门制定。

从事计划生育技术服务的机构发生计划生育技术服务事故、发现计划生育手术并发症和计划生育药具不良反应的,应当在国务院计划生育行政部门规定的时限内同时向所在地人民政府计划生育行政部门和卫生行政部门报告;对计划生育技术服务重大事故、计划生育手术严重的并发症和计划生育药具严重的或者新出现的不良反应,应当同时逐级向上级人民政府计划生育行政部门、卫生行政部门和国务院计划生育行政部门、卫生行政部门报告。

第三十三条　国务院计划生育行政部门会同国务院卫生行政部门汇总、分析计划生育技术服务事故、计划生育手术并发症和计划生育药具不良反应的数据,并应当及时向有关部门通报。国务院计划生育行政部门应当按照国家有关规定及时公布计划生育技术服务重大事故、计划生育手术严重的并发症和计划生育药具严重的或者新出现的不良反应,并可以授权省、自治区、直辖市计划生育行政部门及时公布和通报本行政区域内计划生育技术服务事故、计划生育手术并发症和计划生育药具不良反应。

第五章　罚　　则

第三十四条　计划生育技术服务机构或者医疗、保健机构以外的机构或者人员违反本条例的规定,擅自从事计划生育技术服务的,由县级以上地方人民政府计划生育行政部门依据职权,责令改正,给予警告,没收违法所得和有关药品、医疗器械;违法所得 5000 元以上的,并处违法所得 2 倍以上 5 倍以下的罚款;没有违法所得或者违法所得不足 5000 元的,并处 5000 元以上 2 万元以下的罚款;造成严重后果,构成犯罪的,依法追究刑事责任。

第三十五条　计划生育技术服务机构违反本条例的规定,未经批准擅自从事产前诊断和使用辅助生育技术治疗不育症的,由县级以上地方人民政府卫生行政部门会同计划生育行政部门依据职权,责令改正,给予警告,没收违法所得和有关药品、医疗器械;违法所得 5000 元以上的,并处违法所得 2 倍以上 5 倍以下的罚款;没有违法所得或者违法所得不足 5000 元的,并处 5000 元以上 2 万元以下的罚款;情节严重的,并由原发证部门吊销计划生育技术服务的执业资格。

第三十六条　违反本条例的规定,逾期不校验计划生育技术服务执业许可证明文件,继续从事计划生育技术服务的,由原发证部门责令限期补办校验手续;拒不校验的,由原发证部门吊销计划生育技术服务的执业资格。

第三十七条　违反本条例的规定,买卖、出借、出租或者涂改、伪造计划生育技术服务执业许可证明文件的,由原发证部门责令改正,没收违法所得;违法所得 3000 元以上的,并处违法所得 2 倍以上 5 倍以下的罚款;没有违法所得或者违法所得不足 3000 元的,并处 3000 元以上 5000 元以下的罚款;情节严重的,并由原发证部门吊销相关的执业资格。

第三十八条　从事计划生育技术服务的机构违反本条例第三条第三款的规定,向农村实行计划生育的育龄夫妻提供避孕、节育技术服务,收取费用的,由县级地方人民政府计划生育行政部门责令退还所收费用,给予警告,并处所收费用2倍以上5倍以下的罚款;情节严重的,并对该机构的正职负责人、直接负责的主管人员和其他直接责任人员给予降级或者撤职的行政处分。

第三十九条　从事计划生育技术服务的机构违反本条例的规定,未经批准擅自扩大计划生育技术服务项目的,由原发证部门责令改正,给予警告,没收违法所得;违法所得5000元以上的,并处违法所得2倍以上5倍以下的罚款;没有违法所得或者违法所得不足5000元的,并处5000元以上2万元以下的罚款;情节严重的,并由原发证部门吊销计划生育技术服务的执业资格。

第四十条　从事计划生育技术服务的机构违反本条例的规定,使用没有依法取得相应的医师资格的人员从事与计划生育技术服务有关的临床医疗服务的,由县级以上人民政府卫生行政部门依据职权,责令改正,没收违法所得;违法所得3000元以上的,并处违法所得1倍以上3倍以下的罚款;没有违法所得或者违法所得不足3000元的,并处3000元以上5000元以下的罚款;情节严重的,并由原发证部门吊销计划生育技术服务的执业资格。

第四十一条　从事计划生育技术服务的机构出具虚假证明文件,构成犯罪的,依法追究刑事责任;尚不构成犯罪的,由原发证部门责令改正,给予警告,没收违法所得;违法所得5000元以上的,并处违法所得2倍以上5倍以下的罚款;没有违法所得或者违法所得不足5000元的,并处5000元以上2万元以下的罚款;情节严重的,并由原发证部门吊销计划生育技术服务的执业资格。

第四十二条　计划生育行政部门、卫生行政部门违反规定,批准不具备规定条件的计划生育技术服务机构或者医疗、保健机构开展与计划生育有关的临床医疗服务项目,或者不履行监督职责,或者发现违法行为不予查处,导致计划生育技术服务重大事故发生的,对该部门的正职负责人、直接负责的主管人员和其他直接责任人员给予降级或者撤职的行政处分;构成犯罪的,依法追究刑事责任。

第六章　附　　则

第四十三条　依照本条例的规定,乡级计划生育技术服务机构开展本条例第九条规定的项目发生计划生育技术服务事故的,由计划生育行政部门行使依照《医疗事故处理条例》有关规定由卫生行政部门承担的受理、交由负责医疗事故技术鉴定工作的医学会组织鉴定和赔偿调解的职能;对发生计划生育技术服务事故的该机构及其有关责任人员,依法进行处理。

第四十四条　设区的市级以上地方人民政府计划生育行政部门应当自《国务院关于修改〈计划生育技术服务管理条例〉的决定》施行之日起6个月内,对本行政区域内已经获得批准开展本条例第九条规定的项目的乡级计划生育技术服务机构,依照本条例第十条规定的条件重新进行检查;对不符合条件的,应当责令其立即停止开展相应的项目,并收回原批准文件。

第四十五条　在乡村计划生育技术服务机构或者乡村医疗、保健机构中从事计划生育技术服务的人员,符合本条例规定的,可以经认定取得执业资格;不具备本条例规定条件的,按照国务院的有关规定执行。

第四十六条　本条例自2001年10月1日起施行。

《医院感染管理办法》

卫生部令(第48号)

第一章　总　　则

第一条　为加强医院感染管理,有效预防和控制医院感染,提高医疗质量,保证医疗安全,根据《传染病防治法》、《医疗机构管理条例》和《突发公共卫生事件应急条例》等法律、行政法规的规定,制定本办法。

第二条　医院感染管理是各级卫生行政部门、医疗机构及医务人员针对诊疗活动中存在的医院感染、医源性感染及相关的危险因素进行的预防、诊断和控制活动。

第三条　各级各类医疗机构应当严格按照本办法的规定实施医院感染管理工作。

医务人员的职业卫生防护,按照《职业病防治法》及其配套规章和标准的有关规定执行。

第四条　卫生部负责全国医院感染管理的监督管理工作。

县级以上地方人民政府卫生行政部门负责本行政区域内医院感染管理的监督管理工作。

第二章　组织管理

第五条　各级各类医疗机构应当建立医院感染管理责任制,制定并落实医院感染管理的规章制度和工作规范,严格执行有关技术操作规范和工作标准,有效预防和控制医院感染,防止传染病病原体、耐药菌、条件致病菌及其他病原微生物的传播。

第六条　住院床位总数在100张以上的医院应当设立医院感染管理委员会和独立的医院感染管理部门。

住院床位总数在100张以下的医院应当指定分管医院感染管理工作的部门。

其他医疗机构应当有医院感染管理专(兼)职人员。

第七条　医院感染管理委员会由医院感染管理部门、医务部门、护理部门、临床科室、消毒供应室、手术室、临床检验部门、药事管理部门、设备管理部门、后勤管理部门及其他有关部门的主要负责人组成,主任委员由医院院长或者主管医疗工作的副院长担任。

医院感染管理委员会的职责是:

(一)认真贯彻医院感染管理方面的法律法规及技术规范、标准,制定本医院预防和控制医院感染的规章制度、医院感染诊断标准并监督实施;

(二)根据预防医院感染和卫生学要求,对本医院的建筑设计、重点科室建设的基本标准、基本设施和工作流程进行审查并提出意见;

(三)研究并确定本医院的医院感染管理工作计划,并对计划的实施进行考核和评价;

(四)研究并确定本医院的医院感染重点部门、重点环节、重点流程、危险因素以及采取的干预措施,明确各有关部门、人员在预防和控制医院感染工作中的责任;

(五)研究并制定本医院发生医院感染暴发及出现不明原因传染性疾病或者特殊病原体感染病例等事件时的控制预案;

(六)建立会议制度,定期研究、协调和解决有关医院感染管理方面的问题;

（七）根据本医院病原体特点和耐药现状,配合药事管理委员会提出合理使用抗菌药物的指导意见;

（八）其他有关医院感染管理的重要事宜。

第八条　医院感染管理部门、分管部门及医院感染管理专（兼）职人员具体负责医院感染预防与控制方面的管理和业务工作。主要职责是:

（一）对有关预防和控制医院感染管理规章制度的落实情况进行检查和指导;

（二）对医院感染及其相关危险因素进行监测、分析和反馈,针对问题提出控制措施并指导实施;

（三）对医院感染发生状况进行调查、统计分析,并向医院感染管理委员会或者医疗机构负责人报告;

（四）对医院的清洁、消毒灭菌与隔离、无菌操作技术、医疗废物管理等工作提供指导;

（五）对传染病的医院感染控制工作提供指导;

（六）对医务人员有关预防医院感染的职业卫生安全防护工作提供指导;

（七）对医院感染暴发事件进行报告和调查分析,提出控制措施并协调、组织有关部门进行处理;

（八）对医务人员进行预防和控制医院感染的培训工作;

（九）参与抗菌药物临床应用的管理工作;

（十）对消毒药械和一次性使用医疗器械、器具的相关证明进行审核;

（十一）组织开展医院感染预防与控制方面的科研工作;

（十二）完成医院感染管理委员会或者医疗机构负责人交办的其他工作。

第九条　卫生部成立医院感染预防与控制专家组,成员由医院感染管理、疾病控制、传染病学、临床检验、流行病学、消毒学、临床药学、护理学等专业的专家组成。主要职责是:

（一）研究起草有关医院感染预防与控制、医院感染诊断的技术性标准和规范;

（二）对全国医院感染预防与控制工作进行业务指导;

（三）对全国医院感染发生状况及危险因素进行调查、分析;

（四）对全国重大医院感染事件进行调查和业务指导;

（五）完成卫生部交办的其他工作。

第十条　省级人民政府卫生行政部门成立医院感染预防与控制专家组,负责指导本地区医院感染预防与控制的技术性工作。

第三章　预防与控制

第十一条　医疗机构应当按照有关医院感染管理的规章制度和技术规范,加强医院感染的预防与控制工作。

第十二条　医疗机构应当按照《消毒管理办法》,严格执行医疗器械、器具的消毒工作技术规范,并达到以下要求:

（一）进入人体组织、无菌器官的医疗器械、器具和物品必须达到灭菌水平;

（二）接触皮肤、黏膜的医疗器械、器具和物品必须达到消毒水平;

（三）各种用于注射、穿刺、采血等有创操作的医疗器具必须一用一灭菌。

医疗机构使用的消毒药械、一次性医疗器械和器具应当符合国家有关规定。一次性使用的医疗器械、器具不得重复使用。

第十三条 医疗机构应当制定具体措施,保证医务人员的手卫生、诊疗环境条件、无菌操作技术和职业卫生防护工作符合规定要求,对医院感染的危险因素进行控制。

第十四条 医疗机构应当严格执行隔离技术规范,根据病原体传播途径,采取相应的隔离措施。

第十五条 医疗机构应当制定医务人员职业卫生防护工作的具体措施,提供必要的防护物品,保障医务人员的职业健康。

第十六条 医疗机构应当严格按照《抗菌药物临床应用指导原则》,加强抗菌药物临床使用和耐药菌监测管理。

第十七条 医疗机构应当按照医院感染诊断标准及时诊断医院感染病例,建立有效的医院感染监测制度,分析医院感染的危险因素,并针对导致医院感染的危险因素,实施预防与控制措施。

医疗机构应当及时发现医院感染病例和医院感染的暴发,分析感染源、感染途径,采取有效的处理和控制措施,积极救治患者。

第十八条 医疗机构经调查证实发生以下情形时,应当于12小时内向所在地的县级地方人民政府卫生行政部门报告,并同时向所在地疾病预防控制机构报告。所在地的县级地方人民政府卫生行政部门确认后,应当于24小时内逐级上报至省级人民政府卫生行政部门。省级人民政府卫生行政部门审核后,应当在24小时内上报至卫生部:

(一)5例以上医院感染暴发;

(二)由于医院感染暴发直接导致患者死亡;

(三)由于医院感染暴发导致3人以上人身损害后果。

第十九条 医疗机构发生以下情形时,应当按照《国家突发公共卫生事件相关信息报告管理工作规范(试行)》的要求进行报告:

(一)10例以上的医院感染暴发事件;

(二)发生特殊病原体或者新发病原体的医院感染;

(三)可能造成重大公共影响或者严重后果的医院感染。

第二十条 医疗机构发生的医院感染属于法定传染病的,应当按照《中华人民共和国传染病防治法》和《国家突发公共卫生事件应急预案》的规定进行报告和处理。

第二十一条 医疗机构发生医院感染暴发时,所在地的疾病预防控制机构应当及时进行流行病学调查,查找感染源、感染途径、感染因素,采取控制措施,防止感染源的传播和感染范围的扩大。

第二十二条 卫生行政部门接到报告,应当根据情况指导医疗机构进行医院感染的调查和控制工作,并可以组织提供相应的技术支持。

第四章 人 员 培 训

第二十三条 各级卫生行政部门和医疗机构应当重视医院感染管理的学科建设,建立专业人才培养制度,充分发挥医院感染专业技术人员在预防和控制医院感染工作中的作用。

第二十四条 省级人民政府卫生行政部门应当建立医院感染专业人员岗位规范化培训和考核制度,加强继续教育,提高医院感染专业人员的业务技术水平。

第二十五条 医疗机构应当制定对本机构工作人员的培训计划,对全体工作人员进行医院感染相关法律法规、医院感染管理相关工作规范和标准、专业技术知识的培训。

第二十六条 医院感染专业人员应当具备医院感染预防与控制工作的专业知识,并能够承担医院感染管理和业务技术工作。

第二十七条 医务人员应当掌握与本职工作相关的医院感染预防与控制方面的知识,落实医院感染管理规章制度、工作规范和要求。工勤人员应当掌握有关预防和控制医院感染的基础卫生学和消毒隔离知识,并在工作中正确运用。

第五章 监督管理

第二十八条 县级以上地方人民政府卫生行政部门应当按照有关法律法规和本办法的规定,对所辖区域的医疗机构进行监督检查。

第二十九条 对医疗机构监督检查的主要内容是:

(一)医院感染管理的规章制度及落实情况;

(二)针对医院感染危险因素的各项工作和控制措施;

(三)消毒灭菌与隔离、医疗废物管理及医务人员职业卫生防护工作状况;

(四)医院感染病例和医院感染暴发的监测工作情况;

(五)现场检查。

第三十条 卫生行政部门在检查中发现医疗机构存在医院感染隐患时,应当责令限期整改或者暂时关闭相关科室或者暂停相关诊疗科目。

第三十一条 医疗机构对卫生行政部门的检查、调查取证等工作,应当予以配合,不得拒绝和阻碍,不得提供虚假材料。

第六章 罚 则

第三十二条 县级以上地方人民政府卫生行政部门未按照本办法的规定履行监督管理和对医院感染暴发事件的报告、调查处理职责,造成严重后果的,对卫生行政主管部门主要负责人、直接责任人和相关责任人予以降级或者撤职的行政处分。

第三十三条 医疗机构违反本办法,有下列行为之一的,由县级以上地方人民政府卫生行政部门责令改正,逾期不改的,给予警告并通报批评;情节严重的,对主要负责人和直接责任人给予降级或者撤职的行政处分:

(一)未建立或者未落实医院感染管理的规章制度、工作规范;

(二)未设立医院感染管理部门、分管部门以及指定专(兼)职人员负责医院感染预防与控制工作;

(三)违反对医疗器械、器具的消毒工作技术规范;

(四)违反无菌操作技术规范和隔离技术规范;

(五)未对消毒药械和一次性医疗器械、器具的相关证明进行审核;

(六)未对医务人员职业暴露提供职业卫生防护。

第三十四条 医疗机构违反本办法规定,未采取预防和控制措施或者发生医院感染未及时采取控制措施,造成医院感染暴发、传染病传播或者其他严重后果的,对负有责任的主管人员和直接责任人员给予降级、撤职、开除的行政处分;情节严重的,依照《传染病防治法》第六十九条规定,可以依法吊销有关责任人员的执业证书;构成犯罪的,依法追究刑事责任。

第三十五条 医疗机构发生医院感染暴发事件未按本办法规定报告的,由县级以上地方人民政府卫生行政部门通报批评;造成严重后果的,对负有责任的主管人员和其他直接责任人员给予降级、撤职、开除的处分。

第七章　附　　则

第三十六条　本办法中下列用语的含义：

（一）医院感染：指住院病人在医院内获得的感染，包括在住院期间发生的感染和在医院内获得出院后发生的感染，但不包括入院前已开始或者入院时已处于潜伏期的感染。医院工作人员在医院内获得的感染也属医院感染。

（二）医源性感染：指在医学服务中，因病原体传播引起的感染。

（三）医院感染暴发：是指在医疗机构或其科室的患者中，短时间内发生 3 例以上同种同源感染病例的现象。

（四）消毒：指用化学、物理、生物的方法杀灭或者消除环境中的病原微生物。

《医疗机构消毒技术规范》

（2012 年版）

中华人民共和国卫生部

1. 范围　本标准规定了医疗机构消毒的管理要求；消毒与灭菌的基本原则；清洗与清洁、消毒与灭菌方法；清洁、消毒与灭菌的效果监测等。

本标准适用于各级各类医疗机构

2. 规范性引用文件

下列文件对于本文件的应用是必不可少的。凡是注日期的引用文件，仅注日期的版本适用于本文件。凡是不注明日期的引用文件，其最新版本（包括所有的修改单）适用于本文件。

GB/T 16886.7　医疗器械生物学评价　第 7 部分：环氧乙烷灭菌残留量

GB 19258　紫外线杀菌灯

GB/T 19633　最终灭菌医疗器械的包装

GB 50333　医院洁净手术部建筑技术规范

WS 310.1　医院消毒供应中心　第 1 部分：管理规范

WS 310.2　医院消毒供应中心　第 2 部分：消洗消毒及灭菌技术操作规范

WS 310.3　医院消毒供应中心　第 3 部分：清洗消毒及灭菌效果监测标准

WS/T 311　医院隔离技术规范

WS/T 313　医务人员手卫生规范

YY/T 0506.1　病人、医护人员和器械用手术单、手术衣和洁净服

第 1 部分：制造厂、处理厂和产品的通用要求

YY/T 0698.2　最终灭菌医疗器械包装材料

第 2 部分：灭菌包裹材料要求和试验方法

YY/T 0698.4　最终灭菌医疗器械包装材料

第 4 部分：纸袋　要求和试验方法

YY/T 0698.5 最终灭菌医疗器械包装材料

第5部分:透气材料与塑料膜组成的可密封组合袋和卷材要求和试验方法

YY/T 0698.8 最终灭菌医疗器械包装材料

第8部分:蒸汽灭菌器用重复性使用灭菌容器 要求和试验方法

3. 术语和定义

下列术语和定义适用于本文件。

3.1 清洁 cleaning 去除物体表面有机物、无机物和可见污染物的过程。

3.2 清洗 washing 去除诊疗器械、器具和物品上污物的全过程,流程包括冲洗、洗涤、漂洗和终末漂洗。

3.3 清洁剂 detergent 洗涤过程中帮助去除被处理物品上有机物、无机物和微生物的制剂。

3.4 消毒 disinfection 清除或杀灭传播媒介上病原微生物,使其达到无害化的处理。

3.5 消毒剂 disinfectant 能杀灭传播媒介上的微生物并达到消毒要求的制剂。

3.6 高效消毒剂 high-efficacy disinfectant 能杀灭一切细菌繁殖体(所括分枝杆菌)、病毒、真菌及其孢子等,对细菌芽胞也有一定杀灭作用的消毒制剂。

3.7 中效消毒剂 intermediate-efficacy disinfectant 能杀灭分枝杆菌、真菌、病毒及细菌繁殖体等微生物的消毒制剂。

3.8 低效消毒剂 intermediate-efficacy disinfectant 能杀灭细菌繁殖体和亲脂病毒的消毒制剂。

3.9 灭菌 sterilization 杀灭或清除医疗器械、器具和物品上一切微生物的处理。

3.10 灭菌剂 sterilant 能杀灭一切微生物(包括细菌芽胞),并达到灭菌要求的制剂。

3.11 无菌保证水平 sterility assurance level. SAL 灭菌处理后单位产品上存在活微生物的概率。SAL 通示为 10^{-n}。医学灭菌一般设定 SAL 为 10^{-6}。即经灭菌处理后在一百万件物品中最多只允许一件物品存在活微生物。

3.12 斯伯尔丁分类法 E. H. Spaulding classification 1968 年 E. H. Spaulding 根据医疗器械污染后使用所致感染的危险性大小及在患者使用之前的消毒或灭菌要求,将医疗器械分三类,即高度危险性物品(critical items)、中度危险性物品(semi-critical items)和低度危险性物品(non-critical items)。

3.13 高度危险性物品 critical items 进入人体无菌组织、器官、脉管系统,或有无菌体液从中流过的物品或接触破损皮肤、破损黏膜的物品,一旦被微生物污染,具有极高感染风险,如手术器械、穿刺针、腹腔镜、活检钳、心脏导管、植入物等。

3.14 中度危险性物品 semi-critical items 与完整黏膜相接触,而不进入人体无菌组织、器官和血流,也不接触破损皮肤、破损黏膜的物品,如胃肠道内镜、气管镜、喉镜、肛表、口表、呼吸机管道、麻醉机管道、压舌板、肛门直肠压力测量导管等。

3.15 低度危险性物品 non-critical items 与完整皮肤接触而不与黏膜接触的器材,如听诊器、血压计袖带等;病床围栏、床面以及床头柜、被褥疮;墙面、地面、痰盂(杯)和便器等。

3.16 灭菌水平 sterilization level 杀灭一切微生物包括细菌芽胞,达到无菌保证水平。达到灭菌水平常用的方法包括热力灭菌、辐射灭菌等物理灭菌方法,以及采用环氧乙烷、过氧化氢、甲醛、戊二醛、过氧乙酸等化学灭菌剂在规定条件下,以合适的浓度和有效的作用时间进行灭菌的方法。

3.17　高水平消毒 high level disinfeetion　杀灭一切细菌繁殖体包括分枝杆菌、病毒、真菌及其孢子和绝大多数细菌芽胞。达到高水平消毒常用的方法包括采用含氯制剂、二氧化氯、邻苯二甲醛、过氧乙酸、过氧化氢、臭氧、碘酊等以及能达到灭菌效果的化学消毒剂在规定的条件下,以合适的浓度和有效的作用时间进行消毒的方法。

3.18　中水平消毒 middle level disinfection　杀灭除细菌芽胞以外的各种病原微生物包括分枝杆菌。达到中水平消毒常用的方法包括采用碘类消毒剂(碘伏、氯己定等)、醇类和氯己定的复方、醇类和季铵盐类化合物的复方、酚类等消毒剂,在规定条件下,以合适的浓度和有效的作用时间进行消毒的方法。

3.19　低水平消毒 low level disinfection　能杀灭细菌繁殖体(分枝杆菌除外)和亲脂病毒的化学消毒方法以及通风换气、冲洗等机械除菌法如采用季铵盐类消毒剂(苯扎溴铵等)、双胍类消毒剂(氯己定)等,在规定的条件下,以合适的浓度和有效的作用时间进行消毒的方法。

3.20　有效氯 available chlorine　与含氯消毒剂氧化能力相当的氯量,其含量用 mg/L 或%(g/100ml)浓度表示。

3.21　生物指示物 biological indicator　含有活微生物,对特定灭菌过程提供特定的抗力的测试系统。

3.22　中和剂 neutralizer　在微生物杀灭试验中,用以消除试验微生物与消毒剂的混悬液中和微生物表面上残留的消毒剂,使其失去对微生物抑制和杀灭作用的试剂。

3.23　终末消毒 terminal disinfection　感染源离开疫源地后进行的彻底消毒。

3.24　暴露时间 exposure time　消毒或灭菌物品接触消毒或灭菌因子的作用时间。

3.25　存活时间 survival time,ST　在进行生物指示物抗力鉴定时,受试指示物样本经杀菌因子作用不同时间,全部样本培养均有菌生长的最长作用时间(min)。

3.26　杀灭时间 killing time,KT　在进行生物指示物抗力鉴定时,受试指示物样本经杀菌因子作用不同时间,全部样本培养均无菌生长的最短作用时间(min)。

3.27　D 值　D value　在设定的条件下,灭活 90% 的试验菌所需的时间(min)。

3.28　消毒产品 disinfection product　包括消毒剂、消毒器械(含生物指示物、化学指示物和灭菌物品包装物)和卫生用品。

3.29　卫生用品 sanitary products　为达到人体生理卫生或卫生保健目的,直接或间接与人体接触的日常生活用品。

3.30　菌落形成单位 colony-forming unit,CFU　在活菌培养计数时,由单个菌体或聚集成团的多个菌体在固体培养基上生长繁殖所形成的集落,称为菌落形成单位,以其表达活菌的数量。

4. 管理要求

4.1　医疗机构应根据本规范的要求,结合本单位实际情况,制定科学、可操作的消毒、灭菌制度与标准操作程序,并具体落实。

4.2　医疗机构应加强对医务人员及消毒、灭菌工作人员的培训。培训内容应包括消毒、灭菌工作对预防和控制医院感染的意义、相关法律法规的要求、消毒与灭菌的基本原则与知识、消毒与灭菌工作中的职业防护等。

4.3　医疗机构使用的诊疗器械、器具与物品,应符合以下要求:

a)进入人体无菌组织、器官、腔隙,或接触人体破损皮肤、破损黏膜、组织的诊疗器械、器

具和物品应进行灭菌;

b)接触完整皮肤、完整黏膜的诊疗器械、器具和物品应进行消毒。

4.4 医疗机构使用的消毒产品应符合国家有关规定,并应对消毒产品的相关证明进行审核,存档备案。

4.5 医疗机构应保持诊疗环境表面的清洁与干燥,遇污染应及时进行有效的消毒;对感染高风险的部门应定期进行消毒。

4.6 医疗机构应结合本单位消毒灭菌工作实际,为从事诊疗器械、器具和物品清洗、消毒与灭菌的工作人员提供相应的防护用品,保障医务人员的职业安全。

4.7 医疗机构应定期对消毒工作进行检查与监测,及时总结分析与反馈,如发现问题应及时纠正。

4.8 医务人员应掌握消毒与灭菌的基本知识和职业防护技能。

4.9 医疗机构从事清洁、消毒、灭菌效果监测的人员应经过专业培训,掌握相关消毒灭菌知识,熟悉消毒产品性能,具备熟练的检验技能;按标准和规范规定的方法进行采样、检测和评价。清洁、消毒与灭菌的效果监测应遵照附 A 的规定,消毒试验用试剂和培养基配方见附录 B。

5. 消毒、灭菌基本原则

5.1 基本要求

5.1.1 重复作用的诊疗器械、器具和物品,使用后应行清洁,再进行消毒灭菌。

5.1.2 被朊病毒、气性坏疽及突发不明原因的传染病病原体污染的诊疗器械、器具和物品,应执行本规范第 11 章的规定。

5.1.3 耐热、耐湿的手术器械,应首选压力蒸汽灭菌,不应采用化学消毒剂浸泡灭菌。

5.1.4 环境与物体表面,一般情况下先清洁,再消毒;当受到患者的血液、体液等污染时,先去除污染物,再清洁与消毒。

5.1.5 医疗机构消毒工作中使用的消毒产品应经卫生行政部门批准或符合相应标准技术规范,并应遵循批准使用的范围、方法和注意事项。

5.2 消毒、灭菌方法的选择原则

5.2.1 根据物品污染后导致感染的风险高低选择相应的消毒或灭菌的方法:

a)高度危险性物品,应采用灭菌方法处理;

b)中度危险性物品,应达到中水平消毒以上效果的消毒方法;

c)低度危险性物品,宜采用低水平消毒方法,或做清洁处理;遇有病原微生物污染时,针对所污染病原微生物的种类选择有效的消毒方法。

5.2.2 根据物品上污染微生物的种类、数量选择消毒或灭菌方法:

a)对受到致病菌芽胞、真菌孢子、分枝杆菌和经血传播病原体(乙型肝炎病毒、丙型肝炎病毒、艾滋病病毒等)污染的物品,应采用高水平消毒或灭菌。

b)对受到真菌、亲水病毒、螺旋体、支原体、衣原体等病原微生物污染的物品,应采用中水平以上的消毒方法。

c)对受到一般细菌和亲脂病毒等污染的物品,应采用达到中水平或低水平的消毒方法。

d)杀灭被有机物保护的微生物时,应加大消毒药剂的使用剂量和(或)延长消毒时间。

e)消毒物品上微生物污染特别严重时,应加大消毒药剂的使用剂量和(或)延长消毒时间。

5.2.3 根据消毒物品的性质选择消毒或灭菌方法：

a）耐热、耐湿的诊疗器械、器具和物品，应首选压力蒸汽灭菌；耐热的油剂类和干粉类等应采用干热灭菌。

b）不耐热、不耐湿的物品，宜采用低温灭菌方法如环氧乙烷灭菌、过氧化氢低温等离子体灭菌或低温甲醛蒸汽灭菌等。

c）物体表面消毒，应考虑表面性质，光滑表面宜选择合适的消毒剂擦拭或紫外线消毒器近距离照射；多孔材料表面宜采用浸泡或喷雾消毒法。

5.3 职业防护

5.3.1 应根据不同的消毒与灭菌方法，采取适宜的职业防护措施。

5.3.2 在污染诊疗器械、器具和物品的回收、清洗等过程中应预防发生医务人员职业暴露。

5.3.3 处理锐利器械和用具，应采取有效防护措施，避免或减少利器伤的发生。

5.3.4 不同消毒、灭菌方法的防护如下：

a）热力消毒、灭菌：操作人员接触高温物品和设备时应使用防烫的棉手套、着长袖工装；排除压力蒸汽灭菌器蒸汽泄漏故障时应进行防护，防止皮肤的灼伤。

b）紫外线消毒：应避免对人体的直接照射，必要时戴防护镜和穿防护服进行保护。

c）气体化学消毒、灭菌：应预防有毒有害消毒气体对人体的危害，使用环境应通风良好。对环氧乙烷灭菌应严防发生燃烧和爆炸。环氧乙烷、甲醛气体灭菌和臭氧消毒的工作场所，应定期检测空气中的浓度，并达到国家规定的要求。

d）液体化学消毒、灭菌：应防止过敏及对皮肤、黏膜的损伤。

6. 清洗与清洁

6.1 适用范围

清洗适用于所有耐湿的诊疗器械、器具和物品；清洁适用于各类物体表面。

6.2 清洗与清洁方法

6.2.1 清洗 重复使用的诊疗器械、器具和物品应由消毒供应中心（CSSD）及时回收后，进行分类、清洗、干燥和检查保养。手工清洗适用于复杂器械、有特殊要求的医疗器械、有机物污染较重器械的初步处理以及无机械清洗设备的情况等；机械清洗适用于大部分常规器械的清洗。具体清洗方法及注意事项遵循 WS310.2 的要求。

6.2.2 清洁 治疗车、诊疗工作台、仪器设备台面、床头柜、新生儿暖箱等物体表面使用清洁布巾或消毒布巾擦拭。擦拭不同患者单元的物品之间应更换布巾。各种擦拭布巾及保洁手套应分区域使用，用后统一清洗消毒，干燥备用。

6.3 注意事项

6.3.1 有管腔和表面不光滑的物品，应用清洁剂浸泡后手工仔细刷洗或超声清洗。能拆卸的复杂物品应拆开后清洗。

6.3.2 清洗用水、清洁剂等的要求遵循 WS310.1 的规定。

6.3.3 手工清洗工具如毛刷等每天使用后，应进行清洁、消毒。

6.3.4 内镜、口腔器械的清洗应遵循国家的有关规定。

6.3.5 对于含有小量血液或体液等物质的溅污，可先清洁再进行消毒；对于大量的溅污，应先用吸湿材料去除可见的污染物，然后再清洗和消毒。

6.3.6 用于清洁物体表面的布巾应每次使用后进行清洗消毒，干燥备用。

7. 常用消毒与灭菌方法

常用消毒与灭菌方法应遵照附录C的规定,对使用产品应查验相关证件。

8. 高度危险性物品的灭菌

手术器械、器具和物品的灭菌

8.1.1 灭菌前准备

清洗、包装、装载遵循 WS 310.2 的要求。

8.1.2 灭菌方法

8.1.2.1 耐热、耐湿手术器械应首选压力蒸汽灭菌。

8.1.2.2 不耐热、不耐湿手术器械 应采用低温灭菌方法。

8.1.2.3 不耐热、耐湿手术器械 应首选低温灭菌方法,无条件的医疗机构可采用灭菌剂浸泡灭菌。

8.1.2.4 耐热、不耐湿手术器械 可采用干热灭菌方法。

8.1.2.5 外来医疗器械 医疗机构应要求器械公司提供清洗、包装、灭菌方法和灭菌循环参数,并遵循其灭菌方法和灭菌循环参数的要求进行灭菌。

8.1.2.6 植入物 医疗机构应要求器械公司提供植入物的材质、清洗、包装、灭菌方法和灭菌循环参数,并遵循其灭菌方法和灭菌循环参数的要求进行灭菌,植入物灭菌应在生物监测结果合格后放行;紧急情况下植入物的灭菌,应遵循 WS 310.3 的要求。

8.1.2.7 动力工具 分气动式和电动式,一般由钻头、锯片、主机、输气连接线、电池等组成。应按照使用说明的要求对各种部件进行清洗、包装与灭菌。

8.2 手术敷料的灭菌

8.2.1 灭菌前准备

8.2.1.1 手术敷料灭菌前应存放于温度 18~22℃,相对湿度 35%~70% 的环境。

8.2.1.2 棉布类敷料可采用符合 YY / T 0698.2 要求的棉布包装;棉纱类敷料可选用符合 YY / T 0698.2、YY / T 0698.4、YY / T 0698.5 要求的医用纸袋、非织造布、皱纹纸或复合包装袋,采用小包装或单包装。

8.2.2 灭菌方法

8.2.2.1 棉布类敷料和棉纱类敷料应首选压力蒸汽灭菌。

8.2.2.2 符合 YY / T0506.1 要求的手术敷料,应根据材质不同选择相应的灭菌方法。

8.3 手术缝线的灭菌

8.3.1 手术缝线分类 分为可吸收缝线和非吸收缝线。可吸收缝线包括普通肠线、铬肠线、人工合成可吸收缝线等。非吸收缝线包括医用丝线、聚丙烯缝线、聚酯缝线、尼龙线、金属线等。

8.3.2 灭菌方法 根据不同材质选择相应的灭菌方法。

8.3.3 注意事项 所有缝线不应重复灭菌使用。

8.4 其他高度危险性物品的灭菌

应根据被灭菌物品的材质,采用适宜的灭菌方法。

9. 中度危险性物品的消毒

9.1 消毒方法

9.1.1 中度危险性物品如口腔护理用具等耐热、耐湿物品,应首选压力蒸汽灭菌,不耐热的物品如体温计(肛表或口表)、氧气面罩、麻醉面罩应采用高水平消毒或中水平消毒。

9.1.2　通过管道间接与浅表体腔黏膜接触的器具如氧气湿化瓶、胃肠减压器、吸引器、引流瓶等的消毒方法如下：

a)耐高温、耐湿的管道与引流瓶应首选湿热消毒；

b)不耐高温的部分可采用中效或高效消毒剂如含氯消毒剂等以上的消毒剂浸泡消毒；

c)呼吸机和麻醉机的螺纹管及配件宜采用清洗消毒机进行清洗与消毒；

d)无条件的医院，呼吸机和麻醉机的螺纹管及配件可采用高效消毒剂如含氯消毒剂等以上的消毒剂浸泡消毒。

9.2　注意事项

9.2.1　待消毒物品在消毒灭菌前应充分清洗干净。

9.2.2　管道中有血迹等有机物污染时，应采用超声波和医用清洗剂浸泡清洗。清洗后的物品应及时进行消毒。

9.2.3　使用中的消毒剂应监测其浓度，在有效期内使用。

10.　低度危险性物品的消毒

10.1　诊疗用品的清洁与消毒

诊疗用品如血压计袖带、听诊器等，保持清洁，遇有污染应及时先清洁，后采用中、低效的消毒剂进行消毒。

10.2　患者生活卫生用品的清洁与消毒

患者生活卫生用品如毛巾、面盆、痰盂(杯)、便器、餐饮具等，保持清洁，个人专用，定期消毒；患者出院、转院或死亡进行终末消毒。消毒方法可采用中、低效的消毒剂消毒；便器可使用冲洗消毒器进行清洗消毒。

10.3　患者床单元的清洁与消毒

10.3.1　医疗机构应保持床单元的清洁

10.3.2　医疗机构应对床单元(含床栏、床头柜等)的表面进行定期清洁和(或)消毒，遇污染应及时清洁与消毒；患者出院时应进行终末消毒。消毒方法应采用合法、有效的消毒剂如复合季铵盐消毒液、含氯消毒剂擦拭消毒，或采用合法、有效的床单元消毒器进行清洗和(或)消毒，消毒剂或消毒器使用方法与注意事项等应遵循产品的使用说明。

10.3.3　直接接触患者的床上用品如床单、被套、枕套等，应一人一更换；患者住院时间长时，应每周更换；遇污染应及时更换。更换后的用品应及时清洗与消毒。消毒方法应合法、有效。

10.3.4　间接接触患者的被芯、枕芯、褥子、病床隔帘、床垫等，应定期清洗与消毒；遇污染应及时更换、清洗与消毒。甲类及按甲类管理的乙类传染病患者、不明原因病原体感染患者等使用后的上述物品应进行终末消毒，消毒方法应合法、有效，其使用方法与注意事项等遵循产品的使用说明，或按医疗废物处置。

11.　朊病毒、气性坏疽和突发不明原因传染病的病原体污染物品和环境的消毒

11.1　朊病毒

11.1.1　消毒方法

11.1.1.1　感染朊病毒患者或疑似感染朊病毒患者宜选用一次性使用诊疗器械、器具和物品，使用后应进行双层密闭封装焚烧处理。

11.1.1.2　可重复使用的被感染朊病毒患者或疑似感染朊病毒患者的高度危险组织(大脑、硬脑膜、垂体、眼、脊髓等组织)污染的中度和高度危险性物品，可选以下方法之一进

行消毒灭菌,且灭菌的严格程度逐步递增:

　　a)将使用后的物品浸泡于1mol/L氢氧化钠溶液内作用60min,然后按WS 310.2中的方法进行清洗、消毒与灭菌,压力蒸汽灭菌应采用134～138℃,18min,或132℃,30min,或121℃,60min;

　　b)将使用后的物品采用清洗消毒机(宜选用具有杀朊病毒活性的清洗剂)或其他安全的方法去除可见污染物,然后浸泡于1mol/L氢氧化钠溶液内作用60min,并置于压力蒸汽灭菌121℃,30min;然后清洗,并按照一般程序灭菌;

　　c)将使用后的物品浸泡于1mol/L氢氧化钠溶液内作用60min,去除可见污染物,清水漂洗,置于开口盘内,下排气压力蒸汽灭菌器内121℃灭菌60min或预排气压力蒸汽灭菌器134℃灭菌60min,然后清洗,并按照一般程序灭菌。

　　11.1.1.3　被感染朊病毒患者或疑似感染朊病毒患者高度危险组织污染的低度危险物品和一般物体表面应用清洁剂清洗,根据待消毒物品的材质采用10000mg/L的含氯消毒剂或1mol/L氢氧化钠溶液擦拭或浸泡消毒,至少作用15min,并确保所有污染表面均接触到消毒剂。

　　11.1.1.4　被朊病毒患者或疑似感染朊病毒患者高度危险组织污染的环境表面应用清洁剂清洗,采用10000mg/L的含氯消毒剂消毒,至少作用15min。为防止环境和一般物体表面污染,宜采用一次性塑料薄膜覆盖操作台,操作完成后按特殊医疗废物焚烧处理。

　　11.1.1.5　被感染朊病毒患者或疑似感染朊病毒患者低度危险组织(脑脊液、肾、肝、脾、肺、淋巴结、胎盘等组织)污染的中度和高度危险物品,传播朊病毒的风险还不清楚,可参照上述措施处理。

　　11.1.1.6　被感染朊病毒患者或疑似朊病毒患者低度危险组织污染的低度危险物品、一般物体表面和环境表面可只采取相应常规消毒方法处理。

　　11.1.1.7　被感染朊病毒患者或疑似感染朊病毒患者其他无危险组织污染的跨度和高度危险物品,采取以下措施处理:

　　a)清洗并按常规高水平消毒和灭菌程序处理;

　　b)除接触中枢神经系统的神经外科内镜外,其他内镜按照国家有关内镜清洗消毒技术规范处理;

　　c)采用标准消毒方法处理低度危险品和环境表面,可采用500～1000mg/L的含氯消毒剂或相当剂量的其他消毒剂处理。

　　11.1.2　注意事项

　　11.1.2.1　当确诊患者感染朊病毒时,应告知医院感染管理及诊疗涉及的相应临床科室。培训相关人员朊病毒相关医院感染、消毒处理等知识。

　　11.1.2.2　感染朊病毒患者或疑似感染朊病毒患者高度危险组织污染的中度和高度危险物品,使用后应立即处理,防止干燥;不应使用快速灭菌程序;没有按正确方法消毒灭菌处理的物品应召回重新按规定处理。

　　11.1.2.3　感染朊病毒患者或疑似感染朊病毒患者高度危险组织污染的中度和高度危险物品,不能清洗和只能低温灭菌的,宜按特殊医疗废物处理。

　　11.1.2.4　使用的清洁剂、消毒剂应每次更换。

　　11.1.2.5　每次处理工作结束后,应立即消毒清洗器具,更换个人防护用品,进行手的清洁与消毒。

11.2 气体坏疽病原体

11.2.1 消毒方法

11.2.1.1 伤口的消毒 采用3%过氧化氢溶液冲洗,伤口周围皮肤可选择碘伏原液擦拭消毒。

11.2.1.2 诊疗器械的消毒 应先消毒,后清洗,再灭菌。消毒可采用含氯消毒剂1000~2000mg/L浸泡消毒30~45min,有明显污染物时应采用含氯消毒剂5000~10000mg/L浸泡消毒≥60min,然后按规定清洗,灭菌。

11.2.1.3 物体表面的消毒 手术部(室)或换药室,每例感染患者之间应及时进行物体表面消毒,采用0.5%过氧乙酸或500mg/L含氯消毒剂擦拭。

11.2.1.4 环境表面消毒 手术部(室)、换药室、病房环境表面有明显污染时,随时消毒,采用0.5%过氧乙酸或1000mg/L含氯消毒剂擦拭。

11.2.1.5 终末消毒 手术结束、患者出院、转院或死亡后应进行终末消毒。终末消毒可采用3%过氧化氢或过氧乙酸熏蒸,3%过氧化氢按照20ml/m³气溶胶喷雾,过氧乙酸按照1g/m³加热熏蒸,温度70%~90%,密闭24h;5%过氧乙酸溶液按照2.5ml/m³气溶胶喷雾,温度为20%~40%。

11.2.1.6 织物 患者用过的床单、被罩、衣物等单独收集,需重复使用时应专包密封,标识清晰,压力蒸汽灭菌后再清洗。

11.2.2 注意事项

11.2.2.1 患者宜使用一次性器械、器具和物品。

11.2.2.2 医务人员应做好职业防护,防护和隔离应遵循 WS/T 311 的要求;接触患者时应戴一次性手套,手卫生应遵循 WS/T 313 的要求。

11.2.2.3 接触患者创口分泌物的纱布、布垫等敷料、一次性医疗用品、切除的组织如坏死肢体等双层封装,按医疗废物处理。医疗废物应遵循《医疗废物管理条例》的要求进行处置。

11.3 突发不明原因传染病的病原体

突发不明原因的传染病病原体污染的诊疗器械、器具与物品的处理应符合国家届时发布的规定要求。没有要求时,其消毒的原则为:在传播途径不明时,应按照多种传播途径,确定消毒的范围和物品;按病原体所属微生物类别中抵抗力最强的微生物,确定消毒的剂量(可按杀光芽胞的剂量确定)医务人员应做好职业防护。

12. 皮肤与黏膜消毒

12.1 皮肤消毒

12.1.1 穿刺部位的皮肤消毒

12.1.1.1 消毒方法

12.1.1.1.1 用浸有碘伏消毒液原液的无菌棉球或其他替代物品局部擦拭2遍,作用时间遵循产品的使用说明。

12.1.1.1.2 使用碘酊原液直接涂擦皮肤表面2遍以上,作用时间1~3min,待稍干后再用70%~80%乙醇(体积分数)脱碘。

12.1.1.1.3 使用有效含量≥2g/L氯己定-乙醇(70%,体积分数)溶液局部擦拭2~3遍,作用时间遵循产品的使用说明。

12.1.1.1.4 使用70%~80%(体积分数)乙醇溶液擦拭消毒2遍,作用3min。

12.1.1.1.5 使用复方季铵盐消毒剂原液皮肤擦拭消毒,作用时间3~5min。

12.1.1.1.6　其他方法、有效的皮肤消毒产品,按照新产品的使用说明书操作。

12.1.1.2　消毒范围

肌肉、皮下及静脉注射、针灸部位、各种诊疗性穿刺等消毒方法主要是涂擦,以注射或穿刺部位为中心,由内向外缓慢旋转,逐步涂擦,共 2 次,消毒皮肤面积应≥5cm×5cm。中心静脉导管如短期中心静脉导管、PICC、植入式血管通路的消毒范围直径应>15cm,至少应大于敷料面积(10cm×12cm)。

12.1.2　手术切口部位的皮肤消毒

12.1.2.1　清洁皮肤

手术部位的皮肤应先清洁;对于器官移植手术和处于重度免疫抑制状态的患者,术前可用抗菌或抑菌皂液或 2000mg/L 葡萄糖酸氯己定擦拭洗净全身皮肤。

12.1.2.2　消毒方法

12.1.2.2.1　使用浸有碘伏消毒液原液的无菌棉球或其他替代物品局部擦拭 2 遍,作用≥2min。

12.1.2.2.2　使用碘酊原液直接涂擦皮肤表面,等稍干后再用 70%～80% 乙醇(体积分数)脱碘。

12.1.2.2.3　使用有效含量≥2g/L 氯己定 – 乙醇(70% ,体积分数)溶液局部擦拭 2～3 遍,作用时间遵循产品的使用说明。

12.1.2.2.4　其他合法、有效的手术切口皮肤消毒产品,按照产品使用说明书操作。

12.1.2.3　消毒范围

应在手术野及其外扩展≥15cm 部位由内向外擦拭。

12.1.3　病原微生物污染皮肤的消毒

12.1.3.1　彻底冲洗。

12.1.3.2　消毒　采用碘伏原液擦拭作用 3～5min,或用乙醇、异丙醇与氯己定配制成的消毒液等擦拭消毒,作用 3～5min。

12.2　黏膜、伤口创面消毒

12.2.1　擦拭法

12.2.1.1　使用含有效碘 1000～2000mg/L 的碘伏擦拭,作用到规定时间。

12.2.1.2　使用有效含量≥2g/L 氯己定 – 乙醇(70% ,体积分数)溶液局部擦拭 2～3 遍,作用时间遵循产品的使用说明。

12.2.1.3　采用 1000～2000mg/L 季铵盐,作用到规定时间。

12.2.2　冲洗法

12.2.2.1　使用有效含量≥2g/L 氯己定水溶液冲洗或漱洗,至冲洗液或漱洗液变清为止。

12.2.2.2　采用 3%(30g/L)过氧化氢冲洗伤口、口腔含漱,作用到规定时间。

12.2.2.3　使用含有效碘 500mg/L 的消毒液冲洗,作用到规定时间。

12.2.3　注意事项

12.2.3.1　其他合法、有效的黏膜、伤口创面消毒产品,按照产品使用说明书进行操作。

12.2.3.2　如消毒液注明不能用于孕妇,则不可用于怀孕妇女的会阴部及阴道手术部位的消毒。

13. 地面和物体表面的清洁与消毒

13.1　清洁和消毒方法

13.1.1　地面的清洁与消毒　地面无明显污染时,采用湿式清洁。当地面受到患者血液、体液等明显污染时,先用吸湿材料去除可见的污染物,再清洁和消毒。

13.1.2　物体表面的清洁与消毒　室内用品如桌子、椅子、凳子、床头柜等的表面无明显污染时,采用湿式清洁。当受到明显污染时,先用吸湿材料去除可见的污染物,然后再清洁和消毒。

13.1.3　感染高风险的部门地面和物体表面的清洁与消毒　感染高风险的部门如手术部(室)、产房、导管室、洁净病房、骨髓移植病房、器官移植病房、重症监护病房、新生儿室、血液透析病房、烧伤病房、感染疾病科、口腔科、检验科、急诊等病房与部门的地面与物体表面,应保持清洁、干燥,每天进行消毒,遇明显污染随时去污与消毒,地面消毒采用400～700mg/L有效氯的含氯消毒液擦拭,作用30min,物体表面消毒方法同地面或采用1000～2000mg/L季铵盐类消毒液擦拭。

13.2　注意事项

地面和物体表面应保持清洁,当遇到明显污染时,应及时进行消毒处理,所用消毒剂应符合国家相关要求。

14.　清洁用品的消毒

14.1　手工清洗与消毒

14.1.1　擦拭布巾　清洗干净,在250mg/L有效氯消毒剂(或其他有效消毒剂)中浸泡30min,冲净消毒液,干燥备用。

14.1.2　地巾清洗干净,在500mg/L有效氯消毒剂中浸泡30min,冲净消毒液,干燥备用。

14.2　自动清洗与消毒

使用后的布巾、地巾等物品放入清洗机内,按照清洗器产品使用说明进行清洗与消毒,一般程序包括水洗、洗涤剂洗、清洗、消毒、烘干,取出备用。

14.3　注意事项　布巾、地巾应分区使用

《医疗废物管理条例》

中华人民共和国国务院令(第380号)

第一章　总　则

第一条　为了加强医疗废物的安全管理,防止疾病传播,保护环境,保障人体健康,根据《中华人民共和国传染病防治法》和《中华人民共和国固体废物污染环境防治法》,制定本条例。

第二条　本条例所称医疗废物,是指医疗卫生机构在医疗、预防、保健以及其他相关活动中产生的具有直接或者间接感染性、毒性以及其他危害性的废物。

医疗废物分类目录,由国务院卫生行政主管部门和环境保护行政主管部门共同制定、公布。

第三条　本条例适用于医疗废物的收集、运送、贮存、处置以及监督管理等活动。

医疗卫生机构收治的传染病病人或者疑似传染病病人产生的生活垃圾,按照医疗废物进行管理和处置。

医疗卫生机构废弃的麻醉、精神、放射性、毒性等药品及其相关的废物的管理,依照有关

法律、行政法规和国家有关规定、标准执行。

第四条　国家推行医疗废物集中无害化处置,鼓励有关医疗废物安全处置技术的研究与开发。

县级以上地方人民政府负责组织建设医疗废物集中处置设施。

国家对边远贫困地区建设医疗废物集中处置设施给予适当的支持。

第五条　县级以上各级人民政府卫生行政主管部门,对医疗废物收集、运送、贮存、处置活动中的疾病防治工作实施统一监督管理;环境保护行政主管部门,对医疗废物收集、运送、贮存、处置活动中的环境污染防治工作实施统一监督管理。

县级以上各级人民政府其他有关部门在各自的职责范围内负责与医疗废物处置有关的监督管理工作。

第六条　任何单位和个人有权对医疗卫生机构、医疗废物集中处置单位和监督管理部门及其工作人员的违法行为进行举报、投诉、检举和控告。

第二章　医疗废物管理的一般规定

第七条　医疗卫生机构和医疗废物集中处置单位,应当建立、健全医疗废物管理责任制,其法定代表人为第一责任人,切实履行职责,防止因医疗废物导致传染病传播和环境污染事故。

第八条　医疗卫生机构和医疗废物集中处置单位,应当制定与医疗废物安全处置有关的规章制度和在发生意外事故时的应急方案;设置监控部门或者专(兼)职人员,负责检查、督促、落实本单位医疗废物的管理工作,防止违反本条例的行为发生。

第九条　医疗卫生机构和医疗废物集中处置单位,应当对本单位从事医疗废物收集、运送、贮存、处置等工作的人员和管理人员,进行相关法律和专业技术、安全防护以及紧急处理等知识的培训。

第十条　医疗卫生机构和医疗废物集中处置单位,应当采取有效的职业卫生防护措施,为从事医疗废物收集、运送、贮存、处置等工作的人员和管理人员,配备必要的防护用品,定期进行健康检查;必要时,对有关人员进行免疫接种,防止其受到健康损害。

第十一条　医疗卫生机构和医疗废物集中处置单位,应当依照《中华人民共和国固体废物污染环境防治法》的规定,执行危险废物转移联单管理制度。

第十二条　医疗卫生机构和医疗废物集中处置单位,应当对医疗废物进行登记,登记内容应当包括医疗废物的来源、种类、重量或者数量、交接时间、处置方法、最终去向以及经办人签名等项目。登记资料至少保存 3 年。

第十三条　医疗卫生机构和医疗废物集中处置单位,应当采取有效措施,防止医疗废物流失、泄漏、扩散。

发生医疗废物流失、泄漏、扩散时,医疗卫生机构和医疗废物集中处置单位应当采取减少危害的紧急处理措施,对致病人员提供医疗救护和现场救援;同时向所在地的县级人民政府卫生行政主管部门、环境保护行政主管部门报告,并向可能受到危害的单位和居民通报。

第十四条　禁止任何单位和个人转让、买卖医疗废物。

禁止在运送过程中丢弃医疗废物;禁止在非贮存地点倾倒、堆放医疗废物或者将医疗废物混入其他废物和生活垃圾。

第十五条　禁止邮寄医疗废物。

禁止通过铁路、航空运输医疗废物。

有陆路通道的,禁止通过水路运输医疗废物;没有陆路通道必需经水路运输医疗废物的,应当经设区的市级以上人民政府环境保护行政主管部门批准,并采取严格的环境保护措施后,方可通过水路运输。

禁止将医疗废物与旅客在同一运输工具上载运。

禁止在饮用水源保护区的水体上运输医疗废物。

第三章　医疗卫生机构对医疗废物的管理

第十六条　医疗卫生机构应当及时收集本单位产生的医疗废物,并按照类别分置于防渗漏、防锐器穿透的专用包装物或者密闭的容器内。

医疗废物专用包装物、容器,应当有明显的警示标识和警示说明。

医疗废物专用包装物、容器的标准和警示标识的规定,由国务院卫生行政主管部门和环境保护行政主管部门共同制定。

第十七条　医疗卫生机构应当建立医疗废物的暂时贮存设施、设备,不得露天存放医疗废物;医疗废物暂时贮存的时间不得超过2天。

医疗废物的暂时贮存设施、设备,应当远离医疗区、食品加工区和人员活动区以及生活垃圾存放场所,并设置明显的警示标识和防渗漏、防鼠、防蚊蝇、防蟑螂、防盗以及预防儿童接触等安全措施。

医疗废物的暂时贮存设施、设备应当定期消毒和清洁。

第十八条　医疗卫生机构应当使用防渗漏、防遗撒的专用运送工具,按照本单位确定的内部医疗废物运送时间、路线,将医疗废物收集、运送至暂时贮存地点。

运送工具使用后应当在医疗卫生机构内指定的地点及时消毒和清洁。

第十九条　医疗卫生机构应当根据就近集中处置的原则,及时将医疗废物交由医疗废物集中处置单位处置。

医疗废物中病原体的培养基、标本和菌种、毒种保存液等高危险废物,在交医疗废物集中处置单位处置前应当就地消毒。

第二十条　医疗卫生机构产生的污水、传染病病人或者疑似传染病病人的排泄物,应当按照国家规定严格消毒;达到国家规定的排放标准后,方可排入污水处理系统。

第二十一条　不具备集中处置医疗废物条件的农村,医疗卫生机构应当按照县级人民政府卫生行政主管部门、环境保护行政主管部门的要求,自行就地处置其产生的医疗废物。自行处置医疗废物的,应当符合下列基本要求:

(一) 使用后的一次性医疗器具和容易致人损伤的医疗废物,应当消毒并作毁形处理;

(二) 能够焚烧的,应当及时焚烧;

(三) 不能焚烧的,消毒后集中填埋。

第四章　医疗废物的集中处置

第二十二条　从事医疗废物集中处置活动的单位,应当向县级以上人民政府环境保护行政主管部门申请领取经营许可证;未取得经营许可证的单位,不得从事有关医疗废物集中处置的活动。

第二十三条　医疗废物集中处置单位,应当符合下列条件:

（一）具有符合环境保护和卫生要求的医疗废物贮存、处置设施或者设备；

（二）具有经过培训的技术人员以及相应的技术工人；

（三）具有负责医疗废物处置效果检测、评价工作的机构和人员；

（四）具有保证医疗废物安全处置的规章制度。

第二十四条　医疗废物集中处置单位的贮存、处置设施，应当远离居（村）民居住区、水源保护区和交通干道，与工厂、企业等工作场所有适当的安全防护距离，并符合国务院环境保护行政主管部门的规定。

第二十五条　医疗废物集中处置单位应当至少每2天到医疗卫生机构收集、运送一次医疗废物，并负责医疗废物的贮存、处置。

第二十六条　医疗废物集中处置单位运送医疗废物，应当遵守国家有关危险货物运输管理的规定，使用有明显医疗废物标识的专用车辆。医疗废物专用车辆应当达到防渗漏、防遗撒以及其他环境保护和卫生要求。

运送医疗废物的专用车辆使用后，应当在医疗废物集中处置场所内及时进行消毒和清洁。

运送医疗废物的专用车辆不得运送其他物品。

第二十七条　医疗废物集中处置单位在运送医疗废物过程中应当确保安全，不得丢弃、遗撒医疗废物。

第二十八条　医疗废物集中处置单位应当安装污染物排放在线监控装置，并确保监控装置经常处于正常运行状态。

第二十九条　医疗废物集中处置单位处置医疗废物，应当符合国家规定的环境保护、卫生标准、规范。

第三十条　医疗废物集中处置单位应当按照环境保护行政主管部门和卫生行政主管部门的规定，定期对医疗废物处置设施的环境污染防治和卫生学效果进行检测、评价。检测、评价结果存入医疗废物集中处置单位档案，每半年向所在地环境保护行政主管部门和卫生行政主管部门报告一次。

第三十一条　医疗废物集中处置单位处置医疗废物，按照国家有关规定向医疗卫生机构收取医疗废物处置费用。

医疗卫生机构按照规定支付的医疗废物处置费用，可以纳入医疗成本。

第三十二条　各地区应当利用和改造现有固体废物处置设施和其他设施，对医疗废物集中处置，并达到基本的环境保护和卫生要求。

第三十三条　尚无集中处置设施或者处置能力不足的城市，自本条例施行之日起，设区的市级以上城市应当在1年内建成医疗废物集中处置设施；县级市应当在2年内建成医疗废物集中处置设施。县（旗）医疗废物集中处置设施的建设，由省、自治区、直辖市人民政府规定。

在尚未建成医疗废物集中处置设施期间，有关地方人民政府应当组织制定符合环境保护和卫生要求的医疗废物过渡性处置方案，确定医疗废物收集、运送、处置方式和处置单位。

第五章　监督管理

第三十四条　县级以上地方人民政府卫生行政主管部门、环境保护行政主管部门，应当依照本条例的规定，按照职责分工，对医疗卫生机构和医疗废物集中处置单位进行监督检查。

第三十五条 县级以上地方人民政府卫生行政主管部门,应当对医疗卫生机构和医疗废物集中处置单位从事医疗废物的收集、运送、贮存、处置中的疾病防治工作,以及工作人员的卫生防护等情况进行定期监督检查或者不定期的抽查。

第三十六条 县级以上地方人民政府环境保护行政主管部门,应当对医疗卫生机构和医疗废物集中处置单位从事医疗废物收集、运送、贮存、处置中的环境污染防治工作进行定期监督检查或者不定期的抽查。

第三十七条 卫生行政主管部门、环境保护行政主管部门应当定期交换监督检查和抽查结果。在监督检查或者抽查中发现医疗卫生机构和医疗废物集中处置单位存在隐患时,应当责令立即消除隐患。

第三十八条 卫生行政主管部门、环境保护行政主管部门接到对医疗卫生机构、医疗废物集中处置单位和监督管理部门及其工作人员违反本条例行为的举报、投诉、检举和控告后,应当及时核实,依法作出处理,并将处理结果予以公布。

第三十九条 卫生行政主管部门、环境保护行政主管部门履行监督检查职责时,有权采取下列措施:

(一)对有关单位进行实地检查,了解情况,现场监测,调查取证;

(二)查阅或者复制医疗废物管理的有关资料,采集样品;

(三)责令违反本条例规定的单位和个人停止违法行为;

(四)查封或者暂扣涉嫌违反本条例规定的场所、设备、运输工具和物品;

(五)对违反本条例规定的行为进行查处。

第四十条 发生因医疗废物管理不当导致传染病传播或者环境污染事故,或者有证据证明传染病传播或者环境污染的事故有可能发生时,卫生行政主管部门、环境保护行政主管部门应当采取临时控制措施,疏散人员,控制现场,并根据需要责令暂停导致或者可能导致传染病传播或者环境污染事故的作业。

第四十一条 医疗卫生机构和医疗废物集中处置单位,对有关部门的检查、监测、调查取证,应当予以配合,不得拒绝和阻碍,不得提供虚假材料。

第六章 法 律 责 任

第四十二条 县级以上地方人民政府未依照本条例的规定,组织建设医疗废物集中处置设施或者组织制定医疗废物过渡性处置方案的,由上级人民政府通报批评,责令限期建成医疗废物集中处置设施或者组织制定医疗废物过渡性处置方案;并可以对政府主要领导人、负有责任的主管人员,依法给予行政处分。

第四十三条 县级以上各级人民政府卫生行政主管部门、环境保护行政主管部门或者其他有关部门,未按照本条例的规定履行监督检查职责,发现医疗卫生机构和医疗废物集中处置单位的违法行为不及时处理,发生或者可能发生传染病传播或者环境污染事故时未及时采取减少危害措施,以及有其他玩忽职守、失职、渎职行为的,由本级人民政府或者上级人民政府有关部门责令改正,通报批评;造成传染病传播或者环境污染事故的,对主要负责人、负有责任的主管人员和其他直接责任人员依法给予降级、撤职、开除的行政处分;构成犯罪的,依法追究刑事责任。

第四十四条 县级以上人民政府环境保护行政主管部门,违反本条例的规定发给医疗废物集中处置单位经营许可证的,由本级人民政府或者上级人民政府环境保护行政主管部门通报批评,责令收回违法发给的证书;并可以对主要负责人、负有责任的主管人员和其他直接责任人员依法给予行政处分。

第四十五条　医疗卫生机构、医疗废物集中处置单位违反本条例规定,有下列情形之一的,由县级以上地方人民政府卫生行政主管部门或者环境保护行政主管部门按照各自的职责责令限期改正,给予警告;逾期不改正的,处2000元以上5000元以下的罚款:

(一)未建立、健全医疗废物管理制度,或者未设置监控部门或者专(兼)职人员的;

(二)未对有关人员进行相关法律和专业技术、安全防护以及紧急处理等知识的培训的;

(三)未对从事医疗废物收集、运送、贮存、处置等工作的人员和管理人员采取职业卫生防护措施的;

(四)未对医疗废物进行登记或者未保存登记资料的;

(五)对使用后的医疗废物运送工具或者运送车辆未在指定地点及时进行消毒和清洁的;

(六)未及时收集、运送医疗废物的;

(七)未定期对医疗废物处置设施的环境污染防治和卫生学效果进行检测、评价,或者未将检测、评价效果存档、报告的。

第四十六条　医疗卫生机构、医疗废物集中处置单位违反本条例规定,有下列情形之一的,由县级以上地方人民政府卫生行政主管部门或者环境保护行政主管部门按照各自的职责责令限期改正,给予警告,可以并处5000元以下的罚款;逾期不改正的,处5000元以上3万元以下的罚款:

(一)贮存设施或者设备不符合环境保护、卫生要求的;

(二)未将医疗废物按照类别分置于专用包装物或者容器的;

(三)未使用符合标准的专用车辆运送医疗废物或者使用运送医疗废物的车辆运送其他物品的;

(四)未安装污染物排放在线监控装置或者监控装置未经常处于正常运行状态的。

第四十七条　医疗卫生机构、医疗废物集中处置单位有下列情形之一的,由县级以上地方人民政府卫生行政主管部门或者环境保护行政主管部门按照各自的职责责令限期改正,给予警告,并处5000元以上1万元以下的罚款;逾期不改正的,处1万元以上3万元以下的罚款;造成传染病传播或者环境污染事故的,由原发证部门暂扣或者吊销执业许可证件或者经营许可证件;构成犯罪的,依法追究刑事责任:

(一)在运送过程中丢弃医疗废物,在非贮存地点倾倒、堆放医疗废物或者将医疗废物混入其他废物和生活垃圾的;

(二)未执行危险废物转移联单管理制度的;

(三)将医疗废物交给未取得经营许可证的单位或者个人收集、运送、贮存、处置的;

(四)对医疗废物的处置不符合国家规定的环境保护、卫生标准、规范的;

(五)未按照本条例的规定对污水、传染病病人或者疑似传染病病人的排泄物,进行严格消毒,或者未达到国家规定的排放标准,排入污水处理系统的;

(六)对收治的传染病病人或者疑似传染病病人产生的生活垃圾,未按照医疗废物进行管理和处置的。

第四十八条 医疗卫生机构违反本条例规定,将未达到国家规定标准的污水、传染病病人或者疑似传染病病人的排泄物排入城市排水管网的,由县级以上地方人民政府建设行政主管部门责令限期改正,给予警告,并处5000元以上1万元以下的罚款;逾期不改正的,处1万元以上3万元以下的罚款;造成传染病传播或者环境污染事故的,由原发证部门暂扣或者吊销执业许可证件;构成犯罪的,依法追究刑事责任。

第四十九条 医疗卫生机构、医疗废物集中处置单位发生医疗废物流失、泄漏、扩散时,未采取紧急处理措施,或者未及时向卫生行政主管部门和环境保护行政主管部门报告的,由县级以上地方人民政府卫生行政主管部门或者环境保护行政主管部门按照各自的职责责令改正,给予警告,并处1万元以上3万元以下的罚款;造成传染病传播或者环境污染事故的,由原发证部门暂扣或者吊销执业许可证件或者经营许可证件;构成犯罪的,依法追究刑事责任。

第五十条 医疗卫生机构、医疗废物集中处置单位,无正当理由,阻碍卫生行政主管部门或者环境保护行政主管部门执法人员执行职务,拒绝执法人员进入现场,或者不配合执法部门的检查、监测、调查取证的,由县级以上地方人民政府卫生行政主管部门或者环境保护行政主管部门按照各自的职责责令改正,给予警告;拒不改正的,由原发证部门暂扣或者吊销执业许可证件或者经营许可证件;触犯《中华人民共和国治安管理处罚条例》,构成违反治安管理行为的,由公安机关依法予以处罚;构成犯罪的,依法追究刑事责任。

第五十一条 不具备集中处置医疗废物条件的农村,医疗卫生机构未按照本条例的要求处置医疗废物的,由县级人民政府卫生行政主管部门或者环境保护行政主管部门按照各自的职责责令限期改正,给予警告;逾期不改正的,处1000元以上5000元以下的罚款;造成传染病传播或者环境污染事故的,由原发证部门暂扣或者吊销执业许可证件;构成犯罪的,依法追究刑事责任。

第五十二条 未取得经营许可证从事医疗废物的收集、运送、贮存、处置等活动的,由县级以上地方人民政府环境保护行政主管部门责令立即停止违法行为,没收违法所得,可以并处违法所得1倍以下的罚款。

第五十三条 转让、买卖医疗废物,邮寄或者通过铁路、航空运输医疗废物,或者违反本条例规定通过水路运输医疗废物的,由县级以上地方人民政府环境保护行政主管部门责令转让、买卖双方、邮寄人、托运人立即停止违法行为,给予警告,没收违法所得;违法所得5000元以上的,并处违法所得2倍以上5倍以下的罚款;没有违法所得或者违法所得不足5000元的,并处5000元以上2万元以下的罚款。

承运人明知托运人违反本条例的规定运输医疗废物,仍予以运输的,或者承运人将医疗废物与旅客在同一工具上载运的,按照前款的规定予以处罚。

第五十四条 医疗卫生机构、医疗废物集中处置单位违反本条例规定,导致传染病传播或者发生环境污染事故,给他人造成损害的,依法承担民事赔偿责任。

第七章 附 则

第五十五条 计划生育技术服务、医学科研、教学、尸体检查和其他相关活动中产生的具有直接或者间接感染性、毒性以及其他危害性废物的管理,依照本条例执行。

第五十六条 军队医疗卫生机构医疗废物的管理由中国人民解放军卫生主管部门参照本条例制定管理办法。

第五十七条　本条例自公布之日起施行。

《突发公共卫生事件应急条例》

中华人民共和国国务院令（第376号）

第一章 总 则

第一条　为了有效预防、及时控制和消除突发公共卫生事件的危害,保障公众身体健康与生命安全,维护正常的社会秩序,制定本条例。

第二条　本条例所称突发公共卫生事件(以下简称突发事件),是指突然发生,造成或者可能造成社会公众健康严重损害的重大传染病疫情、群体性不明原因疾病、重大食物和职业中毒以及其他严重影响公众健康的事件。

第三条　突发事件发生后,国务院设立全国突发事件应急处理指挥部,由国务院有关部门和军队有关部门组成,国务院主管领导人担任总指挥,负责对全国突发事件应急处理的统一领导、统一指挥。

国务院卫生行政主管部门和其他有关部门,在各自的职责范围内做好突发事件应急处理的有关工作。

第四条　突发事件发生后,省、自治区、直辖市人民政府成立地方突发事件应急处理指挥部,省、自治区、直辖市人民政府主要领导人担任总指挥,负责领导、指挥本行政区域内突发事件应急处理工作。

县级以上地方人民政府卫生行政主管部门,具体负责组织突发事件的调查、控制和医疗救治工作。

县级以上地方人民政府有关部门,在各自的职责范围内做好突发事件应急处理的有关工作。

第五条　突发事件应急工作,应当遵循预防为主、常备不懈的方针,贯彻统一领导、分级负责、反应及时、措施果断、依靠科学、加强合作的原则。

第六条　县级以上各级人民政府应当组织开展防治突发事件相关科学研究,建立突发事件应急流行病学调查、传染源隔离、医疗救护、现场处置、监督检查、监测检验、卫生防护等有关物资、设备、设施、技术与人才资源储备,所需经费列入本级政府财政预算。

国家对边远贫困地区突发事件应急工作给予财政支持。

第七条　国家鼓励、支持开展突发事件监测、预警、反应处理有关技术的国际交流与合作。

第八条　国务院有关部门和县级以上地方人民政府及其有关部门,应当建立严格的突发事件防范和应急处理责任制,切实履行各自的职责,保证突发事件应急处理工作的正常进行。

第九条　县级以上各级人民政府及其卫生行政主管部门,应当对参加突发事件应急处理的医疗卫生人员,给予适当补助和保健津贴;对参加突发事件应急处理作出贡献的人员,给予表彰和奖励;对因参与应急处理工作致病、致残、死亡的人员,按照国家有关规定,给予相应的补助和抚恤。

第二章　预防与应急准备

第十条　国务院卫生行政主管部门按照分类指导、快速反应的要求,制定全国突发事件应急预案,报请国务院批准。

省、自治区、直辖市人民政府根据全国突发事件应急预案,结合本地实际情况,制定本行政区域的突发事件应急预案。

第十一条　全国突发事件应急预案应当包括以下主要内容:

(一)突发事件应急处理指挥部的组成和相关部门的职责;

(二)突发事件的监测与预警;

(三)突发事件信息的收集、分析、报告、通报制度;

(四)突发事件应急处理技术和监测机构及其任务;

(五)突发事件的分级和应急处理工作方案;

(六)突发事件预防、现场控制,应急设施、设备、救治药品和医疗器械以及其他物资和技术的储备与调度;

(七)突发事件应急处理专业队伍的建设和培训。

第十二条　突发事件应急预案应当根据突发事件的变化和实施中发现的问题及时进行修订、补充。

第十三条　地方各级人民政府应当依照法律、行政法规的规定,做好传染病预防和其他公共卫生工作,防范突发事件的发生。

县级以上各级人民政府卫生行政主管部门和其他有关部门,应当对公众开展突发事件应急知识的专门教育,增强全社会对突发事件的防范意识和应对能力。

第十四条　国家建立统一的突发事件预防控制体系。

县级以上地方人民政府应当建立和完善突发事件监测与预警系统。

县级以上各级人民政府卫生行政主管部门,应当指定机构负责开展突发事件的日常监测,并确保监测与预警系统的正常运行。

第十五条　监测与预警工作应当根据突发事件的类别,制定监测计划,科学分析、综合评价监测数据。对早期发现的潜在隐患以及可能发生的突发事件,应当依照本条例规定的报告程序和时限及时报告。

第十六条　国务院有关部门和县级以上地方人民政府及其有关部门,应当根据突发事件应急预案的要求,保证应急设施、设备、救治药品和医疗器械等物资储备。

第十七条　县级以上各级人民政府应当加强急救医疗服务网络的建设,配备相应的医疗救治药物、技术、设备和人员,提高医疗卫生机构应对各类突发事件的救治能力。

设区的市级以上地方人民政府应当设置与传染病防治工作需要相适应的传染病专科医院,或者指定具备传染病防治条件和能力的医疗机构承担传染病防治任务。

第十八条　县级以上地方人民政府卫生行政主管部门,应当定期对医疗卫生机构和人员开展突发事件应急处理相关知识、技能的培训,定期组织医疗卫生机构进行突发事件应急演练,推广最新知识和先进技术。

第三章　报告与信息发布

第十九条　国家建立突发事件应急报告制度。

国务院卫生行政主管部门制定突发事件应急报告规范,建立重大、紧急疫情信息报告系统。

有下列情形之一的,省、自治区、直辖市人民政府应当在接到报告 1 小时内,向国务院卫生行政主管部门报告:

（一）发生或者可能发生传染病暴发、流行的;

（二）发生或者发现不明原因的群体性疾病的;

（三）发生传染病菌种、毒种丢失的;

（四）发生或者可能发生重大食物和职业中毒事件的。

国务院卫生行政主管部门对可能造成重大社会影响的突发事件,应当立即向国务院报告。

第二十条　突发事件监测机构、医疗卫生机构和有关单位发现有本条例第十九条规定情形之一的,应当在 2 小时内向所在地县级人民政府卫生行政主管部门报告;接到报告的卫生行政主管部门应当在 2 小时内向本级人民政府报告,并同时向上级人民政府卫生行政主管部门和国务院卫生行政主管部门报告。

县级人民政府应当在接到报告后 2 小时内向设区的市级人民政府或者上一级人民政府报告;设区的市级人民政府应当在接到报告后 2 小时内向省、自治区、直辖市人民政府报告。

第二十一条　任何单位和个人对突发事件,不得隐瞒、缓报、谎报或者授意他人隐瞒、缓报、谎报。

第二十二条　接到报告的地方人民政府、卫生行政主管部门依照本条例规定报告的同时,应当立即组织力量对报告事项调查核实、确证,采取必要的控制措施,并及时报告调查情况。

第二十三条　国务院卫生行政主管部门应当根据发生突发事件的情况,及时向国务院有关部门和各省、自治区、直辖市人民政府卫生行政主管部门以及军队有关部门通报。突发事件发生地的省、自治区、直辖市人民政府卫生行政主管部门,应当及时向毗邻省、自治区、直辖市人民政府卫生行政主管部门通报。

接到通报的省、自治区、直辖市人民政府卫生行政主管部门,必要时应当及时通知本行政区域内的医疗卫生机构。

县级以上地方人民政府有关部门,已经发生或者发现可能引起突发事件的情形时,应当及时向同级人民政府卫生行政主管部门通报。

第二十四条　国家建立突发事件举报制度,公布统一的突发事件报告、举报电话。

任何单位和个人有权向人民政府及其有关部门报告突发事件隐患,有权向上级人民政府及其有关部门举报地方人民政府及其有关部门不履行突发事件应急处理职责,或者不按照规定履行职责的情况。接到报告、举报的有关人民政府及其有关部门,应当立即组织对突发事件隐患、不履行或者不按照规定履行突发事件应急处理职责的情况进行调查处理。

对举报突发事件有功的单位和个人,县级以上各级人民政府及其有关部门应当予以奖励。

第二十五条　国家建立突发事件的信息发布制度。

国务院卫生行政主管部门负责向社会发布突发事件的信息。必要时,可以授权省、自治区、直辖市人民政府卫生行政主管部门向社会发布本行政区域内突发事件的信息。信息发布应当及时、准确、全面。

第四章　应急处理

第二十六条　突发事件发生后,卫生行政主管部门应当组织专家对突发事件进行综合评估,初步判断突发事件的类型,提出是否启动突发事件应急预案的建议。

第二十七条 在全国范围内或者跨省、自治区、直辖市范围内启动全国突发事件应急预案，由国务院卫生行政主管部门报国务院批准后实施。省、自治区、直辖市启动突发事件应急预案，由省、自治区、直辖市人民政府决定，并向国务院报告。

第二十八条 全国突发事件应急处理指挥部对突发事件应急处理工作进行督察和指导，地方各级人民政府及其有关部门应当予以配合。

省、自治区、直辖市突发事件应急处理指挥部对本行政区域内突发事件应急处理工作进行督察和指导。

第二十九条 省级以上人民政府卫生行政主管部门或者其他有关部门指定的突发事件应急处理专业技术机构，负责突发事件的技术调查、确证、处置、控制和评价工作。

第三十条 国务院卫生行政主管部门对新发现的突发传染病，根据危害程度、流行强度，依照《中华人民共和国传染病防治法》的规定及时宣布为法定传染病；宣布为甲类传染病的，由国务院决定。

第三十一条 应急预案启动前，县级以上各级人民政府有关部门应当根据突发事件的实际情况，做好应急处理准备，采取必要的应急措施。

应急预案启动后，突发事件发生地的人民政府有关部门，应当根据预案规定的职责要求，服从突发事件应急处理指挥部的统一指挥，立即到达规定岗位，采取有关的控制措施。

医疗卫生机构、监测机构和科学研究机构，应当服从突发事件应急处理指挥部的统一指挥，相互配合、协作，集中力量开展相关的科学研究工作。

第三十二条 突发事件发生后，国务院有关部门和县级以上地方人民政府及其有关部门，应当保证突发事件应急处理所需的医疗救护设备、救治药品、医疗器械等物资的生产、供应；铁路、交通、民用航空行政主管部门应当保证及时运送。

第三十三条 根据突发事件应急处理的需要，突发事件应急处理指挥部有权紧急调集人员、储备的物资、交通工具以及相关设施、设备；必要时，对人员进行疏散或者隔离，并可以依法对传染病疫区实行封锁。

第三十四条 突发事件应急处理指挥部根据突发事件应急处理的需要，可以对食物和水源采取控制措施。

县级以上地方人民政府卫生行政主管部门应当对突发事件现场等采取控制措施，宣传突发事件防治知识，及时对易受感染的人群和其他易受损害的人群采取应急接种、预防性投药、群体防护等措施。

第三十五条 参加突发事件应急处理的工作人员，应当按照预案的规定，采取卫生防护措施，并在专业人员的指导下进行工作。

第三十六条 国务院卫生行政主管部门或者其他有关部门指定的专业技术机构，有权进入突发事件现场进行调查、采样、技术分析和检验，对地方突发事件的应急处理工作进行技术指导，有关单位和个人应当予以配合；任何单位和个人不得以任何理由予以拒绝。

第三十七条 对新发现的突发传染病、不明原因的群体性疾病、重大食物和职业中毒事件，国务院卫生行政主管部门应当尽快组织力量制定相关的技术标准、规范和控制措施。

第三十八条 交通工具上发现根据国务院卫生行政主管部门的规定需要采取应急控制措施的传染病病人、疑似传染病病人，其负责人应当以最快的方式通知前方停靠点，并向交通工具的营运单位报告。交通工具的前方停靠点和营运单位应当立即向交通工具营运单位行政主管部门和县级以上地方人民政府卫生行政主管部门报告。卫生行政主管部门接到报告后,应当立即组织有关人员采取相应的医学处置措施。

交通工具上的传染病病人密切接触者,由交通工具停靠点的县级以上各级人民政府卫生行政主管部门或者铁路、交通、民用航空行政主管部门,根据各自的职责,依照传染病防治法律、行政法规的规定,采取控制措施。

涉及国境口岸和入出境的人员、交通工具、货物、集装箱、行李、邮包等需要采取传染病应急控制措施的,依照国境卫生检疫法律、行政法规的规定办理。

第三十九条　医疗卫生机构应当对因突发事件致病的人员提供医疗救护和现场救援,对就诊病人必须接诊治疗,并书写详细、完整的病历记录;对需要转送的病人,应当按照规定将病人及其病历记录的复印件转送至接诊的或者指定的医疗机构。

医疗卫生机构内应当采取卫生防护措施,防止交叉感染和污染。

医疗卫生机构应当对传染病病人密切接触者采取医学观察措施,传染病病人密切接触者应当予以配合。

医疗机构收治传染病病人、疑似传染病病人,应当依法报告所在地的疾病预防控制机构。接到报告的疾病预防控制机构应当立即对可能受到危害的人员进行调查,根据需要采取必要的控制措施。

第四十条　传染病暴发、流行时,街道、乡镇以及居民委员会、村民委员会应当组织力量,团结协作,群防群治,协助卫生行政主管部门和其他有关部门、医疗卫生机构做好疫情信息的收集和报告、人员的分散隔离、公共卫生措施的落实工作,向居民、村民宣传传染病防治的相关知识。

第四十一条　对传染病暴发、流行区域内流动人口,突发事件发生地的县级以上地方人民政府应当做好预防工作,落实有关卫生控制措施;对传染病病人和疑似传染病病人,应当采取就地隔离、就地观察、就地治疗的措施。对需要治疗和转诊的,应当依照本条例第三十九条第一款的规定执行。

第四十二条　有关部门、医疗卫生机构应当对传染病做到早发现、早报告、早隔离、早治疗,切断传播途径,防止扩散。

第四十三条　县级以上各级人民政府应当提供必要资金,保障因突发事件致病、致残的人员得到及时、有效的救治。具体办法由国务院财政部门、卫生行政主管部门和劳动保障行政主管部门制定。

第四十四条　在突发事件中需要接受隔离治疗、医学观察措施的病人、疑似病人和传染病病人密切接触者在卫生行政主管部门或者有关机构采取医学措施时应当予以配合;拒绝配合的,由公安机关依法协助强制执行。

第五章　法律责任

第四十五条　县级以上地方人民政府及其卫生行政主管部门未依照本条例的规定履行报告职责,对突发事件隐瞒、缓报、谎报或者授意他人隐瞒、缓报、谎报的,对政府主要领导人及其卫生行政主管部门主要负责人,依法给予降级或者撤职的行政处分;造成传染病传播、流行或者对社会公众健康造成其他严重危害后果的,依法给予开除的行政处分;构成犯罪的,依法追究刑事责任。

第四十六条　国务院有关部门、县级以上地方人民政府及其有关部门未依照本条例的规定,完成突发事件应急处理所需要的设施、设备、药品和医疗器械等物资的生产、供应、运输和储备的,对政府主要领导人和政府部门主要负责人依法给予降级或者撤职的行政处分;造成传染病传播、流行或者对社会公众健康造成其他严重危害后果的,依法给予开除的行政处分;构成犯罪的,依法追究刑事责任。

第四十七条　突发事件发生后,县级以上地方人民政府及其有关部门对上级人民政府有关部门的调查不予配合,或者采取其他方式阻碍、干涉调查的,对政府主要领导人和政府部门主要负责人依法给予降级或者撤职的行政处分;构成犯罪的,依法追究刑事责任。

第四十八条　县级以上各级人民政府卫生行政主管部门和其他有关部门在突发事件调查、控制、医疗救治工作中玩忽职守、失职、渎职的,由本级人民政府或者上级人民政府有关部门责令改正、通报批评、给予警告;对主要负责人、负有责任的主管人员和其他责任人员依法给予降级、撤职的行政处分;造成传染病传播、流行或者对社会公众健康造成其他严重危害后果的,依法给予开除的行政处分;构成犯罪的,依法追究刑事责任。

第四十九条　县级以上各级人民政府有关部门拒不履行应急处理职责的,由同级人民政府或者上级人民政府有关部门责令改正、通报批评、给予警告;对主要负责人、负有责任的主管人员和其他责任人员依法给予降级、撤职的行政处分;造成传染病传播、流行或者对社会公众健康造成其他严重危害后果的,依法给予开除的行政处分;构成犯罪的,依法追究刑事责任。

第五十条　医疗卫生机构有下列行为之一的,由卫生行政主管部门责令改正、通报批评、给予警告;情节严重的,吊销《医疗机构执业许可证》;对主要负责人、负有责任的主管人员和其他直接责任人员依法给予降级或者撤职的纪律处分;造成传染病传播、流行或者对社会公众健康造成其他严重危害后果,构成犯罪的,依法追究刑事责任:

（一）未依照本条例的规定履行报告职责,隐瞒、缓报或者谎报的;

（二）未依照本条例的规定及时采取控制措施的;

（三）未依照本条例的规定履行突发事件监测职责的;

（四）拒绝接诊病人的;

（五）拒不服从突发事件应急处理指挥部调度的。

第五十一条　在突发事件应急处理工作中,有关单位和个人未依照本条例的规定履行报告职责,隐瞒、缓报或者谎报,阻碍突发事件应急处理工作人员执行职务,拒绝国务院卫生行政主管部门或者其他有关部门指定的专业技术机构进入突发事件现场,或者不配合调查、采样、技术分析和检验的,对有关责任人员依法给予行政处分或者纪律处分;触犯《中华人民共和国治安管理处罚条例》,构成违反治安管理行为的,由公安机关依法予以处罚;构成犯罪的,依法追究刑事责任。

第五十二条　在突发事件发生期间,散布谣言、哄抬物价、欺骗消费者,扰乱社会秩序、市场秩序的,由公安机关或者工商行政管理部门依法给予行政处罚;构成犯罪的,依法追究刑事责任。

第六章　附　则

第五十三条　中国人民解放军、武装警察部队医疗卫生机构参与突发事件应急处理的,依照本条例的规定和军队的相关规定执行。

第五十四条　本条例自公布之日起施行。

（徐芳蓉整理）

教学大纲（参考）

一、课 程 任 务

《高级助产学》是助产专业的核心课程，是研究妇女在妊娠期、分娩期、产褥期及胎儿、新生儿的生理、病理、心理、社会变化，进行保健指导、促进产妇自然分娩的一门学科。通过学习和实践，使学生具备本专业所必需的产科专业知识和职业技能；强化对病理产科的综合分析和护理能力；学会产科急危重症的应急处理和配合抢救；熟练掌握助产技术和复杂操作技术的手术配合，了解临床产科的新知识、新技术。

本课程的主要任务是使学生树立"以人的健康为中心"的现代护理理念，运用产科护理学的知识和技能，按照护理程序为孕产妇和新生儿提供促进身心健康的服务。培养学生成为高素质的产科护理专门人才，并为适应职业变化和继续学习奠定坚实基础。

二、课 程 目 标

（一）知识目标

1. 进行孕产妇系统管理；正确进行孕期检查，对各期妊娠作出正确诊断，作好产后随访及孕产期、产褥期保健宣教指导。

2. 掌握产科常见病的发病原因、临床表现及处理原则和护理。

3. 掌握产科急危重症的应急处理，并能配合医生进行抢救。

4. 识别新生儿常见病，掌握其防治原则。

（二）技能目标

1. 独立完成平产接生；识别难产，并协助医生完成难产处理；在医生指导下进行胎头吸引术、手取胎盘等操作。

2. 根据护理程序，认真、负责的对产科手术病人进行术前准备、术后整体护理。

（三）情感目标

1. 养成认真、严谨的学习态度和实事求是的工作作风。

2. 培养爱护孕产妇、新生儿的职业道德。

3. 树立一切为了孕产妇和全心全意为人民健康服务以及为护理事业献身的理念。

三、教学时间安排

单元	学时		
	理论	实践	总学时
第一章　女性生殖系统解剖和生理	3	1	4
第二章　妊娠生理	3	0	3
第三章　异常妊娠	0	3	3
第四章　妊娠期特有疾病	0	4	4
第五章　妊娠合并症	0	3	3
第六章　妊娠合并感染性疾病	0	6	6
第七章　胎儿异常与多胎妊娠	2	5	7
第八章　胎盘与胎膜异常	0	3	3
第九章　羊水量与脐带异常	0	1	1
第十章　产前检查与孕期保健	5	4	9
第十一章　正常分娩	7	13	20
第十二章　异常分娩	2	10	12
第十三章　分娩期并发症	1	8	9
第十四章　正常产褥与正常新生儿	1	7	8
第十五章　产褥期并发症	0	3	3
第十六章　产科新进展	9	7	16
第十七章　产前筛查、产前诊断、胎儿干预	4	0	4
第十八章　围生医学	5	0	5
第十九章　产科常用手术及护理配合	0	14	14
第二十章　助产相关法律法规	2	0	2
	44	92	136

四、教学内容和要求

单元	教学内容	教学要求	教学活动参考	参考学时	
				理论	实践
一、女性生殖系统解剖和生理	（一）骨盆的径线与产科学意义		理论讲授	3	1
	1. 女性骨盆的组成	熟悉	多媒体演示		
	2. 骨盆的分界和骨性标志	掌握			
	3. 骨盆各平面及其径线	掌握			
	4. 骨盆轴与骨盆倾斜度	掌握			

续表

单元	教学内容	教学要求	教学活动参考	参考学时	
				理论	实践
一、女性生殖系统解剖和生理	5. 常见骨盆类型	了解			
	(二)盆底解剖结构				
	1. 外层	熟悉			
	2. 中层	熟悉			
	3. 内层	熟悉			
	(三)内生殖器				
	1. 阴道	掌握			
	2. 子宫	掌握			
	3. 输卵管	掌握			
	4. 卵巢	掌握			
	(四)性周期调节				
	1. 下丘脑对腺垂体的调节	了解			
	2. 腺垂体对卵巢的调节	了解			
	3. 卵巢激素对子宫的作用及对中枢的反馈	了解			
二、妊娠生理	(一)妊娠期母体生理变化和心理调适		理论讲授多媒体演示	3	0
	1. 妊娠期母体生理变化	掌握			
	2. 妊娠期母体心理调适	掌握			
	(二)胎儿发育特征和足月胎头				
	1. 胎儿发育特征	熟悉			
	2. 足月胎头	掌握			
	(三)妊娠诊断				
	1. 早期妊娠	掌握			
	2. 中、晚期妊娠	掌握			
	3. 胎产式、胎先露、胎方位	掌握			
三、异常妊娠	(一)妊娠早期出血性疾病		多媒体演示案例分析角色扮演讨论	0	3
	1. 自然流产	熟悉			
	2. 异位妊娠	熟悉			
	(二)妊娠时限异常				
	1. 早产	掌握			
	2. 过期妊娠	掌握			

续表

单元	教学内容	教学要求	教学活动参考	参考学时 理论	参考学时 实践
四、妊娠期特有疾病	(一)妊娠期高血压疾		多媒体演示	0	4
	1. 概述	掌握	角色扮演		
	2. 护理评估	掌握	案例分析		
	3. 常见护理诊断/问题	熟悉	讨论		
	4. 护理目标	熟悉			
	5. 护理措施	掌握			
	6. 护理评价	熟悉			
	(二)HELLP 综合征	了解			
	(三)妊娠期肝内胆汁淤积症	了解			
	(四)妊娠期糖尿病				
	1. 概述	熟悉			
	2. 护理评估	掌握			
	3. 常见护理诊断/问题	熟悉			
	4. 护理目标	熟悉			
	5. 护理措施	掌握			
	6. 护理评价	熟悉			
五、妊娠合并症	(一)心脏病		多媒体演示	0	3
	1. 妊娠、分娩对心脏病的影响	熟悉	角色扮演		
	2. 心脏病对妊娠的影响	熟悉	案例分析		
	3. 护理评估	掌握	讨论		
	4. 常见护理诊断/问题	熟悉			
	5. 护理目标	熟悉			
	6. 孕前咨询	掌握			
	7. 护理措施	掌握			
	8. 护理评价	熟悉			
	(二)病毒性肝炎				
	1. 妊娠对病毒性肝炎的影响	熟悉			
	2. 病毒性肝炎对母儿的影响	熟悉			
	3. 护理评估	掌握			
	4. 常见护理诊断/问题	熟悉			
	5. 护理目标	熟悉			
	6. 护理措施	掌握			
	7. 护理评价	熟悉			
	(三)贫血				
	1. 妊娠期贫血对母儿的危害	熟悉			
	2. 护理评估	掌握			

续表

单元	教学内容	教学要求	教学活动参考	参考学时 理论	参考学时 实践
五、妊娠合并症	3. 常见护理诊断/问题	熟悉			
	4. 护理目标	熟悉			
	5. 护理措施	掌握			
	6. 护理评价	熟悉			
六、妊娠合并感染性疾病	(一)淋病	熟悉	多媒体演示	0	6
	(二)梅毒	掌握	角色扮演		
	(三)尖锐湿疣	熟悉	案例分析		
	(四)生殖器疱疹		讨论		
	1. 概述	掌握			
	2. 护理评估	熟悉			
	3. 常见护理诊断/问题	熟悉			
	4. 护理措施	熟悉			
	(五)TORCH 综合征				
	1. 概述	掌握			
	2. 护理评估	熟悉			
	3. 常见护理诊断/问题	熟悉			
	4. 护理措施	熟悉			
	(六)获得性免疫缺陷综合征				
	1. 概述	掌握			
	2. 护理评估	熟悉			
	3. 常见护理诊断/问题	熟悉			
	4. 护理措施	熟悉			
	(七)生殖道沙眼衣原体感染				
	1. 概述	了解			
	2. 护理评估	了解			
	3. 常见护理诊断/问题	了解			
	4. 护理措施	了解			
	(八)支原体感染				
	1. 概述	了解			
	2. 护理评估	了解			
	3. 常见护理诊断/问题	了解			
	4. 护理措施	了解			

单元	教学内容	教学要求	教学活动参考	参考学时 理论	参考学时 实践
七、胎儿异常与多胎妊娠	(一)胎儿先天畸形		理论讲授	2	5
	1. 无脑儿	了解	多媒体演示		
	2. 脊柱裂	了解	角色扮演		
	3. 脑积水和水脑	了解	案例分析		
	4. 单心房单心室	了解	讨论		
	5. 腹裂	了解			
	6. 致死性侏儒	了解			
	7. 联体儿	了解			
	8. 21-三体综合征	了解			
	9. 唇裂和唇腭裂	了解			
	(二)胎儿生长受限				
	1. 概述	掌握			
	2. 护理评估	熟悉			
	3. 常见护理诊断/问题	熟悉			
	4. 护理目标	熟悉			
	5. 护理措施	掌握			
	6. 护理评价	熟悉			
	(三)巨大胎儿及肩难产				
	1. 概述	掌握			
	2. 护理评估	熟悉			
	3. 常见护理诊断/问题	熟悉			
	4. 护理目标	熟悉			
	5. 护理措施	掌握			
	6. 护理评价	熟悉			
	(四)胎儿窘迫				
	1. 概述	掌握			
	2. 护理评估	熟悉			
	3. 常见护理诊断/问题	熟悉			
	4. 护理目标	熟悉			
	5. 护理措施	掌握			
	6. 护理评价	熟悉			
	(五)死胎				
	1. 概述	熟悉			
	2. 护理评估	熟悉			

单元	教学内容	教学要求	教学活动参考	参考学时 理论	参考学时 实践
七、胎儿异常与多胎妊娠	3. 常见护理诊断/问题	了解			
	4. 护理目标	了解			
	5. 护理措施	熟悉			
	6. 护理评价	了解			
	(六)多胎妊娠				
	1. 概述	掌握			
	2. 护理评估	熟悉			
	3. 常见护理诊断/问题	熟悉			
	4. 护理目标	熟悉			
	5. 护理措施	掌握			
	6. 护理评价	熟悉			
	(七)母儿血型不合	了解			
八、胎盘与胎膜异常	(一)前置胎盘		理论讲授	5	3
	1. 概述	掌握	多媒体演示		
	2. 护理评估	熟悉	角色扮演		
	3. 常见护理诊断/问题	熟悉			
	4. 护理目标	熟悉	案例分析		
	5. 护理措施	掌握	讨论		
	6. 护理评价	熟悉			
	(二)胎盘早期剥离				
	1. 概述	熟悉			
	2. 护理评估	掌握			
	3. 常见护理诊断/问题	熟悉			
	4. 护理措施	掌握			
	(三)胎膜早破				
	1. 护理评估	熟悉			
	2. 常见护理诊断/问题	了解			
	3. 护理措施	熟悉			
九、羊水量与脐带异常	(一)羊水量异常		多媒体演示	0	1
	1. 概述	掌握	角色扮演		
	2. 护理评估	熟悉	案例分析		
	3. 常见护理诊断/问题	熟悉	讨论		
	4. 护理目标	熟悉			

单元	教学内容	教学要求	教学活动参考	参考学时	
				理论	实践
九、羊水量与脐带异常	5. 护理措施	熟悉			
	6. 护理评价	熟悉			
	(二)脐带异常				
	1. 概述	熟悉			
	2. 护理评估	掌握			
	3. 常见护理诊断/问题	熟悉			
	4. 护理目标	熟悉			
	5. 护理措施	熟悉			
	6. 护理评价	熟悉			
十、产前检查与孕期保健	(一)产前检查		理论讲授	5	4
	1. 产前检查的时间与次数	掌握	多媒体演示		
	2. 首次产前检查的内容	掌握	角色扮演		
	3. 身体评估	掌握	案例分析		
	4. 心理-社会状况评估	掌握	讨论		
	5. 健康教育	掌握			
	6. 复诊	掌握			
	(二)胎儿健康状况评估				
	1. 胎儿宫内状态的监护	掌握			
	2. 胎盘功能检查	掌握			
	3. 胎儿成熟度检查	掌握			
	(三)孕妇管理				
	1. 实行孕妇系统保健的三级管理	了解			
	2. 使用孕妇系统保健手册	了解			
	3. 对高危妊娠进行筛查、监护和管理	了解			
	(四)孕妇营养与饮食				
	1. 热量	熟悉			
	2. 蛋白质	熟悉			
	3. 糖类	熟悉			
	4. 微量元素	熟悉			
	5. 维生素	熟悉			
	(五)产科合理用药				
	1. 药物对不同妊娠时期的影响	了解			
	2. 孕产妇用药原则	了解			
	3. 药物对胎儿的危害性等级	了解			
	实践1:产前检查		技能实践		
	(1)腹部四步触诊、骨盆外测量	熟练掌握	模拟操作考核		
	(2)胎儿电子监护仪使用	学会			

续表

单元	教学内容	教学要求	教学活动参考	参考学时 理论	参考学时 实践
十一、正常分娩	(一)分娩机制	掌握	理论讲授	7	13
	(二)产程的临床经过和处理	掌握	多媒体演示		
	(三)特殊情况下急产处理	掌握	角色扮演		
	(四)爱母分娩行动	掌握	案例分析		
	(五)导乐陪伴分娩	掌握	讨论		
	(六)分娩镇痛				
	1. 药物性镇痛	熟悉			
	2. 非药物性镇痛	掌握			
	(七)产房、母婴同室的设备及管理	了解			
	实践2:正常分娩的护理		技能实践		
	(1)产包准备	熟练	模拟操作		
		掌握	考核		
	(2)第二、三产程处理	熟练			
		掌握			
	(3)导乐陪伴分娩	学会			
	(4)分娩镇痛	学会			
	(5)产房设备及管理	学会			
十二、异常分娩	(一)产力异常	掌握	理论讲授	2	10
	(二)产道异常		多媒体演示		
	1. 骨产道异常	掌握	角色扮演		
	2. 软产道异常	熟悉	案例分析		
	(三)胎位异常	了解	讨论		
	(四)异常分娩的诊治要点	熟悉			
十三、分娩期并发症	(一)产后出血		理论讲授	1	8
	1. 概述	掌握	多媒体演示		
	2. 护理评估	掌握	角色扮演		
	3. 常见护理诊断/问题	熟悉	案例分析		
	4. 护理目标	熟悉	讨论		
	5. 护理措施	掌握			
	6. 护理评价	熟悉			
	(二)羊水栓塞				
	1. 概述	掌握			
	2. 护理评估	掌握			
	3. 常见护理诊断/问题	熟悉			
	4. 护理目标	熟悉			
	5. 护理措施	掌握			

单元	教学内容	教学要求	教学活动参考	参考学时	
				理论	实践
十三、分娩期并发症	6. 护理评价	熟悉			
	(三)子宫破裂				
	1. 概述	掌握			
	2. 护理评估	掌握			
	3. 常见护理诊断/问题	熟悉			
	4. 护理目标	熟悉			
	5. 护理措施	掌握			
	6. 护理评价	熟悉			
	(四)软产道损伤				
	1. 子宫颈裂伤会阴	掌握			
	2. 阴道裂伤及血肿	掌握			
	(五)子宫内翻	了解			
	(六)产科休克	熟悉			
	(七)产科弥散性血管内凝血	熟悉			
十四、正常产褥与正常新生儿	(一)产褥期母体变化和心理变化	掌握	理论讲授	1	7
	(二)产褥期临床表现及护理	掌握	多媒体演示		
	(三)母乳喂养	掌握	角色扮演		
	(四)正常新生儿护理		案例分析		
	1. 正常新生儿生理特点	掌握	讨论		
	2. 护理评估	熟悉			
	3. 常见护理诊断/问题	熟悉			
	4. 护理目标	熟悉			
	5. 护理措施	掌握			
	6. 护理评价	熟悉			
	(五)新生儿沐浴、游泳及抚触				
	1. 新生儿沐浴	掌握			
	2. 新生儿游泳	熟悉			
	3. 新生儿抚触	掌握			
	实践3:正常产褥期的护理		技能实践		
	(1)产褥期会阴护理	熟练	模拟操作		
		掌握	考核		
	(2)母乳喂养	学会			
	(3)新生儿沐浴、新生儿抚触	熟练			
		掌握			
	(4)新生儿游泳	学会			

续表

单元	教学内容	教学要求	教学活动参考	参考学时 理论	参考学时 实践
十五、产褥期并发症	(一)产褥感染		多媒体演示	0	3
	1. 概述	掌握	角色扮演		
	2. 护理评估	掌握	案例分析		
	3. 常见护理诊断/问题	熟悉	讨论		
	4. 护理措施	掌握			
	5. 护理评价	熟悉			
	(二)晚期产后出血				
	1. 护理评估	掌握			
	2. 常见护理诊断/问题	熟悉			
	3. 护理目标	熟悉			
	4. 护理措施	掌握			
	5. 护理评价	熟悉			
	(三)产后精神障碍	了解			
十六、产科新进展	(一)无保护接生		理论讲授	9	7
	1. 概述	了解	角色扮演		
	2. 护理评估	了解	多媒体演示		
	3. 常见护理诊断/问题	了解	案例分析		
	4. 护理目标	了解	讨论		
	5. 护理措施	熟悉			
	(二)自由体位分娩和水中分娩				
	1. 自由体位分娩	熟悉			
	2. 水中分娩	了解			
	(三)妇女盆底功能障碍性疾病与防治介绍	了解			
	(四)新产程和新产程图研究进展	了解			
	实践4:助产技巧		技能实践		
	(1)无保护会阴接生	学会	模拟操作		
	(2)自由体位	学会			
	(3)水中分娩	学会			
十七、产前筛查、产前诊断、胎儿干预	(一)产前筛查	熟悉	理论讲授	4	0
	(二)产前诊断		多媒体演示		
	1. 产前诊断的对象、产前诊断常用方法	熟悉			
	2. 产前诊断的疾病、产前诊断后的处理	熟悉			
	(三)胎儿干预	了解			

续表

单元	教学内容	教学要求	教学活动参考	参考学时 理论	实践
十八、围生医学	(一)围生期保健概述		理论讲授	5	0
	1. 围生期与围生期保健	熟悉	角色扮演		
	2. 围生期保健的目标	了解	多媒体演示		
	3. 围生期保健组织机构与工作要求	了解			
	4. 围生各期保健内容	了解			
	5. 围生期保健工作重点	了解			
	(二)妊娠期保健	熟悉			
	(三)分娩期保健	熟悉			
	(四)产褥期保健	熟悉			
	(五)围生保健质量评价	了解			
十九、产科常用手术及护理配合	(一)晚期妊娠引产		多媒体演示	0	14
	1. 适应证	熟悉	示教操作		
	2. 禁忌证	熟悉	考核		
	3. 术前准备	熟悉			
	4. 宫颈条件对引产成败的影响	熟悉			
	5. 方法及注意事项	掌握			
	(二)会阴切开缝合术	掌握			
	(三)胎头吸引术	掌握			
	(四)产钳术				
	1. 产钳的构造	了解			
	2. 适应证	熟悉			
	3. 禁忌证	熟悉			
	4. 术前准备	熟悉			
	5. 麻醉	了解			
	6. 手术步骤	了解			
	7. 术后护理	熟悉			
	8. 注意事项	熟悉			
	(五)手取胎盘术	掌握			
	(六)臀位助产术				
	1. 适应证	熟悉			
	2. 禁忌证	熟悉			
	3. 术前准备	掌握			
	4. 助娩步骤及方法	掌握			
	5. 术后护理	掌握			
	6. 注意事项	掌握			
	(七)宫颈环扎术	了解			

续表

单元	教学内容	教学要求	教学活动参考	参考学时理论	参考学时实践
	(八)剖宫产术				
	1. 适应证	熟悉			
	2. 禁忌证、	熟悉			
	3. 术前准备	掌握			
	4. 体位	熟悉			
	5. 麻醉	熟悉			
	6. 术后护理	掌握			
	7. 注意事项	掌握			
	实践5:产科手术		技能实践		
	(1)会阴切开缝合术	熟练掌握	模拟操作考核		
	(2)胎头吸引术	学会			
	(3)产钳术	学会			
	(4)手取胎盘术	熟练掌握			
	(5)臀位助产术	学会			
	(6)宫颈环扎术	学会			
二十、助产相关法律法规	1.《中华人民共和国母婴保健法》	了解		2	0
	2.《中华人民共和国母婴保健法实施办法》	了解			
	3.《母婴保健专项技术服务许可及人员资格管理办法》	了解			
	4.《医疗事故处理条例》	了解			
	5.《中华人民共和国人口与计划生育法修正案》	了解			
	6.《计划生育技术服务管理条例》	了解			
	7.《医院感染管理办法》	了解			
	8.《医疗机构消毒技术规范》	了解			
	9.《医疗废物管理条例》	了解			
	10.《突发公共卫生事件应急条例》	了解			

五、大 纲 说 明

(一)教学安排

本教学大纲为中高职对接两年制高等助产专业《高级助产学》教学使用。课程总学时为136学时,其中理论教学44学时,实践教学92学时。

（二）教学要求

1. 理论知识的教学要求分为掌握、熟悉、了解 3 个层次。"掌握"指对所学知识有较深刻的认识，能综合分析并解决临床护理实际问题；"熟悉"指对所学知识基本掌握；"了解"指对所学知识能理解并记忆。

2. 实践知识的教学要求为熟练掌握、学会 2 个层次。"熟练掌握"指能娴熟地进行操作或实践，并能运用护理程序对病人实施整体护理。"学会"指在教师的指导下，能够正确进行各项实践操作。

（三）教学建议

1. 本课程的教学应重视理论知识和实践操作相结合。在教学中，注重以学生为主体，以启发性教学为指导思想，充分调动学生的主观能动性和学习的积极性。积极采用现代化多媒体教学手段，加强直观教学，增加学生的感性认识，并及时补充临床新知识、新内容，提高学生的学习兴趣。根据实际教学情况，积极探索教学方法、方式的改革。实践教学应充分调动学生学习的主动性及积极性，训练学生人际沟通能力并进行临床护理问题处理的能力，培养人文关怀及团结协作的精神，注重专业素质和技能的培养。

2. 学生的知识水平及能力水平，应通过小组讨论表现、提问、课堂小测验、实践课表现、考试等多种形式综合考评。

3. 本大纲供中高职对接助产专业使用，在授课过程中，可根据实际情况详略、取舍教学内容。

中英文名词对照索引

参 考 文 献

1. 谢幸. 妇产科学. 第 8 版. 北京:人民卫生出版社,2013.
2. 丰有吉. 妇产科学. 第 2 版. 北京:人民卫生出版社,2010.
3. 程瑞峰. 妇产科护理学. 北京:人民卫生出版社,2011.
4. 魏碧蓉. 助产学. 北京:人民卫生出版社,2014.
5. 郑修霞. 妇产科护理学. 第 5 版. 北京:人民卫生出版社,2012.

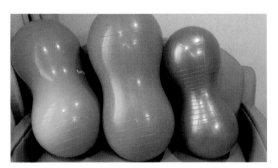

（1）花生米形导乐球

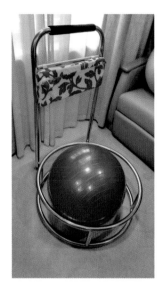

（2）导乐球架

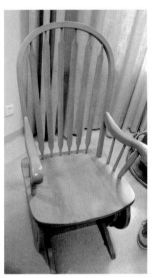

（3）导乐椅

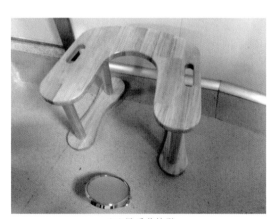

（4）导乐分娩凳

图 11-19

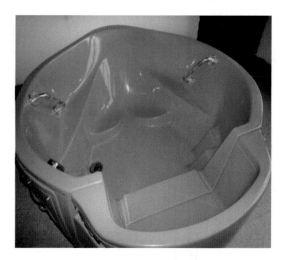

图 11-28　水中分娩浴缸

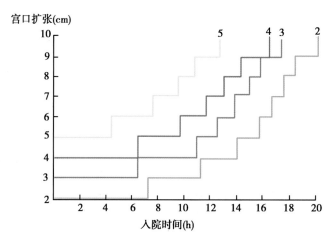

图 16-4　阶梯状产程图